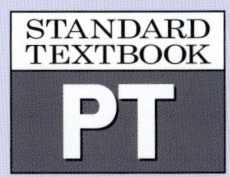

標準理学療法学
専門分野

■シリーズ監修
奈良　勲　広島大学・名誉教授

病態運動学

■編集
星　文彦　　埼玉県立大学・学長
新小田幸一　広島大学・名誉教授
臼田　滋　　群馬大学大学院保健学研究科・教授

■執筆
星　文彦　　埼玉県立大学・学長
新小田幸一　広島大学・名誉教授
高橋　真　　広島大学大学院医系科学研究科・教授
関川清一　　広島大学大学院医系科学研究科・准教授
臼田　滋　　群馬大学大学院保健学研究科・教授
福井　勉　　文京学院大学保健医療技術学部理学療法学科・教授
菅原憲一　　神奈川県立保健福祉大学リハビリテーション学科・教授
藤澤宏幸　　東北文化学園大学医療福祉学部・学部長/教授
田中幸子　　前・広島都市学園大学健康科学部・教授
甲田宗嗣　　広島都市学園大学健康科学部・教授
濱口豊太　　埼玉県立大学保健医療福祉学部作業療法学科・教授
藤村昌彦　　広島都市学園大学健康科学部・教授
神先秀人　　福島県立医科大学保健科学部・教授
村田和香　　群馬パース大学リハビリテーション学部作業療法学科・教授
立花　孝　　信原病院リハビリテーション科・部長
山本泰雄　　医療法人仁陽会西岡第一病院リハビリテーション部・部長
阿南雅也　　大分大学福祉健康科学部・准教授

木藤伸宏　　広島国際大学総合リハビリテーション学部・教授
入谷　誠　　元・足と歩きの研究所代表取締役
西村　敦　　元・藍野大学医療保健学部理学療法学科・教授
諸橋　勇　　青森県立保健大学健康科学部・教授
大久保智明　熊本機能病院総合リハビリテーションセンター
　　　　　　清雅苑リハビリテーション部・課長補佐
望月　久　　文京学院大学保健医療技術学部理学療法学科・教授
伊藤義広　　広島大学病院・診療支援部長
間瀬教史　　甲南女子大学看護リハビリテーション学部理学療法学科・教授
野村卓生　　関西福祉科学大学保健医療学部リハビリテーション学科・教授
高橋哲也　　順天堂大学保健医療学部理学療法学科・教授
今石喜成　　久留米大学医療センター
小塚直樹　　札幌医科大学保健医療学部理学療法学科・教授
植田能茂　　国立病院機構宇多野病院理学療法士長
原　和彦　　埼玉県立大学大学院保健医療福祉学研究科・教授
浅川康吉　　東京都立大学健康福祉学部・教授
宮口英樹　　広島大学大学院医歯薬保健学研究院・教授

医学書院

標準理学療法学　専門分野	
病態運動学	

発　　　行	2014 年 1 月 15 日　第 1 版第 1 刷Ⓒ
	2022 年 12 月 15 日　第 1 版第 7 刷
シリーズ監修	奈良　勲
編　　　者	星　文彦・新小田幸一・臼田　滋
発　行　者	株式会社　医学書院
	代表取締役　金原　俊
	〒113-8719　東京都文京区本郷 1-28-23
	電話　03-3817-5600(社内案内)
組　　　版	ウルス
印刷・製本	大日本法令印刷

本書の複製権・翻訳権・上映権・譲渡権・貸与権・公衆送信権(送信可能化権を含む)は株式会社医学書院が保有します．

ISBN978-4-260-01630-8

本書を無断で複製する行為(複写，スキャン，デジタルデータ化など)は，「私的使用のための複製」など著作権法上の限られた例外を除き禁じられています．大学，病院，診療所，企業などにおいて，業務上使用する目的(診療，研究活動を含む)で上記の行為を行うことは，その使用範囲が内部的であっても，私的使用には該当せず，違法です．また私的使用に該当する場合であっても，代行業者等の第三者に依頼して上記の行為を行うことは違法となります．

JCOPY　〈出版者著作権管理機構　委託出版物〉
本書の無断複製は著作権法上での例外を除き禁じられています．複製される場合は，そのつど事前に，出版者著作権管理機構(電話 03-5244-5088，FAX 03-5244-5089，info@jcopy.or.jp)の許諾を得てください．

＊「標準理学療法学」は株式会社医学書院の登録商標です．

刊行のことば

わが国において正規の理学療法教育が始まってから40年近くになる．当初は，欧米の教員により，欧米の文献，著書などが教材として利用されていた．その後，欧米の著書が翻訳されたり，主にリハビリテーション医学を専門とするわが国の医師によって執筆された書籍などが教科書，参考書として使われる時期が続いた．

十数年前より，わが国の理学療法士によって執筆された書籍が刊行されるようになり，現在ではその数も増え，かつ理学療法士の教育にも利用されている．これは，理学療法の専門領域の確立という視点から考えてもたいへん喜ばしい傾向であり，わが国の理学療法士の教育・研究・臨床という3つの軸がバランスよく噛み合い，"科学としての理学療法学"への道程を歩み始めたことの証ではないかと考える．

当然のことながら，学問にかかわる情報交換も世界規模で行われる必要があり，また学際領域での交流も重要であることはいうまでもない．さらに，情報を受けるだけではなく，自ら発信する立場にもなることが，真に成熟した専門家の条件ではないかと思われる．

1999年5月に横浜で開催された第13回世界理学療法連盟学会では，わが国の数多くの理学療法士によって演題が報告され，上記の事項が再確認されると同時に，わが国の理学療法学が新たな出発点に立ったことを示す機会ともなった．

一方で，医療・保健・福祉のあり方が大きな転換点にさしかかっている現在，理学療法士には高い専門性が求められ，その領域も拡大している．これらの点から，教育・研究・臨床の専門性を構築していくためには，理学療法学の各領域における現段階でのスタンダードを提示し，卒前教育の水準を確保することが急務である．

このような時期に，「標準理学療法学・作業療法学 専門基礎分野」シリーズ全12巻と並行して，「標準理学療法学 専門分野」シリーズ全8巻が刊行の運びとなった．

20世紀を締めくくり，21世紀の幕開けを記念すべく，現在，全国の教育・研究・臨床の分野で活躍されている理学療法士の方々に執筆をお願いして，卒前教育における必修項目を網羅することに加え，最新の情報も盛り込んでいただいた．

本シリーズが理学療法教育はもとより，研究・臨床においても活用されることを祈念してやまない．

2000年12月

シリーズ監修者

昭和40年（1965年）に「理学療法士及び作業療法士法」が制定され，わが国に理学療法士が誕生した．しかし，それ以前から理学療法従事者によって理学療法が行われていた経緯がある．その過程で，いつしか"訓練"という言葉が，"理学療法"，"運動療法"，"ADL"などに代わる用語として頻繁に用いられるようになってきた．その契機の1つは，かつて肢体不自由児（者）に対して"克服訓練"が提唱された名残であるともいわれている．しかし，"訓練"という概念は，上位の者や指揮官が特定の行為・行動などを訓示しながら習得させるという意味合いが強い．軍事訓練，消火訓練などはその例である．また，動物に対して，ある芸や行為，行動などを習得させるときにも用いられる．

　理学療法士は対象者と同等の目線で対応することや，インフォームドコンセント（informed consent）が重要視されている時代であることからも，「標準理学療法学 専門分野」シリーズでは，行政用語としての"機能訓練事業"および引用文献中のものを除き，"訓練"という用語を用いていないことをお断りしておきたい．

シリーズ監修者

序

　1998年に開かれた第29回 Mary McMillian Lecture で，Sahrmann SA. PhD. PT. FAPTA（*Phys. Ther.*, 78:1208–1218, 1998）は，「理学療法士は，理学療法の施術者である前に，身体運動機能に関する知識により特徴づけられる専門家であるべきであり，解剖・生理学的システムとしての運動の概念を展開させ，疾病（病変）により発現する症状・徴候を運動障害という視点からとらえた病態運動学を基盤とする」と主張しています．ここに理学療法学および理学療法士のアイデンティティを確認することができると思います．

　治療手技としての理学療法の対象は，病変に基づく構造と機能の障害，さらに具体的運動や動作の障害といえるでしょう．本書は，理学療法の臨床で求められるエビデンスは運動学によって記述されるという視点から，次のような基本理念と構成で編集を行いました．

●基本理念

　本書は，運動学が「運動行動を観察と計測を行って，運動学用語と物理量として記録し，その現象を物理学の諸法則・原理に基づいて説明することであり，さらにその現象の因果的説明を生体活動および運動制御，心理的活動などに求める学問である」という立場に立ち編集を行いました．

　このような立場に基づいて，理学療法の対象である運動行動にかかわる障害を上記の運動学の観点から記述し，その現象や要因あるいは原因を疾病に基づく症状や徴候，機能障害，機能的制限という障害構造に従い解説することを目的としました．そのため，書籍の名称は「病態運動学」とし，疾病と運動障害の因果性を解説することに主眼を置いています．

●構成

　本書の基本構成を，「基礎編」と「実践編」，運動障害特性を扱う「臨床応用編」の3編に大別しました．

　基礎編では，病態運動学の定義づけと視点，分析パラメータ，記載区分と障害構造の解説を行いました．

　実践編では，障害構造に基づいた分析対象の記録法と分析法の解説を行いました．

　臨床応用編では，上記の分析パラメータと障害構造に基づく因果論的解説を行い，系統別運動障害特性ごとに項目を立てた構成としました．

　上記に従って，本書では運動行動を観察と計測パラメータに基づいて，可能な範囲で運動学用語と物理量で記述し，正常と異常の比較をしました．さらに障害や異常現象の因果論的説明を疾病や機能障害に基づく生体活動および運動制御，心理的活動などの異常性から解説しました．

かつてガリレオは，物体の運動を文章だけではなく数学的な記述によって説明し，それまでの科学に大きな変化をもたらしました．この変化とは「客観的に説明する」ということです．客観的とは，誰もが同じように評価でき，検証が可能であるということです．

　医療の実践の場では，エビデンスが求められています．エビデンスは，客観的データと説明によってもたらされます．データは，検査や測定による数値や客観的記述により提供され，説明は対象者の求める障害構造レベルに従って行われなければなりません．つまり，対象者が求める機能障害レベルでの説明，機能的制限レベルでの説明，活動制限レベルでの説明，参加制約レベルでの説明，それぞれのレベルでの説明に必要な客観的記述が求められます．

　医療の実践は多専門職間の連携と統合により達成されますが，それは各専門職がそれぞれの専門とする見方，とらえ方に基づく客観的記述を提供し，それらを共有することによりもたらされると思われます．専門職としての理学療法士は，運動学という独自性をもった見方，とらえ方で理学療法評価の客観的記述を提供しなければならないでしょう．そしてそれをほかの専門職が理解できる説明をしなければならないでしょう．

　本書が，臨床の場で繰り広げられる理学療法評価の基盤となる論理性の一端を担えれば，編集者として幸いに思います．

2014年1月

星　文彦・新小田幸一・臼田　滋

目次

基礎編

第1章 病態運動学とは

I. 病態運動学の歴史と定義　　星　文彦　4
- A 病態運動学の関連小史 …………… 4
  - 1 古代 ……………………………… 4
  - 2 中世 ……………………………… 5
  - 3 近代 ……………………………… 5
  - 4 分析と記録の発展 ……………… 6
- B 病態運動学の定義 ………………… 8
  - 1 研究レベル ……………………… 8
  - 2 記録法の分類 …………………… 9

II. 病態運動学とリハビリテーション・アプローチ　　星　文彦　12
- A 障害モデルに基づくアプローチ … 12
  - 1 身体運動分析レベル …………… 12
  - 2 障害モデルと病態運動学 ……… 13
  - 3 機能的制限の測定分析 ………… 14
- B 生体力学に基づくアプローチ …… 15
- C 発達の原理に基づくアプローチ … 15
- D システム論に基づくアプローチ … 15

第2章 病態運動学・分析パラメータ

I. 形態計測　　新小田幸一　18
- A 形態測定と形態計測 ……………… 18
- B 形態計測の意義 …………………… 18
- C 形態計測の実際 …………………… 18
  - 1 使用器具と必要事項 …………… 18
  - 2 姿勢の観察 ……………………… 19
  - 3 身長 ……………………………… 19
  - 4 座高 ……………………………… 19
  - 5 体重 ……………………………… 21
  - 6 頭長および四肢長 ……………… 21
  - 7 四肢周径 ………………………… 21
  - 8 皮脂厚と体脂肪率 ……………… 23
  - 9 体格指数 ………………………… 23

II. 運動・動作の分析に必要な基礎知識　　新小田幸一　25
- A 身体の性質と物理量 ……………… 25
  - 1 弾性体と剛体 …………………… 25
  - 2 スカラーとベクトル …………… 25
  - 3 力 ………………………………… 26
  - 4 質量，重力，重さ（重量） …… 26
  - 5 重心（質量中心） ……………… 27
- B 運動と物理量 ……………………… 28
  - 1 並進運動と回転運動 …………… 28
  - 2 スピード（速さ），速度 ……… 28
  - 3 力のモーメント ………………… 28
- C 微分と積分 ………………………… 29
  - 1 微分 ……………………………… 29

2 積分 ………………………………… 30
D 運動の3法則 ………………………… 30
　　1 第1法則 …………………………… 30
　　2 第2法則 …………………………… 31
　　3 第3法則 …………………………… 32
E 支持基底面と重心，（足）圧中心点の関係 … 32
F 仕事と仕事率，エネルギー ……………… 33
　　1 直線運動 …………………………… 33
　　2 円運動 ……………………………… 34
G 運動量と力積 ………………………… 35
H 慣性モーメント ……………………… 35
I 角運動量 ……………………………… 35
J 単位の取り扱い ……………………… 36

III. 動作解析のパラメータ　　新小田幸一　37
A パラメータの分類とその概念 ………… 37
B 運動学的パラメータ …………………… 37
　　1 時間 ………………………………… 38
　　2 位置，距離 ………………………… 39
　　3 関節角度変化，角速度 …………… 40
　　4 位相面解析 ………………………… 40
C 運動力学的パラメータ ………………… 42
　　1 関節運動時の筋張力によるモーメント … 42
　　2 床反力 ……………………………… 43
　　3 動作時関節モーメント …………… 45
　　4 関節パワー ………………………… 46
D パラメータの論点要素の取り扱い …… 46

IV. 筋活動　　高橋　真　48
A 身体運動と筋活動 ……………………… 48
B 筋活動電位の発生 ……………………… 49
C 筋電図の記録方法 ……………………… 50
　　1 電極の選択 ………………………… 50
　　2 増幅器 ……………………………… 51
　　3 記録部 ……………………………… 51
D 表面筋電図の測定手順 ………………… 51
　　1 電極の貼付位置の決定 …………… 51
　　2 皮膚の処理 ………………………… 53
　　3 電極の貼付・固定 ………………… 53
　　4 フィルターの設定，アーチファクトの確認 … 53
E 表面筋電図の処理 ……………………… 53
　　1 時間領域 …………………………… 53
　　2 周波数領域 ………………………… 54
F 随意運動の分析 ………………………… 55
　　1 筋電図を用いた運動制御機構の分析 … 55
　　2 単関節運動：さまざまな筋収縮様式 … 55
　　3 多関節運動：歩行 ………………… 57
G 筋緊張の異常 ………………………… 61
　　1 痙縮 ………………………………… 62
　　2 固縮（強剛） ……………………… 63
H 不随意運動の分析 ……………………… 63
　　1 振戦 ………………………………… 63
　　2 ミオクローヌス …………………… 63
　　3 舞踏病，バリズム ………………… 63
　　4 アテトーゼ，ジストニア ………… 64

V. 運動代謝　　関川清一　65
A 運動代謝とは ………………………… 65
B 心臓の機能 …………………………… 65
C 循環機能 ……………………………… 67
D 肺の機能 ……………………………… 67
E 血液による酸素・二酸化炭素の運搬 … 67
F 運動に対する心肺反応 ………………… 68
　　1 運動による循環指標の変動 ……… 68
　　2 運動強度と各循環諸量の関係 …… 69
G 運動による呼吸諸量の反応 …………… 70
H 運動のエネルギー代謝とは …………… 70
　　1 無酸素性代謝機構 ………………… 71
　　2 有酸素性代謝機構 ………………… 71
I 運動時エネルギー代謝の指標 ………… 72
J 体力と運動・動作との関連 …………… 72
　　1 体力とは …………………………… 72
　　2 体力と運動・動作 ………………… 73
K 運動負荷試験 ………………………… 74
　　1 運動負荷試験とは ………………… 74
　　2 運動負荷試験の禁忌 ……………… 74
　　3 運動負荷試験の方法 ……………… 74

  4 運動負荷試験の終了・中止 ………… 75
  5 その他の運動負荷試験——歩行テスト 75

第3章　記載・分析方法と分析レベル

I. 記載・分析方法　　　臼田 滋　78
 A 観察による記録 ……………………… 78
 B 動作遂行能力の測定 ………………… 78
 C 画像・動画を用いた計測 …………… 79

II. 分析レベル　　　臼田 滋　80
 A 活動レベル …………………………… 80
  1 日常生活動作などに含まれる項目 … 80
  2 移動に関連した活動 ……………… 81
 B 動作レベル …………………………… 82
  1 動作の連合 ………………………… 82
  2 単位動作の遂行能力 ……………… 83
 C 運動レベル …………………………… 83
  1 運動分析の手順 …………………… 83
  2 戦略（ストラテジー）のとらえ方 … 84

実践編

第4章　病態運動学の分析対象

　　　臼田 滋
 A 機能障害レベル ……………………… 90
 B 機能的制限レベル …………………… 90
 C 活動レベル …………………………… 91

第5章　機能障害レベル

I. 体型・姿勢・アライメント　　　福井 勉　94
 A 体型 …………………………………… 94
  1 体型とは …………………………… 94
  2 体型の計測方法 …………………… 94
  3 体型の異常と機能的制限 ………… 94
 B 姿勢 …………………………………… 95
  1 姿勢とは …………………………… 95
  2 姿勢の計測方法 …………………… 95
  3 姿勢の異常と機能的制限 ………… 97
 C アライメント ………………………… 98
  1 アライメントとは ………………… 98
  2 アライメントの計測方法と異常 … 98
  3 アライメント異常と機能的制限 … 98

II. 筋力　　　福井 勉　100
 A 筋力とは ……………………………… 100
  1 筋収縮の種類 ……………………… 100
  2 筋力の調節メカニズム …………… 100
  3 筋出力の特性 ……………………… 101
 B 筋力の計測・分析方法 ……………… 101
  1 MMT（徒手筋力検査法） ………… 101
  2 トルクメータ ……………………… 102
  3 関節モーメント …………………… 102
 C 筋力の異常と機能的制限 …………… 103

III. 関節運動　　　福井 勉　105
 A 関節運動の種類 ……………………… 105
  1 運動面と骨運動 …………………… 105
  2 関節包内運動 ……………………… 105
 B 関節運動の計測方法 ………………… 106
  1 角度計（ゴニオメータ）による計測 … 106
  2 傾斜計（インクリノメータ）による計測 …………………………………… 106
  3 動作解析装置 ……………………… 106
  4 関節不安定性計測装置 …………… 107
  5 その他の機器 ……………………… 107
  6 デジタルカメラでの瞬間中心の観察 … 107

C 関節運動の異常と機能的制限 …………… 108
　　1 関節可動域制限 ………………………… 108
　　2 最終域感 ………………………………… 109
　　3 他部位との関連 ………………………… 110

IV. 感覚・知覚，反応時間　　菅原憲一　111
　A 感覚受容器の分類と機能 ………………… 111
　　1 感覚・知覚の計測・分析方法 ………… 111
　　2 感覚・知覚障害が機能的制限に及ぼす
　　　影響 ……………………………………… 112
　B 反応時間の計測・分析方法 ……………… 113
　　1 反応時間の特性 ………………………… 113
　　2 反応時間の計測方法 …………………… 114
　　3 反応時間における正常と病態に基づく
　　　異常 ……………………………………… 115

V. 随意運動　　菅原憲一　117
　A 随意運動の発現機序 ……………………… 117
　　1 運動指令の発生にかかわる機序 ……… 117
　　2 運動指令の発生から運動の発現に至る
　　　過程 ……………………………………… 117
　　3 発現された運動の制御にかかわる機序　118
　B 随意運動発現にかかわる制御因子 ……… 118
　　1 運動自由度の因子 ……………………… 118
　　2 筋出力調整による因子 ………………… 119
　　3 感覚フィードバックによる因子 ……… 119
　C 随意運動の計測・分析方法 ……………… 119
　　1 動作筋電図による随意運動の計測と分
　　　析方法の一例 …………………………… 119
　D 中枢神経系疾患による随意運動障害 …… 120
　　1 上位運動ニューロン疾患における随意
　　　運動障害 ………………………………… 120
　　2 錐体外路系疾患における随意運動障害　121
　　3 運動失調症における随意運動障害 …… 121

VI. 筋緊張，反射・反応　　藤澤宏幸　123
　A 筋緊張，反射・反応の基礎 ……………… 123
　　1 伸張反射と α–γ 連関 ……………………… 123
　　2 拮抗抑制（相反性 Ia 抑制）と Renshaw
　　　抑制（反回抑制） ……………………… 125
　　3 多シナプス反射 ………………………… 125
　　4 運動と姿勢調節にかかわる反射・反応　126
　　5 中枢神経疾患の理学療法における反射
　　　学の応用 ………………………………… 126
　B 筋緊張，反射・反応の評価と異常のとらえ
　　方 …………………………………………… 127
　　1 筋緊張，反射・反応の計測・分析方法　127
　　2 筋緊張，反射・反応の病態に基づく異
　　　常 ………………………………………… 127
　　3 筋緊張，反射・反応の異常が機能的制
　　　限に及ぼす影響 ………………………… 128

VII. 姿勢制御・バランス機能　　藤澤宏幸　130
　A 姿勢制御・バランス機能の基礎 ………… 130
　　1 神経機構 ………………………………… 130
　　2 力学的基礎 ……………………………… 131
　　3 注意とバランス機能 …………………… 133
　B 姿勢制御・バランス機能の評価と異常のと
　　らえ方 ……………………………………… 134
　　1 姿勢制御・バランス機能の計測・分析
　　　方法 ……………………………………… 134
　　2 姿勢制御・バランス機能の病態に基づ
　　　く異常 …………………………………… 135
　　3 姿勢制御・バランス機能が機能的制限
　　　に及ぼす影響 …………………………… 136

VIII. 協調運動　　藤澤宏幸　137
　A 協調運動の基礎 …………………………… 137
　　1 協調運動の運動学と運動力学 ………… 137
　　2 運動軌道とコスト ……………………… 139
　　3 協調運動の神経調節機構 ……………… 140
　B 協調運動の評価と異常のとらえ方 ……… 140
　　1 協調運動の計測・分析方法 …………… 140
　　2 協調運動の病態に基づく異常（運動失
　　　調） ……………………………………… 142
　　3 協調運動障害が機能的制限に及ぼす影
　　　響 ………………………………………… 143

IX. 心肺機能，代謝機能，持久性　関川清一　144

- A 計測・分析方法 …………………… 144
  - 1 心肺運動負荷試験 ………………… 144
  - 2 平地歩行試験 ……………………… 146
- B 運動代謝の解析 …………………… 146
  - 1 心肺運動負荷試験による解析 …… 146
  - 2 持久性 ……………………………… 147
  - 3 心肺機能 …………………………… 148
  - 4 代謝機能 …………………………… 150
  - 5 歩行試験の解析 …………………… 150
- C 心肺・代謝機能の機能的制限 …… 151

第6章　機能的制限レベル

A　基本動作

I. 寝返り　田中幸子　156

- A 寝返り動作とは …………………… 156
  - 1 寝返りのメカニズム ……………… 156
  - 2 寝返りのパターン ………………… 157
- B 運動障害による寝返り代償動作 … 158
- C 寝返り動作を妨げる要因 ………… 159
  - 1 体幹の柔軟性と粘弾性 …………… 159
  - 2 体幹の横径 ………………………… 160
- D 臨床への示唆 ……………………… 160

II. 起き上がり，立ち上がり，座位動作　甲田宗嗣　161

- A 起き上がり動作のメカニズム …… 161
  - 1 健常成人における起き上がり動作のパターン ……………………… 161
  - 2 脳卒中片麻痺者に教示する起き上がり動作のバイオメカニクス …… 162
- B 椅子からの立ち上がり動作のメカニズム　163
  - 1 立ち上がり動作における関節運動 … 163
  - 2 立ち上がり動作における床反力 ……… 164
  - 3 立ち上がり動作の方法と関節モーメント ……………………………… 165
  - 4 しゃがみ込み動作のメカニズムと若年者と高齢者の比較 ……………………… 165
- C 床からの立ち上がり動作のメカニズム … 166
  - 1 床からの立ち上がり動作における動作パターンの個人差 ………………… 166
  - 2 発育過程における床からの立ち上がり動作のパターンの変化 …………… 167
  - 3 身体活動の程度と床からの立ち上がり動作のパターン ……………… 168

III. 歩行と歩行関連動作，階段昇降　甲田宗嗣　170

- A 定常歩行のメカニズム …………… 170
  - 1 歩行周期と相 ……………………… 170
  - 2 床反力からみた歩行の立脚期 …… 170
  - 3 立脚期におけるロッカー作用 …… 172
  - 4 歩行における筋活動 ……………… 173
- B 歩行開始と歩行終了のメカニズム … 175
  - 1 歩行開始時の身体重心と足底圧中心 … 175
  - 2 歩行停止時の身体重心と足底圧中心 … 175
- C 歩行関連動作のメカニズム ……… 176
  - 1 起立歩行動作のメカニズム ……… 176
  - 2 方向転換のメカニズム …………… 177
  - 3 timed up and go test の臨床的意義 … 179
  - 4 階段昇降動作のメカニズム ……… 179

B　課題動作

IV. リーチ，つかむ，放す　濱口豊太　182

- A 運動発達 …………………………… 182
  - 1 リーチ，つかむ，放す …………… 182
  - 2 運動神経系の発達 ………………… 182
- B リーチ ……………………………… 183
  - 1 運動 ………………………………… 183
  - 2 感覚フィードバック ……………… 184
  - 3 筋張力と関節トルク ……………… 185
  - 4 関節角度と運動効率 ……………… 186
- C つかむ ……………………………… 186
  - 1 握り，つかみ，つまみの分類 …… 186
  - 2 主要な筋作用 ……………………… 188

3　運動発達と知覚 ……………………… 188
　　　4　プレシェイピング（pre-shaping）…… 189
　D　放す ………………………………………… 190
　　　1　運動発達 …………………………… 190
　　　2　主要な筋作用 ……………………… 190
　　　3　健常者と片麻痺患者の比較 ……… 190

V.　物品操作　　　　　　　　濱口豊太　194
　A　物品操作の発達 ………………………… 194
　B　物品操作の分類 ………………………… 194
　C　重量と質感 ……………………………… 195
　D　強力な把持と精密な把持による物品操作　195
　　　1　強力握り（power grip）…………… 195
　　　2　杖のつかみと上肢運動 …………… 196
　　　3　巧緻把持（箸操作）………………… 196
　　　4　感覚・認知機能 …………………… 197

VI.　持ち上げ（リフティング）　藤村昌彦　200
　A　関節モーメントによる検証 …………… 200
　　　1　関節モーメント …………………… 200
　　　2　Squat法とStoop法の比較 ……… 201
　B　筋電図による検証 ……………………… 202
　　　1　予測的姿勢制御の見地から ……… 202
　　　2　足場に関する見地から …………… 203

　　　3　持ち手の有無による影響 ………… 204

VII.　運搬　　　　　　　　　神先秀人　206
　A　運搬時の姿勢，動的バランス，予測的姿勢
　　　調節 ……………………………………… 206
　　　1　運搬動作による姿勢の変化 ……… 206
　　　2　運搬動作における予測的姿勢調節 …… 208
　B　運搬動作時に筋や関節に加わる負荷―安全
　　　な持ち方と危険な持ち方 ……………… 209
　　　1　運搬動作における筋や関節への負荷 … 209
　　　2　安全な運搬方法と危険な運搬方法 … 210
　C　運搬にかかわる運動障害の例 ………… 211

第7章　活動レベル

村田和香

　A　ICF活動レベルの視点 ………………… 214
　　　1　生活機能の3つのレベル ………… 214
　　　2　2つの背景因子 …………………… 215
　　　3　活動レベルの視点 ………………… 215
　B　活動の評価（記録）……………………… 216
　　　1　能力と実行状況 …………………… 216
　　　2　具体的評価方法 …………………… 216

臨床応用編・運動障害特性

第8章　運動器障害

I.　肩関節の運動障害　　　　　立花　孝　222
　A　運動を制限する症状・徴候 …………… 222
　　　1　肩甲上腕関節の拘縮 ……………… 222
　　　2　筋力低下 …………………………… 222
　　　3　不安定性 …………………………… 223
　　　4　運動連鎖の乱れ …………………… 223
　B　運動障害の分析 ………………………… 223
　　　1　機能障害 …………………………… 223

　　　2　機能的制限 ………………………… 229
　C　治療への示唆 …………………………… 232
　　　1　解剖頸軸回旋（インピンジメントを回
　　　　　避して最終可動域を得るには）……… 232
　　　2　運動連鎖への介入 ………………… 233
　　　3　腱板機能の改善と運動連鎖 ……… 234
　　　4　円背への対応 ……………………… 234

II.　肘関節の運動障害　　　　山本泰雄　235
　A　運動を制限する症状・徴候 …………… 235

	1 骨形態 ……………………………… 235
	2 静的安定機構 …………………… 237
	3 動的安定機構 …………………… 237
B	運動障害の分析 ……………………… 238
	1 運動連鎖からみた機能障害 …… 238
	2 運動連鎖からみた機能的制限 … 240
C	治療への示唆 ………………………… 242

III. 股関節の運動障害　　　阿南雅也　244

A	運動を制限する症状・徴候 ………… 244
	1 骨形態 ……………………………… 244
	2 静的安定機構 …………………… 246
	3 動的安定機構 …………………… 247
B	運動障害の分析 ……………………… 248
	1 運動連鎖からみた機能障害 …… 248
	2 運動連鎖からみた機能的制限 … 249
C	治療への示唆 ………………………… 252

IV. 膝関節の運動障害　　　木藤伸宏　253

A	運動を制限する症状・徴候 ………… 253
	1 大腿脛骨関節 …………………… 253
	2 膝蓋大腿関節 …………………… 257
B	運動障害の分析 ……………………… 259
	1 運動連鎖からみた機能障害 …… 259
	2 運動連鎖からみた機能的制限 … 261
C	治療への示唆 ………………………… 264

V. 足部・足関節の運動障害　　入谷　誠　267

A	運動を制限する症状・徴候 ………… 267
	1 距腿関節 ………………………… 267
	2 距骨下関節 ……………………… 269
	3 横足根関節 ……………………… 270
	4 足根中足関節 …………………… 270
	5 中足趾節（metatarsal phalangeal; MP）関節 ……………………………… 270
	6 趾節間関節 ……………………… 271
	7 足部アーチ ……………………… 271
B	運動障害の分析 ……………………… 272
	1 運動連鎖からみた機能障害 …… 272

	2 機能的制限に関する分析 ……… 274
C	治療への示唆 ………………………… 274

VI. 脊柱の運動障害　　　西村　敦　275

A	脊柱の構造と機能の制限による症状・徴候 …………………………… 275
	1 脊柱の構造と機能 ……………… 275
	2 脊椎分節と運動 ………………… 276
	3 脊椎分節からみた運動制限 …… 278
B	運動障害の分析 ……………………… 281
	1 機能障害に関する分析 ………… 281
	2 機能的制限に関する分析 ……… 281
C	治療への示唆 ………………………… 283

第9章　中枢神経障害

I. 随意運動障害・麻痺（脳卒中片麻痺）　　　諸橋　勇　286

A	運動を制限する症状・徴候 ………… 286
	1 中枢性麻痺のとらえ方 ………… 286
	2 片麻痺という身体の特徴 ……… 287
	3 脳卒中片麻痺の主な障害像 …… 287
	4 知覚循環と活動の制限 ………… 290
B	運動障害の分析 ……………………… 291
	1 片麻痺患者の姿勢制御 ………… 291
	2 機能的制限と臨床動作分析 …… 293
C	治療への示唆 ………………………… 296

II. 姿勢制御障害（Parkinson病）　　　大久保智明　298

A	運動を制限する症状・徴候 ………… 298
	1 大脳基底核による運動制御にかかわる機能解剖 ……………………… 298
	2 大脳基底核による運動制御にかかわる神経回路 ………………………… 299
	3 Parkinson病のメカニズム …… 300
B	運動障害の分析 ……………………… 302
	1 運動制御からみた機能障害 …… 302
	2 運動制御からみた機能的制限 … 303

III. 協調運動障害（小脳性/脊髄性）
　　　　　　　　　　　　　望月　久　306
- A 運動を制限する症状・徴候 …………… 306
  - 1 随意運動発現における小脳の位置づけ 306
  - 2 小脳性協調運動障害の症状・徴候 …… 307
  - 3 脊髄性協調運動障害の症状・徴候 …… 308
- B 運動障害の分析 …………………………… 309
  - 1 機能障害に関する分析 ………………… 309
  - 2 機能的制限に関する分析 ……………… 311
- C 治療への示唆 ……………………………… 314

第 10 章　末梢神経障害（筋出力障害）

I. 腓骨神経麻痺，橈骨・尺骨・正中神経麻痺
　　　　　　　　　　　　伊藤義広　316
- A 運動を制限する症状・徴候 …………… 316
  - 1 腓骨神経麻痺 …………………………… 316
  - 2 橈骨神経麻痺 …………………………… 316
  - 3 尺骨神経麻痺 …………………………… 317
  - 4 正中神経麻痺 …………………………… 318
- B 運動障害の分析 …………………………… 318
  - 1 腓骨神経麻痺の機能障害と機能的制限 318
  - 2 橈骨神経麻痺の機能障害と機能的制限 319
  - 3 尺骨神経麻痺の機能障害と機能的制限 320
  - 4 正中神経麻痺の機能障害と機能的制限 322
- C 治療への示唆 ……………………………… 323
  - 1 腓骨神経麻痺 …………………………… 323
  - 2 橈骨・尺骨・正中神経麻痺 …………… 323

II. 腕神経叢麻痺　　　　　　間瀬教史　325
- A 運動を制限する症状・徴候 …………… 325
  - 1 腕神経叢の構造を理解する …………… 325
  - 2 神経損傷の程度 ………………………… 326
  - 3 損傷レベル ……………………………… 329
- B 運動障害の分析 …………………………… 329
  - 1 腕神経叢麻痺に伴う運動麻痺，感覚障害，自律神経障害 ……………………… 329
  - 2 腕神経叢麻痺の型 ……………………… 330
- C 治療への示唆 ……………………………… 331

III. 糖尿病多発神経障害　　野村卓生　332
- A 運動を制限する症状・徴候 …………… 332
  - 1 感覚・運動神経障害 …………………… 332
  - 2 足病変と神経障害以外の危険因子 …… 334
- B 運動障害の分析 …………………………… 334
  - 1 足関節と股関節の運動連鎖 …………… 334
  - 2 歩行時の足底圧 ………………………… 335
  - 3 足底圧の異常と足潰瘍 ………………… 335
- C 治療への示唆 ……………………………… 335

IV. 感染症後の末梢神経障害（Guillain-Barré syndrome）　　　　間瀬教史　337
- A 運動を制限する症状・徴候 …………… 337
  - 1 GBS の病態 …………………………… 337
  - 2 GBS の臨床症状と病型 ……………… 337
- B 運動障害の分析 …………………………… 339
  - 1 機能障害に関する分析 ………………… 339
  - 2 機能的制限に関する分析 ……………… 343
- C 治療への示唆 ……………………………… 343

第 11 章　心肺・代謝機能障害
　　　　　　　　　　　　　高橋哲也

- A 運動を制限する症状・徴候 …………… 346
  - 1 息切れ，呼吸困難感 …………………… 346
  - 2 易疲労（運動耐容能低下） …………… 348
- B 運動障害の分析 …………………………… 351
  - 1 酸素搬送能からみた機能障害 ………… 351
  - 2 酸素搬送能からみた機能的制限 ……… 351
- C 治療への示唆 ……………………………… 353

第 12 章　膠原病（関節リウマチ）
　　　　　　　　　　　　　今石喜成

- A 運動を制限する症状・徴候 …………… 356
  - 1 疼痛 ……………………………………… 356

2 関節変形 …………………………… 357
　　3 運動・動作障害 …………………… 359
　　4 心理的影響 ………………………… 360
　B 観察による動作分析 …………………… 360
　　1 立位姿勢 …………………………… 361
　　2 寝返り動作 ………………………… 361
　　3 起き上がり動作 …………………… 362
　　4 歩行 ………………………………… 364
　C 治療への示唆 …………………………… 364

第13章　運動発達障害
小塚直樹

　A 運動発達を阻害する因子 ……………… 368
　　1 神経学的問題 ……………………… 369
　　2 筋骨格系問題 ……………………… 369
　B CPの姿勢と運動の分析 ……………… 370
　　1 機能障害に関する分析 …………… 370
　　2 機能的制限に関する分析 ………… 371
　C 治療への示唆 …………………………… 373

第14章　脊髄損傷
星　文彦

　A 病態と運動障害 ………………………… 376
　　1 脊髄損傷レベルと病態 …………… 376
　　2 不全損傷の特異的障害 …………… 377
　B 損傷レベルと機能的制限 ……………… 380
　　1 四肢麻痺の機能的制限 …………… 380
　　2 両下肢麻痺の機能的制限 ………… 381
　C まとめ …………………………………… 385
　D 治療への示唆 …………………………… 386

第15章　筋疾患による障害（筋ジストロフィー）
植田能茂

　A DMDの機能障害について ……………… 390
　　1 DMDの筋力低下の特徴 …………… 390
　　2 DMDの拘縮の特徴 ………………… 390
　B DMDの動作に生じる変化 ……………… 391
　　1 寝返り（背臥位～腹臥位） ……… 391
　　2 起き上がり ………………………… 392
　　3 四つ這い移動 ……………………… 394
　　4 床からの立ち上がり ……………… 394
　　5 歩行 ………………………………… 394
　C 動作能力低下の原因 …………………… 395
　D 治療への示唆 …………………………… 396

第16章　下肢切断
原　和彦

　A 運動を制限する症状・徴候 …………… 398
　　1 成熟断端と断端管理 ……………… 398
　　2 断端の浮腫と治癒過程 …………… 398
　B 運動障害の分析 ………………………… 399
　　1 運動連鎖からみた機能障害 ……… 399
　　2 運動連鎖からみた機能的制限 …… 401
　C 治療への示唆 …………………………… 402
　　1 義肢適合支援の最近の動向 ……… 402
　　2 義肢適合支援の連携実践 ………… 403

第17章　老化と廃用症候群
浅川康吉

　A 運動を制限する症状・徴候 …………… 408
　　1 老年症候群 ………………………… 408
　　2 廃用症候群 ………………………… 409
　　3 身体的虚弱 ………………………… 409
　B 運動障害の分析 ………………………… 411
　　1 運動・動作分析からみた機能障害 …… 411
　　2 運動・動作分析からみた機能的制限 … 414
　C 治療への示唆 …………………………… 415

第18章　高次脳機能障害
宮口英樹

　A 運動を制限する症状・徴候 …………… 420

1 高次脳機能障害とは ……………………… 420
　　2 脳のネットワーク障害としての高次脳
　　　機能障害 ……………………………………… 420
　B 運動障害の分析 ………………………………… 420
　　1 失行症患者の 3 次元動作解析 ………… 420

　　2 Parkinson 病 ……………………………… 422
　　3 小脳系疾患 ………………………………… 424
　C 治療への示唆 …………………………………… 424

索引 427

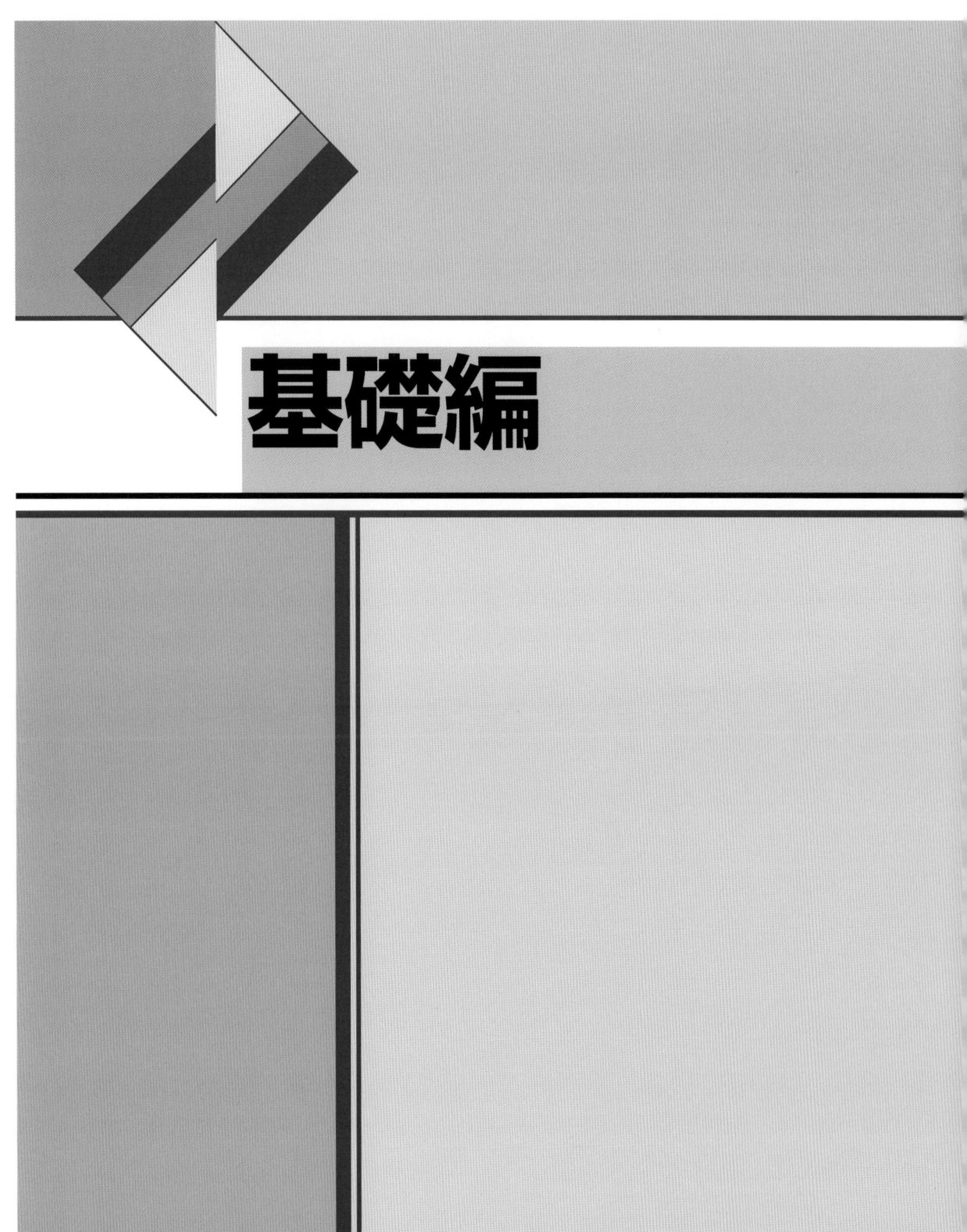

第1章 病態運動学とは

I 病態運動学の歴史と定義

■学習目標
- 運動学および病態運動学の歴史的変遷の概略を説明できる．
- 運動学および病態運動学における，運動学（kinematics）と運動力学（kinetics），生体活動（bioactivity）の関係性を説明できる．
- 運動行動の記録法について説明できる．

A 病態運動学の関連小史

　理学療法士が臨床場面で，理学療法の対象は何かと問われたら，何と答えるだろうか．疾病，症状，機能障害，機能的制限，活動制限，環境調整，心理，人間，等々，さまざまな事柄を答えることだろう．これらは，理学療法士の前にいる患者の運動障害の要因となっているあらゆる側面を取り上げて答えているといえる．

　人の運動行動は，人であるがゆえに動機や興味，意図という心理的背景により出現するが，疾病に基づく構造と機能の制限と環境との不適応により，運動障害として顕在化する[1]．さらに，顕在化する運動障害の特徴は，たとえば，脳卒中片麻痺患者と脊髄小脳変性症患者の歩行障害では，歩行が可能かどうか，あるいは10 mを何秒で歩けるかという動作遂行の結果は同じでも，その歩容や環境適応能についてはまったく違った様相を示す．この様相の相違は，病態を反映したものであり，理学療法においては，病態の理解とそれに基づく機能障害と機能的制限の評価が治療手段を想起する起源となる[2-5]．

　これらの一連の理学療法のプロセスを背景に，本書の目的を，運動学という学問的手段を使って，疾病と運動障害の関連性を論述することとし，書名も「病態運動学」（pathological kinesiology）とした．

　運動学（kinesiology）は，ギリシャ語の運動を意味する「kinein」と学問を意味する「logos」が語源であり，kinesiologistは，運動を学問する人という意味である[2, 6–9]．身体の構造学である解剖学と身体の機能学である生理学とが組み合わされ，身体の運動の科学（学問）として運動学が形づくられた．運動学の歴史は，身体の仕組み（構造と機能）への探求と物理学の発展，および身体活動の記録法の開発の歴史といっても過言ではない[2, 6, 7, 9, 10]．運動学の歴史の詳細は，主要な文献[2, 6–10]を参照していただくこととし，本項では，運動学の歴史を踏まえ，理学療法における病態運動学の重要性について記述する．

1 古代

　一般的に"万学の祖"といわれるアリストテレス（Aristotle, 384〜322 B.C.）は，"運動学の父"とも称され，「動物部分論・動物運動論・動物進行論」（Parts of Animals, Movement of Animals, and Progression of Animals）の中で，運動に関する幾何学的分析を行い，歩行運動が回転運動に基づくことを記述している[11]．ガレン（Galen, 131〜201 A.D.）は，運動神経と感覚神経，動筋と拮抗筋を区別し，筋緊張を記述した．関節の可動性や

制限，筋の収縮についても記述した．

2 中世

さまざまな学問，科学と同様に，1,000年以上の歴史的空白をおいて運動学の歴史が再開された．人間への科学的研究は，近代科学の祖といわれるレオナルド・ダ・ビンチ（Leonard da Vinci, 1452～1519）による身体の構造と機能およびパフォーマンスの研究から始まった．ガリレオ・ガリレイ（Galileo Galilei, 1564～1643）は，物の落下加速は，物の重さに相関しないこと，空間，時間，速度の関連性について記述し，ここから科学としての運動学が始まったとされている．さらに，ニュートン（Isaac Newton, 1642～1727）による運動の法則は，運動力学の基本原理となっている．

また，ボレッリ（Alfonso Borelli, 1608～1679）はガリレオの弟子で，『動物の運動について』を出版し，力学の原理に基づいて運動を説明した．筋による力の産出や空気抵抗や水の抵抗による力の消失を説明し，筋緊張と随意運動を区別し，拮抗筋による相反神経支配の原理を示した．ステインドラー（Arthur Steindler, 1878～1959）は，彼を「現代力学の本当の創始者」，「移動システムの現代バイオメカニクスの父」と称賛している[3]．グリッソン（Francis Glisson, 1597～1677）やステノ（Nicolaus Steno, 1638～1686）は，関節運動は筋線維の収縮によるものであることを明らかにした．

3 近代

a. 18世紀～19世紀前半

ビシャ（Marie Francoise Xavier Bichat, 1771～1802）は，身体の器官は，固有の特性をもった組織からなることを明らかにし，機能は構造に基づくという概念を示した．また，疾病は，器官ではなく組織を傷害するとし，生理学と病理学の関連性を発展させた．ハンター（John Hunter, 1728～1793）は，生体の筋は運動自身に適応した唯一の身体の一部分であり，筋の機能は，死体からではなく生体観察からのみ研究ができると主張した．筋の起始と停止，筋の形状，筋線維の機械的配列，2関節筋の問題，収縮と弛緩，筋力，筋肥大など，詳細な筋機能について述べている．彼の1776～1781年における6回の「Croonian Lecture on Muscle Motion」は，この時代（18世紀末）の運動学のサマリーといわれている．1740年ころから筋への電気刺激に対する現象について生理学的研究が開始され，ガルバーニ（Luigi Galvani, 1737～1798）は，神経と筋に電気現象が存在することを明らかにした．ガルバーニは実験神経学の父といわれている．デュシェンヌ（Guillaume Benjamin Amand Duchenne, 1806～1875）は，電気刺激による筋反応に強い興味をもち，身体運動に関連する個々の筋の機能を区分した．

このようにして，身体運動が物理的現象であると同時に，関節運動および身体運動の起源が筋収縮に基づくものであることが確立された．

移動に関する研究は，ボレッリに始まるが，人の歩行の科学的研究はウエーバー兄弟（Weber brothers）による観察分析から始まる．彼らは，立位の姿勢維持は，筋活動によるものではなく靱帯の緊張によるものであること，歩行や走行は，重力による四肢の前方への振り子運動で生じ，歩行は前方への転倒を前方へ振り出した四肢により体重を支持されることにより成立すると主張し，重心移動について初めて言及した．しかしながら，運動の経時的記録法はなく，観察によるものであったが，天文学者のジャンセン（Pierre Jules César Janssen, 1824～1907）が，人の運動の研究にキネマトグラフ（kinematographic picture）を利用することを提案した．

マレー（Étienne Jules Marey, 1830～1904）は，運動は人の機能にとって最も重要なもので，すべての機能は運動の遂行によりもたらされることを，図と写真を用いて記述した．これらの写真技術は，

ブルーン（Christian Wilhelm Braune, 1831～1892）やフィッシャー（Otto Fischer, 1861～1917）らにより歩行研究の手法として用いられ，重心位置の決定方法が報告された．また，身体の重心および体節の重心の位置を知ることは，運動中の筋にかかる抵抗を理解する基礎となるとし，死体解剖を通して矢状面，前額面，水平面の交点として身体重心を定めた．

b. 19世紀後半～20世紀

19世紀後半から20世紀初期になり，運動学に関連した生理学的研究が多く報告された．フィック（Adolf Eugen Fick, 1829～1901）は，筋の運動機構とエネルギーについて研究し，等尺性収縮や等張性収縮の用語を導入した．神経学の領域では，現代神経学の父といわれるジャクソン（John Hughlings Jackson, 1835～1911）は，筋と筋運動を区別し運動中枢は個々の筋ではなく運動を表象することを提案し，神経系機能の階層性について言及した．失語症や片麻痺患者の臨床研究から，「中枢神経は，筋について何も知らない，知っているのは運動についてだけである」と主張し，彼の脳の運動制御の知見は運動学へ大きな貢献をした．また，中枢神経系の病変と徴候に関する陰性徴候と陽性徴候の関係や運動の随意化や高度化は神経系の下位から上位への統合過程に基づくものとし，中枢神経系を階層的組織化という観点から説明した[12,13]．ジャクソンの考えは，ビーバー（Charles Edward Beevor, 1854～1908）に引き継がれ，同時にシェリントン（Charles Scott Sherrington, 1857～1952）の影響を受け，筋の役割について，主動作筋や協同筋，固定筋，拮抗筋などに言及した．シェリントンは，神経系は身体のさまざまな部分のコーディネーターとして活動し，その相互に作用する最も単純な活動単位を反射と位置づけ，筋収縮は運動を引き起こす唯一の手段であると主張した[14]．また，セーチェノフ（Ivan Mikhaylovich Sechenov, 1829～1905）は，ロシアの生理学の父といわれており，脳の反射機構を研究し，シェリントン同様「脳の活動の外部表現にみられる無限の多様性も結局1つの現象，つまり筋運動として表現される」とした．ローゼンバーム（David A. Rosenbaum[15], 1949～）は，反射は外部からの刺激で引き起こされるので，自発的な運動や随意運動が行動の範疇に入るのならば，反射が行動の基本単位であると考えることはできないと，運動制御における反射理論の多くの限界を示した．彼らの主張は，運動とその制御メカニズムの観点から，運動学との関連性を示すものとして重要であると思われる．

バスマジアン（John V. Basmajian[10], 1921～2008）は，筋電図により筋から発せられる電気信号を調べることで筋の機能を研究できるとし，筋収縮と電気信号の関連の研究を振り返り，生体の移動や動作を発生させる器官についての追究が筋とその機能の研究に結びついたとしている．

バン・デン・ベルク（Jan Hendrik van den Berg[16], 1914～2012）やシュトラウス（Erwin Straus[17], 1891～1975），フェイ（Temple Fay[18], 1895～1963）らは，心理学者の立場から，なぜ人は動くのかという観点から運動学の精神身体的側面について興味をいだき，人は経験を通して外界を知り，外的環境に適応するように行動するとし，運動行動に反映する体性運動感覚情報の重要性を指摘した[2]．

4 分析と記録の発展

運動学（kinesiology）の歴史は，運動の物理量としての記録と運動を発現する身体的メカニズムの探求の過程であり，上述してきたように，人間を取り巻く自然科学の歴史といっても過言ではない．運動の記録は，肉眼による観察から始まり，文明の発展に伴い近年飛躍的な革新がなされてきている．運動の時間・空間の記録，いわゆる運動学（kinematics）は写真や映像の開発からVTRや赤外線反射光の記録による画像ディジタイジングへ発展し3次元座標分析が可能となった．運動の

時間・力量の記録，いわゆる運動力学（kinetics）はひずみ計の開発から床反力計による分力分析が可能となった．運動学（kinematics）と運動力学（kinetics）によるパラメータとして，位置・速度・加速度・角度・角速度・角加速度・運動量・力・角運動量・トルク・エネルギー・パワー・仕事などによる解析が可能となった[19]．

一方，運動制御の記録として，筋電図や心電図など開発による生体活動の記録が可能となり，運動学（kinesiology）による kinematics-kinetics-bioactivity triangle 解析モデル（図1）が成立し たといえる．ウインター（David A. Winter[20]，1930～2012）は，障害をもった人間の運動行動の分析評価は，肉眼による観察が基本であるが，客観的評価と膨大な情報の処理には計測と記録が重要で，計測とデータ集積，モニタリングなど機器の活用の必要性を述べている（図2）．彼は人間の運動の評価を3つのレベルに分類している．第1レベルは観察による主観的な分析と診断であり，第2レベルは運動中の計測データを数量的に記録することで，その結果として分析が容易になり，より客観的な診断が可能となる．第3レベルは数量的データに基づいた生体力学的分析をすることであり，より詳細で高度な評価と診断，さらに問題の原因を探ることが可能となる．生体力学（biomechanics）は，計測（measurement）→記録（description）→分析（analysis）→評価（assessment）からなるとしている．

ラッシュ（Philip J. Rasch[2]，1909～1995）は，

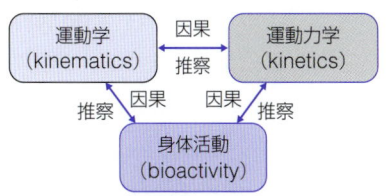

図1　運動学解析トライアングル

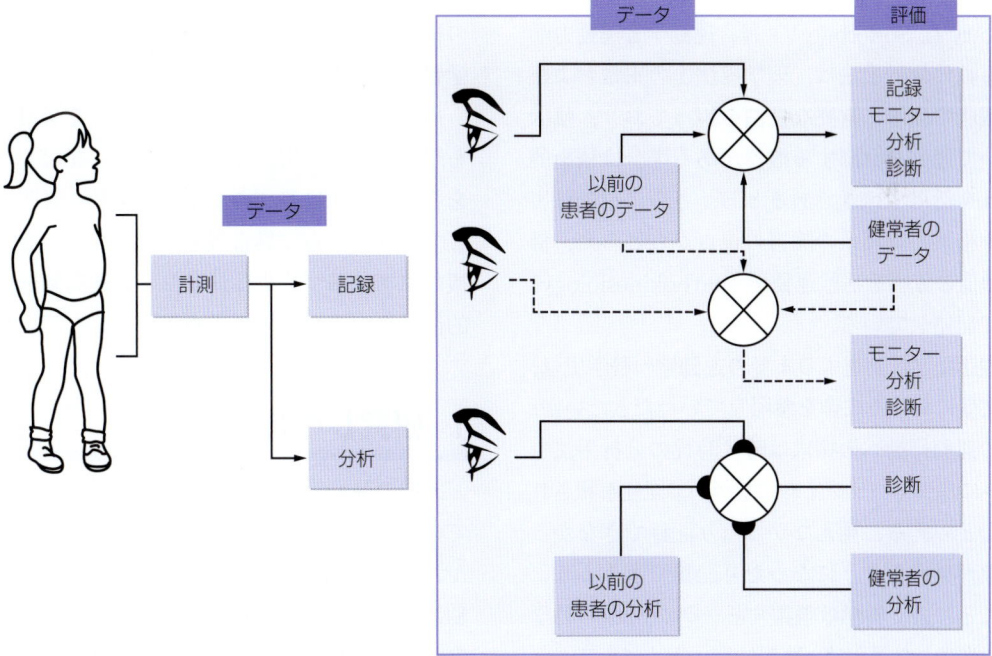

図2　人間の運動障害評価の3つのレベル
〔Basmajian, J.V., et al.: Muscles Alive. Their Functions Revealed by Electromyography. 5th ed., pp.1-18, Williams & Wilkins, 1985 より一部改変．
Winter, D.A.: Biomechanics and Motor Control of Human Movement. 3rd ed., pp.1-12, Wiley, 2005 より〕

将来，これからの運動学（運動学者）が関連する範囲は，生体の全領域にわたり，そのため多くの学問領域の統合が要求されるとしている．構造−機能運動学，運動生理学，生体力学，発達運動学，運動行動学，心理運動学など，多様な学問の統合が求められる科学として発展すると述べている．

病態と運動の異常について，ステインドラー[3]は，運動現象は，長い鎖のようにつながった原因や影響の最終的結果を表現するもので，正常も異常も同じ数式により正しく記述することができ，運動力学の研究は臨床症状の背景にふれるものであると述べている．また，運動学（kinesiology）は，移動障害の予防や治療，リハビリテーションのためのかけがえのない背景であるとし，運動学の重要性を主張した．また，病的状態による運動障害を病態力学（pathomechanics）として記述している．オーティス（Carol A. Oatis[21]）は，構造体の運動は，構造組成とそれに加わる力の2つの要素により決定され，構造体の異常は運動の異常をもたらすとし，病態力学を主張している．ソダーバーグ（Gary L. Soderberg[4]）は，運動学と運動力学による動作分析手法は，理学療法士の正常および病的機能の理解に重要な役割を担っており，臨床において運動を計測する機器がある場合は積極的にそれを活用すべきであるとし，さらに運動障害を筋骨格系と神経系の障害の視点からとらえ，構造と機能の障害を病態運動学（pathokinesiology）として記述している．

病態運動学に到達するまでの運動学の科学史は，引用文献にあげた成書を参照していただきたいが，人間の運動行動への探求は時代時代の分析手法やレベルに基づくパラダイムに基づいて記述解釈されてきたといえる．見えなかったり記録できなかった事象が見えるようになったり記録できるようになることにより科学は飛躍する[22,23]．今後の科学技術の進歩，たとえば，情報技術，サイバネティックス，遺伝子，宇宙科学実験などにより運動行動のメカニズムの新たな説明がなされ，運動学および病態運動学がさらに洗練されていくであろうと思われる．

B 病態運動学の定義

運動学は，上述したように身体の構造学である解剖学と身体の機能学である生理学とが組み合わされ，身体の運動の科学（学問）として運動学が形づくられた．運動学の歴史は，身体の仕組み（構造と機能）への探求と物理学の発展，および身体活動の記録法の開発の歴史でもある．運動学は，運動行動を観察と計測を用いて運動学用語と物理量として記録し，その現象を物理の法則に基づいて説明し，さらに現象の因果的説明を生体活動および運動制御，心理的活動などに求める．運動の計測と記録は anthropometry や kinematics, kinetics, energy cost であり，物理量は，長さ，太さ，面積，位置，変位，速度，加速度，力（分力・反力），トルク，エネルギー消費，エネルギー変換などである．運動現象の因果的説明は，筋活動，循環代謝活動，神経活動（神経系の構造と機能），筋骨格系の構造と機能，運動制御理論，認知心理学，運動学習などによりなされる．

病態運動学は，運動行動の異常性を観察と計測を用いて運動学用語と物理量として記録し，現象を物理の法則に基づいて正常と比較し説明することであり，さらに異常現象の因果的説明を疾病や機能障害に基づく生体活動および運動制御，心理的活動などの異常性に求める．

1 研究レベル

人間の運動行動研究のモデル（図3）が提案されている．このモデルでは，人間の行動は，記述レベルという観点からとらえると，運動行動様式は行動レベルと運動レベルに分けられ，前者は結果や成果，効率というパラメータが分析対象で，後者は運動の軌跡（運動学）や運動力学のパラメータで分析される．一方，運動行動を発生させる生体活動を司る神経筋様式は，筋レベルと中枢レベルに分

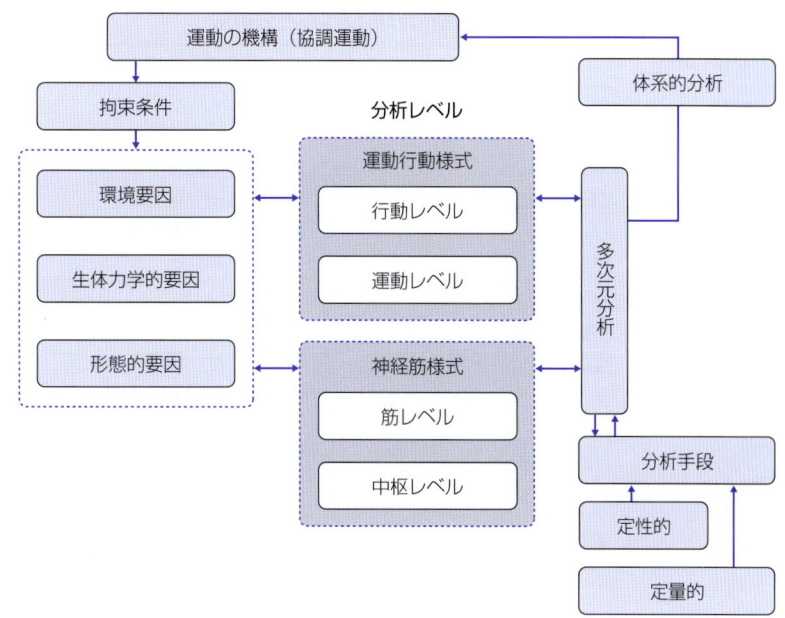

図3　人間の運動研究のモデル
〔Rasch, P.J.: Kinesiology and Applied Anatomy. 7th ed., pp.3–17, Lea & Febiger, 1989；中村隆一ほか：基礎運動学. 第6版補訂, p.17, 医歯薬出版, 2012 より〕

けられる．前者は筋活動を分析対象とし，後者は中枢神経系における知覚運動の統合が分析対象となる．さらに，中村は，身体運動の分析レベルと分析法について，動作レベル，運動レベル，筋関節レベル，中枢神経系のレベルに対する観測の視点と計測分析の手段と方法をまとめている（**表1**）．また，運動行動の運動学的記録法は臨床場面での実践に即した記録方法として3つに分類される[8,24]．

2　記録法の分類

a．モトスコピー（観察記録）

　検査者の観察により運動行動を記録することである．臨床で最も用いられる手法であり，姿勢変化や運動パターンの特徴について運動学用語を用いて記録する．観察すべきポイントや基準を観察チャートとして作成し，そのチャートに基づいて観察記録することにより検査者のばらつきを少なくし，妥当性を高めることが可能である．質的分析記録方法として用いられる．病態運動学においては，観察する運動行動について正常といわれる理想型の姿勢変化や運動パターンを基準に比較し，正常との相違を異常性として運動学用語を用いて記録する．観察による運動分析（歩行，起き上がり，立ち上がりなどの運動を単位とした分析），動作分析（日常生活動作における動作の連合を対象とする動作を単位とした分析）が例としてあげられる．

b．モトメトリー（遂行能力の記録）

　特定の動作課題の可否や結果を計側記録することである．臨床では検査データとして定量的分析記録法として用いられる．病態運動学においては，年齢や性別に伴う正常値や基準値との比較により，異常性を説明する根拠として用いる．たとえば，10 m歩行テストのような時間計側と歩数の計側，機能的リーチテストのような移動距離の計側，Berg（バーグ）Balance Scaleのような各課題動作の可否を計測するものである．

表1　身体運動の分析レベルと分析法

分析レベル	観測	手段と分析方法
動作	パフォーマンス（performance）	
	スコア	正答/失敗
	学習	所要時間，頻度
	ゴール達成度	精度，訓練効果
	リズム性	相対誤差，絶対誤差
	帰結の恒常性	分散，変動誤差
運動	運動学（kinematics）	
	主観的観察	視診，触診，線画
	位置，変位，速度，加速度	電気角度計，電気スイッチ
		VTR，デジタルカメラ
		3次元解析装置
	リズム性	電気スイッチ，加速度計
		分散，自己相関，相互相関
		スペクトル
	運動パターン	関節運動・筋活動の協調性
		変数間の不変的関係
		基準化
		相図，リサジュー図
		運動パターンの移行
	運動力学（kinetics）	
	筋力，重力	ダイナモメータ
	並進力，モーメント，釣り合い	圧変換器，ひずみ測定器
	逆力学	床反力計
筋，関節	生体観察	視診，触診
	筋活動，筋生理	筋電図，波形分析
	骨・関節作用	
中枢神経系	神経・脳活動	脳波，誘発電位，波形分析
	機能局在	CNV
	情報処理，運動制御	反応時間

〔Steindler, A.: Kinesiology of The Human Body Under Normal and Pathological Conditions. Thomas Books, 1955 より引用.
中村隆一ほか：臨床運動学. 第3版, p.35, 医歯薬出版, 2002 より〕

c. モトグラフィー（機器による記録）

　運動行動を計測機器により記録できるパラメータを用いて記録することである．ビデオカメラによる記録では，運動行動を映像として，3次元動作解析装置による記録であれば，座標点として，重心計による記録であれば圧力中心軌跡として，筋電計による記録であれば特定の筋活動量としてそのまま記録する．そのため定量的分析記録法として用いられる．また，この記録は計側機器のデータのみの記録であるため，運動行動の一部の記録となり全体が明らかにされない場合がある．そのためいろいろな計測機器や観察を併用することが必要になる場合がある．たとえば，筋電計による筋電活動の記録だけでは，どのような運動を行っているか明らかにできない．そのため同時に動画や関節角度変化の記録が必要になる場合がある．病態運動学では，年齢や性別に伴う正常値や基準値との比較により，異常性を説明する根拠として用いる．機器による計側は物理量の記録であるため，

運動学の研究では主要な分析手法となる．

　物理量の計側という視点では，モトメトリーやモトグラフィーが運動学での記録法や分析手法としては直接的な記録区分であるが，モトスコピーによる記録においては，モトメトリーやモトグラフィーとは違い観察される現象の適切な表現と理解が必要であり，それらは関節運動や姿勢の変化，身体重心位置の推定など，物理量の計側（anthropometry, kinematics, kinetics, energy cost）に関する原理や計側方法の知識と技術が裏づけとなっていることに注意すべきである．

●引用文献

1) Shumway-Cook, A., et al.: Motor Control Translating Research into Clinical Practice. 4th ed., pp.3–158, Williams & Wilkins, 2012.
2) Rasch, P.J.: Kinesiology and Applied Anatomy. 7th ed., pp.3–17, Lea & Febiger, 1989.
3) Steindler, A.: Kinesiology of The Human Body Under Normal and Pathological Conditions. Thomas Books, 1955.
4) Soderberg, G.L.: Kinesiology Application to Pathological Motion. 2nd ed., pp.121–433, Williams & Wilkins, 1997.
5) Smith, L.K., et al.: Brunnstrom's Clinical Kinesiology. 5th ed., pp.157–434, F.A. Davis, 1996.
6) 島村宗夫ほか（編）：運動の解析—基礎と臨床応用. pp.1–10, 医歯薬出版, 1980.
7) 中村隆一ほか：基礎運動学. 第6版補訂, pp.1–17, 医歯薬出版, 2012.
8) 中村隆一ほか：臨床運動学. 第3版, pp.1–55, 医歯薬出版, 2002.
9) 岸野雄三ほか：序説運動学 現代保健体育学大系 9. pp.1–25, 大修館書店, 1968.
10) Basmajian, J.V., et al.: Muscles Alive: Their Functions Revealed by Electromyography. 5th ed., pp.1–18, Williams & Wilkins, 1985.
11) アリストテレス（著），坂下浩司（訳）：動物部分論・動物運動論・動物進行論（西洋古典叢書）. pp.368–427, 京都大学出版会, 2005.
12) Taylor, J., et al.: Selected Writings of John Hughlings Jackson. Vol.1, pp.412–423, Hodder and Stoughton, 1931.
13) Taylor, J., et al.: Selected Writings of John Hughlings Jackson. Vol.2, pp.45–75, Hodder and Stoughton, 1931.
14) Sherrington, C.S.: The Integrative Action of The Nervous System (a reproduction of an original work published before 1923). Nabu Press, 2010.
15) Rosenbaum, D.: Human Motor Control. pp.1–158, Academic Press, 1991.
16) Van Den Berg, J.H.: The human body and the significance of human movement. *Philosophy and Phenomenological Res.*, 13:159–183, 1952.
17) Straus, E.: The upright posture. *Psychiatric Quarterly*, 26:529–561, 1952.
18) Fay, T.: The origin of human movement. *Am. J. Psychiatry*, 111:644–652, 1955.
19) 石田明允ほか：身体運動のバイオメカニクス. 日本エム・イー学会編 ME 教科書シリーズ, pp.1–23, コロナ社, 2004.
20) Winter, D.A.: Biomechanics and Motor Control of Human Movement. 3rd ed., pp.1–12, Wiley, 2005.
21) Oatis, C.A.: Kinesiology The Mechanics & Pathomechanics of Human Movement. pp.1–827, Williams & Wilkins, 2004.
22) トーマス・クーン（著），中山 茂（訳）：科学革命の構造. pp.180–242, みすず書房, 1991.
23) ジェヴォンズ F.R.（著），松井巻之助（訳）：科学の意味. pp.52–91, 産業図書, 1983.
24) 星 文彦ほか：運動分析・動作分析・歩行分析. 細田多穂（監）：理学療法評価学テキスト, pp.337–360, 南江堂, 2010.

II 病態運動学とリハビリテーション・アプローチ

■学習目標
- 身体運動の分析における記述レベルという構成概念を説明できる．
- 病態運動学と障害構造の関連性を説明できる．
- 病態運動学におけるリハビリテーション・アプローチを説明できる．

　病態運動学における事象の解釈とそのリハビリテーション・アプローチは，障害構造モデルに基づくアプローチ，生体力学に基づくアプローチ，発達の原理に基づくアプローチ，システム論に基づくアプローチに大別される．

A 障害モデルに基づくアプローチ

1 身体運動分析レベル

　一般的に，観察可能な身体運動は，行為と動作，および運動の3つの分析対象に区分される[1]．①行為は，身体運動が社会文化的意味を表現するものとして記述する．②動作は課題遂行に用いられる手段を対象とし，立つ，歩く，座るなどのように，課題の遂行に必要な目的をもつ身体運動を単位として，また単位の連続性として記述する．③運動は時空間における軌跡を対象とし，身体運動を変位や座標系による物理量として記述する（表1）[2]．たとえば，「路上で手を上げてタクシーを止めた」という身体運動は，手を上げたことは動作として記述されるが，その動作の意味は「タクシーの停止を求める」という行為として記述される．一方，手を上げた動作は，肘関節伸展位で肩関節160°屈曲という動作の構成要素である運動として記述される．このように，身体運動は動作を基準に動作を要素に分解する見方と，環境や状況との関係性でとらえる見方がある．

　われわれが観察している身体運動は，複雑な生体現象の結果であり，同時に行為としての意味をもっているが，それを観察者が分析し解釈しようとする場合，何をどのように分析し解釈するかは，観察者により決定される．その場合，観察者が記述レベル（descriptive level）という構成概念を備えていることが有用である[3]．一般的な記述レベルを図1に示した[3]．われわれ理学療法士が扱う身体運動の分析を，記述レベルで階層的に区分すれば，次のようになる．上述した「路上で手を上げた」身体運動は，タクシーを止めるという社会文化的意味をもつ行為として社会の記述レベルで分析解釈される．手を上げるという現象（動作）は，ヒト，あるいは個人，有機体の記述レベルで分析解釈される．さらに肩関節160°屈曲という現象（運動）は，挙上運動の制御の見方をすれば，器官系の記述レベルであり，肩関節屈曲運動そのものは器官の記述レベルで，分析解釈される．

　なお，さらに筋の収縮現象や筋細胞の活動現象へとより微細な分析へと進めば，組織レベルや細胞レベルへと記述レベルがよりミクロになっていき，それぞれの記述レベルにおける法則に基づき現象を分析したり解釈したりすることになる．

表1 運動行動の区分

	行為	動作	運動
レベル	社会システム 人間	生物システム	物理システム
レベルの法則	政策・目的・価値	成長・発達 進化・学習	力学的原理
例	行動目標 大学へ行く	実際の動作 歩く	各関節運動 脚関節の動き

〔中村隆一：病気と障害，そして健康—新しいモデルを求めて．pp.37–78，海鳴社，1983 より一部改変〕

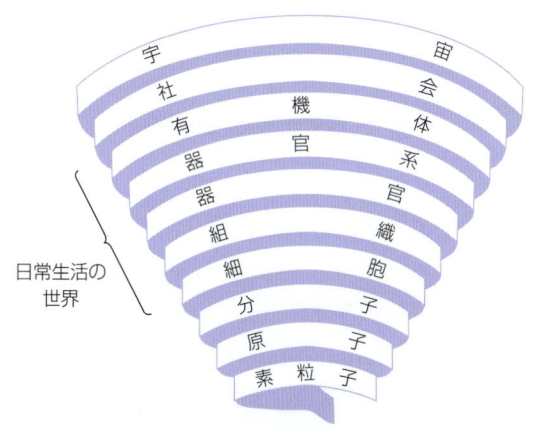

図1　事象の記述レベル（Lyman, et al. による，1969）
〔中村隆一ほか：臨床運動学．第3版，p.3，医歯薬出版，2002 より〕

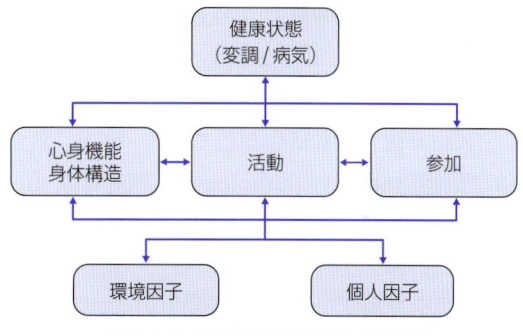

図2　国際生活機能分類（ICF）

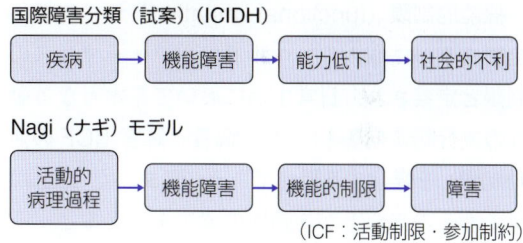

図3　障害モデル

2 障害モデルと病態運動学

リハビリテーションにおける国際生活機能分類（International Classification of Functioning, Disability and Health; ICF）（**図2**）や国際障害分類（試案）（International Classification of Impairments, Disabilities, and Handicaps; ICIDH）（**図3**）で定義される心身機能・身体構造，活動，参加，病理，機能障害，活動制限，参加制約などというカテゴリーの解釈は，前述の記述レベルという構成概念に基づいている．

ICF は，すべての人を対象にして，生活機能は個人の属性に基づくものではなく環境を含めた他の要因との相互関係に基づくものであるという概念であり，生活機能を分析する視点を心身機能・身体構造，活動，参加の3つのレベルとして明示している．障害を扱う場合は，それぞれ機能障害（impairment），活動制限（activity limitation），参加制約（participation restriction）とレベル分けをし，全体を障害（disability）と呼んでいる．ICF では生活機能を種々の要因の相互作用に基づくという立場から，障害への対応として，障害を

もつ人が自由に活動できる物理的および社会的環境の調整や整備が重視される傾向がある．しかしながら，リハビリテーション医療においては，障害は医学的な対応によって改善させうるものであり，機能障害と活動制限の間には単なる相互作用以上の因果関係を認めなければならない[4]．

　理学療法にかかわる研究や技術の開発，治療体系は，この認識に基づいている．ここで機能障害と活動制限（動作）との因果関係を明確にするために，Nagi（ナギ）による障害モデルを参考にする．Nagiモデルは，障害の発生過程を「活動的病理過程（activity pathology）→機能障害（impairment）→機能的制限（functional limitation）→障害（disability）」としてとらえ，障害をICFでいう活動制限と参加制約を複合した概念としている（図3）．活動的病理過程（activity pathology）→機能障害（impairment）→機能的制限（functional limitation）の過程は，因果関係に基づいた個人の属性としての障害概念であり，障害（disability）は環境との不適合に基づく関係性としての障害概念であると明確に区別している（図4）．

　機能的制限（functional limitation）は，有機体全体あるいは個人のレベルでのパフォーマンスの制限と定義され，日常生活において基本となる動作の遂行制限を意味し，機能障害と障害（ICFの活動制限）を媒介する概念である（図5）．たとえば，椅子からの立ち上がり動作の障害を考えると，その要因を下肢の筋力低下や関節可動域制限あるいは姿勢制御の障害など，個人の中に求めることができる．一方，座っている椅子の高さや手すりの有無など，個人の外，環境にその障害の要因を求めることもできる．機能的制限は，課題動作そのものができない状態を示しており，その障害は性や年齢に準じた基準からの逸脱の程度となる．活動制限は椅子から立てないことによって生ずる生活の制限状態を示しており，活動制限の程度は環境条件を調整することにより変化し，性や年齢の準拠および疾病に基づく運動障害特性というとらえ方は排除される．

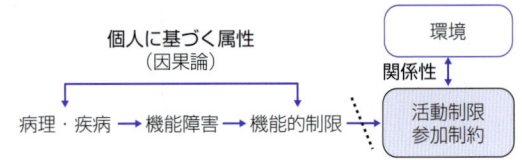

図4　障害モデルの属性と関係性

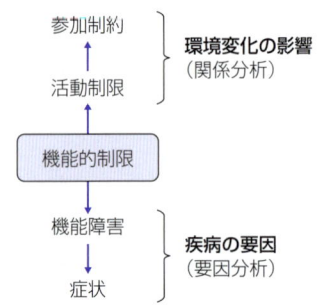

図5　機能的制限と障害分析

　本書では，運動行動の異常を病態に基づく帰結として扱うため，活動的病理過程（activity pathology）→機能障害（impairment）→機能的制限（functional limitation）という因果律に基づいた障害モデルの構成概念を中心に論述することとした．

3　機能的制限の測定分析

　機能的制限は，握る，リーチ，立つ，歩くなど，生物であるヒトとしての生活環境条件を排したパフォーマンス，あるいは運動技能の障害を意味している．したがって，機能的制限は環境条件がさまざまに変化する日常生活のなかで，直接測定することはできない．言い換えれば，機能的制限を測定分析するためには，測定条件と計測手法，および尺度を一定にすることが必要である．日常生活のいろいろな場面や環境下で動作を観察するのではなく，あらかじめ設定された環境や条件のもとで，標準的尺度を基準とした課題動作のパフォーマンスを測定する．通常臨床場面において，一定の環境条件に設定された運動療法室で10m歩行テストや課題遂行テスト〔Berg（バーグ）Balance

Scale や timed up and go など〕，動作観察などの測定分析が行われるが，対象者は介助なしで，自分自身で課題を行わなければならない．このように環境条件の影響を排除し，一定の計測方法と分析基準に基づき機能的制限が測定される．そして，それにより機能的制限の要因について，機能障害や疾病の症状や徴候との因果性についての評価が可能となる（図5）．

B 生体力学に基づくアプローチ

人間の運動行動に対する病態運動学による事象を，運動学（kinematics）と運動力学（kinetics）による記録と分析に基づいて解釈し，問題解決をはかろうとするアプローチである．身体運動を空間座標系や重力との関係で記述し，四肢の運動や姿勢の変化や保持を物理現象として説明する．たとえば，床に置いてある荷物を右の片手で持ち上げ台の上に載せる課題を観察したときに，被検者が右肘関節をあまり屈曲せず体幹を左へ大きく側屈して荷物を台に載せたとする．この事象に対する生体力学的アプローチでは，荷物の重量に対する右肘関節における屈筋モーメントと体幹側屈による姿勢平衡の推定が問題となる．課題遂行の結果を物理現象として記述説明し，障害の要因を筋張力や関節可動性に求めようとするもので，筋骨格系の疾病に適したアプローチである．

C 発達の原理に基づくアプローチ

運動行動の記録や事象を発達の原理に基づき解釈し問題解決をはかろうとするアプローチである．発達は，一定の順序性に従った過程を示す．特に生後から起居移動動作が確立するまでの姿勢や動作の獲得，運動パターンの出現は定型化している．たとえば，背臥位からの立ち上がり動作や椅子からの立ち上がり動作，歩行などの獲得過程は運動パターンの多様化と高度化として整理されている[1,5,6]．

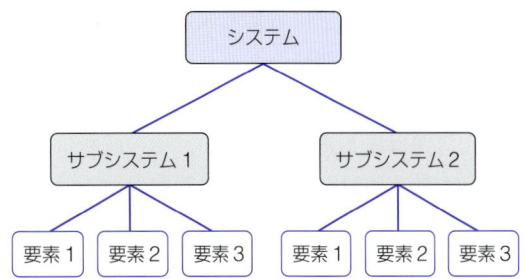

図6 システムの階層構造
〔中村隆一（監）：入門リハビリテーション医学．第3版，p.142，医歯薬出版，2010より〕

また姿勢制御の獲得過程についても，座位や立位における外乱刺激に対する筋電図応答の定型化や足圧中心軌跡の変動性などが報告されている[5]．

一方，老化や疾病に基づく機能障害も，発達で獲得した身体機能の退行現象の視点から記述解釈することも可能である[6]．

運動課題を容易なものから困難なもの，単純なものから複雑なものという1つのスケール上で記述説明しようとするアプローチであり，起居移動動作障害の観察や評価には有効である．

D システム論に基づくアプローチ

人間の運動行動の事象を多次元性およびそれらの相互作用を分類し，秩序づける試みを，一般的にシステム論（system theory）という[4]（図6）．システムは複数の要素（サブシステム）の集合体であり，3次元的階層構造を備え，要素に依存しながらも全体が要素のふるまいを規制し，同時に全体としてのシステムのふるまいも，構成要素の構造や機能に制約されるという特徴をもっている．また，ある要素が他の要素と相互関係をもつことも特徴である．運動行動に対する病態運動学による事象の解釈は，神経筋などの器官の構造と機能の異常によるという解釈と同時に，要求された運動課題の優位性に基づく制約によるという解釈が成り立つ．たとえば，床に置いてある荷物を右の片

手で持ち上げ台の上に載せる課題を観察したときに，被検者が右肘関節をあまり屈曲せず体幹を左へ大きく側屈して荷物を台に載せたとする．要求された課題は成し遂げられたが，その解釈は肘屈筋の筋力低下か肘関節の可動域制限かは不明である．しかし全体システムに要求された課題に対して，体幹の機能と上肢の機能は相互に関係し合って，被検者のふるまいが制約されたことになる．

システム論に基づくアプローチは，上述した各アプローチを包含するものであり，病態運動学に基づく事象や障害像を総合的に解釈し，介入を検討するうえでは適切なアプローチである．

●引用文献

1) 中村隆一ほか：基礎運動学. 第 6 版, pp.1–16, 287–312, 医歯薬出版, 2003.
2) 中村隆一：病気と障害，そして健康—新しいモデルを求めて. pp.37–78, 海鳴社, 1983.
3) 中村隆一ほか：臨床運動学. 第 3 版, pp.1–55, 医歯薬出版, 2002.
4) 中村隆一（監）：入門リハビリテーション医学. 第 3 版, pp.3–64, 139–158, 医歯薬出版, 2010.
5) Shumway-Cook, A., et al.: Motor Control Translating Research into Clinical Practice. 4th ed., pp.3–158, Williams & Wilkins, 2012.
6) 星 文彦：第 7 章 運動の発達. 伊東 元ほか（編）：標準理学療法学・作業療法学 専門基礎分野 運動学, pp.240–269, 医学書院, 2012.

といった

第2章
病態運動学・分析パラメータ

I 形態計測

■学習目標
- 理学療法に必要とされる形態把握の意義を理解する．
- 基本的な形態測定法を理解する．
- 病態が与える姿勢，運動，動作への影響の概略を理解する．

人の身体は頭部および四肢・体幹で構成されながら，互いは連結されて全身という新たな構成をなしている．これらの構成要素が示す状態を形態という．形態を科学的に説明するとき，それらの特徴を誰もが理解できるように，「重さ」「長さ」「太さ」「角度」のような客観的な指標を用いて表現される．形態は，疾病や障害のもたらす形態への影響が，運動や動作に病態としてどのように表出されるかを知る重要な情報のよりどころとなる．

A 形態測定と形態計測

『測定』とは，「ある量を基準として用いる量と比較し，数値又は符号を用いて表すこと」であり，『計測』とは，「特定の目的をもって，事物を量的にとらえるための方法・手段を考究し，実施し，その結果を用いて所期の目的を達成すること」である〔日本工業規格（JIS Z 8103:2000[1]）〕．このことを理学療法に当てはめれば，適切な方法・手段[2]によって形態測定（anthropometric measurement）の結果を治療効果の判定に有効な情報として提示するという目的を達成するまでの過程が，形態計測（anthropometric instrumentation）ということになる．

B 形態計測の意義

形態計測は，形態測定で得られた測定値をもとに，形態異常そのもの，あるいは疾患の病態がつくり出す形態異常と機能的制限との関連性を明らかにするために実施される．たとえば形態計測の結果，対象者が肥満の範疇に入ったときは，理学療法士は下肢を中心とした骨関節系の疾患を引き起こす危険性を考慮し，各種の日常生活活動（activities of daily living; ADL）中の諸動作と関連動作中のエネルギーコストが高いという指摘[3]などを参考にしながら理学療法アプローチを行う．また，形態計測で示される数値データは，姿勢・運動・動作のバイオメカニクス（biomechanics）とは切っても切れない関連があり，治療プログラムの構成・内容，ゴール設定するうえで重要な情報として取り扱う必要がある．

C 形態測定の実際

1 使用器具と必要事項

形態測定のために運動療法室に準備すべきものとして，身長計，座高計（なければ椅子と壁を利用しても可），体重計，テープメジャー（巻き尺），マルチン式人体測定器（図1）がある．このほかに角度計をはじめ，疾患や症状，治療目的に合わせ

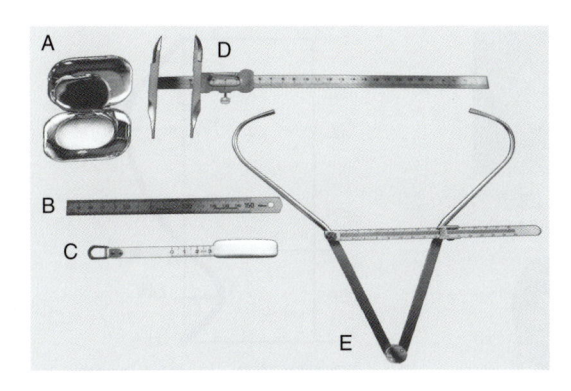

図1 マルチン式人体測定器
A：消毒綿と容器，B：スケール（鋼尺），C：テープメジャー（巻き尺），D：ノギス（滑測器），E：測径器（キャリパー）
〔竹井機器工業社製 T.K.K. 1214(b)〕

た器具・機器が必要である．

実際の器具・機器の扱い方や当て方，被検者の姿勢などは，それぞれの器具の基準[2]や取扱説明書に従う．

2 姿勢の観察

姿勢（posture）は，ヒトの運動・動作の本質を理解するためにも，形態学的な観点だけではなく，力学的要素を含めたボディメカニクス（body mechanics）としてとらえるべきである．

a. 脊柱

成人の脊柱は，矢状面上でそれぞれ前弯，後弯，前弯の形態が形成されている．Kendall（ケンダル）らは，立位における脊柱に変形をきたした姿勢を，矢状面では円背-後弯姿勢（kyphotic-lordotic posture），前弯姿勢（lordotic posture），平背姿勢（flat-back posture），凹円背姿勢（sway-back posture）に分類し，それらに対するアプローチをあげている[4]．図2A-a, b に示すように，脊柱の変形をきたした高齢者は特徴的な立位姿勢をとる．高度の胸椎の後弯変形を生じると重心線は踵寄りに移動し，後方転倒をおこす危険性が増す（図2A-b）．理学療法で行われる脊柱変形の評価では，自在曲線定規を脊柱に当て，胸椎後弯指数（円背指標）と腰椎前弯指数は図2B-c〜eのように，側鉛線（plumb line）からの脊柱棘突起までの距離をもとに，円背指数として表す手法[5]が簡便である．

b. 下肢アライメント変化による力学的変化

下肢のアライメント変化は，特に荷重関節である下肢関節への力学的ストレスに変化を与え，いったん，変化がおこると増悪する例が少なくない．たとえば，図3A, Bのように前額面での膝関節の観察で，大腿脛骨角度（femoro-tibial angle; FTA）が大きくなると，結果的に膝内反モーメントを増加させ内側型変形膝関節症の発症につながる．このような例では，膝関節の内反・外反は足部の内反・外反にも密接に結びつくため，足関節の角度把握も欠かせない．膝関節の矢状面での変化では，後十字靱帯の過伸張による反張膝や，前十字靱帯損傷によっておこる膝崩れ（giving way）は，図3CのKneelaxやKT-2000のような機器により前後引き出し量を同定し，臨床症状や治療効果を定量的に確認する[6]．

3 身長

身長（body height, height, standing height）は身長計を用いて，できるかぎり立位で測定する．このとき，両側の骨盤と肩の高さを左右対称とし，眼点（orbitale）と耳珠（tragus）上縁が水平となるよう頸部角度を調整して測定を行う[2]（図4）．身長は座高とともに，人の鉛直方向への成長指標であり[7]，また，動作解析による空間内重心座標の挙動のうち，長さ（距離）情報は，対象者間の形態学的差をなくすために身長で正規化して用いることが多い．

4 座高

座高（seated height, seating height, sitting height）は，座高計を用いて測定する．測定時の

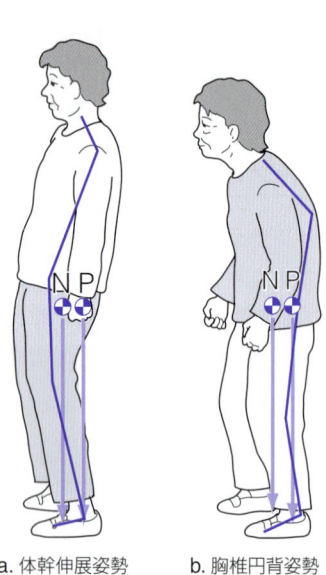

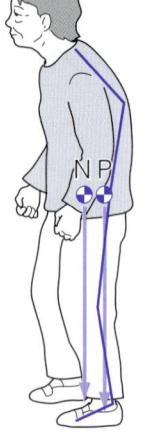

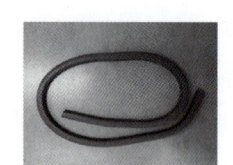

a. 体幹伸展姿勢　　b. 胸椎円背姿勢　　　　c. 自在曲線定規〔ステッドラー日本社製 971 62-60〕

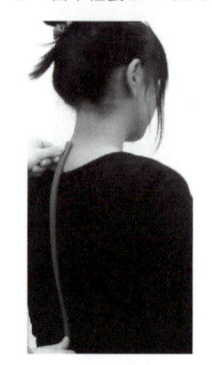

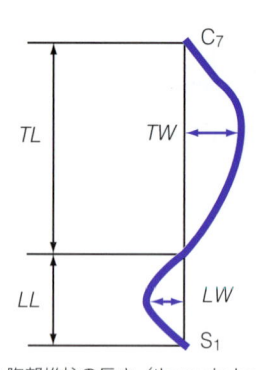

d. 自在曲線定規の当て方　　e. 測定結果のトレース

TL：胸部椎柱の長さ（thoracic length）
LL：腰部椎柱の長さ（lumbar length）
TW：C_7 と S_1 を結ぶ線と胸椎最大突出部までの垂直距離（thoracic width）
LW：C_7 と S_1 を結ぶ線と腰椎最大突出部までの垂直距離（lumbar width）
胸椎後弯指数［%］= $100 \times TW/TL$
腰椎後弯指数［%］= $100 \times LW/LL$

A. 高齢者に見受けられる姿勢変化　　B. 自在曲線定規を用いた脊柱変形の測定

図2　高齢者の姿勢変化と自在曲線定規を用いた後弯指数，後弯指数の算出法
A-a, b：●で示される重心は，脊柱変形前の N から変形後は P に後方移動する．これに伴い，矢印で示される重心線も踵方向へと後退し，後方転倒の危険性が生まれる．B-c, d：自在曲線定規．e：自在曲線定規を用いた前弯指数と後弯指数の算出法．

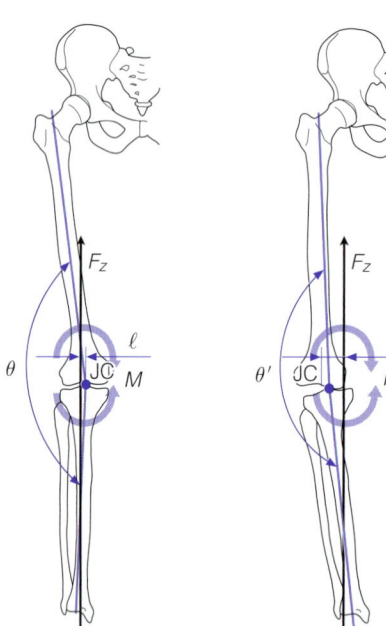

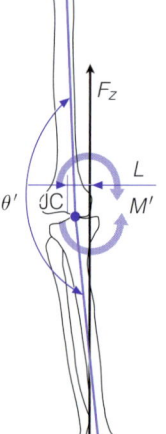

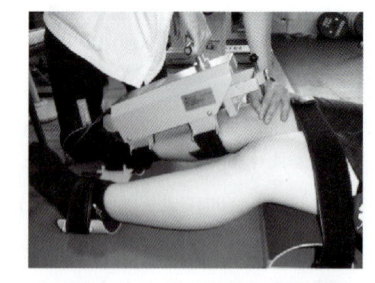

A. 正常膝　　　　B. 内反膝　　　　C. arthrometer による膝のゆるみ測定

図3　膝アライメントの観察の例（FTA 測定による）
前額面：A 正常膝と B 内反膝での膝外反角または大腿脛骨角（femoro-tibial angle; FTA）がそれぞれ θ, θ'，床反力鉛直成分 F_z と関節中心 JC との距離 L によって生じる膝内反モーメントを A では M，B では M' とすれば，$M=\ell \times F_z$，$M'=L \times F_z$．$\ell<L$ であるため，$M<M'$ となる．また，$\ell \cong 0$ であるから $M \cong 0$ となる．矢状面：arthrometer による膝関節の前後方向にゆるみを測定（膝十字靱帯損傷例）．

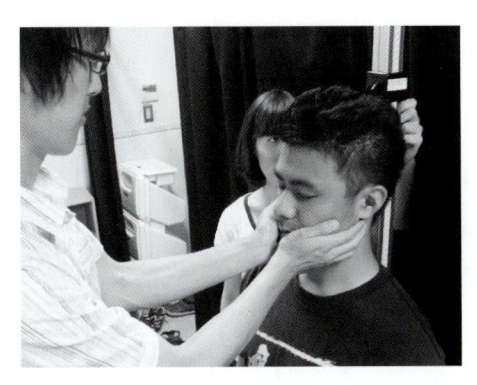

図4 身長測定
身長計の台に乗り，1人の検者はカーソルを当て，もう1人の検者は被検者の眼点（orbitale）と耳珠（tragus）上縁が水平となるよう頸部の角度を設定する．

注意点は身長と同様である．身長が鉛直方向の成長指標であるのに対し，その値は生理学的な意味合いが強い[7]．

5 体重

体重（body weight, weight）は通常は体重計で測定する．筋力（実際は筋トルク）の値や動作分析で得られた関節モーメントの結果を群間比較する際には，被検者間の形態学的差をなくすために体重で正規化する必要があり，正確な測定が必要である．

6 頭長および四肢長

頭長（head length）と肢長（extremity length, limb length）は，通常は巻き尺，あるいはキャリパーで測定する．背臥位にて，頭部の体幹の回旋，屈曲・伸展などをおこさず，また四肢は左右対称に緊張をとった自然な状態で測定する．巻き尺を当てる始点と終点の標点（ランドマーク，landmark）は確実に同定する．

a. 頭長

頭頂から下顎下縁までをはかる．立位では，この2つの点を結ぶ線は鉛直ではないので，マルチン人体測定器のキャリパーを用いてはかる．

b. 上肢長

上肢長（upper extremity length, upper limb length）には，肩峰突起前外側縁から中指先端までと，橈骨茎状突起までとする2とおりがある．同様に，上腕長も肩峰突起から上腕骨外側上顆までと，上腕骨大結節から上腕骨外側上顆までとする2とおりがある．前腕長は上腕骨外側上顆から橈骨茎状突起までである．手長は橈骨茎状突起から中指先端までである（図5A）．

c. 下肢長

下肢長（lower extremity length, lower limb length）は，始点を上前腸骨棘，終点を脛骨内果とする棘果長（spino-malleolar distance; SMD）と，始点を大転子下，終点を腓骨外果とする転子果長（trochanter malleolar distance; TMD）がある．同様に，大腿長は大転子から大腿骨外側上顆とするものと膝関節外側裂隙までとするものがある．下腿長は膝関節外側裂隙から腓骨外果までである（図5D）．通常は，脚長差（leg length inequality）が3〜4cmの範囲であれば明らかな跛行は生じないとされるが，Golightlyらは2cm以上の脚長差をもつ例では膝関節の痛みとこわばり，脚長差の出現に関連があるとしている[8]．

足長は踵骨隆起部から足趾先端まで，足幅は足の長軸に対し垂直な内外側幅としてはかる．床反力計による足圧中心の挙動の長さ（距離）に関するパラメータは，形態学的差をなくすために足長や足幅で正規化して用いることが多い．

7 四肢周径

理学療法領域では上下肢周径と切断者の断端周径を測定することが多い．基本的には立位姿勢で行う．巻き尺は常に張力が一定になるように工夫するとともに，長軸に対して垂直となるように当

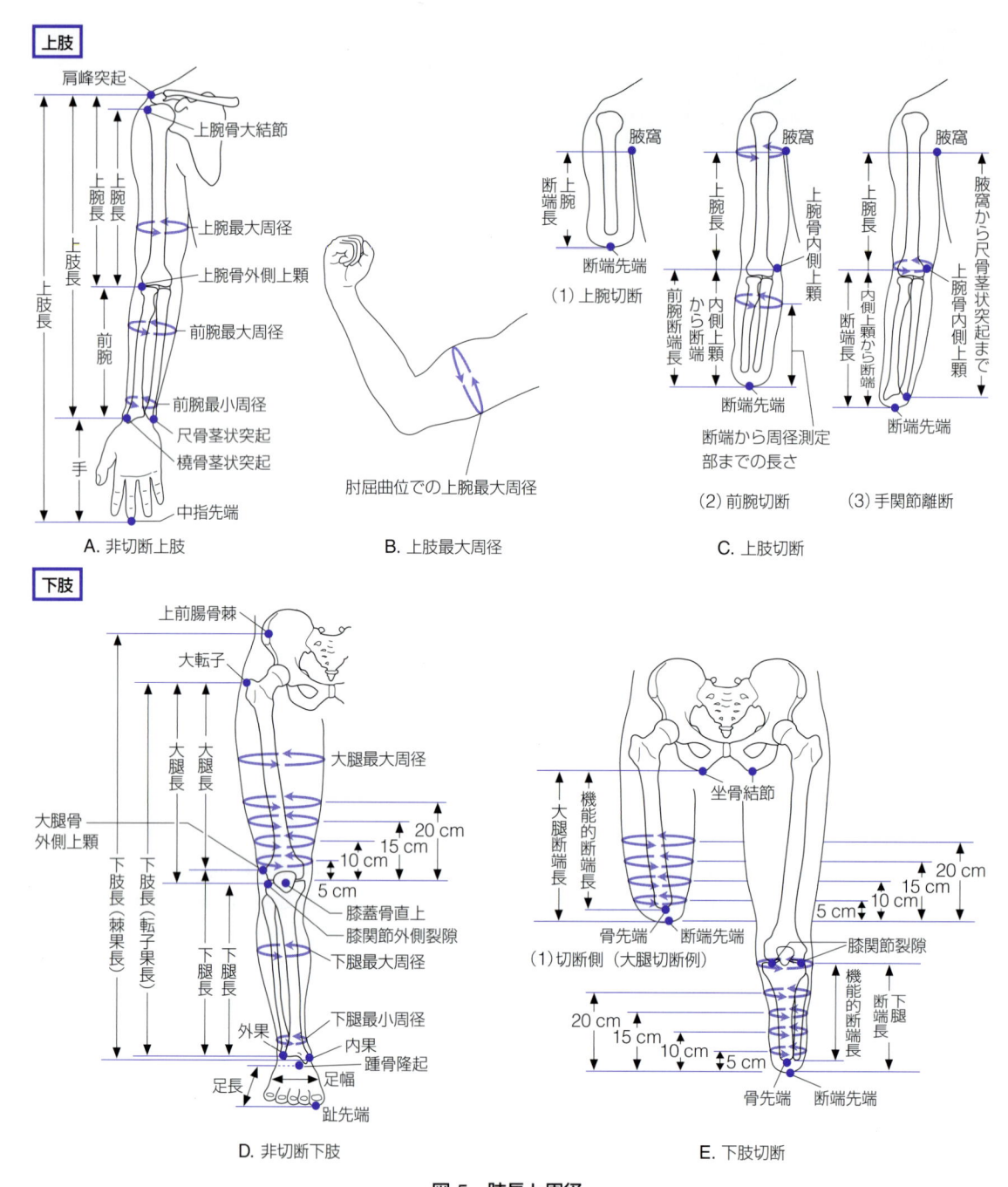

A. 非切断上肢　　B. 上肢最大周径　　C. 上肢切断
(1) 上腕切断　(2) 前腕切断　(3) 手関節離断

D. 非切断下肢　　E. 下肢切断
(1) 切断側（大腿切断例）

図5　肢長と周径

てる．

a. 上肢

水平外転位か体側下垂位ではかる．上腕は最大周径を，前腕では最大周径と最小周径を測定する（図5A）．また，上腕では上腕二頭筋の筋ボリュームを特徴づける肘屈曲に抵抗をかけて最大周径を測定する（図5B）．

b. 下肢

下肢は，大腿部は膝蓋骨直上（上縁でも可）を始点に，近位に向かって5 cm，10 cm，15 cm，20 cmの高さで測定する（図5D）．これらの高さで0〜5 cmは膝関節の腫脹の程度を，5〜10 cmは広筋群の大きさを，15〜20 cmは大腿の筋の大きさを知る指標とされる[7]．

c. 切断における断端長と周径

断端成熟（shrinkage）が不良であれば，残存する関節の運動が義肢の運動として伝えられる際に，力のロスが発生して力の伝達効率が低下して義肢のコントロールに支障をきたす．適切な手法に従い定期的な測定が必要である（図5C, E）．

下肢切断では，断端長は残存する最も遠位の関節にかかわるモーメントアームの長さとの関連から，義足の振り出し，立脚期における動的安定性，継手のコントロール能力に大きな影響をもつために重要である．

d. 頭囲

頭囲（head circumference）は，両側眉間あるいは前頭結節と外後頭隆起を通る頭部の周径としてはかる．

e. 胸囲と腹囲

胸囲（girth of chest）は，乳頭位と胸骨柄先端部ではかる2とおりがある．臨床的には吸息時と呼息時の差が意味をもつ[7]．

腹囲（girth of waist）は，腹側陥凹部が安静呼吸の呼息の最終相で最も小さくなったときに巻き尺ではかる[7]．肥満との関連があり，日本肥満学会をはじめとする諸学会は，腹腔内脂肪面積100 cm²以上のカットオフ値として，男性85 cm以上，女性90 cm以上の腹囲を採用している．

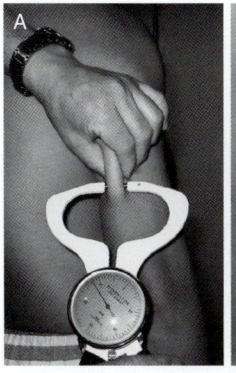

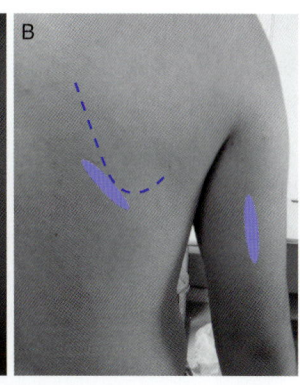

図6 皮下脂肪計による皮下脂肪厚の測定（2点法）と体脂肪率の算出法
A：上腕背側部の測定（肩峰突起と肘頭の中点をつまみ上げる）．
B：測定部位（肩峰突起肩甲骨内側下縁で脊柱と45°の傾きの部位，および上腕背側部）
体表面積（cm²）=71.84×（身長）^{0.725}×（体重）^{0.425}
……DuBoisの式
身体密度（body density; BD）……長嶺と鈴木の式
　成人男性 BD=1.0913−0.00116×上腕と肩甲骨内側縁の皮下
　　　　　　脂肪厚合計（mm）
　成人女性 BD=1.0897−0.00133×上腕と肩甲骨内側縁の皮下
　　　　　　脂肪厚合計（mm）
体脂肪率[%]={(4.570/(BD−4.142)}×100 …Brožekらの式

8 皮脂厚と体脂肪率

皮下脂肪厚（skinfold thickness）は，体脂肪率（percent of body fat）の推定に使用される．

皮脂厚測定法には2点法と3点法があるが，ここでは2点法について述べる．上腕背部の肩峰突起と肘頭の中点，および肩甲骨内側下縁を脊柱に向かって約45°の角度でつまむ（図6）．

体脂肪率は，得られた皮下脂肪厚と体表面積をDuBois（デュボア）計算式，身体密度を長嶺と鈴木の式を利用して求め，これらをBrožekらの式に代入して算出する[9]（図6）．

9 体格指数

体格指数の1つである肥満指数（body mass index; BMI）がある．BMIは，身長（[m]で表示）と体重（[kg]で表示）から，体重/(身長)²の計算式で求め

られる指数である．Mignardotらは，肥満者は床上物品へのリーチ動作で，重心（center of gravity）の挙動が肥満群と異なるとしている[10]．BMI<18.5は低体重（やせ），18.5≦BMI<25は普通体重，25≦BMI<30は肥満（1度），30≦BMI<35は肥満（2度），35≦BMI<40は肥満（3度），40≦BMIは肥満（4度）に分類される[11]．

このほかの学童期児童の肥満度を表すRohrer（ローレル）指数（Rohrer's index），乳児の肥満度を示すKaup（カウプ）指数（Kaup's index）がある．

● 引用文献

1) 日本規格協会：JIS Z 8103:2000：計測用語（2000）．pp.1–2, 2000.
2) Marfell-Jones, M.: Kinanthropometric Assessment. Guidelines for Athletes in New Zealand Sport. https://www.mdthinducollege.org/ebooks/Anthropometry/Kinanthropometric_Assessement.pdf (retrieved Oct/24/2020)
3) Wearing, S.C., et al.: The biomechanics of restricted movement in adult obesity. *Obes. Rev.*, 7:13–24, 2006.
4) Kendall, F.P., et al.: Muscles: Testing and function with posture and pain. 5th ed., Williams & Wilkins, 2005.
5) Katzman, W.B., et al.: Age-related hyperkyphosis: Its causes, consequences, and management. *J. Orthop. Sports Phys. Ther.*, 40:352–360, 2010.
6) 軍司 晃ほか：前十字靱帯損傷患者における膝動揺性計測の信頼性と評価指標．理療科，14:3–9, 1999.
7) 和才嘉昭ほか：リハビリテーション医学全書 測定と評価．第2版, pp.72–135, 医歯薬出版, 1987.
8) Golightly, Y.M., et al.: Symptoms of the knee and hip in individuals with and without limb length inequality. *Osteoarthr. Cartil.*, 17:596–600, 2009.
9) Brožek, J., et al.: Densitometric analysis of body composition: Revision of some quantitative assumptions. *Ann. N. Y. Acad. Sci.*, 110:113–140, 1963.
10) Mignardot, J.B., et al.: Origins of balance disorders during a daily living movement in obese: Can biomechanical factors explain everything? *PLoS One*, 8:e60491, 2013.
11) 日本肥満学会肥満症診断基準検討委員会：肥満症診断基準2011．肥満研究，17（臨時増刊）:1–78, 2011.

● 参考文献

1) Monitored Rehab Systems: KNEELAX: Installation and user manual. 2012.

II 運動・動作の分析に必要な基礎知識

■学習目標
- 分析に必要な基礎的な力学的知識を修得する．
- 分析にかかわる用語への親和性を高める．
- 分析にかかわる用語の科学的意味づけを行う．

　理学療法分野で動作分析を行うとき，また，身体運動学（kinesiology）を学ぶとき，必ず押さえておくべきいくつかの基礎的な知識がある．動作分析や身体運動にかかわる学問には，解剖学，生理学，神経学，心理学，物理学などに関する基礎的な知識が必要とされる．

　ここで人の"動き"を掘り下げて考えることにする．大脳の前頭前野から発せられた人の随意運動の指令は，最終的に効果器（effecter）である筋の収縮（contraction）による関節運動をもって完結する．関節運動は筋の収縮による筋張力を力源として行われる．たとえば着目している関節の運動に関与する筋の収縮または筋群の収縮は，等張性収縮（isotonic contraction）によってその関節を回転させるか，等尺性収縮（isometric contraction）によってある一定の角度で関節角度を保持することになる．さらに，地球上で生活している私たちは，誰しも**重力**（gravity）の働いている環境のもとで生活している．すなわち臥位，立位，座位のいずれの肢位でも，地球の中心に向かう，すなわち**鉛直方向の重力の影響下で運動，動作を行っている**．このことを端緒に，人間の運動，動作を正しく理解するには，少なからず力学（mechanics）に関する知識が必要であることは容易に推察できよう．以下では，用語を含む運動・動作の分析に必要な基礎的な知識に関して記述する．

A 身体の性質と物理量

　動作分析を容易に可能とするには，運動にかかわる人の体の物理的な性質と物理量の意味，取り扱いには一定の決まりごとが必要である．これらの取り決めや定義の共通認識が把握されて初めて正確性，信頼性，妥当性，再現性に裏打ちされた分析が可能である．

1 弾性体と剛体

　一般に物体は，力を受けるとひずみを生じて変形をおこす．このような性質をもった物体を**弾性体**（deformable body）という．人体の頭部，四肢，体幹は弾性要素をもつため，力を受けると可視的ではないにしても弾性体として多少の変形を生じる．しかし，弾性体として扱えば弾性力の概念を含めざるをえず，扱いがきわめて複雑となる．このため身体の動作分析では，それぞれの要素は大きさと質量（☞26ページ）をもつが，変形をおこさない物体，すなわち**剛体**（rigid body）として取り扱う（**図1**）．

2 スカラーとベクトル

　スカラー（scalar）とは，大きさのみで方向をもたない物理量であり，長さ，速さ，温度，エネ

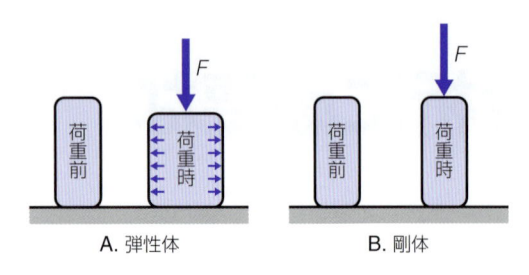

図1 弾性体と剛体
A：弾性体は荷重（F）を受けると変形し，高さが低くなり，幅は広くなっている．B：剛体は荷重を受けても形は変化しない．

ギーなどがこれにあたる．一方ベクトル（vector）は，大きさと方向をもつ物理量であり，前述の力や変位，速度，加速度，運動量，力積などがこれにあたる．ベクトルは図2A〜Cのように，合成，平行移動が可能である．なお，図2A，Bでは三平方の定理（ピタゴラスの定理）によりベクトル$\vec{A}$の大きさ$|\vec{A}|$は，

$$|\vec{A}| = \sqrt{|\vec{B}|^2 + |\vec{C}|^2} \qquad (1)$$

で求められる．しかし図2Dのようにベクトルどうしが直交せずθの傾きをもっているときは，

$$|\vec{P}| = \sqrt{|\vec{Q}|^2 + |\vec{R}|^2 + 2|\vec{Q}||\vec{R}|\cos\theta} \qquad (2)$$

で求められる．

3 力

身体運動で扱うとき，力（force）の概念は最も重要な事項の1つである．代表例としては，筋に働く張力である．また物を押したり引いたりするときに働くのも力である．力は前述のようにベクトル量であり，図3のように物を引いているときにも分解して考えると理解しやすい．

4 質量，重力，重さ（重量）

体重（body weight）をkgで表し，体重を示す数字が大きくなるほど体重が"重い"という概念が一般に受け入れられているように，kgの単位で

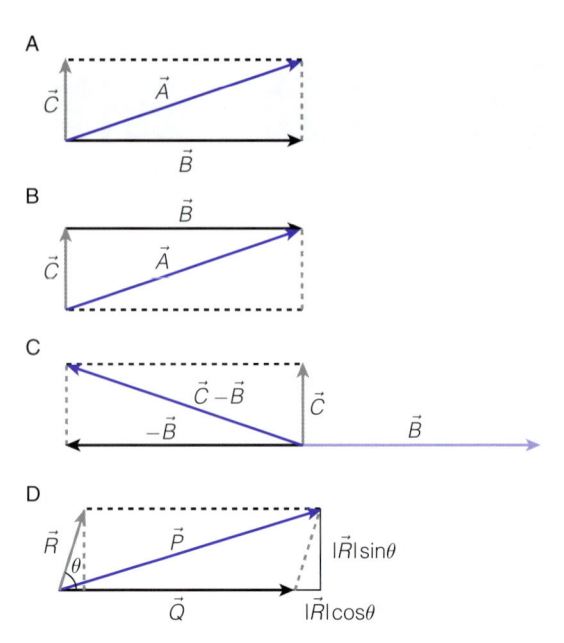

図2 ベクトルの分解と合成
ベクトルは分解と合成が可能である．AとBでは$\vec{A}=\vec{B}+\vec{C}$，$\vec{B}=\vec{A}-\vec{C}$である．逆に考えれば，$\vec{A}$は$\vec{B}$と$\vec{C}$に分解できるということになる．Cでは，$-\vec{B}$は$\vec{B}$と大きさが同じで向きは逆である．斜めのベクトルは，$\vec{C}-\vec{B}$となる．ベクトルどうしが直交せず傾きをもったDでも同様に，$\vec{P}=\vec{Q}+\vec{R}$となる．

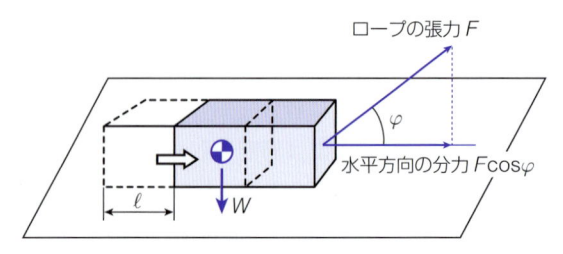

図3 床面の重量物をロープで引くときのロープ張力と水平方向の分力
力$F\cos\varphi$に移動距離ℓを乗じ，なした仕事は力×距離で$F\ell\cos\varphi$となる．🌐は重心を表し，重心からは鉛直方向に物品の重量Wが作用している．

示される質量（mass）と重さの概念をもつ重量は混同されている．しかし，両者は厳密に区別されるべきである．質量はすべての物体がもつ"特性"である．kgは質量の単位であり，次に示す重力の有無にかかわらず変化しない値である．つまり質量には重さの概念はない．

一方，地上のあらゆる物体に働く力である重力

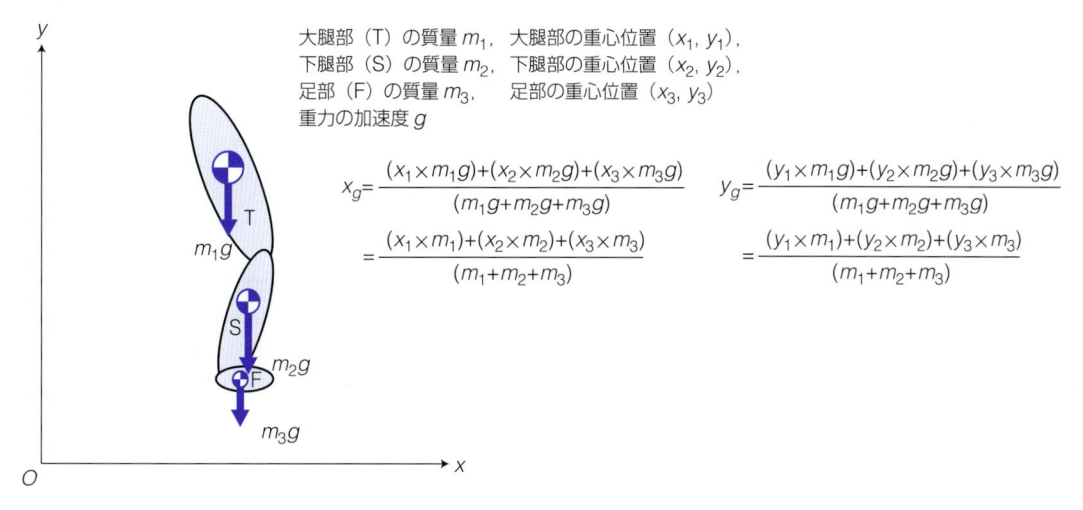

図4　重心座標の計算法

大腿部（T）の質量 m_1，大腿部の重心位置 (x_1, y_1)，
下腿部（S）の質量 m_2，下腿部の重心位置 (x_2, y_2)，
足部（F）の質量 m_3，足部の重心位置 (x_3, y_3)
重力の加速度 g

$$x_g = \frac{(x_1 \times m_1 g)+(x_2 \times m_2 g)+(x_3 \times m_3 g)}{(m_1 g + m_2 g + m_3 g)}$$
$$= \frac{(x_1 \times m_1)+(x_2 \times m_2)+(x_3 \times m_3)}{(m_1 + m_2 + m_3)}$$

$$y_g = \frac{(y_1 \times m_1 g)+(y_2 \times m_2 g)+(y_3 \times m_3 g)}{(m_1 g + m_2 g + m_3 g)}$$
$$= \frac{(y_1 \times m_1)+(y_2 \times m_2)+(y_3 \times m_3)}{(m_1 + m_2 + m_3)}$$

は，地球上ではその物体の質量 m と重力加速度 g（重力加速度は g ではなく，"g" で表す）との積で求められる物理量である．たとえば，体重 m [kg] の人間が地球の中心に引かれる力（重力）W は，

$$W = m \times 重力加速度 g$$

であるから，単位を表記すると

$$W = mg \, [\text{kg} \cdot \text{m/s}^2]$$

となる．たとえば体重 60 kg の人であれば，重力加速度は約 9.81 [m/s^2] であるので，

$$W = 60 \times 9.81 \, [\text{kg} \cdot \text{m/s}^2]$$

ここで，kg・m/s^2 の単位は N（Newton：ニュートン）といい，

$$W = 588.6 \, [\text{N}] \approx 600 \, [\text{N}]$$

となり，この大きさは体重計ではかった体重を示す数字の約 10 倍の大きさを示す．人間の体重は，一般に kg で示される物理量に重力加速度 g を乗じてはじめて "重さの意味" をもつことになる．

このように，x [kg] の単位で表された質量の物体には，地球上ではおよそその質量の 10 倍の大きさ **10x [N] の重力が作用している**と考えてよいことになる．

5　重心（質量中心）

質量 m をもつ剛体には，その重心（center of gravity）に鉛直下向き（地球の中心に向く）に，mg の重力ベクトルが作用する．重心は，その物体の重さ（重力）が作用する位置（点）であり，どのような方向からその位置に力を働かせても物体に回転を生じない位置である．動作解析を行う空間での重心の座標の求め方を**図4**に示した．モデルとして x–y の 2 次元平面で考え，大腿部（T），下腿部（S），足部（F）のそれぞれの質量を m_1, m_2, m_3 とし，それぞれの重心 (x_1, y_1), (x_2, y_2), (x_3, y_3) に $m_1 g$, $m_2 g$, $m_3 g$ が鉛直下向きに働いているとする．このとき，大腿，下腿，足部を一体として考えたときの重心座標 (x_g, y_g) は，

$$x_g = \frac{(x_1 \times m_1 g) + (x_2 \times m_2 g) + (x_3 \times m_3 g)}{(m_1 g + m_2 g + m_3 g)}$$
$$= \frac{(x_1 \times m_1) + (x_2 \times m_2) + (x_3 \times m_3)}{(m_1 + m_2 + m_3)} \quad (3)$$

$$y_g = \frac{(y_1 \times m_1 g) + (y_2 \times m_2 g) + (y_3 \times m_3 g)}{(m_1 g + m_2 g + m_3 g)}$$
$$= \frac{(y_1 \times m_1) + (y_2 \times m_2) + (y_3 \times m_3)}{(m_1 + m_2 + m_3)} \quad (4)$$

のように表される．x–y–z の 3 次元空間の座標で

も同様に考えることができ，第3の軸であるz軸の重心z_gは，

$$z_g = \frac{(z_1 \times m_1) + (z_2 \times m_2) + (z_3 \times m_3)}{(m_1 + m_2 + m_3)} \quad (5)$$

となる．3次元空間で考えた両側の下肢，体幹，両上肢，頭部と身体のすべてがそろった場合は，数字で表した各剛体要素が増えるだけであるので，3次元座標上で示される重心座標を一般化すると，

$$(x_g, y_g, z_g) = \left(\frac{\sum_i m_i x_i}{\sum_i m_i}, \frac{\sum_i m_i y_i}{\sum_i m_i}, \frac{\sum_i m_i z_i}{\sum_i m_i} \right) \quad (6)$$

となる．

各要素に相当する身体各部分の重心位置（座標）はWinter[1]，阿江ら[2]，岡田ら[3]の指標が一般に用いられる．

一方，重心に類似する用語として**質量中心（center of mass）**がある．質量中心とは，重力に関係なく，文字どおりその物体の質量の中心である．重力加速度は地上から離れるほど低くなるので，もし，長さの長い物体の一端が地上にあり，他端が地上よりはるか上の彼方に離れている条件では，質量中心と重心は厳密には異なる座標をもつ（重心が質量中心よりも地上に近い）．しかし一般的な人の活動範囲は地上付近に限定されるため，理学療法士が行う動作解析では，質量中心は重心と同じ座標をもつものとして扱っても支障はない．なお**大きさがなく，質量中心にその質量が集中していると考えた物体を質点（mass point）**という．

B 運動と物理量

1 並進運動と回転運動

人の動作分析では，人体を剛体として扱うと述べた．剛体がそのすべての部位が同一速度で動く運動を並進運動（translation motion, translation）といい，直線運動（rectilinear translation）と曲線運動（curvilinear motion）がある．

これに対し，一点（軸）を中心として回転する運動を回転運動（angular motion）あるいは角運動（rotatory motion）という．動作時の関節運動がこれにあたる．人の動作の大半は**並進運動と回転運動の組み合わせ**で成り立っている．

2 スピード（速さ），速度

物体が速いか遅いかは一般的に，「スピード（speed）が高い（あるいは速い）」「低い（あるいは遅い）」のように表現されるが，スピードにはその大きさは含まれても方向は含まれない．これに対し，速度（velocity）は大きさ（速さ）と方向をもつベクトルである．

速度は直線運動だけでなく円運動でも観察され，円運動の速度を角速度（angular velocity）という．

3 力のモーメント

剛体にその質量中心ではない点に力を加えると剛体は回転運動を行う．このとき，力と回転中心までの**垂直距離〔モーメントアーム（moment arm），あるいは単にアーム（arm）という〕**を乗じた物理量を力のモーメント（moment of force，以下モーメントと略す）という．

図5のようにモーメントはベクトルである力と力をもとに，その積（外積）で計算されるため，同じように大きさと向きをもつ物理量である．

図6のように大人と子供がシーソーの中心から同じ位置に座ると，シーソーは**図6A**のように大人側に角度（θ）をもって傾く．このとき大人は反時計回りに$m_f g L \cos\theta$，子供は時計回りに$m_k g L \cos\theta$のモーメントを生じさせる．大人の体重のほうが重い（$m_f > m_k$）ので，シーソーは大人側に傾くのである．シーソーを水平位にするには**図6B**のように大人は中心から$\ell = \frac{m_k}{m_f} L$の位置に座ればよいことになる．動作解析では，モーメントは床反力由来のパラメータとともに重要な要素である．

C 微分と積分

1 微分

x の関数 $f(x)$ が x の微少な変化量 Δx に対する $f(x)$ の変化した値，すなわち，変化率を考える．このとき，Δx を無限に小さい値にしてこの変化率を求めることを**微分**（differential）という．たとえば，物体がある時刻 t_1 から $t_1+\Delta t$ までの微少時間 Δt の間に，$f(t_{1+\Delta t})-f(t_1)$ だけ移動したときを考える（**図7A**）．速度 $v(t)$ は単位時間あたりの距離の変化量を示す量であるから，

$$v(t) = \frac{f(t_{1+\Delta t}) - f(t_1)}{\Delta t} \tag{7}$$

で示される．式 (7) の分子は，時刻 t_1 を起点として物体が前に進む（正）か後ろに後退する（負）かによって符号が異なる．このため，前述のとおり速度は大きさと向きをもったベクトル量となることがわかる．

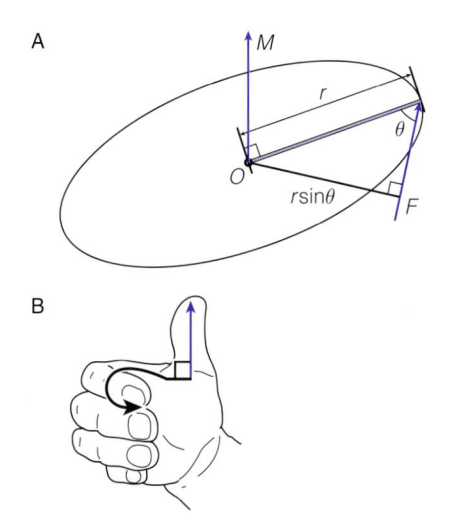

図5 モーメントの大きさと向き
A：力 F が回転中心 O から r の距離で物体に θ の角度をもって作用しているとき，回転中心と力 F との垂直距離は $r\sin\theta$ である．これにより，力×（回転中心から力までの垂直距離）であるモーメント M は，$M=F\cdot r\sin\theta$ となる．F と物体が直交するときは θ は 90° となり，$\sin\theta$ の値は 1 となるため，$M=Fr$ となる．
B：M はその要素に力（ベクトル）をもつため，モーメント M も大きさと方向をもつベクトルであり，右の II～IV 指をカール（屈曲）させ，母指を立てて手掌から母指先端に向かう向きをもつ．

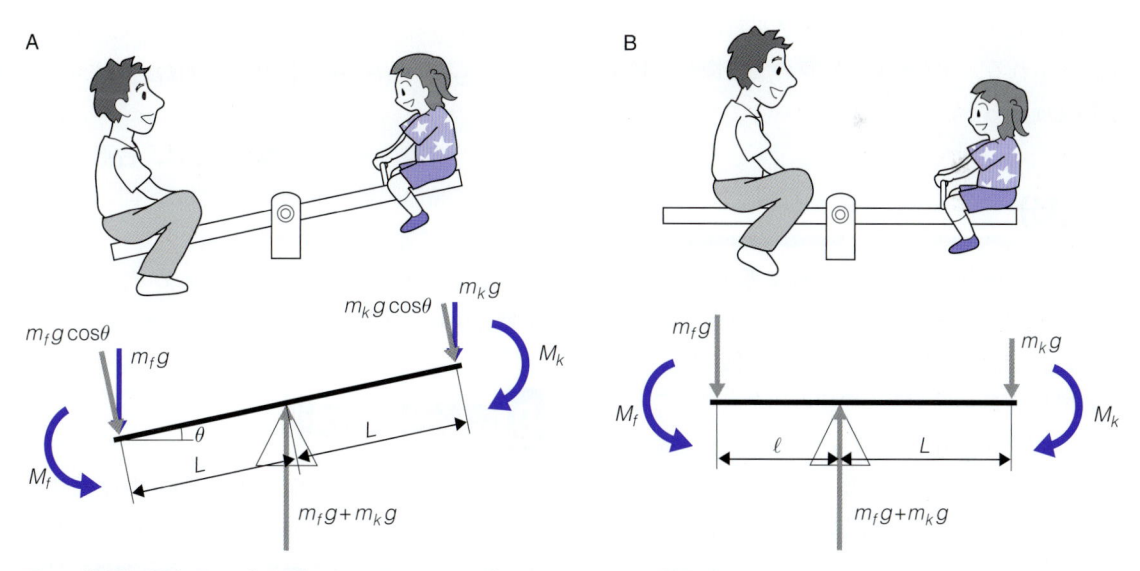

図6 体重の異なる2人の乗ったシーソーでの力のモーメントの釣り合い
A：大人と子供が支点から等距離 L の位置に座ったとき，大人による反時計回りのモーメント $M_f=m_fgL$，子供による時計回りのモーメント $M_k=m_kgL$ である．$m_f>m_k$ であるから $M_f>M_k$ でありシーソーは反時計回りに傾く．その傾きが水平線と θ の角度をなすとき，大人および子供によるモーメントは，それぞれ $m_fgL\cos\theta$，$m_kgL\cos\theta$ である．
B：シーソーが水平位で静止する条件．子供は A と座る位置を変えず，大人の座る位置を支点から ℓ の距離の位置にする（$\ell<L$）．M_k には変化なく $M_k=m_kgL$．$M_f=m_fg\ell$ である．$M_k=M_f$ から，$m_kgL=m_fg\ell$ であるから $\ell=\frac{m_k}{m_f}L$ となる．たとえば大人の体重が子供の1.5倍であれば，$\ell=\frac{2}{3}L$ となる．

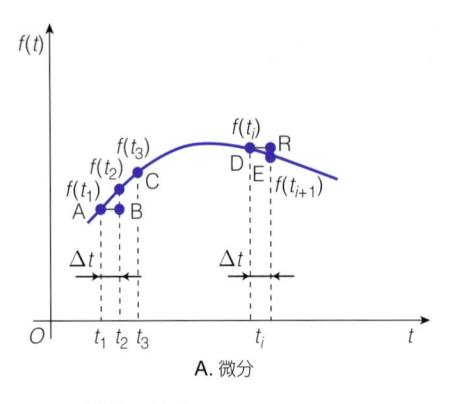

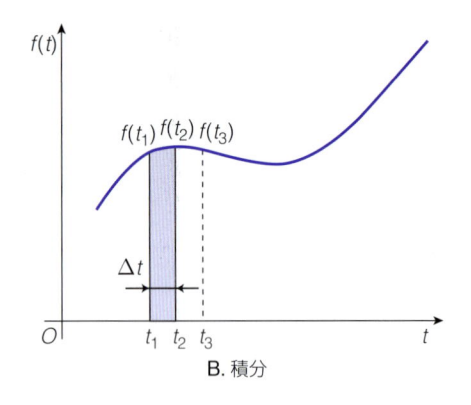

図7 微分と積分

A：t の変化量に対する $f(t)$ の変化量 $\frac{\Delta f(t)}{\Delta t}$ を求める過程を微分といい，特にこの変化量を微分係数という．t の関数 $f(t)$ が A → B → C と変化しても微分係数が一定ならば点 A，B，C は同一直線上に並ぶ．微分係数はこの直線の傾きを表す．D → E のように $f(t)$ の値が RE 間のように減少すると，微分係数は負となる．

B：t の関数 $f(t)$ が時刻 t_1 から t_2 の間（Δt）に，$f(t_1)$ から $f(t_{1+\Delta t})$ に変化したとき，この変化量の和（台形の面積 S）は，$S = \frac{1}{2}\{f(t_1)+f(t_2)\} \times \Delta t$ で求められる．積分は，さらに積分限界（積分する時間の区間）を $t_1 \sim t_n$ のように決めて，その間の $f(t_1)$ の総和を求める過程である．

実際の動作分析では，微少時間 Δt はデータのサンプリングタイム（個々のデータの切り出し時間間隔で，サンプリング周波数の逆数）に等しい．さらに，加速度（acceleration）は速度の単位時間あたりの変化率であり，速度をさらに時間微分して求められる．すなわち，距離の二階微分の結果が加速度である．

2 積分

積分は，微分の逆の計算過程と考えればよい．ある関数 $f(t)$ が，$f(t_1)$ から微少時間 Δt 後に $f(t_{1+\Delta t})$ に変化したときを考える（**図7B**）．変化する関数 $f(t)$ の時刻ごとの値の和を求めることを **積分**（integration）するという．今，加速度 $f(t)$ を考えると，時刻 t_1 に速度 $v(t_1)$ で動いていた物体は，時刻 $t_{1+\Delta t}$ には加速度 $\alpha(t_1) \times$ 経過時間 Δt の分だけ加速され，

$$v(t_{1+\Delta t}) = v(t_1) + \alpha(t_1) \times \Delta t \tag{8}$$

となる．式 (8) の $\alpha(t_1) \times \Delta t$ は**図7B**では斜線を引いたほぼ台形に近い図形の面積に相当する．台形の面積 S は，$\frac{1}{2}$（上底＋下底）×高さであり，

$$S = \frac{1}{2}\{f(t_1) + f(t_2)\} \times \Delta t$$
$$= \frac{1}{2}\{f(t_1) + f(t_{1+\Delta t})\} \times \Delta t \tag{9}$$

となる．したがって $v(t_{1+\Delta t})$ は

$$v(t_{1+\Delta t}) = v(t_1) + \frac{1}{2}\{f(t_1) + f(t_{1+\Delta t})\} \times \Delta t \tag{10}$$

となる．実際のデータを扱うときは，台形公式に基づいて積分限界（積分する時間の区間）を $t_1 \sim t_n$ のように定めて，積分を行う．

距離を微分したものが速度であるので，速度 $v(t)$ を積分すれば距離を求めることができる．

D 運動の3法則

運動の3法則は，別名 Newton の運動法則（Newton's laws of motion）ともいわれ，これにより人の身体運動をすべて説明できるわけではないが，多くの動作の説明に用いられている．

1 第1法則

運動の第1法則は，慣性の法則（law of inertia）

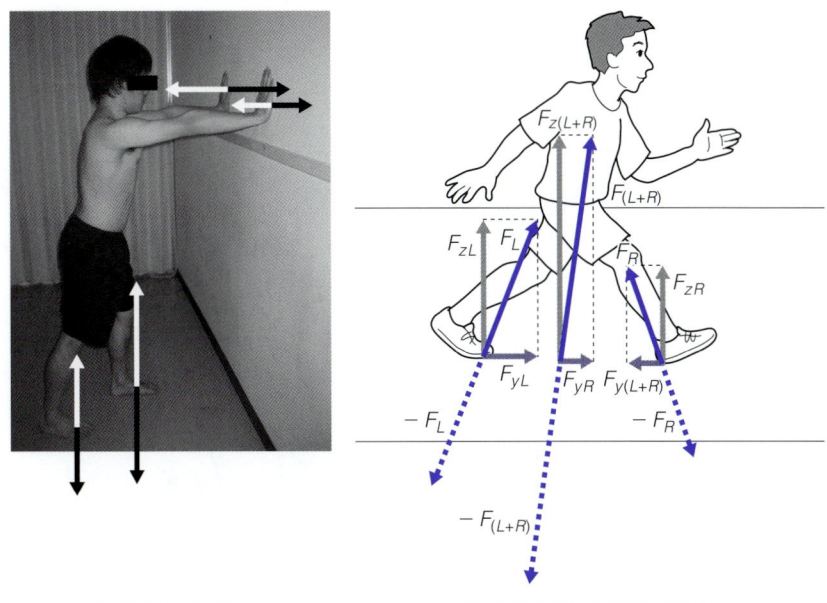

A. 立位での壁押し　　　**B. 歩行中の矢状面での床反力**

図8　運動の第3法則（作用・反作用の法則）と踏力，床反力
A：立位で床面を両足底で押し，同時に壁面を両手掌面で押すと，それぞれの面は黒矢印で表す力で押されると同時に，壁はそれらと大きさが同じで，向きがまったく反対である白矢印で表す力で押し返すことになる．これらの力はベクトルであり，特に両足底部が押し返される力は床反力である．
B：簡単にするために床反力側方成分（F_x）を省き，矢状面での床反力を示した．床反力はベクトルであり左右の下肢にかかるそれぞれの床反力ベクトル（F）を鉛直成分（F_z）と前後成分（F_y）に分解し，左右の合成床反力の合成ベクトルは $F_{z(L+R)}$ で示してある．実線矢印が床反力，破線矢印が踏力である．

ともいわれる．物体が力を受けていないか，あるいはいくつかの力を受けてもそれらが釣り合っているとき，その物体は静止状態を保つか，等速運動を持続するというものである．バスなどの乗り物に乗車中に発車や停止，急ブレーキのたびに身体がもとの停止中，あるいは走行中の姿勢に戻ろうと揺らされる現象で体験される．

2　第2法則

運動の第2法則は，**加速度**についての法則である．物体に力が働くと，力と向きに加速度が生じる．加速度は力の大きさに比例し，物体の質量に反比例する．つまり運動している物体には，物体の質量を m，加速度を α，物体に働く力を F として，その物体には，運動方程式

$$F = m\alpha \tag{11}$$

が成立している．さらに式 (11) の加速度 α は速度 v を一階微分したものであるから，

$$F = mdv/dt \tag{12}$$

である．式 (12) の右辺は運動量 mv の単位時間あたりの変化であるから，微少時間内におこった運動量の単位時間あたりの変化量は，加えられた力に等しいことを意味している．さらに，加速度がゼロ，すなわち速度が一定であれば力は生じていないということになる．一方このことは，ある重要なことを意味している．つまり物体が静止状態（速度ゼロ）から動き出すときは，進行方向への速度 v を発生させるための進行方向に加速度が必要となり，ある速度で移動中の物体が停止（速

A. 肘立て位　　B. あぐら座位　　C. 四つ這い位

D. 立位　　E. 静止立位時の重心，圧中心点

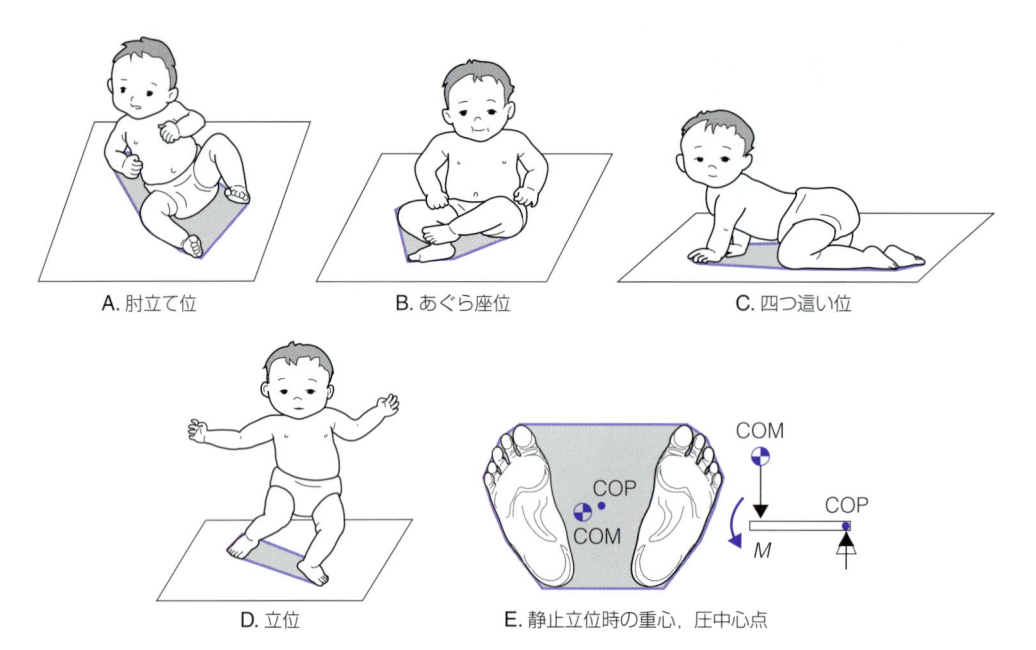

図9　支持基底面と重心，圧中心点
A〜Dの各肢位で，灰色で表した部分が支持基底面（base of support; BOS）となる．重心（COM）の床面への投影位置はいずれもBOS内に確保されている．Eのように，圧中心点（COP）座標と重心座標の距離が短いほど安定性はよいが，これらの座標はほとんど一致することはなく，支点（圧中心点）周りのモーメント M を生じるため，静止立位であっても常にこの両者の距離を縮めて安定性を保たなければならない．

度ゼロ）するには，逆方向の加速度を生じさせないとならない．高齢者や障害をもった者が，動作の開始や停止でバランスを崩しやすいのは，バランスの不良に加え正方向および逆方向の加速度産生の制御に問題がある場合が多い．

動かない状態や等加速度運動を行っている物体は加速度がゼロのため，第1法則は第2法則のなかで特殊な状況を説明していることになる．

3　第3法則

運動の第3法則は，別名，**作用・反作用の法則**ともいわれ，1つの物体がもう一方の物体に力を与えているときには，対側からもその物体に対して，大きさが同じで向きが正反対の力を与えているとするものである．**図8A**は，立位で壁を両手掌面で押すと，黒矢印の力とまったく同じ大きさをもち，向きが逆の力（白矢印）が手掌面に伝わっ

ている様子を示している．同じことは，荷重している両足底部にもいえることである．歩行中の床反力もこの法則で考えると，**図8B**のように実線の床反力と破線の踏力の関係でも理解できる．

E　支持基底面と重心，（足）圧中心点の関係

図9のように，さまざまな肢位で床面と身体が接している部分の最外周に線を引いた図形が**支持基底面**（灰色部分）である．肢位にかかわらず，姿勢安定性が保たれているときは，支持基底面（base of support; BOS）内に重心が投影されている．**圧中心点**〔立位では足圧中心点，center of (foot) pressure; COPまたはCFP〕は，動作分析で支持基底面に分布する力がその1点に集中すると考える点（床反力が作用する点）である．

なお，支持基底面は身体と接していない部分も

含まれる．圧中心点と重心は混同されがちであるが，**図9E**のように実際にはこの両者の座標が一致することはまずなく，両者の間には少なからず距離が生じている（力が重心を貫かない）ため，回転モーメントを生じ，姿勢安定化のために筋は活動を要求される．

F 仕事と仕事率，エネルギー

人の運動や動作は，できるだけ少ないエネルギーでこれらを達成できれば，容易には疲労に至らず，効率的なパフォーマンスを得ることにつながる．ここではエネルギーと関係の深い仕事と仕事率を併せて考えることにする．

1 直線運動

a. 仕事

直線運動での**仕事**（work）とは，物体に力 F が加えられて物体が距離 L だけ移動したときに，F と L の積

$$W = FL \tag{13}$$

で示される物理量のことである．たとえば，**図3**（☞26ページ）では斜め上方に加えた力 F で，物体を水平方向に ℓ の距離を移動させており，F の移動方向の成分は $F\cos\varphi$ であるため，行われた仕事 W は，

$$W = (F\cos\varphi)\ell \tag{14}$$

となる．W は運動や動作を行うために必要な力学的エネルギーである．

仕事の単位には，単位ジュール [J]（joule）を用いる．物体が 1 [N] の力により 1 [m] 移動したときの仕事量は 1 [N m] である．このときの単位 [N m] が [J] に相当する．運動の第2法則を説明している式 (12) と合わせて考えれば，

$$W = m\alpha\ell \tag{15}$$

となる．

b. 仕事率

仕事 W を行うのに要した時間 t で W を除した物理量を**仕事率**（パワー，power; P）といい，仕事の効率を意味し，

$$P = \frac{W}{t} \tag{16}$$

で示される．たとえば式 (16) で W が 5 [J] で t が 2 [s] であれば，

$$P = \frac{5}{2} = 2.5 \,[\text{J/s}] \tag{17}$$

となる．この単位 [J/s] はワット（watt）といい，2.5 ワットの仕事率で仕事が行われたことになる．

c. エネルギー

質量 m の物体が水平な基準面から距離 h の高さに位置するとき，この物体がもつ重力の加速度を g として，

$$E_p = mgh \tag{18}$$

で示される物理量を**位置エネルギー**（potential energy）という．式 (15) と式 (18) をみれば，両式とも質量×加速度×距離で計算されている．したがって，地上から h の高さで保持されている質量 m の物体を放して落下させると（自由落下），位置エネルギーは運動エネルギーに変換され，mgh に相当する仕事をする能力がある．

また，質量 m の物体が速度 v で移動しているときその物体がもつ，

$$E_k = \frac{1}{2}mv^2 \tag{19}$$

で示される物理量 E_k を**運動エネルギー**（kinetic energy）という．

d. エネルギー保存の法則

運動している質量 m の物体が，ある基準の位置より上空 h で運動しているとき，位置エネルギーと運動エネルギーの和である $E_p + E_k$，すなわち，

$$E = mgh + \frac{1}{2}mv^2 \quad (20)$$

のエネルギーを有する．このエネルギーの和は，物体に力が加えられない条件では一定である．これを**エネルギー保存の法則**（law of energy conservation）という．先に述べた高さで保持されていた質量 m の物体が放され，地上まで自由落下すると，地上に達したときの速度 v は，式 (20) のエネルギー保存の法則に照らして求められる．放たれる前の速度はゼロのため運動エネルギー E_k はゼロ，一方，地上に達したときは高さがゼロであるため位置エネルギー E_p はゼロである．これら 2 つの位置での E は保存されるため，mgh と $\frac{1}{2}mv^2$ が等しいことになる．したがって，地上に達したときの速度は

$$v = \sqrt{2gh} \quad (21)$$

となる．

2 円運動

a. 仕事

　一方，円運動の仕事も力×移動した距離で示されることに変わりはない．ただし円運動では距離は運動により描かれた弧の長さとなる．図 10 で物体が O を中心として A から B まで円運動を行い，∠AOB の角度変化で弧 AB を描いたとする．このとき，弧 AB の長さ L は，

$$L = r \times \theta \quad (22)$$

で求められる．また，モーメント M は，力 F と回転半径 r の積であり，Fr である．仕事 W は，力 F と移動距離 L の積であるから，

$$W = FL$$
$$W = Fr \times \theta \quad (23)$$

式 (23) の右辺の Fr はモーメント M に等しいので，

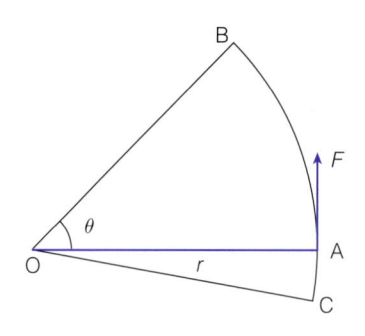

図 10　円運動における仕事と仕事率
物体が O を中心として A から B まで半径 r の円運動を行い，弧 AB の長さ L は，$L=r×\theta$，モーメント M は Fr，仕事 W は力 F と移動距離 L の積であり（θ はラジアン [rad] による角度），$W=FL$, $W=Fr×\theta$, $Fr=M$ である．このため，円運動における仕事 W はモーメント M と回転角度 θ の積に等しい．
　仕事率 P は，弧 AB を移動するのに要した時間を t とすれば，$P=M×\frac{\theta}{t}$ である．$\frac{\theta}{t}$ は単位時間あたりの角度変化，すなわち角速度 ω である．これより，$P=M\omega$ となり，仕事率はモーメントと角速度の積で求められる．

$$W = M \times \theta \quad (24)$$

となり円運動における仕事はモーメント M と回転角度の積に等しい．

b. 仕事率

　仕事率（パワー）P は，弧 AB を移動するのに要した時間を t とすれば，

$$P = M \times \frac{\theta}{t} \quad (25)$$

で求められる．ここで $\frac{\theta}{t}$ は単位時間あたりの角度変化，すなわち角速度である．これを新たに ω で表せば，

$$P = M\omega \quad (26)$$

となる．つまり，円運動における仕事率は，モーメント M と角速度 ω の積で求められる．ただし，ω の単位には [rad/s]（ラジアン/秒）を用いる．このため，[°], [度] の角度単位は，[rad] の単位に変換しなければならない．具体的には，半径 r の円周の長さは $2\pi r$ ラジアン（$2\pi r$ [rad]）であり，2π [rad] は 360 [°] に相当するので，1 [°] は，

$$1\,[°] = \frac{2 \times 3.14}{360} \approx 0.0174\,[\text{rad}]$$

のように単位変換する．

図 10 では，A から B まで反時計回りに回転し，ω は正方向の角速度を考えている．もし A から C のように時計回りに回転するとき ω は負の値をとる．このことは，図 10 を関節にたとえて考えれば，筋（伸展筋）の働きにより肢 OA が OB へと回転し，関節に伸展運動がおこったとき，ω は正の値をとり，P も正の値となる．このとき，その伸展筋は求心性収縮を行っており，ω が負の値をとり，関節の運動方向が逆（屈曲方向）になれば伸展筋は遠心性収縮を行っていることを意味する．

G 運動量と力積

ここでいう運動量は，一般的などのような運動をどれだけ行ったかというような，体力医学的な運動量ではなく，物理学的・力学的に定義され説明される量である．

質量 m の物体が速度 v で直線運動を行っているとき，m と v の積 mv で示される物理量を運動量（momentum）という．運動量は運動の"勢い"であると考えればよい．式 (12) のように，力 F は質量 m と加速度 α の積である．時間が t だけ経過したあとに速度が v_1 から v_2 に変化すれば，$(v_2-v_1)/t$ が加速度であり，

$$F = m(v_2 - v_1)/t \tag{27}$$
$$Ft = m(v_2 - v_1)$$
$$Ft = mv_2 - mv_1 \tag{28}$$

となる．この新しい物理量 Ft を力積（impulse）という．力積は式 (28) より運動量の変化量であり，左辺が示すように力と時間の積であるから，働いた力の総量と考えることができる．

また，速度 v_1 で運動している質量 m_1 の物体と速度 v_2 で運動している質量 m_2 物体が衝突し，それぞれの速度が v_1' と v_2' に変化したとき，衝突の前後で運動量の総和は変化しない．すなわち，

$$m_1v_1 + m_2v_2 = m_1v_1' + m_2v_2' \tag{29}$$

が成立する．これを運動量保存の法則（law of conservation of momentum）という．

H 慣性モーメント

回転の軸に連結された質量 m の物体に点 O を中心とする回転させる力が働くとき，その物体がもつ加速に対する性質を**慣性モーメント**（moment of inertia; I）といい，回転半径を r として，

$$I = mr^2 \tag{30}$$

で表される．慣性モーメントは物体の回転を速め（正の加速度を与える）にくさでもあり，回転を落とし（負の加速度を与える）にくさの程度を示す物理量でもある．

I 角運動量

速度 v で運動する質量 m の物体の運動量 p は mv である．半径 r の位置で運動量 p で回転する物体の回転による運動量を**角運動量**（angular momentum）といい，これを L で表すと

$$L = r \times p$$
$$L = mrv$$

である．v は円運動の速度で単位時間あたりの距離（長さ）である．式 (22) から角速度を ω とすれば v は $r\omega$ に等しい．したがって，

$$L = mr^2\omega$$

となる．また，mr^2 は慣性モーメント I であるから，

$$L = I\omega \tag{31}$$

となる．

外力が働かなければ角運動量 L は変化せず一定の値をとる．これを角運動量保存の法則（law of conservation of angular momentum）という．この法則は，アイスフィギュアスケートの選手が，上

表1 動作分析で用いる主なSI単位系の構成

A. SI基本単位

基本量	単位の名称	単位記号
長さ	メートル	m
質量	キログラム	kg
時間	秒	s
電流	アンペア	A
熱力学温度	ケルビン	K
物質量	モル	mol
光度	カンデラ	cd

B. 基本単位を用いて表されるSI組立単位

組立量	単位の名称	単位記号
面積	平方メートル	m^2
体積	立方メートル	m^3
密度	キログラム毎立方メートル	kg/m^3
速さ(速度)	メートル毎秒	m/s
加速度	メートル毎秒毎秒	m/s^2

C. 固有の名称と記号で表されるSI組立単位

組立量	単位の名称	単位記号	SI基本単位による表し方
平面角	ラジアン	rad	$1\,rad = m/m$
立面角	ステラジアン	sr	$1\,sr = m^2/m^2$
周波数	ヘルツ	Hz	$1\,Hz = 1/s$
力	ニュートン	N	$1\,N = 1\,kg\,m/s^2$
圧力,応力	パスカル	Pa	$1\,Pa = 1\,N/m^2$
エネルギー,仕事,熱量	ジュール	J	$1\,J = 1\,N\,m$ [注1]
仕事量,工率,動力,電力	ワット	W	$1\,W = 1\,J/s$

D. 単位に固有の名称と記号を含むSI組立単位

組立量	単位の名称	単位記号	SI基本単位による表し方
力のモーメント	ニュートンメートル	$N\,m$ [注1, 注2]	$m^2 kg s^{-2}$
角速度	ラジアン毎秒	rad/s	$mm^{-1}s^{-1} = s^{-1}$
角加速度	ラジアン毎秒毎秒	rad/s^2	$mm^{-1}s^{-2} = s^{-2}$

注1) SI単位系では,力のモーメント(トルク)は [kgf·m] ではなく [N·m],積の意味をもつ [·] を用いないときは [N m] ("N" と "m" の間にスペースを入れる) で表記する.
注2) 力のモーメントの単位は [N·m] であり,エネルギー,仕事,熱量の単位J(ジュール)と同じ次元を有するが,Jでは表さない.秒の単位は,sec ではなくsで表す.
〔産業技術総合研究所 計量標準総合センター:国際単位系(SI)は世界共通のルールです.(https://www.aist.go.jp/Portals/0/resource_images/aist_j/press_release/pr2004/pr20040120/si_all.pdf)より〕

肢を外転してその場で回転を続けるとき,途中で上肢を体幹近くまでたたむと,急に回転数が上昇することで理解できる.これは式(31)で上肢をたたむことにより慣性モーメントが減少し,角運動量を保存するためには回転速度 ω を上げなければならないからである.

J 単位の取り扱い

力学に限らずに無次元の数値を除いて数値の記述には,必ず単位の表記が必要である.わが国では,1991年に日本工業規格(JIS)[4]による単位の記載法が国際単位系準拠となり,JIS Z 8203〔国際単位系(SI)およびその使い方〕が規定された.したがって,学術的なものに限らず,原則としてすべての文書,表現における単位はSI単位系の表記に従わなければならない.メートル法を基本に発展した国際単位系(The International System of Units,通常はSI単位系と記す)に従い,動作解析で用いられる単位である距離(長さ),質量,角度,時間,速度,加速度,モーメントなどにかかわる単位は表1 A〜Dに準拠した表現を用いる.

●引用文献

1) Winter, D.A.: Biomechanics and motor control of human movement. 4th ed., pp.82–106, John Wiley & Sons, 2009.
2) 阿江通良ほか:日本人アスリートの身体部分慣性特性の推定.バイオメカニズム会誌, 11:23–32, 1992.
3) 岡田英孝ほか:日本人高齢者の身体部分慣性特性.バイオメカニズム会誌, 13:125–139, 1996.
4) 産業技術総合研究所 計量標準総合センター:国際単位系(SI)は世界共通のルールです.(http://www.nmij.jp/public/pamphlet/si/SI1002.pdf)

●参考文献

1) Levine, D., et al.: Whittle's gait analysis. 5th ed., Churchill Livingstone, 2012.
2) Richards, J.: Biomechanics in clinic and research, an interactive teaching and learning course. Churchill Livingstone, 2008.

III 動作解析のパラメータ

■学習目標
- 運動学および運動力学の解析パラメータの概要を知る．
- 解析パラメータの臨床的な意味づけができる．
- 運動学的パラメータおよび運動力学的パラメータを用いて病態運動が説明できる．

歩行をはじめとする人の動作を解析するとき，通常は動作を視覚的に観察し，歩行であれば歩幅，四肢・体幹の角度変化と左右の対称性に着目したり，ストップウォッチを用いて一定距離の移動に要した時間から歩行スピードを測定して，これらの内容を記述することが多いと思われる．測定した歩行スピードは客観的数値で示されるが，それ以外の記述したものの大半は定性的な性格をもった内容にならざるをえない．

根拠に基づく理学療法（evidence-based physical therapy；EBPT）の実践には，情報を客観的な数値，すなわち定量的パラメータで示すことが求められる．床反力計，2次元あるいは3次元動作解析装置を使用して計測を行うと，得られた解析パラメータである定量的数値をもとに，患者の問題点を明らかにできる．明確となった問題点に対し治療計画を立案し，治療介入後の変化をとらえた治療効果の確認，治療指針の変更などへとつなげる過程へと進むことができる．

A パラメータの分類とその概念

理学療法における日常生活活動（activities of dairy living；ADL）などの動作解析で得られる解析パラメータには，**運動学**（kinematics）の要素をもつものと，**運動力学**（kinetics）の要素をもつものとに分けて扱うことが，解析結果をよりよく理解する近道となる．ここでいう運動学とは，kinesiologyとされる運動学が，人の運動のみを観察対象として研究するのに対し，さらに運動の成り立ちを"力学的概念"を含めるか含めないかでさらに学問するものであり，観察対象は人に限定されず，生体のすべてである．運動学と運動力学は動力学（dynamics）に含まれ，静力学（statics）とともに剛体として扱われる人の動作解析に導入されている．わが国では運動学と運動力学を合わせたものが**生体力学**（biomechanics）であると説明されることが多い．しかし，理学療法と生体力学とのつながりを示した**図1**[1]のように，本来は重力を含む"力"の概念を入れた条件のもとでの生物全般，つまり，人を含む動物のふるまいを，巨視的および微視的な見方を交えて科学する[1]．

以下では，人の運動，動作に関して運動学的パラメータと運動力学的パラメータについて**図1**の太字部分に従って記述する．

B 運動学的パラメータ

運動学的解析（kinematic analysis）では，運動，動作を生体の幾何学的配列がどのようになっているかを扱う．具体的に取り扱うパラメータは，運動や動作遂行にかかわる時間，姿勢変化に伴う関節角度や着目している部位や点の位置（座標）の挙動，それの変化量，速度，加速度などであり，力

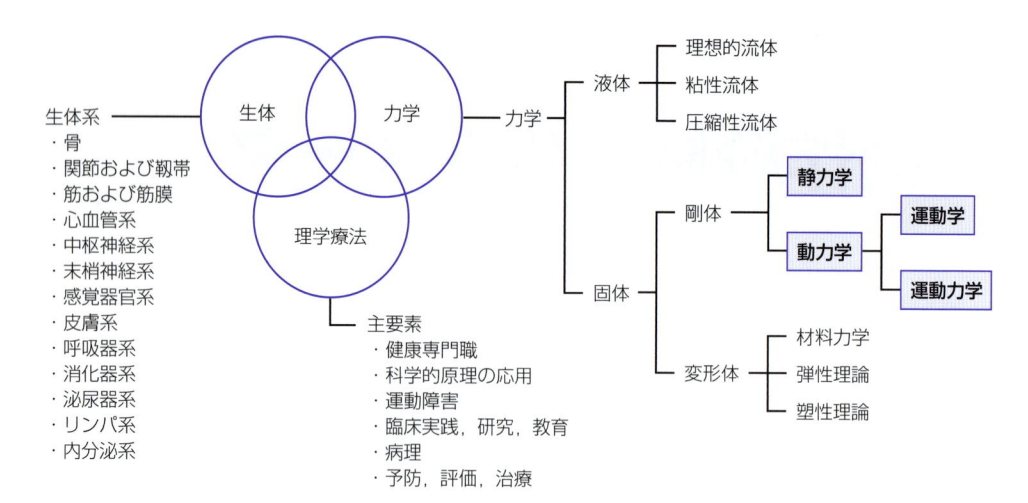

図1 バイオメカニクスと理学療法の関係
〔Smidt, G.L.: Biomechanics and physical therapy: A perspective. *Phys. Ther.*, 64:1807–1808, 1984 より改変〕

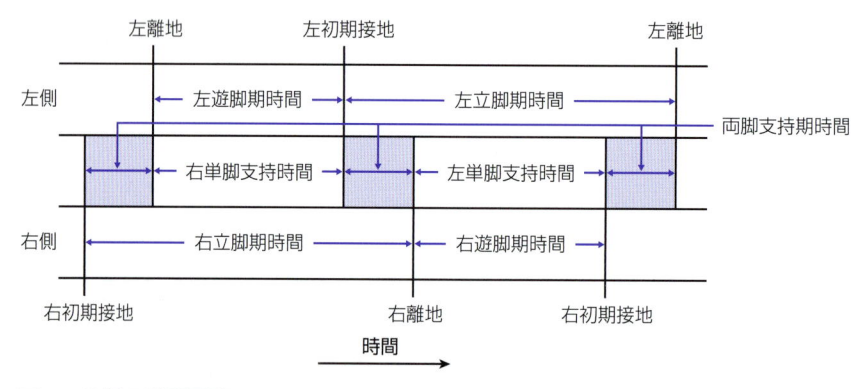

図2 歩行の時間要素
〔Levine, D., et al.: Whittle's Gait Analysis. 5th ed., p.33, Churchill Livingstone, 2012 より改変〕

の概念が入らないパラメータである．

1 時間

図2のように，歩行は左右それぞれの側で立脚期（stance phase）と遊脚期（swing phase）に分けられ，さらに単脚支持期，両脚支持期に分けられる[2]．それぞれの期に応じた時間は，複数枚の床反力計を用いて，各肢の初期接地と離地時間を特定することにより可能である．

脳卒中片麻痺患者のように一側の下肢の支持性が低い例や，下肢への荷重に伴う疼痛を有する例では，障害側の単脚支持期時間の短縮と対側の立脚期時間と両脚支持期時間の延長がみられる．これらの若年健常者では歩行スピードにかかわらず，平均歩幅/ケイデンス（歩行率）で示される歩行比（walk ratio）は大きく変化せず[3]，パーキンソニズム患者では重症度に応じて低い値をとる[4]．

時間は各種動作の**相分類**にも使われる．**図3 A〜E**は立ち上がり動作（sit-to-stand; STS）の相分類を示したものである．STSを3つの相，すなわち動作開始前姿勢（**A**）から，頭部，体幹を前傾させて動作を開始して重心を前方に移動させたのち，殿部離床（**C**）に至るまでの屈曲運動量を得る

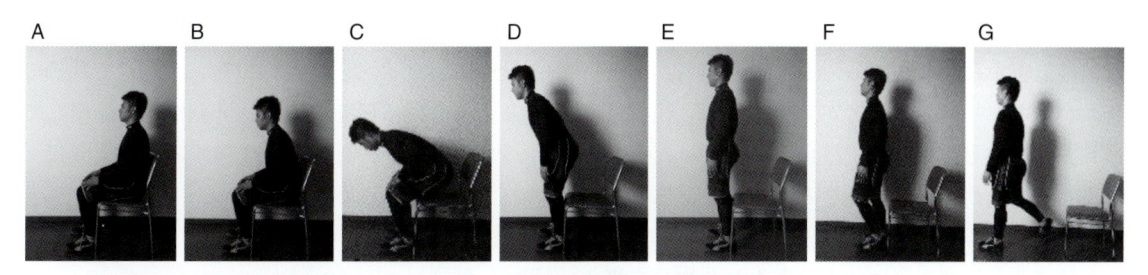

図3 椅子からの立ち上がり動作と立ち上がり後の歩行動作の相分類
A：動作開始前，B：動作開始時，C：殿部離床時，D：上昇期，E：直立位収束期，F：振出し側 TO，G：支持側 TO．
椅子からの立ち上がり動作では，座位保持姿勢（A）から体幹屈曲で動作を開始し重心を前下方へ移動させる（B）．そのあとに殿部が座面から離れる〔殿部離床（C）〕．殿部離床後は重心を上方へ持ち上げる（D）．最終的に直立姿勢へと収束．椅子からの起立歩行動作では，A～E の完了後あるいは直立姿勢の保持を経ずに振出し側下肢の爪先離れ（toe-off; TO），その後に反対（支持）側下肢の TO．

第1相，第1相の運動量を，重心を鉛直上向き運動に移行する第2相，その後の直立立位姿勢へ収束する第3相である．また，STS と立位になったのち，あるいは立ち上がりながら下肢を振り出す一連動作で構成される起立−歩行動作（get up & go, sit-to-walk; STW）は，STS に図3のF, G の下肢振り出し動作が加わったものであるが，Kerr らは STS の第3相内で下肢振り出し側の荷重が減少し，爪先離地がおこるまでを第3相，1歩目側下肢の爪先離地から反対側の離地がおこるまでを第4相に分けている[5]．STS，STW に限らず動作時間は被検者，試行ごとに異なる．実際のデータ解析時には正規化のため全動作時間（100％）に対する各イベント（事象）の出現時間・時刻を百分率に換算して取り扱う．なお，図4は，高齢者の STS を重心速度の波形から相分類したもので[6]，健常高齢者の STS を3相に分類している．

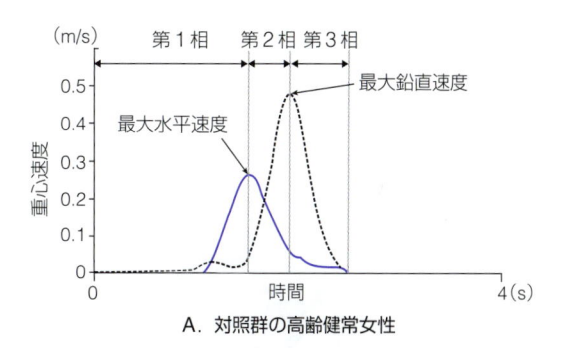

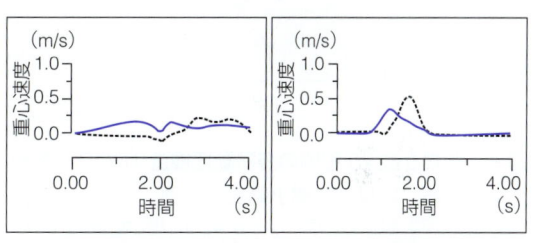

A．対照群の高齢健常女性

B．介入前の障害をもつ高齢者　C．介入後の障害をもつ高齢者

図4　立ち上がり動作の3相と重心の移動速度
実線は重心の水平速度，破線は鉛直速度を示す．障害をもつ高齢者でも介入後は立ち上がり動作の3相が区別可能となり，最大鉛直速度も対照群女性と同等となっている．
〔Bernardi, M., et al.: Determinants of sit-to-stand capability in the motor impaired elderly. J. Electromyogr. Kinesiol., 14:401–410, 2004 より改変〕

2　位置，距離

　図5のように床反力計を用いた静止立位の条件での足圧中心点や重心の挙動をとらえ，その動揺距離（sway path）や動揺面積（sway area）をパラメータとする**姿勢動揺検査**（posturography）により，動揺の程度を示すことが多い．それらの結果の解釈として，数値が大きくなるほど安定性が低い，あるいは問題をかかえているとされる．ところが，高齢者の動揺は大きく[7]，転倒歴との関連性が示されている[8] 一方で，若年者と高齢者には顕著な差はないとするもの[9]や，パーキンソニズム患者では値が正常範囲内にあったり，減少している例もある[10]．このため，静止立位条件での足圧中心

点や重心の座標に由来するパラメータは，その解釈には熟慮する必要がある．表1は若年者，高齢者，パーキンソニズム患者が支持基底面と視覚情報入力を操作した条件で，静止立位をとったときの重心の挙動からその動揺をみたものである[10]．

図6はA～Cの順に，片麻痺者が立位にて非麻痺側上肢で非麻痺側の斜め前方に置かれた物品を把持し，麻痺側の前上方の高さまで移動後そのまま保持する一連動作を行ったときの足圧中心点（COP）の座標をみたものである[11]．図6DはCOPの平均座標（Cx, Cy）と，静止立位時と物品挙上位保持時の（Cx, Cy）の距離（$\Delta Cx, \Delta Cy$）および前後動揺幅（Wx, Wy）を示している．図6Eは（$\Delta Cx, \Delta Cy$）を挙上位を肩の高さと身長の高さで比較している．このように片麻痺者の麻痺側下肢への荷重状況を距離（$\Delta Cx, \Delta Cy$）で評価できる．また図6Eをみると，非転倒群と転倒しても受傷しない群，転倒して受傷する群のようにグループができることがわかる[11]．

3 関節角度変化，角速度

図7A，Bにはそれぞれ正常歩行における矢状面状上の下肢関節角度とその角速度を示した[2]．角速度は角度変位量をその要した時間で一階微分したものである．機能障害をおこした関節の角度変化量と角速度は小さくなる[2]．

4 位相面解析

これまでに述べたパラメータの多くは，時間あるいは動作時間の百分率を横軸に，それぞれのパラメータを縦軸にしてグラフに時系列で表すのが一般的である．しかし，動作観察で条件の違いによる差を認めても，時系列データではその差を確認することが困難であることがある．位相面解析（phase plane analysis）は，そのようなときに差を見出しやすい解析法である．具体的には横軸にはそれぞれのパラメータを，縦軸にはパラメータの一階微分値を配置する．図8は，STS時の身体重心座標の挙動を，身体を倒立振り子（inverted pendulum）のモデルとしてとらえ（図8A），倒立

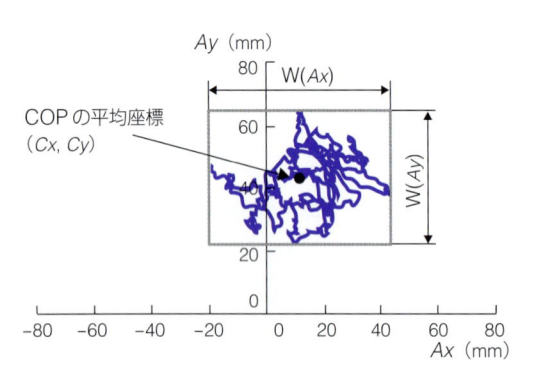

図5 開眼立位20秒間の姿勢動揺検査（COPの挙動観察）オリーブ橋小脳変性症例
(Ax, Ay)の平均座標（Cx, Cy）=(11.8, 42.0)，側方動揺幅 W(Ax)=60.3 [mm]，前後動揺幅 W(Ay)=41.5 [mm]，動揺距離（sway path）=865.3 [mm]，矩形面積（square）=2,626.7 [mm²]=約26.3 [cm²]，平均動揺スピード $\overline{V_{xy}}$=43.2 [mm/s]，$\overline{V_x}$=0.078 [mm/s]，$\overline{V_y}$=0.431 [mm/s].

表1 立位で支持基底面条件を変化させたときの重心の前後方向自発動揺幅（足長に対する百分率で表示）

群 ＼ 支持基底面と視覚条件	通常（開眼＋支持基底面安定）	閉眼＋支持基底面安定	開眼＋支持基底面動揺	閉眼＋支持基底面動揺
若年者群（$N=5$）	3.0 ± 2	4.1 ± 2	9.4 ± 2	15.1 ± 2
高齢者群（$N=5$）	9.9 ± 9	13.0 ± 4	18.2 ± 17	25.7 ± 8
パーキンソン群（$N=8$）	3.4 ± 2	4.6 ± 6	9.8 ± 5	11.8 ± 10

*: $P < 0.05$

〔Horak, F.B., et al.: Postural inflexibility in parkinsonian subjects. *J. Neurol. Sci.*, 111:46–58, 1992 より改変〕

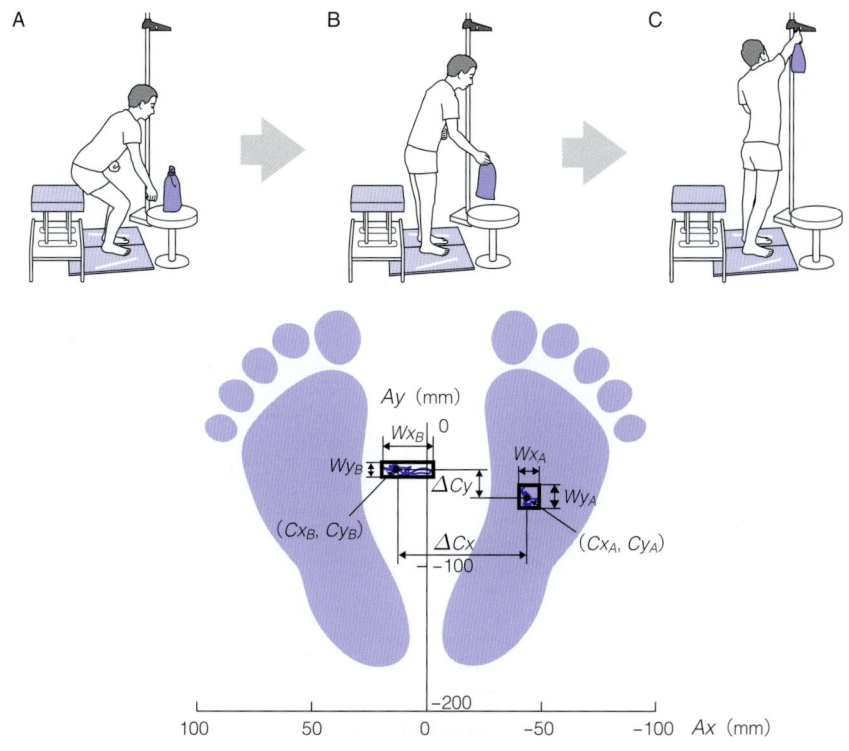

D. COPの平均座標（C_x, C_y）とその移動できた距離（ΔC_x, ΔC_y）および前後動揺幅（W_x, W_y）

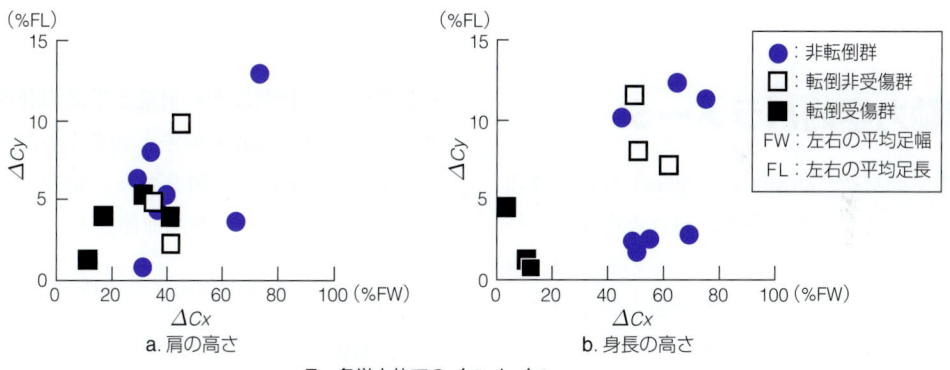

E. 各挙上位での ΔC_x と ΔC_y

a. 肩の高さ
b. 身長の高さ

非転倒群
転倒非受傷群
転倒受傷群
FW：左右の平均足幅
FL：左右の平均足長

図6 起立動作−物品把持・挙上位保持動作の課題指向型動作評価（A〜D：左片麻痺者の例）
〔Shinkoda, K., et al.: A task-oriented approach to distinguishing fallers from non-fallers with hemiplegia after stroke: measures derived from the center of pressure of while holding an object in a standing position. J. Jp. Accid. Med. Assoc., 47:30–38, 1999 より改変〕

振り子の鉛直線となす角度を ϕ_G として，ϕ_G を横軸に，一階微分の $\dot{\phi}_G$ を横軸に配して描いた位相面である[12]．バランスの悪い症例には，支持基底面上への重心移動距離が少なく，立ち上がりやすいとされる膝を深めに曲げた立ち上がり法を指導するのが一般的である．しかし通常の曲げ方の図8Bに比べ図8Cのように膝を深目に曲げると，動作の最終域である直立姿勢への姿勢収束時に ϕ_G の非線形性が高まり，結果的には収束が遅延してバランスをとりにくいことが示されている[12]．

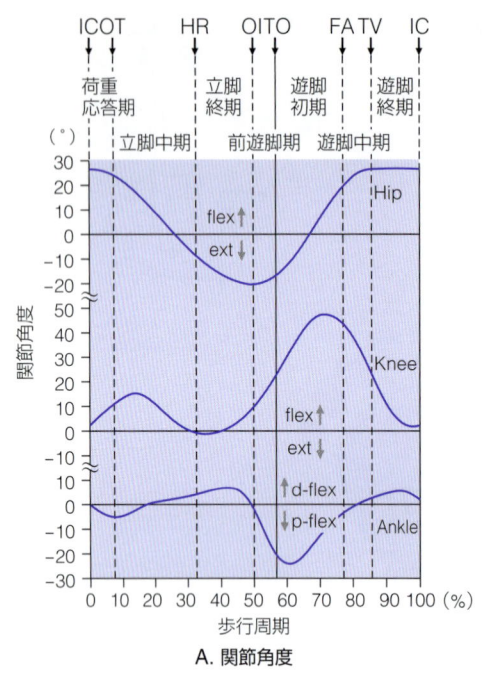

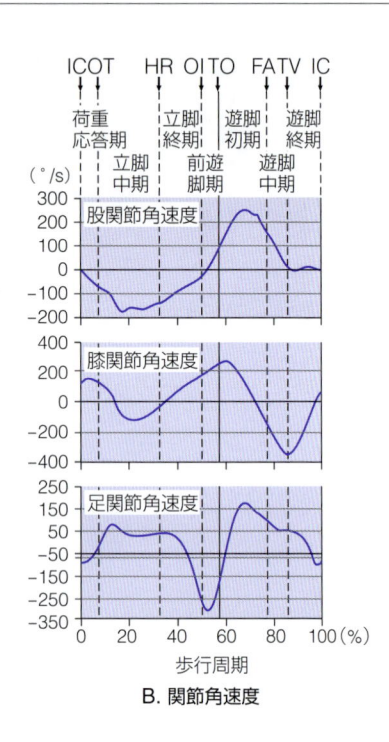

図7 正常歩行における下肢関節角度と関節角速度
IC：初期接地，OT：反対側爪先離地，HR：踵離地，OI：反対側初期接地，TO：爪先離地，FA：足部隣接，TV：脛骨鉛直位
〔Levine, D., et al.: Whittle's Gait Analysis. 5th ed., pp.36–37, Churchill Livingstone, 2012 より改変〕

C 運動力学的パラメータ

　運動力学的解析（kinetic analysis）は，生体の動きによって生じる力と運動，動作との関係を扱う．具体的には，その対象は動作中の筋張力，床反力，関節モーメントとその積分値，緊張力と筋活動を示す積分筋電図などである．

1 関節運動時の筋張力によるモーメント

　人の関節運動は筋の収縮より関節の運動軸まわりのモーメントが産生され，回転運動が生じることによって可能となる．このため，後出の動作時の関節モーメントと関節パワーを理解するうえで重要である．図9は，肘関節屈筋の収縮により発生した筋張力 T，関節角度 α，前腕と手部の重量 W の関係から肘関節まわりに生じるモーメントを示している．肘関節から前腕と手部の合成重心位置，および肘関節屈筋の停止部までの距離をそれぞれ L，ℓ とすれば，図9から，重力による反時計回りのモーメント（肘関節伸展モーメント）は，

$$M = L \times W \sin\varphi = LW \sin\varphi \quad (1)$$

一方，筋張力 T による時計回りのモーメント（肘関節屈曲モーメント）は，

$$M' = \ell \times T \sin\theta = \ell T \sin\theta \quad (2)$$

となる．M と M' が等しいときは，肘関節まわりのモーメントが釣り合って関節運動は生じないため，肘関節屈筋は等尺性収縮（isometric contraction）を行っている．このとき，

$$T = \frac{LW}{\ell} \cdot \frac{\sin\varphi}{\sin\theta} \quad (3)$$

である．ただし，上腕と前腕のなす角度 α の変化に伴い，φ も θ も変化するため T の大きさは変化

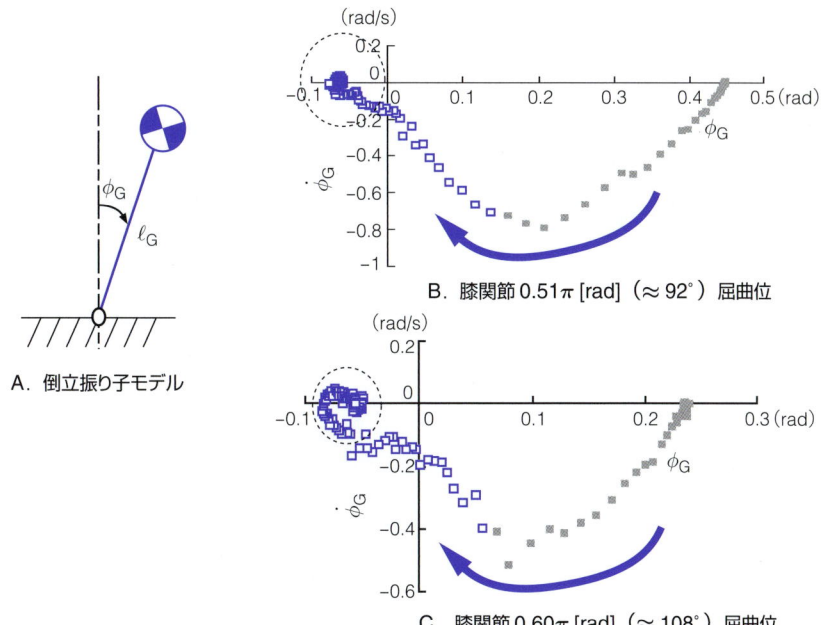

図8 椅子からの立ち上がり動作の位相面解析

A：立ち上がり動作時の人体を床面と接する1関節と，時間とともに変化する関節から重心までの距離 ℓ_G につけた重心で構成される倒立振り子モデル．$\dot{\phi}_G$ は ϕ_G の一階時間微分 $\frac{d\phi_G}{dt}$ を示す．B は膝関節 92°屈曲位で，C は膝関節 108°屈曲位で動作開始．図中の紫矢印は時間の進行を示す．膝を大きめに屈曲した条件では最終直立位姿勢での姿勢収束が遅れ，不安定性が増す（破線の円で囲まれた部分の比較）．

〔Shinkoda, K., et al.: Phase plane analysis of the sit-to-stand movement from a chair. *JSME Int. J. Ser. C.*, 43:934–940, 2000 より改変〕

し，前腕水平位のときに最大となる．

肘関節が屈曲するとき，あるいは徐々に伸展するときはそれぞれ，

$$T > \frac{LW}{\ell} \cdot \frac{\sin\varphi}{\sin\theta} \quad (4)$$

$$T < \frac{LW}{\ell} \cdot \frac{\sin\varphi}{\sin\theta} \quad (5)$$

の条件のもとで，肘関節屈筋は求心性収縮（concentric contraction），遠心性収縮（eccentric contraction）の各筋収縮様式によって収縮する．

2 床反力

床反力は，文字どおり動作中に人が床を踏む力に対し，床面が押し返す反力であり，大きさと向きをもつベクトルである．床反力計（force plate,

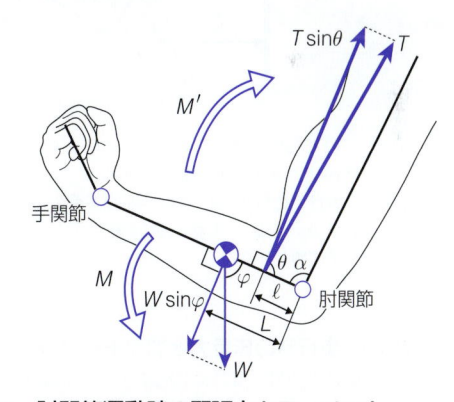

図9 肘関節運動時の緊張力とモーメント

W：前腕＋手部の合成重量のベクトル，●：前腕＋手部の合成重心位置，φ：ベクトル W と前腕のなす角，θ：肘関節屈筋の張力 T を示すベクトルと前腕のなす角，α：上腕と前腕のなす角．重力による肘関節まわりのモーメント M は，反時計回りに $M = L \times W\sin\varphi$ である．一方，肘関節屈筋の張力 T により，時計回りのモーメント $M' = \ell \times T\sin\theta$ が産生される．肘関節を角度 α の屈曲位で保つとき，肘関節屈筋は等尺性収縮を行い，$M = M'$ により，$T = \frac{LW}{\ell} \cdot \frac{\sin\varphi}{\sin\theta}$ となる．$M > M'$ であれば，肘関節屈筋は遠心性収縮，$M < M'$ であれば求心性収縮の収縮様式で，肘関節はそれぞれ伸展運動，屈曲運動を行っている．

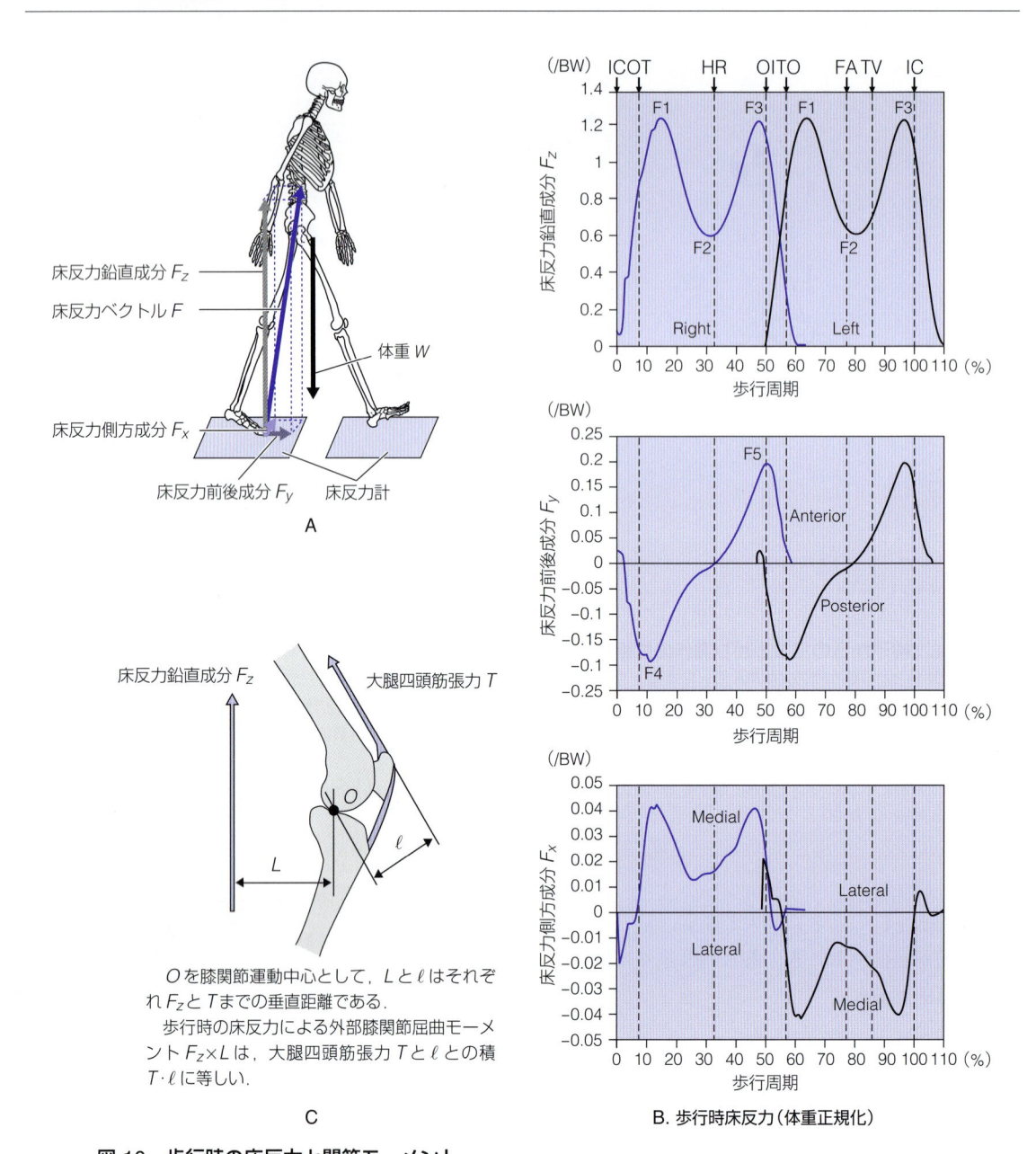

図 10 歩行時の床反力と関節モーメント

IC：初期接地，OT：反対側爪先離地，HR：踵離地，OI：反対側初期接地，TO：爪先離地，FA：足部隣接，TV：脛骨鉛直位，BW：body weight（体重）
〔Levine, D., et al.: Whittle's Gait Analysis. 5th ed., pp.22, 24, 49, Churchill Livingstone, 2012 より改変〕

force platform）により測定が可能である．歩行では**図10A**のように，床反力 F は床面と角度をもって作用し，鉛直成分 F_z，側方成分 F_x，前後方向 F_y の3つの成分に分けられる[2]．**図10B**には正常歩行における3次元床反力〔鉛直成分（F_z），前後成分（F_y），側方成分（F_x）〕が示されている．右下肢でいえば F_z は F1，F3 のピークをもち，これらは身体重心の上向き加速度が大きくなっていることを説明している．これらのほぼ1/2の時間に F2 の谷となる部分がみられ，ここは身体重心

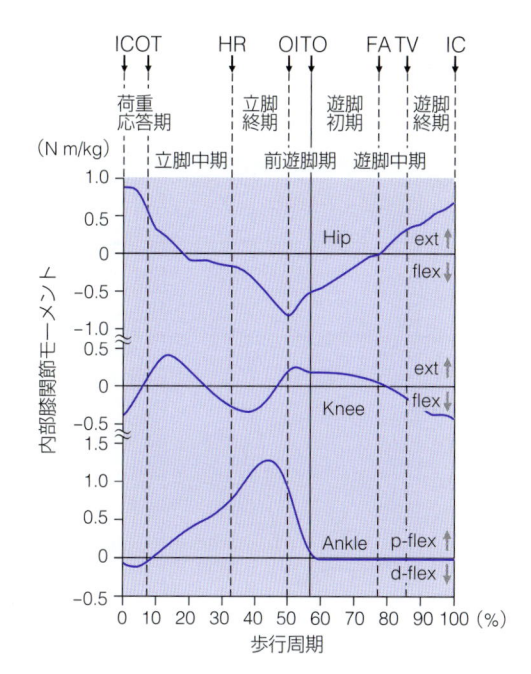

図11 正常歩行における関節モーメント
各略語は図10と同様.
〔Levine, D., et al.: Whittle's Gait Analysis. 5th ed., p.37, Churchill Livingstone, 2012 より改変〕

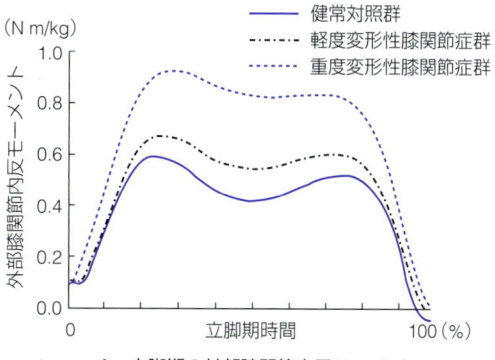

図12 変形性膝関節症の歩行時外部膝関節内反モーメント
B：網掛け部分は単脚支持期の時刻 t と時刻 $(t+\Delta t)$ 間床反力鉛直成分と微少時間 Δt の積の総和，すなわち積分値を示している．外部膝関節モーメントで (+) は内反モーメント，(−) は外反モーメントを表す．
〔A：広島国際大学木藤伸宏先生提供. B：Kito, N., et al.: Contribution of knee adduction moment impulse to pain and disability in Japanese women with medial knee osteoarthritis. Clin. Biomech., 25:914–919, 2010 より改変〕

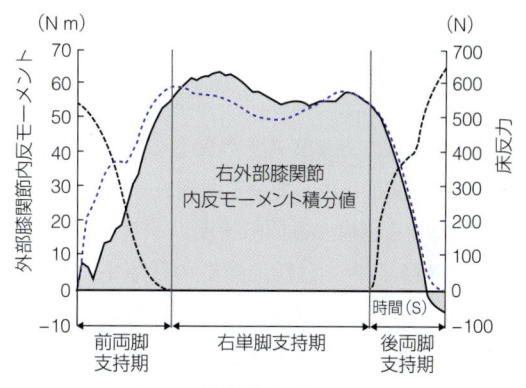

が最も上昇したときに相当する．F_y は負の制動要素にあたるピーク F4 と推進要素（正）にあたる F5 があるが，下肢に麻痺を有する例では F5 は低くなる．F_x は側方成分のため，波形はほぼ反対の形状となる．

3 動作時関節モーメント

動作時の関節モーメントは図10Bで示す．この膝関節角度を維持するには内部膝関節伸展モーメント，すなわち大腿四頭筋張力 T と ℓ との積 $T \cdot \ell$ は，外部膝関節屈曲モーメント $F_z \cdot L$ と等しくなるように，膝関節伸展筋の収縮による張力 T が必要となる．図11には正常歩行の下肢における内部関節モーメントを体重で正規化したものを示した[2]．図11により，各下肢関節に生じる関節モーメントの概要を把握できる．立位を維持しながら行う動作で，矢状面における下肢の各関節に生じる関節モーメントの総和を**支持モーメント**といい[13]，ある関節の機能に問題が生じると，支持モーメントの補償のためにほかの関節の支持モーメントに関与する割合が高くなる．

関節モーメントの大小でその関節への負担は理解できるが，瞬間的な値である最大値のような動作時の特性のみでは，その疾患の特徴は明らかにできない．図12A，Bは，変形性膝関節症（膝OA）患者のそれぞれ外部膝関節内反モーメントとその

積分値を示している[14]．疾患の特徴から瞬間的な値であるモーメントのピーク値出現時には疼痛が強くなることが察せられるが，実際の関節へのストレスは膝関節内反モーメントの総量である．その総量が図12Bにモーメントの積分値，すなわち力積として表されている[14]．膝OA患者では，モーメントの積分は疼痛，こわばり，歩行スピードとの関連が示されている[14]．

4 関節パワー

さまざまな動作で，エネルギーがどの程度使われているか，また，エネルギーが効率よく運動に変換されるかは，セラピストの関心の高いところである．ある関節に生じている関節モーメント（M）と関節運動を構成する回転速度，すなわち角速度（ω）との積 $M \cdot \omega$ は関節運動の仕事率，すなわち関節パワー（モーメントパワーともいう；joint power）である．図13は図7をもとに正常歩行時の下肢関節の関節パワーを示したものである[2]．$M \cdot \omega$ は正負どちらかの符号をもつことがわかる．このため，関節パワーを観察することにより，関節パワーの値が正のときは，その関節は求心性筋収縮によって，負のときは遠心性収縮によって運動がなされていることを意味する．関節パワーは，動作時のエネルギーの流れを把握する目的でも応用される[15]．

D パラメータの論点要素の取り扱い

本項では運動学的パラメータと運動力学的パラメータについて記述した．前者は力の概念を含めずに，後者は力の概念を入れて運動を論じるとした．振り返ってみると，重心の移動距離を観察し，移動距離を一階時間微分にて速度を，二階微分にて加速度が求められるとしたが，運動方程式

$$F = m\alpha$$

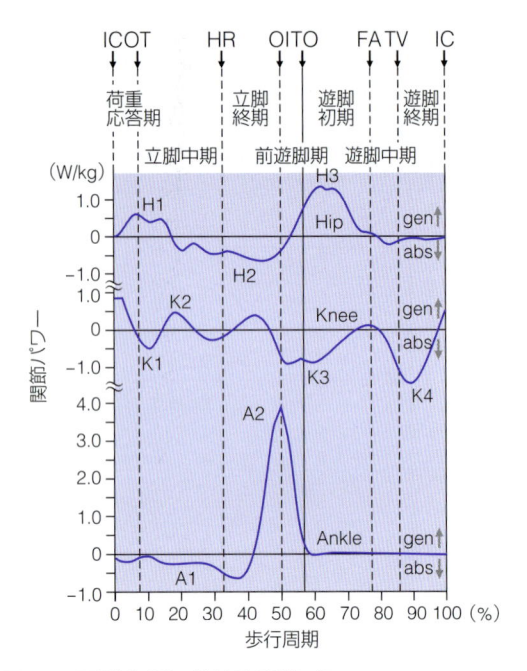

図13 正常歩行における関節パワー
各略語は図10と同様．
〔Levine, D., et al.: Whittle's Gait Analysis. 5th ed., p.38, Churchill Livingstone, 2012 より改変〕

で求めた加速度 α は，力 F をもとにして算出される．したがって，求めようとするパラメータの算出過程では運動学的パラメータを用いながらも求めるものは運動力学的要素をもつこともある．このため，パラメータを扱うときには，どちらの要素に重点をおいて論じるかを考慮する必要がある．

●引用文献

1) Smidt, G.: Biomechanics and physical therapy. *Phys. Ther.*, 64:1807–1809, 1984.
2) Levine, D., et al.: Whittle's Gait Analysis. 5th ed., pp.22, 24, 33, 36–38, 49, Churchill Livingstone, 2012.
3) Sekiya, N., et al.: Reproducibility of the walking patterns of normal young adults: test-retest reliability of the walk ratio (step/-length/step-rate). *Gait Posture*, 7:225–227, 1998.
4) Murray, M.P., et al.: Walking patterns of men with parkinsonism. *Am. J. Phys. Med.*, 278–279, 1978.
5) Kerr, A., et al.: Defining phases for the sit-to-walk movement. *Clin. Biomech.*, 19:385–390, 2004.
6) Bernardi, M., et al.: Determinants of sit-to-stand capability in the motor impaired elderly. *J. Electromyogr.*

Kinesiol., 14:401–410, 2004.
7) Toupet, M., et al.: Vestibular patients and aging subjects lose use of visual input and expend more energy in static postural control. In: Vellas, B., et al. (eds): Balance and gait disorders in the elderly, pp.183–198, Elsevier, 1992.
8) Shumway-Cook, A., et al.: The effects of two types of cognitive tasks on postural stability in older adults with and without a history of falls. *J. Gerontol.*, 52A:M232–M240, 1997.
9) Wolfson, L., et al.: A dynamic posturography study of balance in healthy elderly. *Neurology*, 42:2069–2075, 1992.
10) Horak, F.B., et al.: Postural inflexibility in parkinsonian subjects. *J. Neurol. Sci.*, 111:46–58, 1992.
11) Shinkoda, K., et al.: A task-oriented approach to distinguishing fallers from non-fallers with hemiplegia after stroke: measures derived from the center of pressure of while holding an object in a standing position. *J. Jp. Accid. Med. Assoc.*, 47:30–38, 1999.
12) Shinkoda, K., et al.: Phase plane analysis of the sit-to-stand movement from a chair. *JSME Int. J. Ser. C.*, 43:934–940, 2000.
13) Winter, D.A.: Overall principle of lower limb support during stance phase of gait. *J. Biomech.*, 13:923–927, 1980.
14) Kito, N., et al.: Contribution of knee adduction moment impulse to pain and disability in Japanese women with medial knee osteoarthritis. *Clin. Biomech.*, 25:914–919, 2010.
15) Anan, M., et al.: The clarification of the strategy during sit-to-stand motion from the standpoint of mechanical energy transfer. *J. Phys. Ther. Sci.*, 24:231–236, 2012.

IV 筋活動

■学習目標
- 運動の力源としての筋活動を理解する．さらに筋収縮の様式が筋電図に現れることを理解する．
- 諸動作のなかで現れる協調した筋収縮（相反神経メカニズムを含む）を理解する．
- 筋活動を，量的評価だけでなく，動作分析の一手法として記述する手法を理解する．

身体の運動は神経系からの指令が筋に伝わり，筋が収縮することによって発現する．したがって，運動の分析には筋活動の評価が大切である．視診や触診で筋活動を評価することに加えて，筋電図を計測することでより客観的に筋活動を評価できる．表面筋電図は計測方法が容易であるため，臨床的にも導入しやすい．しかし，表面筋電図には電極の位置関係，増幅器の特性などさまざまな要因が影響し，簡便であるがゆえに誤用の危険性もまた大きくなる．今後，表面筋電図を適切に使用，解釈し，理学療法における運動/動作分析の一手段として効力を発揮することが期待される．

A 身体運動と筋活動

スポーツ選手の走，跳，投，打などの動きから日常ごくありふれた動作まで，すべての運動は骨格筋の収縮によって実現される．運動を分析する手法としては，重心の動きや関節角度の変化など目に見える事象を**運動学的**に評価する方法と，さらに目では見ることのできない力に関する情報を加え**運動力学的**に評価する方法がある．これらの方法は筋活動の結果生じた運動を分析するものであり，ある程度筋活動を推測することが可能であるが，運動にかかわる個々の筋活動の把握には限界がある．

筋活動を評価する最も簡便な方法は視覚的に筋収縮を確認することである．上腕二頭筋の力こぶに代表されるように一部の筋では体表面上から視覚的に確認することができる．また，体表面上から視覚的に筋収縮が確認しにくい筋では触知することにより筋収縮を確認できる．視覚的，触覚的に筋収縮を評価する方法は徒手筋力検査法でも用いられている．しかしながら，これらの方法は比較的簡単な運動でのみ筋収縮を確認することができ，多くの筋群が関与する複雑かつ連続する運動時には困難である．さらに，筋収縮の程度を客観的に評価することは難しい．そこで，筋活動を評価する方法として，筋が収縮する際に発生する活動電位を，皮膚上に貼付した表面電極より記録する**表面筋電図**が一般的に用いられる．筋電図から関節の動きやトルクを推定する試みもなされてはいるが，限界があることも事実であり，理想的には運動学的/運動力学的分析と同時に筋活動を分析することが望ましい．

図1に異なる負荷で肩関節外転運動を行った際の運動の様子と筋電図を示す．Aと比較して，Bでは肩甲骨が挙上しており，Cではさらに体幹が側屈しながら肩関節の外転運動を行っている．このことから，Aでは三角筋，Bでは三角筋と肩甲骨挙上にかかわる僧帽筋，Cでは三角筋，僧帽筋，体幹側屈にかかわる腹斜筋が活動していることが推測できる．このように動作を視覚的にとらえ，筋活動を推測することが動作分析の基本である．さ

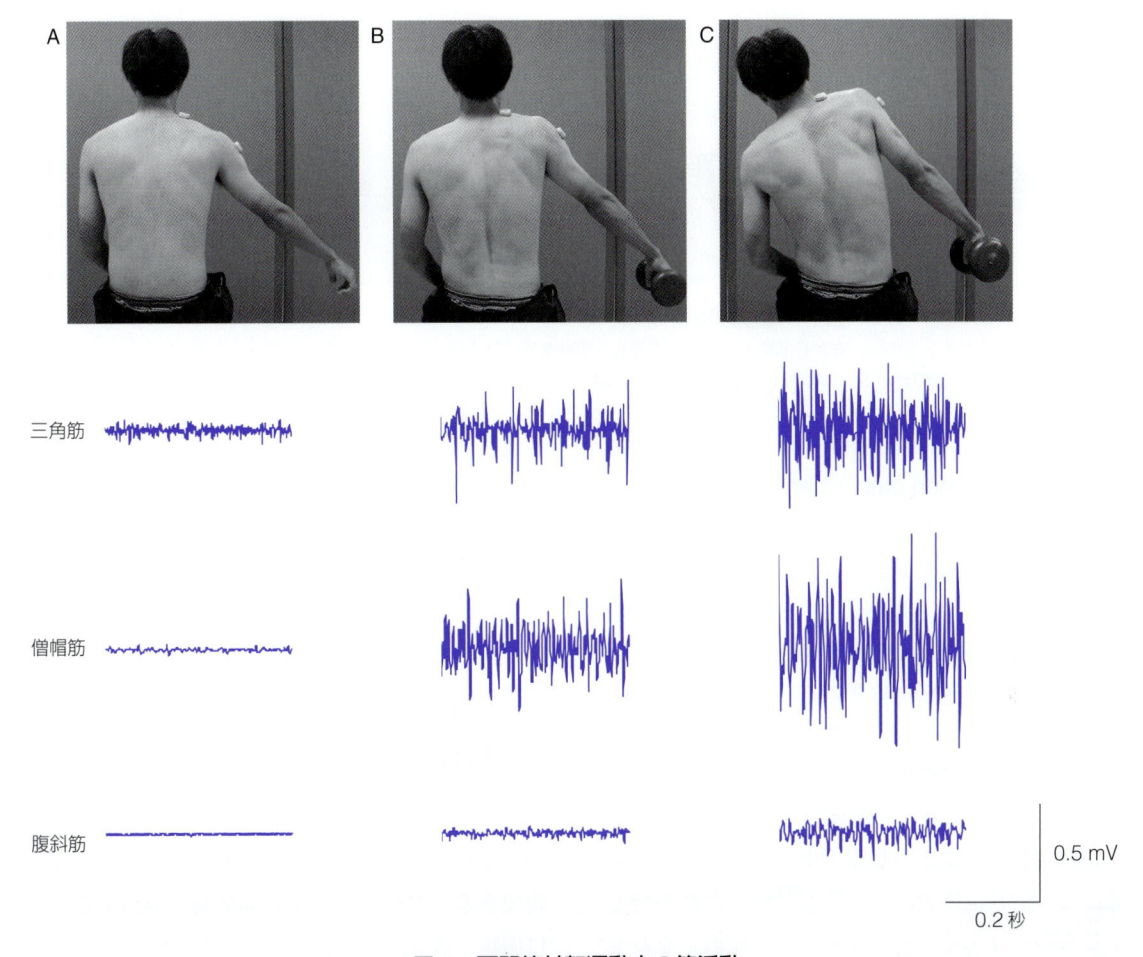

図1　肩関節外転運動中の筋活動

らに，推測した筋の収縮を視覚的，触覚的に確認するか，筋電図を用いて評価する．筋電図上ではA→B→Cと負荷量が増大するにつれ，三角筋の筋電図の振幅が大きくなっていることがわかる．また，Aではわずかに僧帽筋が活動していることが筋電図から確認できる．Bでは三角筋と僧帽筋が活動し，わずかに腹斜筋が活動している．Cでは三角筋，僧帽筋，腹斜筋の活動が認められる．

このように筋電図を用いることで，ある運動の際にどの筋がどの程度活動しているかを客観的に評価できる．一般に理学療法の場面では，視診や触診により正常と異なる動きやその原因となる筋活動などを評価する．このような視診や触診で行われる運動分析と同時に，表面筋電図を計測する ことで，動きに関与する多数の筋群の活動をより客観的に評価することができる．

B 筋活動電位の発生

前述したように筋電図は筋収縮に伴って骨格筋線維に発生する活動電位を電気的信号として記録したものである．骨格筋の活動電位の発生，筋の収縮は大きくとらえると次の一連の過程によって生じる．随意運動では大脳皮質運動野をはじめとした脳領域から遠心性下行路を伝わる刺激により，また反射運動では筋，腱，皮膚などに存在する感覚受容器からの刺激が求心性に伝わることにより，脊髄に存在する運動神経細胞（α運動ニューロン）が

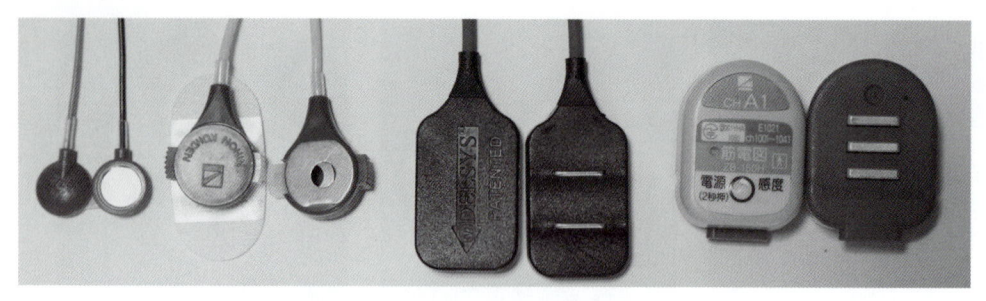

図2　電極の種類
左から皿電極，使い捨て電極，能動電極，ワイヤレス電極を示す．

興奮・発火する．このα運動ニューロンは**最終共通路**（final common path）と呼ばれ，中枢や末梢からの情報すべてが最終的に収束，統合され，α運動ニューロンの発火が調節される．α運動ニューロンから発せられる電気信号（神経インパルス）は運動神経線維を伝わり神経筋接合部に到達し，神経終末から神経伝達物質であるアセチルコリンが放出される．アセチルコリンは筋線維束にある受容体（終板）に作用し，細胞膜のイオン透過性を変化させ，筋線維の活動電位が発生し，興奮収縮連関により筋線維の収縮が生じる．筋電図の起源はこの活動電位であり，筋が収縮した結果発生するものではなく，筋を収縮させる原因となるものである．1個のα運動ニューロンは数個〜数千個の筋線維を支配し，これらを合わせて**運動単位**（motor unit），または**神経筋単位**（neuromuscular unit）という．同一運動単位の筋線維群の活動電位の総和が**運動単位活動電位**（motor unit action potential）であり，多数の運動単位活動電位が皮膚上に設置された表面電極より導出され，時間的・空間的に重ね合わされた複合電位（干渉波）として記録されたものが**表面筋電図**である．

C 筋電図の記録方法

筋電図の記録に必要な最低限の構成としては，電極，増幅器，記録器となる．すなわち筋の活動電位をセンサー（電極）によって導出し，微弱な活動電位を増幅し，なんらかの形で記録するという流れである．

1 電極の選択

筋の活動電位を導出するためには種々の方法があり，その目的と特徴から，表面電極，ワイヤー電極，針電極の3種類に分類できる．

a. 表面電極

表面電極は目的とする1つの筋に皮膚上から電極を貼付するだけであり，痛みを伴わず容易に測定できる．しかし，深部の筋活動を導出することは困難であり，小さな筋の場合，他の筋に発生した活動電位の混入（クロストーク）が生じやすい．表面電極にはいくつかの種類があるが，皿電極と使い捨て用電極が一般的である（図2）．これらの受動電極は，皮膚と電極間の接触抵抗の違いに起因するアーチファクト（雑音）の発生を防ぐため，電極を貼付する前に皮脂や汚れを落とし，電極と皮膚間の接触抵抗をできるかぎり下げる必要がある．一方，能動電極は電極側で皮膚に近いインピーダンスを電気的につくり，また，バッファーアンプを内蔵しており，接触抵抗の違いやリード線の揺れに起因するアーチファクトが発生しにくい．また，最近ではリード線のないワイヤレス型の電極も開発されている．

b. ワイヤー電極

表面電極での計測が困難である深部の筋や小さ

な筋を対象とする場合に適している．ある程度の動的運動時にも計測が可能であるが，モーションアーチファクトなどのノイズが混入しやすい．ワイヤー電極自体は約 50 μm と非常に細く，髪の毛のような太さとやわらかさであるが，筋肉内への刺入は注射針を利用し，侵襲的である．

c. 針電極

運動単位電位の計測に適しており，各種神経疾患の検査によく用いられる．筋収縮に伴う運動単位電位を分析することで，運動単位の動員（recruitment）と単一運動単位の発火頻度（rate coding）を検討することも可能である．ワイヤー電極と同様に侵襲的であり，また，同時に複数の筋を検査することや動的運動時の記録はできない．

2　増幅器

筋で発生した活動電位は皮下組織を伝導する間に 1,000 分の 1 以下に減衰し，皮膚上で得られる筋活動電位は数 μV〜数 mV と微弱であり，記録するために増幅器が必要である．筋活動電位は筋組織から表面電極，さらに電極導線を経て増幅器の入力部に到達する．電位差は皮膚と表面電極間と増幅器の入力部の 2 点で発生する．皮膚と電極の接触抵抗の影響を少なくするためには，増幅器の入力インピーダンスをできるだけ高くする．現在市販されている増幅器では 100 MΩ 以上の入力インピーダンスをもつものがほとんどである．また，増幅する際には筋電図を構成する周波数成分（2 Hz〜2 kHz）のみを増幅し，できるかぎり不必要な信号の増幅を防ぐ必要がある．この対策として，差動増幅器が用いられている．差動増幅器では，2 つの電極間に発生する電位差だけを増幅し，2 つの電極に同位相で混入する信号を増幅しない仕組みとなっている．ただし，差動増幅器を使用しても完全に筋電図信号以外の雑音の混入を防ぐことはできない．このような雑音を除去する方法の 1 つがフィルターであり，増幅器には不必要な周波数帯域を除去する高域，低域フィルターが備えられている．また，筋電図信号をコンピュータに記録したあとにデジタルフィルター処理を行うことも可能である．

3　記録部

以前はオシロスコープに表示された筋電図を写真で記録するか，ペンレコーダで記録紙に描画したのち，ノギスなどで計測していたが，現在はコンピュータに記録することが一般的である．増幅器で増幅した筋電位信号はアナログ信号であり，デジタル信号に変換したのち，コンピュータに取り込む．この場合，観察したい周波数の上限の 2 倍以上のサンプリング周波数が必要である．表面筋電図であれば，できれば 2 kHz 以上，少なくとも 1 kHz 以上に設定しておく．

D 表面筋電図の測定手順

1　電極の貼付位置の決定

a. 被検筋の決定

まず，どの筋に電極を貼付するかを決定する．検討したい動き，動作に関与する筋群の関係を明確にしたうえで選択する．被検筋が少なければ少ないほど，測定や結果の解釈が容易である．しかしながら，全身運動の場合では，局所に絞り込みすぎると，その他の身体部位の特徴的な筋活動を見逃す危険性が高まる．また，1 つの筋だけに焦点を当てると，共同筋の関与の仕方などを見過ごすことになる．したがって，目的に応じて適宜被検筋を選択することが重要である．

b. 導出方法

筋線維の走行に沿って，目的とする筋に電極を貼付するが，表面電極を用いる場合には単極誘導法と双極誘導法の 2 種類の導出方法がある．

単極誘導法は目的とする筋の筋腹に1つの導出電極を貼付し，もう1つの基準電極を耳朶や腱，骨上に貼付する導出方法である．この場合，基準電極と導出電極間の電位差を増幅するため，導出電極付近の活動電位以外の電位も増幅してしまい，アーチファクトやクロストークの影響を受けやすく，動作筋電図としては不適切である．

双極誘導法は2個の導出電極を筋腹に貼付する導出方法であり，動作筋電図では一般的である．この場合，基準電位を引いた2つの電極間の電位差を増幅するため，2つの電極に共通して影響する活動電位以外のアーチファクトやクロストークの影響を防ぐことができる．さらに，3つ以上の電極（多点電極）を用いて，導出電極の周囲に複数の基準電極を配置することで，導出範囲をより狭くし，クロストークを最小に抑える方法が提案されている．

c. 電極の貼付部位

電極の貼付位置は一般的に筋腹近辺である．しかしながら，筋腹近辺には神経筋接合部が密集している神経支配帯が存在していることが多い．活動電位は神経筋接合部から筋線維の末端に向かって両側に伝搬する．したがって，神経支配帯を挟むように2つの電極を貼付すると，活動電位が相殺され，見かけ上活動電位がほとんど記録されない．

図3は多点電極（電極間隔10 mm，16個）を上腕二頭筋に貼付し，筋収縮を行った際の筋電図を記録したものである．第7波形は他の波形と比較して振幅が極端に小さく，この波形を起点に一定の時間差で両方向に活動電位が伝搬していることがわかる．すなわち，第7波形は神経筋接合部（神経支配帯）上で記録した筋電図である．理想的な電極貼付位置は神経筋接合部と筋腱移行部の間に電極を貼付することである．しかしながら，神経支配帯を明確に把握するためには，多点電極を用いて同定するか，電気刺激により運動点を同定するか，神経筋接合部は皮膚抵抗値が低いので皮膚抵抗を調べ同定する必要があり，実際には同定

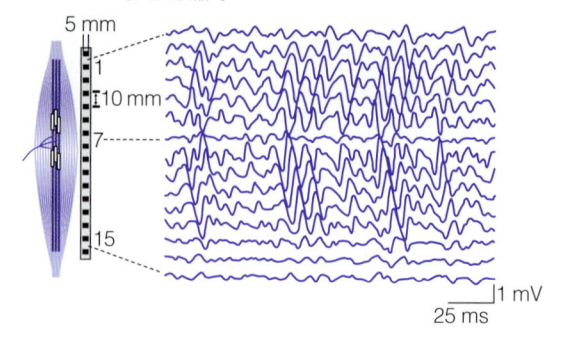

図3　多点電極で記録した筋電図
〔Merletti, R., et al.: Surface electromyography for noninvasive characterization of muscle. *Exer. Sport Sci. Rev.*, 29:20-25, 2001 より一部改変〕

できないことも多い．したがって，基本的には筋腹に2つの電極を貼付し，事前に神経筋接合部の位置が判明している場合や筋腹で次の確認作業で問題がある場合には筋腹付近をはずして貼付する．電極を貼付したあと，筋出力の増大とともに筋電位振幅が増大し，安静時と最大筋出力時の筋電位の振幅の差が十分あることを確認し，電極の貼付部位を決定する．

また，関節角度が変化するような動的収縮の場合，筋収縮により皮膚上に貼付した電極と神経筋接合部の相対的位置関係が変化するため，特に注意が必要である．

d. 電極間距離

一般に表面電極の場合，電極間距離が長いほど電位導出の範囲が大きくなり，より多くの運動単位の活動を反映するが，逆に目的とする筋以外の筋活動電位を記録するクロストークの影響を受けやすくなる．電極の大きさも同様であり，大きいほど皮膚との接触抵抗が小さくなるが，電極間を大きくした場合と同様の影響を受ける．電極間距離，電極の大きさは目的に応じて適宜選択する．個々の筋活動を正確に把握したい場合には，できるかぎり電極間距離，電極を小さくする．一般的には1～2 cm程度がよく用いられる．逆に全体的

な筋活動状態を把握したい場合には大きめにすることもある．

2　皮膚の処理

　電極と皮膚面をしっかり接触させるために，電極の貼付部位の体毛は可能なかぎり剃毛する．次に皮膚の汚れや皮脂を落とすため，アルコールで貼付部位をこすり，皮膚前処理剤やサンドペーパーなどを用いて，皮膚の角質を削り，皮膚抵抗を落とす．皮膚抵抗が大きいと，ノイズが混入しやすくなる．

3　電極の貼付・固定

　皿電極を用いる場合，電極のり（ペースト）を適量注入し貼付する．電極の固定にはテープを用いる．リード線の揺れを防ぐため，テープで固定し，複数のリード線は束ねる．さらに，固定が必要であれば，アンダーラップを巻くこともある．ワイヤレス電極ではリード線がないため電極の貼付・固定が簡便である．

4　フィルターの設定，アーチファクトの確認

　表面筋電図の周波数成分は 5〜500 Hz の周波数成分が主であるため，一般に時定数 0.03 秒を用いて，5.3 Hz 以下の成分をカットして増幅する．一方，500 Hz 以上の高周波成分は皮下組織を通過する際の減衰が著明であるため，500 Hz で高域遮断フィルタをかけることが一般的である．さらに，動作時の電極リード線の揺れなどに起因するノイズ成分は 10〜30 Hz の周波数帯域であることが多く，20 Hz 程度で低域遮断フィルターをかけると，主な筋電成分を失うことなくモーションアーチファクトを除去することができる．

　また，筋電図に混入するもう1つの代表的な雑音は交流電源から発生する 50/60 Hz の交流雑音（ハム）があげられる．50/60 Hz 付近を選択的に除去するハム・フィルターがあるが，筋電位成分にも影響を与えるため，できるかぎり使用せず，交流雑音の原因を探索し対応することが望ましい．

E　表面筋電図の処理

　表面筋電図は上述のような手順で非侵襲的に比較的容易に導出することができる．生波形を観察することで，身体運動のどのタイミングで，どの筋が活動したかなどをとらえることができる．しかし，より定量的に評価するためには筋電図信号を処理する必要がある．筋電図より得られる情報は大きく時間領域と周波数領域の2つに分けられる．

1　時間領域

　時間領域での筋電図の解析は，身体運動中にどのタイミングで，どの筋が活動したかの定性的な評価に加え，どの程度の筋活動量であったかを定量的に評価することを目的し，下記のような処理を行う．

a．整流化

　筋電図の生波形（raw wave）（図 4A）は基線上を正と負の値を繰り返すため，負の部分を基線上に反転させる（絶対値化）必要がある．このような処理を整流化（rectification），整流化された波形を整流波（rectified wave）という．負の成分をすべて正の値に反転する全波整流が一般に用いられる（図 4B）．

b．平滑化（スムージング）

　全波整流した波形を滑らかにする処理を平滑化（スムージング）という．全波整流波形を 5〜20 Hz 程度で低域通過フィルターにかける．周波数を高くすれば全波整流に近い波形が得られ，周波数を小さくすればより滑らかな波形が得られる（図 4C）．また，移動平均を行うことでも同様の効果が得ら

d. 二乗平均平方根・実効値
（root mean square; RMS）

筋電図振幅値を二乗し，一定時間の平均値を算出し，その平方根をとった値である．平均整流値と演算過程が異なるもののほぼ同様の性質をもち，どちらを使っても大きな違いはない（図4F）．

e. 正規化

表面筋電図をARVまたはRMSなどで処理したとしても，筋電図の波形自体が表面電極の状態に大きく影響を受けるため，個人間での比較には波形振幅の正規化が必要である．一般的には等尺性最大随意収縮（maximal voluntary contraction; MVC）時の筋電位を100％とし，観察した筋電位を相対的に表現する．MVC時の筋電位はばらつきが大きいことから，最大下収縮時（50％や70％MVC）の筋電位を基準とすることもある．また，随意収縮が難しい場合，ある動作中の最大筋電位を基準とすることもある．たとえば，歩行であれば，歩行中の最大筋電位に対して正規化する．

動作筋電図は1回の計測では安定した再現性の高い波形が得られないこともあり，歩行やサイクリングなどの周期的な動作の場合，動作に合わせた整流波形を加算平均することがある．この過程で問題になるのが，動作にかかる時間，たとえば1歩行周期，遊脚期，立脚期などの時間が毎回異なることである．したがって，時間の正規化が必要であり，1歩行周期を100％とし，1歩行周期間に含まれるサンプリング（データ）数をそろえる方法が一般に用いられる．

2 周波数領域

筋電図信号のなかにどの周波数成分が，どの程度含まれているのかを調べるのが周波数解析である．周波数解析を行うことで，活動している筋線維タイプや運動単位の質的側面を解析することができる．高速フーリエ変換法（fast Fourier transform;

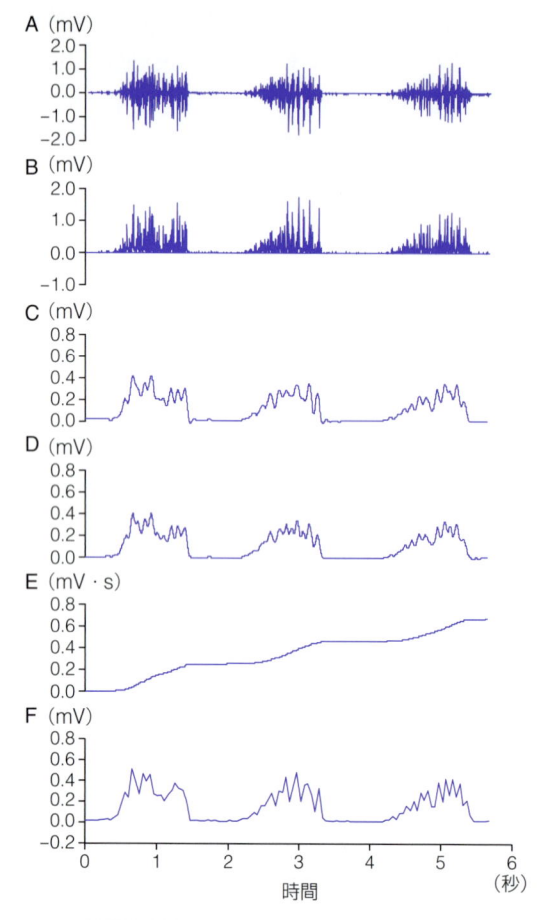

図4 筋電図波形の処理方法
A：生波形，B：整流波形，C：平滑化波形（10 Hzの低域通過フィルター処理），D：平滑化波形（101ポイントの移動平均），E：積分値，F：RMS値

れる（図4D）．

c. 平均整流値
（averaged rectified value; ARV）

全波整流波形の一定区間の積分値を求め，それを時間で除することによって平均整流値を得ることができる．対象とする区間を少しずつ時間的に移動させることにより，平滑化と同様の効果が得られる．時間で除す前の値が筋電図積分値である（図4E）．

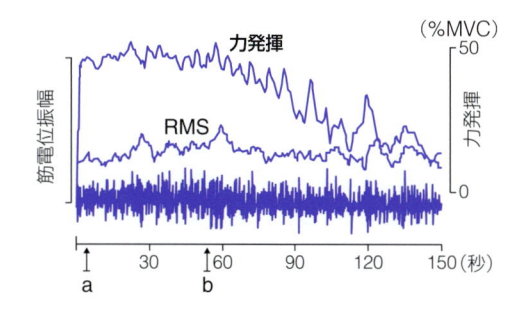

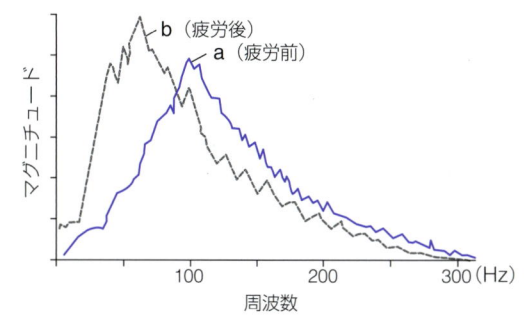

図5 筋疲労に伴う筋電図周波数解析
等尺性収縮の開始後しばらくは張力が維持されているが，その間RMS値は増大し，筋電図の周波数は徐波化がおこる（時間軸上aとbの比較）．
〔Basmajian, J.V., et al.: Muscle Alive. 5th ed., pp.201–222, Williams & Wilkins, 1985 より一部改変〕

FFT）がよく用いられるが，波形の定常状態を前提とした処理であるため，歩行時などの非定常状態の筋電図に対してはウェーブレット法が用いられる．周波数解析によって得られる指標としては，周波数成分の中央値，平均値である中央周波数，平均周波数が代表的である．周波数解析は筋疲労の検討によく用いられ，疲労時には筋電図波形の徐波化がおこり，低周波帯領域に中央周波数，平均周波数がシフトする（図5）．

F 随意運動の分析

1 筋電図を用いた運動制御機構の分析

運動は骨格筋の収縮によっておこり，筋収縮は脊髄の運動神経細胞の発火によって生じる．この脊髄運動神経細胞への入力源は，筋，腱，皮膚などに存在する感覚受容器からの求心路と，大脳皮質運動野をはじめとした脳領域からの遠心路に大別される．前者は反射運動であり，後者は随意運動である．

反射運動は，受容器に始まる興奮が意識と無関係に反射中枢で折り返され効果器にその効果が現れる運動であり，伸張反射がその代表例である．しかしながら，伸張反射を構成する神経回路は上位中枢からの制御を受けており，実際の運動は反射運動と随意運動の両者によって制御されている．

随意運動は，ある目的をもった意図のもとに行われる運動である．随意運動はその調節様式から，無意識的または自動的な運動と随意的な運動に分類できる．多くの運動は随意性と自動性が混合している．歩行を例にとると，通常われわれは意識することなく歩くことができ，自動的な運動といえる．しかし，歩行中に身体内外の環境が変化すると，速やかに意志の統制下に置かれ，随意的に制御される．また，立位で上肢を随意的に動かす際には身体のバランスを保持するための無意識下の姿勢制御が行われている．

このように筋活動は複雑な神経機構によって制御されており，筋電図には筋の活動だけでなく，その調節機構に関する情報も反映されている．したがって，中枢神経系の障害部位と照らし合わせて筋電図を評価することで，運動制御の神経機構を検討することも可能である．

2 単関節運動：さまざまな筋収縮様式

a. 筋の作用による分類

身体運動は多数の関節の動きで構成され，単一の関節運動はさまざまな筋収縮様式の組み合わせによって実現される．関節運動において，筋がどのように作用するかによって，**動筋**，**拮抗筋**，**共同筋**に大きく分類される．

動筋（agonist）は筋収縮によって関節運動をおこす筋であり，動筋は主動筋（prime mover）と補

助動筋（assistant mover）に分けられる．**拮抗筋**（**antagonist**）は動筋と逆の作用をもつ筋である．解剖学的には伸筋は屈筋の拮抗筋となる．**共同筋**（**synergist**）はある関節運動に関与する筋群を指す．**固定筋**（**fixator**）または**安定筋**（**stabilizer**）は，ある関節運動をおこすときにほかの関節を固定して支持性を与える筋である．

b. 関節運動による分類

筋収縮は関節運動の有無と運動方向と筋収縮の関係でいくつかに分類される．まず，筋収縮によって関節が動かない**静的収縮**（**static contraction**）と関節が動く**動的収縮**（**dynamic contraction**）に大別される．静的収縮は**等尺性収縮**（**isometric contraction**）ともいわれ，筋収縮力と外力が等しく筋の長さが一定である場合と，動筋と拮抗筋が同時収縮（co-contraction）することによって関節が動かない場合がある．動的収縮は動筋が収縮し，起始と停止が近づくように筋が短縮する方向に動く**求心性収縮**（**concentric contraction**）と起始と停止が離れるように筋が伸張する方向に動く**遠心性収縮**（**eccentric contraction**）に分類される．さらに，動的収縮は発揮張力が一定である**等張性収縮**（**isotonic contraction**）と運動速度が一定の**等速性収縮**（**isokinetic contraction**）に分類される．

c. 単関節運動の筋電図例

肘関節の屈曲運動を例にすると，上腕二頭筋が主動筋であり，外力と上腕二頭筋の発揮張力が釣り合うことで関節運動がおこらない等尺性収縮となる．一般に，等尺性収縮時の正規化した発揮張力と筋電位はほぼ直線的な関係をとる（**図6**）．肘関節の屈曲運動では上腕筋，腕橈骨筋，円回内筋がそれぞれ共同筋となる（**図7A**，図中には腕橈骨筋の筋電図計測例のみ示す）．また，肘屈曲の際に肩関節が動かないように保持する三角筋，大胸筋などが固定筋として作用する（**図7A**）．

上腕二頭筋の発揮張力が外力より大きくなると求心性収縮となり，外力より小さくなると遠心性

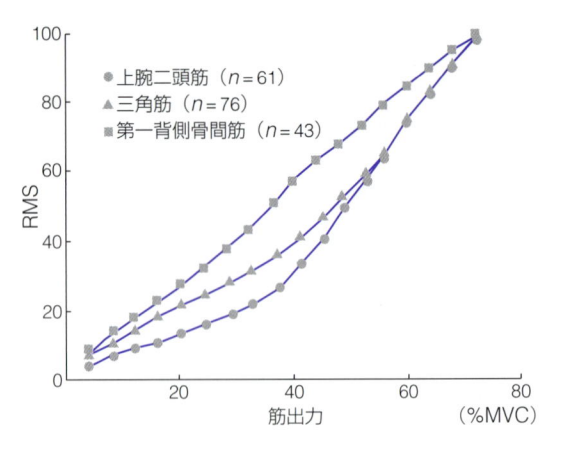

図6 等尺性収縮時の張力と筋電位の関係
〔Lawrence, J.H., et al.: Myoelectric signal versus force relationship in different human muscles. *J. Appl. Physiol.*, 54:1653-1659, 1983 より一部改変〕

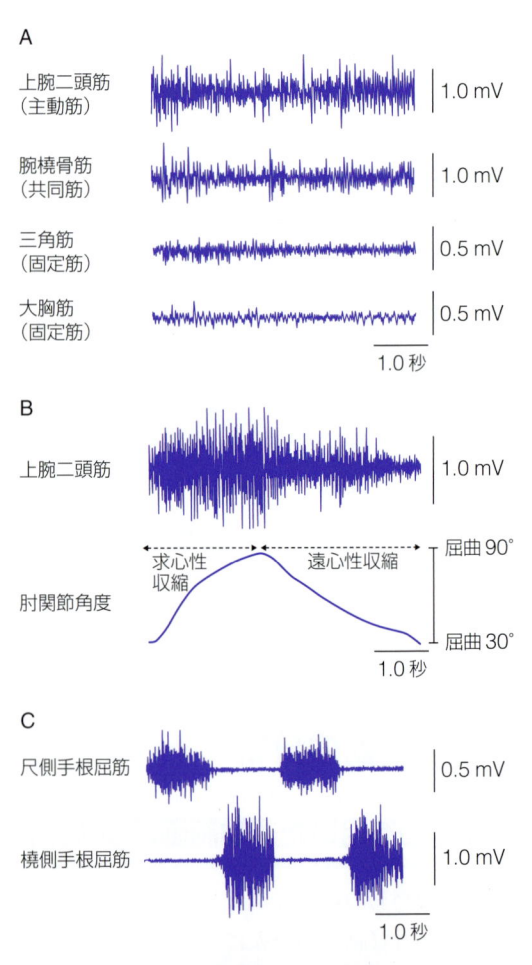

図7 単関節運動時の筋電図計測例

収縮がおこる．このときに外力が同じであれば，遠心性収縮時の筋電位は求心性収縮時より小さい（図7B）．ただし，最大発揮張力は遠心性収縮が求心性収縮より大きいため，最大発揮張力で正規化すれば，すなわち同じ相対負荷であれば，筋電位は同じになる．

　主動筋と拮抗筋の関係において重要な神経性調節機構が**相反抑制**である．主動筋の活動時には拮抗筋の活動が抑制される．手関節の掌背屈運動中に尺側手根屈筋と橈側手根伸筋が相反性に活動する（図7C）．この機構が十分に機能しないと，主動筋の収縮により拮抗筋が伸張され，筋伸張反射により拮抗筋が収縮し，目的とする運動を妨げることになる．

3　多関節運動：歩行

　われわれの日常生活動作は単一の関節運動で実現されることは少なく，ほとんどが多関節運動である．そのなかでも，歩行は骨盤・下肢のみに着目しても，腰仙関節と両側の股関節，膝関節，足関節など多くの関節が協調して動くことによって実現される．図8に筋電図で計測した歩行中の下肢筋活動を示す．さまざまな筋がそれぞれ歩行周期の特定の位相で活動し，複数の関節運動を制御し，歩行に必要とされる安定性と可動性を提供する．筋電図から得られる情報は歩行周期中の筋活動のタイミングと強度であり，適切に解釈することで，筋活動の機能的な役割を把握することができる．さらに，フットスイッチなどを用いて立脚期と遊脚期を把握することや関節運動を同時に計測することで，より詳細に筋活動を評価することができる．

a.　歩行中の主要な下肢筋活動

1）股関節（図8〜10）

　大殿筋は遊脚終期から遠心性に活動し始め，初期接地から股関節が伸展していく立脚期の初期に求心性に活動する．ハムストリングスは立脚初期

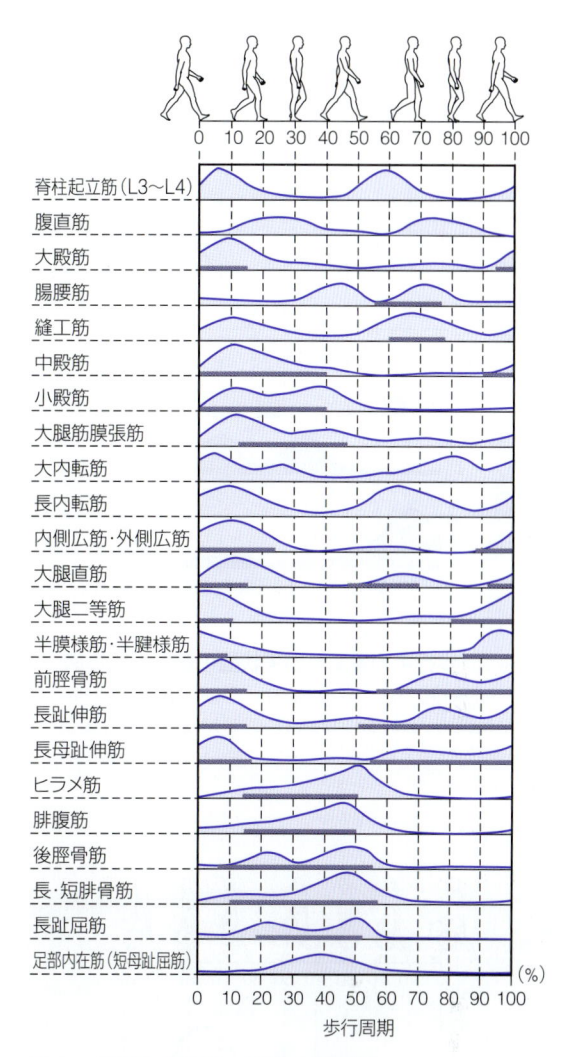

図8　歩行中の体幹・下肢の筋電図
〔Neumann, D.A.: Kinesiology of the musculoskeletal system. 2nd ed., pp.627–671, Mosby, 2010 より一部改変〕

に大殿筋を補助し，股関節を伸展し，下肢の崩れを防ぎ体重を支持する．腸腰筋は立脚終期から遠心性に活動し，遊脚初期に求心性に活動し，下肢の振り出しに作用する．大腿直筋は股関節屈筋として働き，腸腰筋を補助し，下肢の振り出しに作用する．

　中殿筋は立脚初期に遠心性に活動し，骨盤を水平位に維持する．小殿筋，大腿筋膜張筋も同様に骨盤を安定させる．内転筋は1歩行周期中に2回活動する．立脚初期では股関節伸筋・外転筋と共

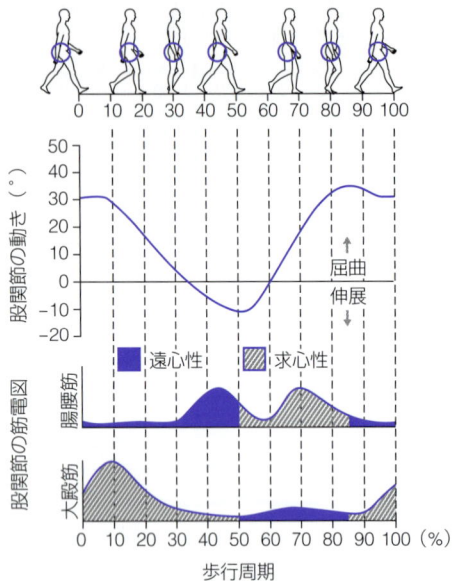

図9　歩行中の股関節の矢状面の運動と筋電図
〔Neumann, D.A.: Kinesiology of the musculoskeletal system. 2nd ed., pp.627–671, Mosby, 2010 より一部改変〕

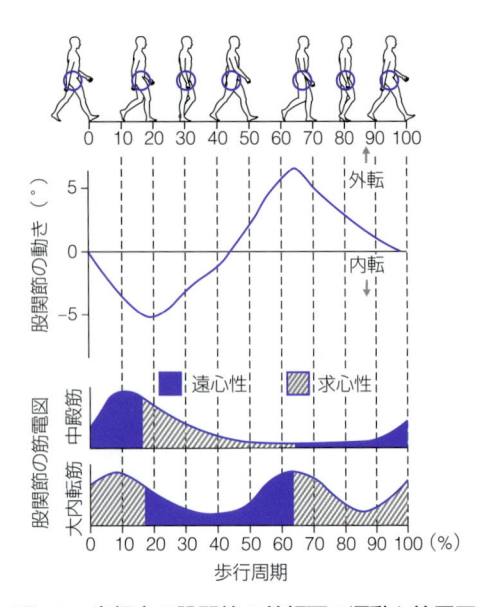

図10　歩行中の股関節の前額面の運動と筋電図
〔Neumann, D.A.: Kinesiology of the musculoskeletal system. 2nd ed., pp.627–671, Mosby, 2010 より一部改変〕

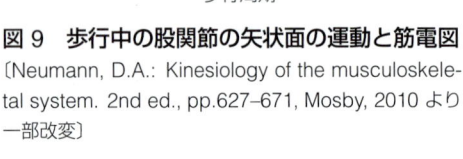

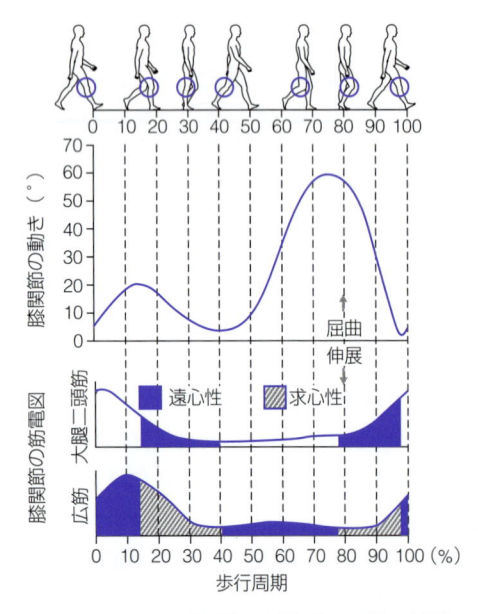

図11　歩行中の膝関節の矢状面の運動と筋電図
〔Lawrence, J.H., et al.: Myoelectric signal versus force relationship in different human muscles. *J. Appl. Physiol.*, 54:1653–1659, 1983 より一部改変〕

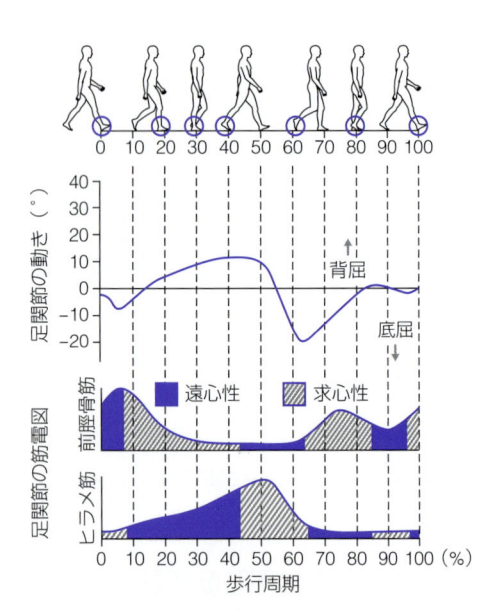

図12　歩行中の足関節の矢状面の運動と筋電図
〔Neumann, D.A.: Kinesiology of the musculoskeletal system. 2nd ed., pp.627–671, Mosby, 2010 より一部改変〕

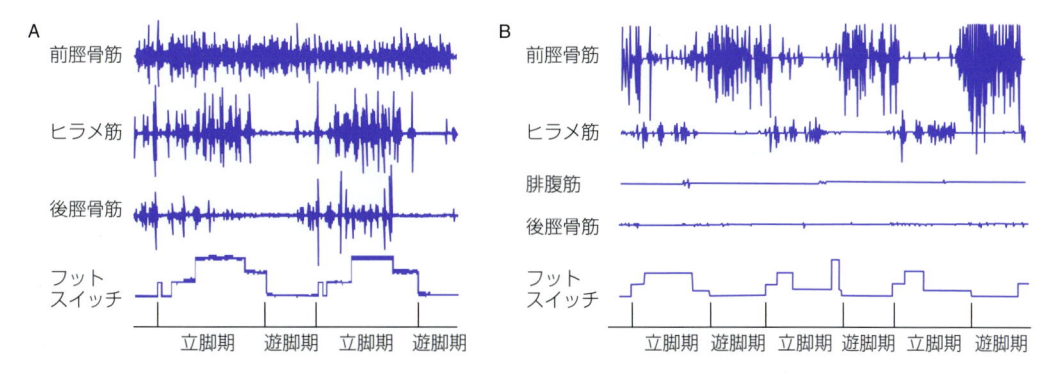

図13 歩行中の筋電図のタイミング異常（説明本文参照）
〔武田 功ほか：ペリー歩行分析. p.232, 医歯薬出版, 2007 より一部改変〕

同して股関節の安定化に寄与する．遊脚初期では股関節屈筋を補助し，股関節屈曲に作用する．

2）膝関節（図8, 11）

大腿四頭筋は足部接地に備えて，遊脚後期から活動し始め，立脚初期に遠心性に活動し，膝折れを防止する．ハムストリングスは遊脚終期に遠心性に活動し，下腿の振り出しに対してブレーキをかけるように作用し，立脚初期には股関節伸展を補助し，膝関節伸筋と同時収縮し，膝を安定させる．

3）足関節（図8, 12）

前脛骨筋は1歩行周期中に2回活動する．足部の接地時に遠心性に収縮し，足関節の底屈を制動し，足部の安定化に寄与する．また，遊脚期に足趾が床面に引っかからないように足関節を背屈させる．下腿三頭筋は足部接地から立脚期中期にかけて，遠心性に活動し，脛骨の足部上の前方移動（足関節背屈）を制動する．立脚中期から足趾離床にかけて，蹴り出しに作用し，身体の推進に寄与する．

b. 異常歩行の筋電図学的評価

神経筋系や筋骨格系の障害によって，正常から逸脱した異常歩行を呈する．一般に歩行分析では，歩行の観察から問題点を抽出し，考えられる原因を機能障害レベルで予測し，その予測を検証するために必要な検査（筋力検査，他動運動での筋緊張検査など）を行う．この一連の過程において，筋電図を用いることで筋活動に起因する問題点を客観的に評価することができる．異常歩行の解釈で重要な点は**筋活動のタイミングと相対的な強度**の2点である．

1）タイミングの異常

タイミングの異常は，① 早期開始（premature），② 延長（prolonged），③ 短縮（curtailed），④ 遅延（delayed），⑤ 欠如（absent），⑥ 持続（continuous），⑦ 期外（out of phase）の7種類に分類される．① 早期開始と② 延長は，正常歩行で活動する歩行周期以外においても筋活動が生じていることを意味する．③ 短縮，④ 遅延，⑤ 欠如は，必要とされる筋活動が生じていないことを意味する．⑥ 持続は常に異常な筋活動であるが，⑦ 期外は代償運動を示す場合があり，関節運動と関連づけて評価する必要がある．図13に内反足患者における筋活動のタイミング異常を呈する筋電図を示す．Aでは前脛骨筋の持続，ヒラメ筋の早期開始（立脚期ではなく遊脚終期から活動開始），後脛骨筋の短縮（立脚終期に活動が欠如）が認められる．Bでは前脛骨筋の活動が延長しており，ヒラメ筋の早期開始，腓腹筋，後脛骨筋の筋活動は欠如している．

2）相対的な強度の異常

筋活動の強度の異常は，① 過剰（excessive），② 不足（inadequate），③ 欠如（absent）の3種類に分類される．理想的には最大収縮時もしくは最大下収縮時の筋電位を基準とし，相対的に評価

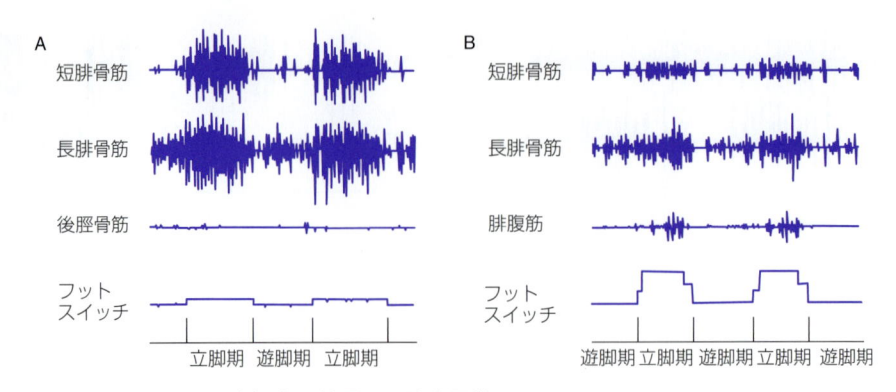

図14 歩行中の筋電図の強度異常（説明本文参照）
〔武田 功ほか：ペリー歩行分析. p.233, 医歯薬出版, 2007 より一部改変〕

することが望ましいが，随意運動が困難な場合は定量化ができない．また，歩行周期中の最大電位を基準とする方法についても，歩行中の筋活動が正常でない場合，適応が困難である．したがって，関節運動と関連づけて慎重に評価することが必要である．図14に強度の異常を呈する筋電図を示す．Aは内反尖足患者で，短腓骨筋と長腓骨筋の過剰な筋活動が認められ，後脛骨筋は筋活動が欠如している．Bは外反尖足患者で，腓腹筋の活動が不足しており，短腓骨筋，長腓骨筋は遊脚にクローヌス（間代）が認められる．

c. 脳卒中片麻痺患者における歩行中の筋電図例

脳卒中片麻痺患者における歩行時の筋電図の特徴として，① 特定の歩行周期で必要とされる筋活動の欠如・不足や② 筋活動の延長，③ 早期開始，などがあげられる．図15に健常者と脳卒中片麻痺患者の歩行中の筋電図を示す．健常者と比較して，脳卒中片麻痺患者の麻痺肢では，前脛骨筋は遊脚期から立脚期への移行時の筋活動が不足しており（図15C），大腿二頭筋と大腿直筋は立脚期の活動が延長しており（図15A，B），内側腓腹筋では立脚初期の活動が早期開始されている（図15D）．ただし，片麻痺患者では健常者と歩行の運動学的特性が異なり，個人差も大きいことから，歩行中の筋活動の定量的評価には限界がある．

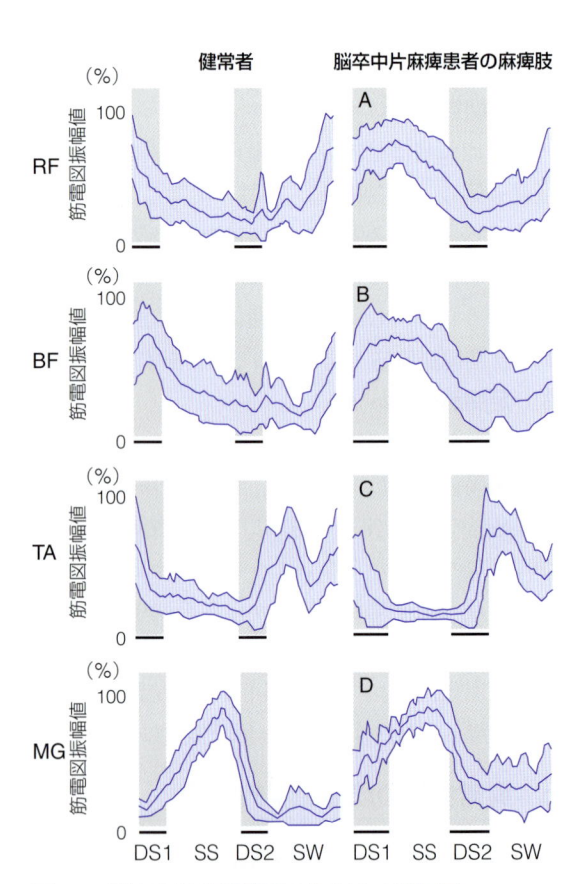

図15 脳卒中片麻痺患者の歩行中の筋電図
RF：大腿直筋，BF：大腿二頭筋，TA：前脛骨筋，MG：内側腓腹筋，DS1：第1両脚支持期，SS：片脚支持期，DS2：第2両脚支持期，SW：遊脚期，説明本文参照．
〔Den Otter, A.R., et al.: Abnormalities in the temporal patterning of lower extremity muscle activity in hemiparetic gait. Gait Posture, 25:342–352, 2007 より一部改変〕

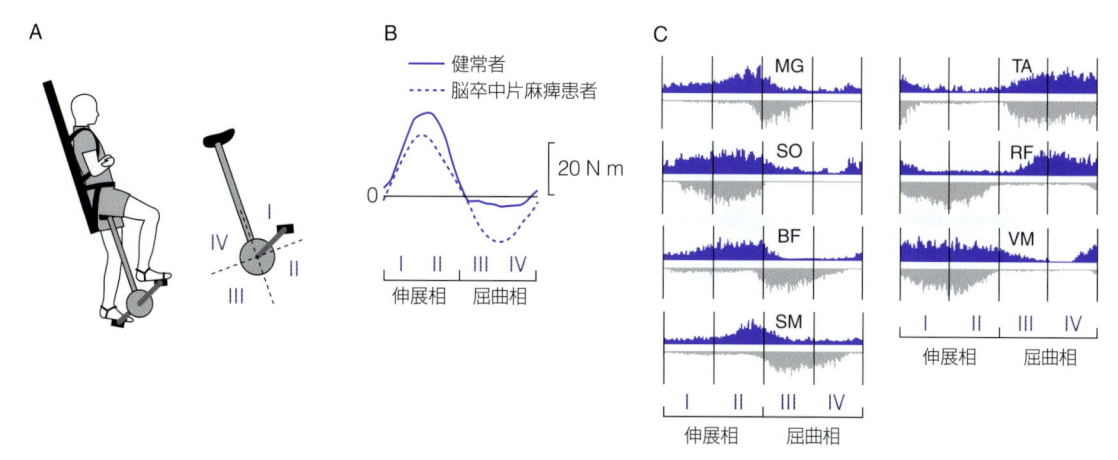

図 16 脳卒中片麻痺患者のペダリング運動中の筋電図
A：立位でのペダリング運動の模式図，B：クランク角に対する発揮トルク変化，C：ペダリング運動中の筋電図．
MG：内側腓腹筋，SO：ヒラメ筋，BF：大腿二頭筋，SM：半膜様筋，TA：前脛骨筋，RF：大腿直筋，VM：内側広筋
〔Kautz, S.A., et al.: Relationships between timing of muscle excitation and impaired motor performance during cyclical lower extremity movement in post-stroke hemiplegia. *Brain*, 121:515–526, 1998 より一部改変〕

そこで，歩行に類似した運動として，両下肢のペダリング運動を用いて，筋活動が評価されている．ペダリング運動は歩行能力の向上や筋再教育を目的に理学療法場面で用いられることが多くなってきている．ペダリング運動の利点として，歩行に類似した筋活動を認め，両下肢の運動学的要素を規定することができ，体幹のサポートにより歩行中に必要であるバランス保持の要素を減らすことができる（図 16 A）．図 16 B は脳卒中患者と健常者のペダリング運動中の発揮トルクを示したものである．下肢の伸展相（I, II）ではポジティブトルクが減少しており，屈曲相（III, IV）ではネガティブトルクが増加していることがわかる．このときの下肢筋電図を図 16 C に示す（紫色：脳卒中片麻痺患者，灰色：健常者）．内側広筋とヒラメ筋は片麻痺患者で筋活動が延長しており，内側腓腹筋，大腿二頭筋，半膜様筋，大腿直筋は健常者と異なる位相で活動していることがわかる．すなわち，伸展相では大腿直筋の筋活動が不足し，大腿二頭筋と半膜様筋が活動することで，ポジティブトルクが減少し，一方，屈曲相では大腿直筋，内側広筋が活動し，大腿二頭筋，半膜様筋の活動が不足することでネガティブトルクが増加したと解釈できる．このように，脳卒中片麻痺患者では異常な筋活動パターンにより動作が阻害されており，筋電図を用いることで，動作の異常の原因となる筋活動を客観的に評価することができる．

G 筋緊張の異常

筋緊張（筋トーヌス，muscle tone）は安静状態で随意収縮の関与なしに認められる他動（受動）運動に対する抵抗である．この抵抗には筋固有の物理的粘弾性と筋伸張反射が関与する．運動麻痺に伴う不動などによって筋粘弾性が変化するため，筋粘弾性の関与を無視することはできないが，筋緊張の変動の主たる要因は伸張反射の異常である．筋緊張の異常には**亢進**（hypertonia）と**低下**（hypotonia）があり，筋緊張亢進の代表例は**痙縮**（spasticity）と**固縮**（強剛；rigidity）である．

なお，固縮の表現については，日本神経学会用語委員会の定めで，以下のように使い分けることとされている．

- 硬直：折りたたみナイフ現象や除脳など

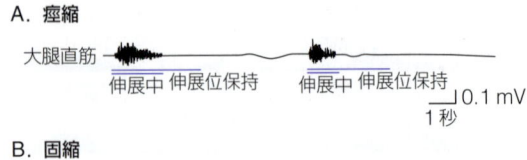

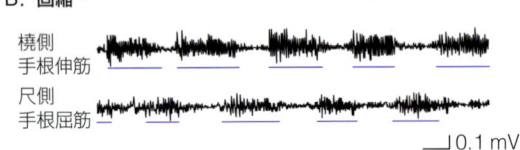

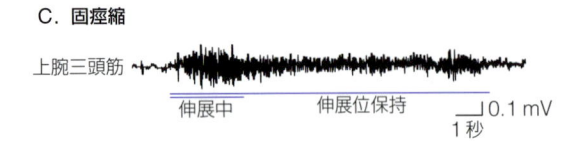

A. 痙縮
大腿直筋
伸展中 伸展位保持　伸展中 伸展位保持
0.1 mV
1秒

B. 固縮
橈側手根伸筋
尺側手根屈筋
0.1 mV
1秒

C. 固痙縮
上腕三頭筋
伸展中　伸展位保持
0.1 mV
1秒

図17　筋緊張異常の筋電図
〔廣瀬和彦：筋電図判読テキスト．第2版，pp.187-207，文光堂，2007より一部改変〕

- 強剛：Parkinson病にみられる症状
- 固縮：生理学的な表現
- 強直：絶対性瞳孔強直の場合

1　痙縮

　痙縮は錐体路障害で生じ，相動性伸張反射の病的亢進状態である．他動的な筋の伸張に対して抵抗を示し，抵抗は伸張速度に比例して増大することが特徴である．痙縮が高度になると，他動的に伸張した際に急に抵抗を感じたあとに突然抵抗が消失する折りたたみナイフ現象（硬直）や，他動的伸張によって不随意で律動的な筋の収縮弛緩が反復しておこるクローヌス（間代）がみられることがある．

　臨床的には筋の他動的伸張時の筋緊張の評価法として，Ashworth（アシュワース）ScaleとModified Ashworth Scaleがよく用いられる．表面筋電図を用いることで，筋活動電位の増加として半定量的に分析が可能である．痙縮に伴う伸張反射放電は被検筋を他動的に伸張すると，伸張の開始とともに急激に出現し，一定の伸張位に達すると消失する（**図17A**）．

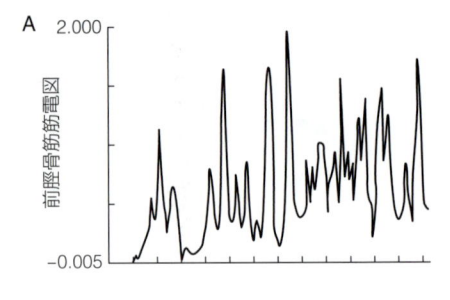

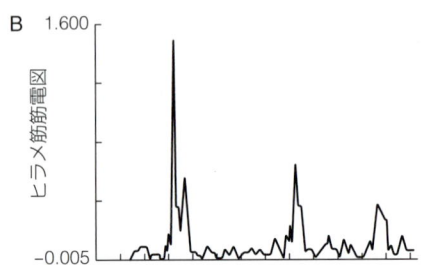

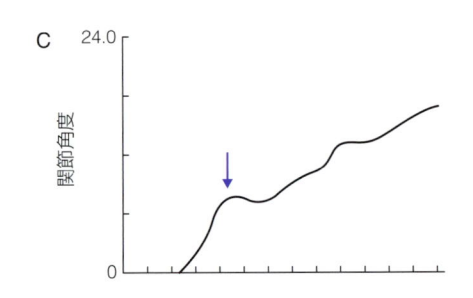

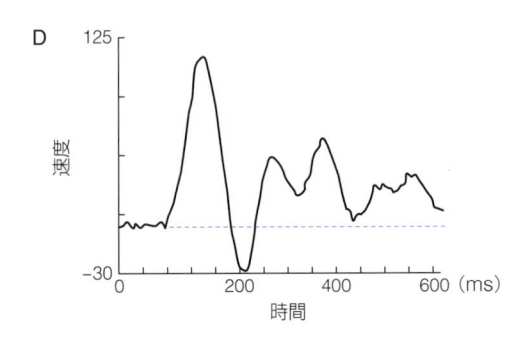

A　前脛骨筋筋電図　2.000 〜 -0.005
B　ヒラメ筋筋電図　1.600 〜 -0.005
C　関節角度　0 〜 24.0
D　速度　-30 〜 125
時間　0, 200, 400, 600 (ms)

図18　痙縮患者の随意運動時の筋電図
〔Corcos, D.M., et al.: Movement deficits caused by hyperexcitable stretch reflexes in spastic humans. *Brain*, 109:1043-1058, 1986より一部改変〕

　痙縮は随意運動を阻害する要因となる．**図18**は痙性患者が急速な随意的足関節背屈運動を行った際の前脛骨筋とヒラメ筋の筋電図，関節角度・速度の変化を示したものである．関節角度の変化は

健常者のように滑らかでなく，背屈運動開始から約50 ms後に底屈方向への引き戻しが観察される（図18C矢印）．このときヒラメ筋の過剰な筋活動が観察され（図18D），底屈方向への引き戻しはヒラメ筋の伸張反射亢進に由来することが確認できる．このように痙縮患者では随意運動時に相反性抑制機構が障害されており，痙縮は円滑な運動が阻害される要因となる．

2 固縮（強剛）

固縮（強剛）はParkinson（パーキンソン）病に代表される錐体外路障害で生じ，緊張性伸張反射の病的亢進状態である．他動的な筋の伸張に対して一定の抵抗を示し（鉛管様），伸張速度に依存しないことが特徴である．伸張の際に歯車を回すようなガクガクと小刻みな振動を感じることがある（歯車様）．筋電図では，固縮（強剛）に伴う伸張反射放電が被検筋の伸張開始とともに徐々に出現し，伸張位を保持している間持続することが特徴である（図17B）．固縮（強剛）と痙縮が混在する場合は固痙縮と呼ばれ，被検筋の伸張の開始に伴い急激に筋放電が出現し，伸展位保持中にも持続的な筋放電が認められる（図17C）．

H 不随意運動の分析

不随意運動（involuntary movement）は，随意的でなく目的に沿わない運動であり，一般的には日常生活を阻害する異常運動である．四肢や頭部，体幹に視覚的に確認できるものから，触知しなければわからない程度の筋収縮にとどまるものまでさまざまである．不随意運動は大脳皮質から末梢神経に至るさまざまな部位の障害で出現し，その責任病変により出現する不随意運動は異なる．不随意運動は振戦（tremor），ミオクローヌス（myoclonus），舞踏病（chorea），バリズム（ballism），アテトーゼ（athetosis），ジストニア（dystonia）などに分類される．不随意運動は振戦を除き，多関節による複雑な運動であるため，視診や触診では広範囲の多数の筋群を把握することには限界があり，表面筋電図が不随意運動の診断や病態解析に用いられている．

1 振戦

振戦の特徴は律動性と相反性であり，筋電図では短い筋活動が同じ振幅で等間隔に繰り返し出現する群化放電がみられる．最も顕著に出現する状況によって安静時振戦，姿勢時振戦，動作時振戦に分類される．安静時振戦はParkinson病で特徴的とされる振戦であり，四肢遠位部に4～6 Hzの律動性の屈筋と伸筋の相反性活動が認められる（図19A）．姿勢時振戦は上肢を挙上位などに保持する際に出現し，4～10 Hzの律動性の相反性（時に同期性）活動が認められ（図19B），本態性振戦に多い．動作時振戦は企図振戦とも呼ばれ，目標を目指した動作で目標に近づくほど振戦が増大するもので，2.5～4 Hzの律動性の相反性活動が認められ（図19C），小脳病変で生じることが多い．

2 ミオクローヌス

ミオクローヌスは主に大脳皮質・脳幹・脊髄に病変をもち，不規則で迅速な，いわゆるピクッとするような動きが全身性に現れる．皮質性ミオクローヌスでは持続時間の短い（0.1秒以下）の同期性の群化放電が認められる（図19D）．脊髄性ミオクローヌスでは，病変髄節に限局して，主動筋，拮抗筋を含め髄節支配の筋に同期性に群化放電が出現する（図19E）．

3 舞踏病，バリズム

舞踏病は大脳基底核に病変をもち，踊っているような全身の不規則な動きが特徴である．筋電図上では0.2～1.0秒の持続時間で，不規則な群化放電が顔面筋，頸筋，体幹筋，四肢近位筋などに各筋ば

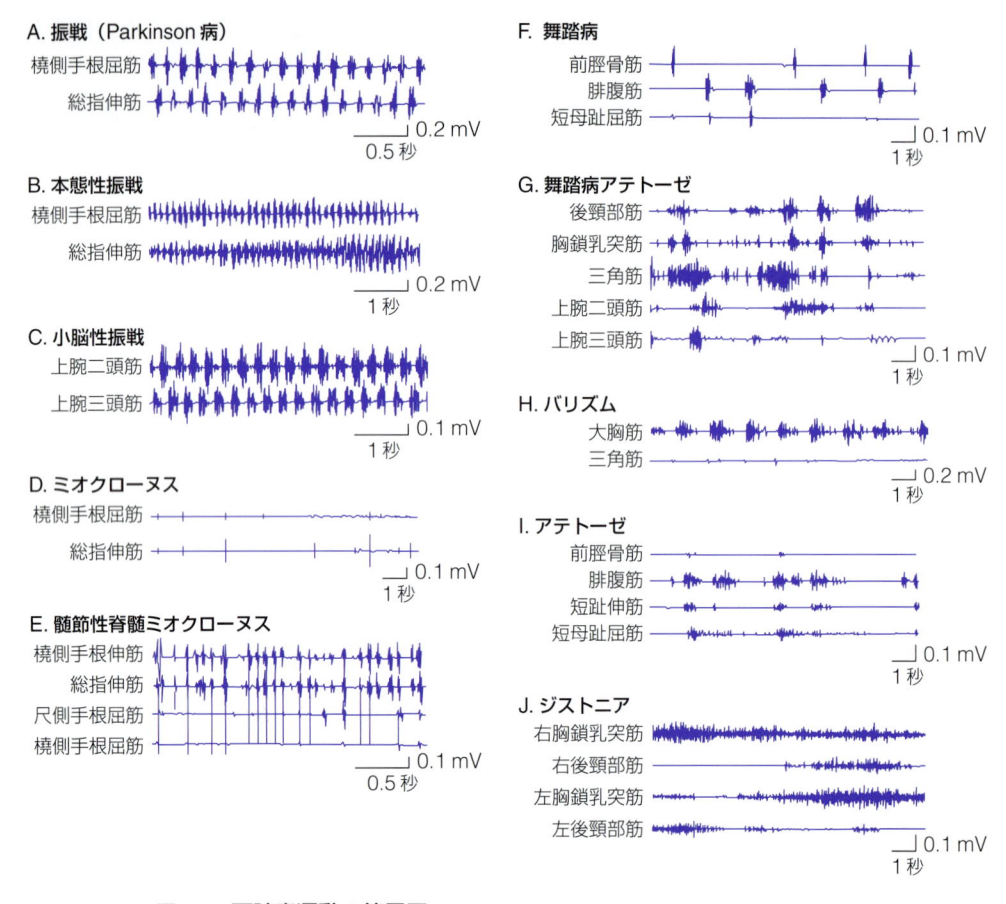

A. 振戦（Parkinson病）
橈側手根屈筋
総指伸筋
0.2 mV / 0.5秒

B. 本態性振戦
橈側手根屈筋
総指伸筋
0.2 mV / 1秒

C. 小脳性振戦
上腕二頭筋
上腕三頭筋
0.1 mV / 1秒

D. ミオクローヌス
橈側手根屈筋
総指伸筋
0.1 mV / 1秒

E. 髄節性脊髄ミオクローヌス
橈側手根伸筋
総指伸筋
尺側手根屈筋
橈側手根屈筋
0.1 mV / 0.5秒

F. 舞踏病
前脛骨筋
腓腹筋
短母趾屈筋
0.1 mV / 1秒

G. 舞踏病アテトーゼ
後頸部筋
胸鎖乳突筋
三角筋
上腕二頭筋
上腕三頭筋
0.1 mV / 1秒

H. バリズム
大胸筋
三角筋
0.2 mV / 1秒

I. アテトーゼ
前脛骨筋
腓腹筋
短趾伸筋
短母趾屈筋
0.1 mV / 1秒

J. ジストニア
右胸鎖乳突筋
右後頸部筋
左胸鎖乳突筋
左後頸部筋
0.1 mV / 1秒

図19　不随意運動の筋電図
〔廣瀬和彦：筋電図判読テキスト. 第2版, pp.187-207, 文光堂, 2007より一部改変〕

らばらに出現する（図19F）．舞踏病に似ているが，より緩徐で持続の長い不規則な不随意運動は舞踏病アテトーゼという表現が用いられる（図19G）．

バリズムは視床下核に病変をもち，四肢を投げ出すような大きな動きが絶え間なく繰り返される．通常，片側に出現する（ヘミバリズム）．バリズムの個々の群化放電は舞踏病と似ているが，不規則でばらばらな出現を示す舞踏病と異なり，時間的に規則性を認めるのが特徴である（図19H）．

4 アテトーゼ，ジストニア

アテトーゼはゆっくりとねじるような不規則な四肢の動きが特徴であり，主として脳性麻痺に伴う．持続時間1~3秒の不規則な群化放電が同期性に出現する（図19I）．ジストニアはアテトーゼよりさらに持続時間の長い（3秒以上）同期性放電が認められ（図19J），捻転（変形性）ジストニアに特徴的である．

●参考文献
1) 中村隆一ほか：臨床運動学. 第3版, 医歯薬出版, 2002.
2) 内山 靖ほか：計測法入門. 協同医書出版社, 2001.
3) 木塚朝博ほか：表面筋電図. 東京電機大学出版局, 2006.

V 運動代謝

■学習目標
- 心肺機能を中心とした運動代謝を理解する．
- エネルギー代謝，および運動・動作と運動代謝との関係を理解する．
- 体力と運動・動作との関連を理解する．

A 運動代謝とは

　ヒトの運動や動作は筋肉を動かすこと，つまり骨格筋の収縮によって行われるが，骨格筋の収縮には，エネルギーが必要である．このエネルギーは，筋細胞内にあるアデノシン三リン酸（adenosine triphosphate; ATP）であり，さまざまなエネルギー代謝によって供給される．また，筋活動に必要なエネルギー代謝に関係しているのは肺機能と心機能，これらを結びつける循環機能で，歯車のように相互に連関して働いている（ワッサーマンの歯車：図1）．

　運動代謝とは，運動や動作を維持するために活動筋へエネルギーを供給し，筋活動を行い，活動に伴い産生された二酸化炭素を体外に排出する過程をいう．

　運動代謝の状態把握に多く用いられる機器としては，呼気ガス分析装置，パルスオキシメータ，心電計，血圧計などがあるが，ヒトの運動や動作に伴うこれらの生体応答を理解するためには，運動代謝の構成要素である心肺機能，循環機能，さらにはエネルギー代謝のしくみを理解することが重要である．

B 心臓の機能

　心臓は，4個の中空の部屋があり，上2つが心房，下2つを心室と呼び，心房を隔てている壁を心房中隔，心室を隔てている壁を心室中隔と呼ぶ（図2）．心臓は，血液を全身に循環させるポンプの働きをしており，特に左心室は，全身に血液を送り出すために厚く発達している．また，血液の流れを一定方向にコントロールするために，4つの弁が左右心室の出入り口にある（図2）．房室弁（atrioventricular valve）は，乳頭筋と腱索で結ばれており，右房室弁を三尖弁（tricuspid valve; TV），左房室弁を僧帽弁（mitral valve; MV）と呼ぶ．動脈弁は，肺動脈弁（pulmonary valve; PV），大動脈弁（aortic valve; AV）と呼び，それぞれ3つの半月弁から構成されている．

　心臓が全身へ血液を供給するためには，心臓の筋肉すなわち心筋が効率よく機能しなければならない．そのためには，心筋に酸素や栄養分を含む血液を絶えず供給する必要がある．心筋組織への循環を冠循環と呼ぶ．冠動脈（coronary artery）は心筋組織に酸素と栄養を与える動脈で，心臓を取り囲むように走行している（図2）．冠動脈には左右の冠動脈があり，左冠動脈は，さらに左前下行枝と左回旋枝に分岐し，それぞれ心筋へ血液を供給する．

　心臓が効果的に拍動するために，電気的興奮を伝導する経路が必要であり，この経路を刺激伝導系（cardiac conduction pathway）と呼ぶ．刺激伝導系は，洞房結節（sinoatrial node），房室結節

65

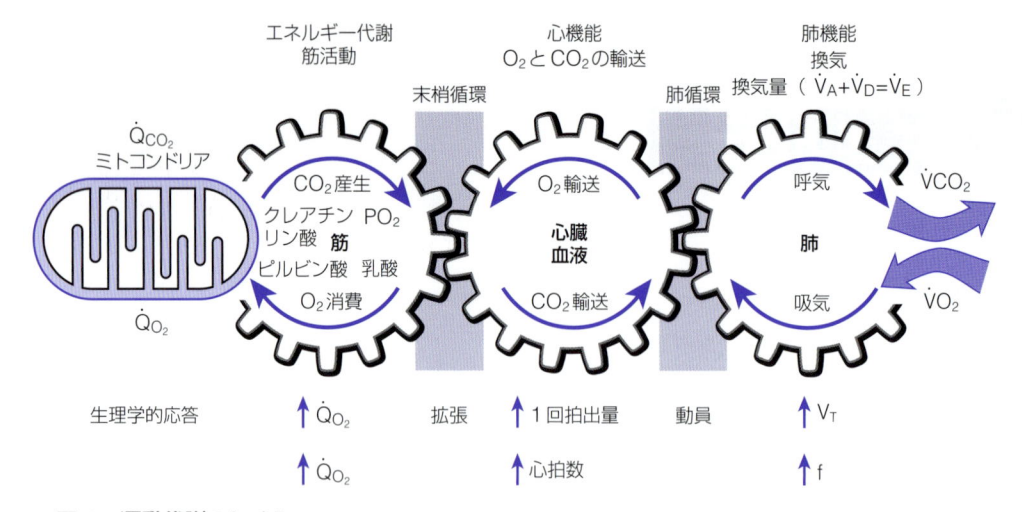

図1 運動代謝のしくみ
〔Wasserman, K., et al.: Principles of exercise testing and interpretation. Lea & Febiger, 1987 より改変〕

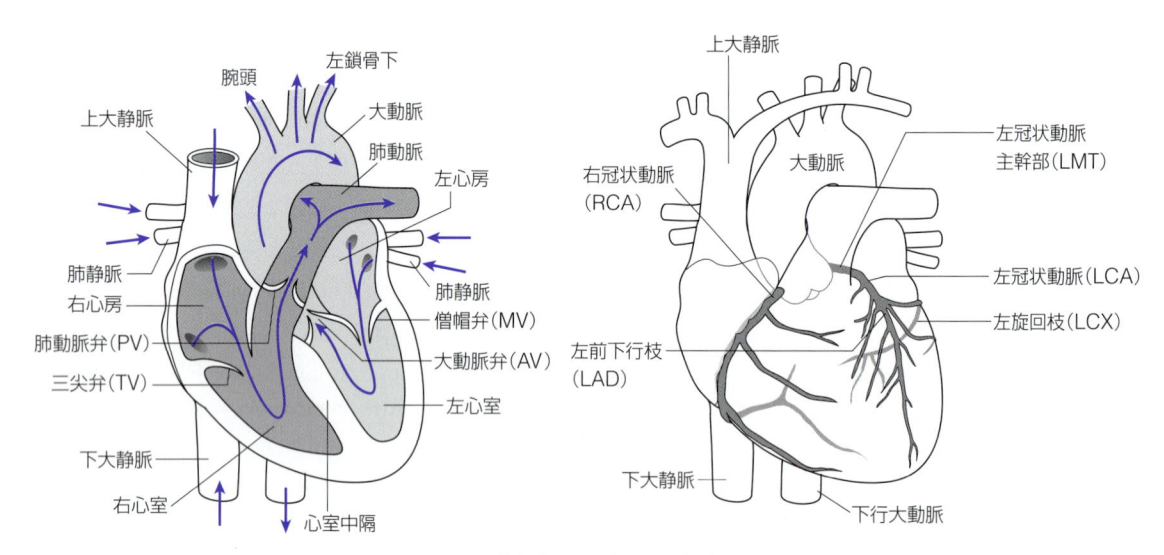

図2 心臓内部の構造と冠(状)動脈

(atrioventricular node), His (ヒス) 束 (bundle of His), 右脚 (right bundle), 左脚 (left bundle), Purkinje (プルキンエ) 線維 (Purkinje fibers) によって構成される．電気的興奮は，心臓のペースメーカである洞房結節から始まり，心房の心筋層全体へ伝わり，房室結節へと広がる．房室結節に到達した興奮は，His束，Purkinje線維を経由して心室全体に伝わり心室を収縮させる．刺激伝導系の電気的興奮は，組織を介して微弱な電気信号として体表へ発生する．この電気信号は，心電計と呼ばれる機器を使用して，**心電図** (electrocardiogram; **ECG**) として記録することが可能である．

心臓は収縮と弛緩（拡張）を一定の周期で繰り返し，心室から血液を拍出する．心臓の収縮期と拡張期，その間隔を含む1周期を心周期と呼び，心臓の収縮によって血液が駆出される．1回の心臓収縮によって駆出される血液量を**1回拍出量** (stroke volume; **SV**) と呼ぶ．また1分間に駆出される血液量を**心拍出量** (cardiac output; **CO**) と呼び，**心拍数** (heart rate; **HR**) と1回拍出量の積により

計算される．成人では，安静時において1回拍出量はおよそ70〜120 ml，心拍数はおよそ60〜90拍/分であり，心拍出量は約4〜8 l/分程度である．

C 循環機能

循環機能は，肺での換気運動により取り込まれた酸素や消化管で消化吸収された栄養素を身体組織に運搬し，組織での酸素代謝によって生成された二酸化炭素やほかの代謝物を肺や腎臓に搬出する機能である．この働きは，心臓の拍動による血液の流れ（血流）によってなされ，2つの別々の循環機能によってこの作用をなす．この2つの循環を，**体循環**（systemic circulation），**肺循環**（pulmonary circulation）と呼ぶ（図3）．体循環とは，血液が全身を循環することをいい，大循環とも呼ぶ．

体循環では，左心室からの血液は，まず大動脈に送られる．大動脈に送られた血液は動脈から細動脈へ，そして毛細血管まで流れる．次にそれぞれの組織から流れ出た血液は細静脈，静脈を経由し，大静脈から右心房に流れ，体循環は終わる．

肺循環とは，心臓と肺との間の血液の循環をいい，小循環とも呼ぶ．右心室から出た静脈血は，肺動脈を経由して肺に至り，肺胞で酸素と二酸化炭素の交換を行い，動脈血となって肺静脈を経て左心房に戻る．

D 肺の機能

ヒトの運動・動作には，絶えず酸素が必要で，また二酸化炭素を体外に排出することが必要であり，この機能を**換気**と呼ぶ．この換気にあずかるのが呼吸器系である．呼吸器は鼻腔，咽頭，喉頭，気管，気管支，肺で構成され，鼻腔から主気管支までの空気の通路を気道と呼び，ガス交換に関与するのが肺である．肺の中には，肺胞と呼ばれるブドウの房のような小さな部屋が詰まっており，その周りには毛細血管が張りめぐらされている．この肺胞壁と肺毛細血管の間で，気道を介して取り

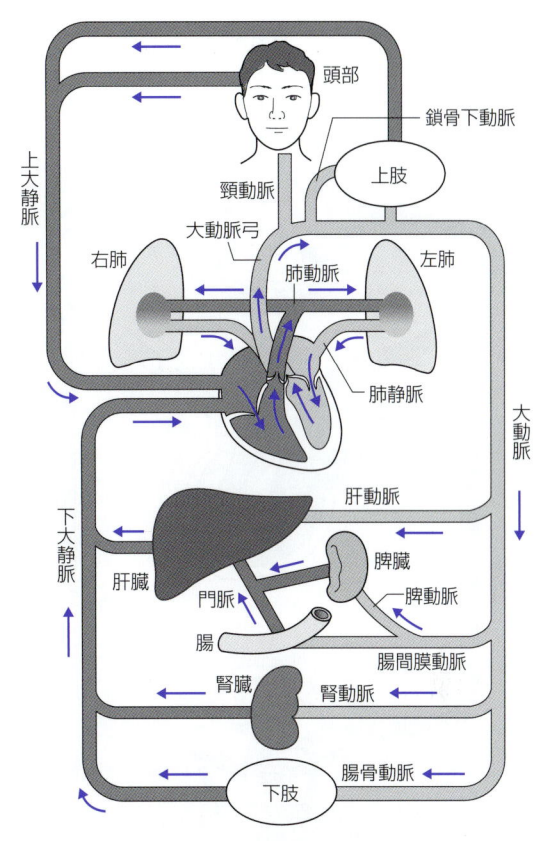

図3 体循環と肺循環

入れた酸素を毛細血管から体内に取り入れ，産生された二酸化炭素は肺毛細血管，肺胞，気道を介して体外に排出する．これを肺胞でのガス交換と呼び，**外呼吸**とも呼ぶ．また，末梢組織での細胞と組織毛細血管でのガス交換を**内呼吸**と呼び，体循環を介して，外呼吸と内呼吸との間を酸素と二酸化炭素が運搬される（図4）．

E 血液による酸素・二酸化炭素の運搬

酸素が血中を運ばれる場合に①溶解と②ヘモグロビン結合による2つの形が存在する．溶解する酸素はその血液の分圧に比例する．酸素分圧1 torrあたり0.003 ml溶解するので，血液は酸素分圧100 torrで0.3 ml/100 mlしか運べない．酸

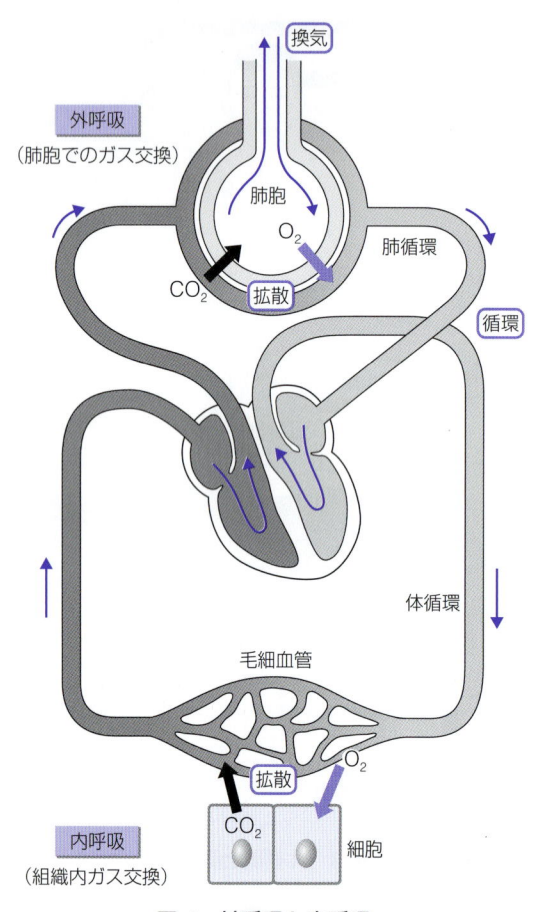

図4 外呼吸と内呼吸

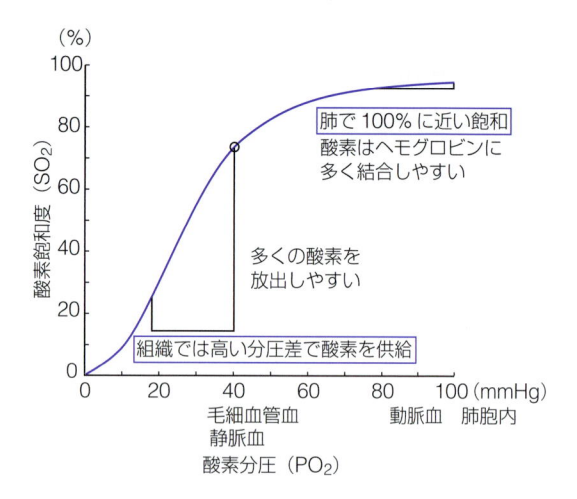

図5 酸素解離曲線

素の大部分は，ヘモグロビンによって運搬されている．1gのヘモグロビンは1.34mlの酸素と結合することが可能で，正常血液は100mlあたり15gのヘモグロビンを有するため，ヘモグロビンだけで1.34×15=20.1ml/100mlの酸素を運搬することができる．

赤血球のヘモグロビンのうち，酸素と結合しているヘモグロビンの割合を酸素飽和度といい，動脈血のなかにどの程度の酸素が含まれているかを示す指標となる．酸素飽和度と血中酸素分圧（PO_2）との関係を示したグラフを**酸素解離曲線**と呼ぶ（**図5**）．ヘモグロビンの酸素解離曲線はS字曲線を描く．このためヘモグロビンは，酸素分圧の高い肺ではより多くの酸素と結合し，酸素分圧の低い末梢組織ではより多くの酸素を放出しやすい性質がある．

酸素解離曲線は，水素イオン濃度，PCO_2，体温ならびに低酸素状態で生成される2-3DPG濃度の増加により右方にシフトする．この右方シフトにより，同じ酸素分圧でも酸素飽和度は低下し，酸素はヘモグロビンから離れやすくなり，酸素供給を高めている．このような状態が長く続くと酸素運搬能は低下し，低酸素血症を生じることがある．

一方，血液での二酸化炭素の運搬は，① 重炭酸イオン（HCO_3^-），② 蛋白（主にヘモグロビン）と結合したカルバミノ化合物，③ 溶解CO_2の3つの形が存在する．末梢組織で静脈血に取り込まれたCO_2のうち，大部分が赤血球内の炭酸脱水酵素によってHCO_3^-に変化して運搬される（そのままの形で血液に溶解されるのはごくわずかである）．

F 運動に対する心肺反応

1 運動による循環指標の変動

心拍数は，次第に負荷が増加する漸増運動において，その運動強度に比例してほぼ直線的に増加する（**図6**）．また，運動強度が一定の運動の場合，運動開始直後におこる初期の増加と，その後の持続的な増加の2相があり，運動の強さによってその様相が変化する（**図6**）．軽度の運動では，ある

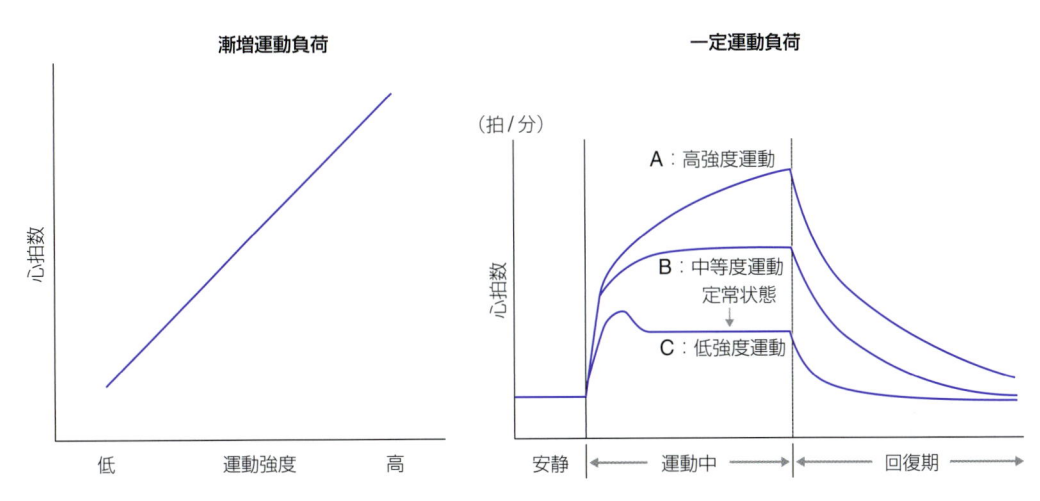

図6 運動による心拍数の変化

程度増加したのち，その運動に適した心拍数で安定し，定常状態になる．中等度の運動でも，その人の呼吸循環機能の対応範囲であれば，その機能が亢進した状態で定常状態になる．しかし激しい運動の場合は，定常状態に至ることなく運動中上昇を続ける．

運動に対する心拍出量の増加の程度は，運動の強さが激しくなるほど大きい．最大運動時には，安静時の約5倍まで増加し，全身の血流が増大する．この際には，各組織への相対的血流量が変化する．運動中，腹部器官への血流は減少し，骨格筋，心筋，皮膚での血流量が増加し，脳血流は，安静時と比べて運動中変化しない．

血圧とは，血液が血管を圧迫する力のことをいい，すべての血管に存在する．心臓収縮期の血圧を**収縮期血圧**（systolic blood pressure; **SBP**），心臓拡張期の血圧を**拡張期血圧**（diastolic blood pressure; **DBP**）と呼ぶ．運動による血圧の変動は，運動の強度のみならず運動様式，運動の継続時間などによって異なる（**図7**）．歩行，ランニングといった持久性運動を行った場合，運動強度の増加にほぼ比例して収縮期血圧が上昇するが，拡張期血圧の上昇は軽度である．静的（等尺性）運動では，心拍数の上昇に比して血圧上昇が著明で，収縮期血圧，拡張期血圧ともに上昇するのが特徴

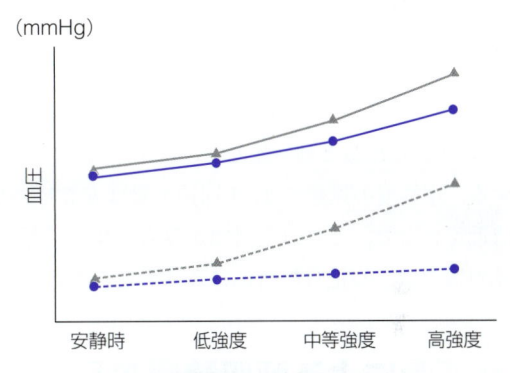

図7 運動による血圧の反応

である[1]．運動時の血圧測定は，手動測定が推奨されているが，被検者の体動や検者の聴診技能といった計測誤差の原因があり，自動的に測定する機器の使用を考慮する．

2 運動強度と各循環諸量の関係

1回拍出量，心拍数および動静脈酸素較差といった循環諸量は，運動強度によって，関係する要因がそれぞれ異なる．**図8**に運動の強さに対応する循環諸量の相対的変化を示す[1]．軽い運動の場合

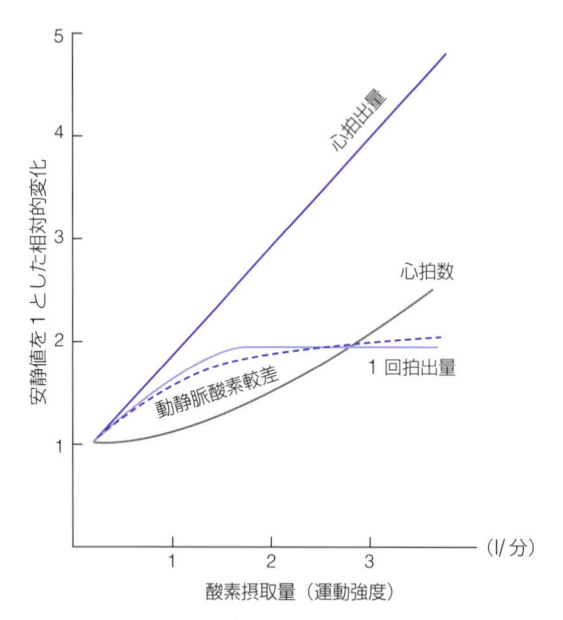

図8　漸増運動負荷時の運動強度と各種循環諸量
〔忽那俊樹ほか：V 運動療法（総論）運動中の生体反応のモニタリング．増田 卓ほか（編）：循環器理学療法の理論と技術，p.218, メジカルビュー社，2009 より〕

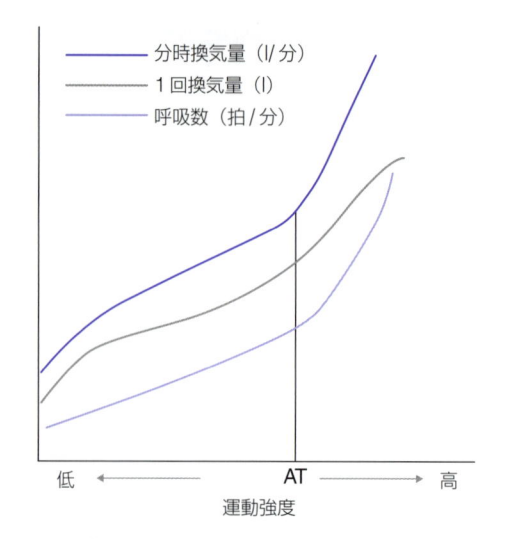

図9　漸増運動による呼吸諸量の変化
〔忽那俊樹ほか：V 運動療法（総論）運動中の生体反応のモニタリング．増田 卓ほか（編）：循環器理学療法の理論と技術，p.220, メジカルビュー社，2009 より〕

には，1回拍出量と動静脈酸素較差が比例的に変動する．中等度の運動では，1回拍出量は安静時の2倍近くになり，それ以上増加がみられず，心拍出量の増大は，心拍数の増加によりもたらされる．

G　運動による呼吸諸量の反応

運動による換気反応の指標には，呼吸の"深さ"としての**1回換気量**（tidal volume；**TV**）と"数"としての**呼吸数**（respiratory rate；**RR**）がある．また，呼吸の"量"として，これらの積である**分時換気量**（expired ventilation per minute；$\dot{V}E$）がある．漸増運動において，中等度負荷までは主に1回換気量が増加する．負荷が強くなると1回換気量の増加が鈍くなり，呼吸数の増加で分時換気量を増やす（図9）[1]．

一定の**酸素摂取量**（oxygen consumption；$\dot{V}O_2$）に対する必要な換気量を**酸素換気当量**（$\dot{V}E/\dot{V}O_2$）と呼び，換気効率の指標とする．分時換気量は，運動の初期では，負荷量や酸素摂取量と比例して直線的に増加し，中等度負荷を超える時点から，酸素摂取量に対して分時換気量が急激に増加し始め，酸素換気当量が上昇する．

H　運動のエネルギー代謝とは

身体運動は，骨格筋の収縮によってなされる．骨格筋収縮のためのエネルギー源の供給は，筋細胞内になる ATP の分解による．ATP がアデノシン二リン酸（adenosine diphosphate；**ADP**）とリン酸（phosphoric acid；**Pi**）に分解されるときに，エネルギーが発生する．筋細胞中に存在する ATP 量はわずかであるため，運動を継続するためには ATP を絶えず供給しなければならない．

この ATP を供給するエネルギー代謝機構（図10）には，酸素を必要としない**無酸素性代謝機構**と酸素を必要とする**有酸素性代謝機構**がある．無酸素性代謝機構は，さらに**クレアチンリン酸系**と**解糖系**に分類される．

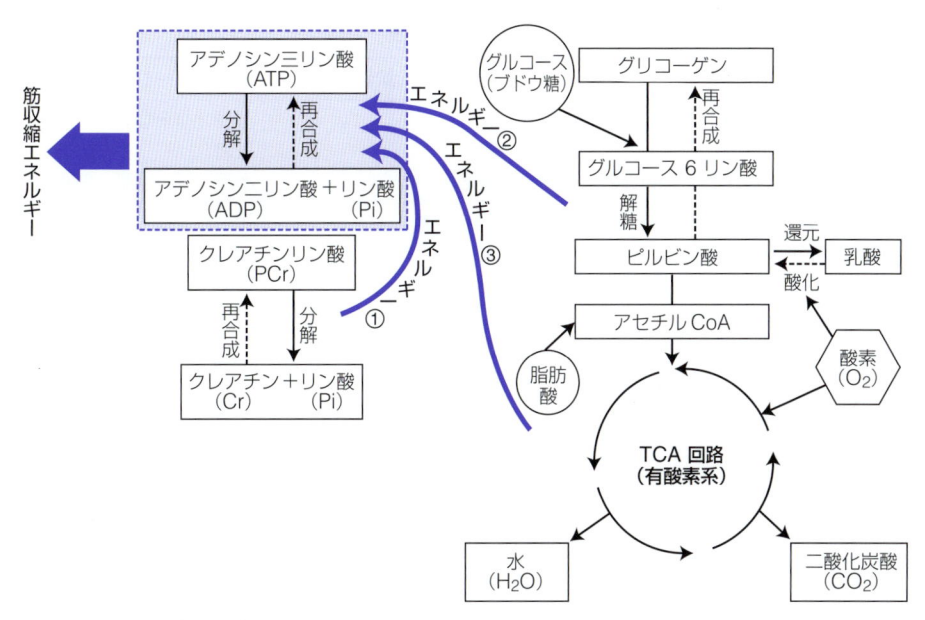

図10 エネルギー代謝機構
エネルギーを産生する3つの経路. ①無酸素性:クレアチンリン酸系, ②無酸素性:解糖系, ③有酸素性.
〔波多野義郎ほか(編著):図解 成人病の運動処方・運動療法—基礎・実技編. p.67, 医歯薬出版, 1989より〕

1 無酸素性代謝機構

a. クレアチンリン酸系

　筋細胞内には高濃度の**クレアチンリン酸**(phosphocreatine; **PCr**)がある. PCrは, **クレアチン**(creatine; **Cr**)とリン酸に分解されるときにエネルギーを発生する. 筋収縮によりATPがADPとCrに分解されると, PCrが速やかに分解されてATPの減少を補う. 体内には, ATPやPCrの含有量は制限されており, 最大限の運動をする場合, 約8秒で枯渇する. 解糖系や有酸素性エネルギー供給機構が続いて働き, 筋運動を持続させるエネルギーが供給される.

b. 解糖系

　この機構では, 筋細胞中のグリコーゲンが嫌気性反応により乳酸に分解される過程に際し, 発生するエネルギーによってATPが合成される. グリコーゲンやグルコースが分解され, ピルビン酸を経て, 乳酸が生成される. この過程を解糖という. この解糖系反応は, 1分子のグルコースから2分子のATPしか合成されず効率は悪いが, 酸素がなくともATPを合成することができ, かつATPの合成スピードが速い. 解糖系機構によるエネルギー供給は, 最大限の運動を行った場合約30秒である.

2 有酸素性代謝機構

　呼吸によって肺に取り込まれた酸素は, 循環機能により筋組織に運ばれる. この酸素を利用して糖質, 脂質を酸化して大量のATPを再合成する過程が有酸素系エネルギー代謝機構である. 体内の糖質から生じるグルコースと脂質から生じる脂肪酸を, 酸素供給のもと, 酸化分解し, 二酸化炭素と水を生成し, 大量のATPを再合成する. この過程においてグルコースはピルビン酸, 脂肪酸はアセト酢酸を経由して**アセチル補酵素**(アセチルCoA)となり, **クエン酸回路**(TCA回路, また

表1 メッツ表

METs	リハビリテーション労作	日常労作・家事	レクリエーション・スポーツなど
1〜2	臥床安静 座位・立位 ゆっくりとした歩行（1〜2km/時）	食事，洗面 編み物，裁縫 自動車の運転	ラジオ，テレビ 読書 トランプ，囲碁，将棋
2〜3	ややゆっくりとした歩行（3km/時） 自転車（8km/時）	調理，小物の洗濯 床拭き（モップで）	ボウリング 盆栽の手入れ
3〜4	普通の歩行（4km/時） 自転車（10km/時）	シャワー 荷物を背負って歩く（10kg） 炊事一般，洗濯，アイロン 布団を敷く 窓拭き，床拭き（膝をついて）	ラジオ体操 バドミントン（遊び） 釣り ゴルフ（カートを利用）
4〜5	やや速めの歩行（5km/時） 自転車（13km/時） 柔軟体操	荷物を抱えて歩く（10kg） 軽い大工仕事，軽い草むしり 床拭き（立て膝） 夫婦生活，入浴	園芸 卓球，ゴルフ（通常） バドミントン（競技） 野球（キャッチボール）
5〜6	速めの歩行 自転車（16km/時）	荷物を片手に下げて歩く（10kg） 階段昇降 庭堀り	アイススケート 渓流釣り テニス（ダブルス）
6〜7	ゆっくりとしたジョギング 自転車（17.5km/時）	まき割り シャベルで掘る 雪かき，水汲み	テニス（シングルス） 野球（ピッチング）
7〜8	普通のジョギング 自転車（19km/時）		水泳，サッカー（遊び） エアロビクスダンス バドミントン（競技），登山，スキー
8〜	速めのジョギング 自転車（22km/時）	階段を連続して昇る（10階）	縄跳び サッカー（競技） バスケットボール（競技）

はクレブス回路とも呼ぶ）と電子伝達系によって二酸化炭素と水に酸化分解される．この機構によるエネルギー供給速度は，ほかの解糖系代謝機構よりも遅いが，分解産物は二酸化炭素と水で，筋収縮を抑制する物質の蓄積がないことが特徴である．したがって，体内に糖質，脂質が蓄積され，呼吸により十分に酸素が取り込まれていれば，マラソンのように持続的運動を続けることが可能となる．

I 運動時エネルギー代謝の指標

さまざまな運動の際のエネルギー代謝量は，エネルギー代謝率（relative metabolic rate; RMR）やメッツ（metabolic rate; METS）として表すこ とができる．エネルギー代謝率は，基礎代謝量に対する運動に必要なエネルギー消費量の比のことである．メッツは，平均的な男性の安静座位における酸素摂取量を1として，各種動作におけるエネルギー代謝量をその倍数として表している（表1）．

J 体力と運動・動作との関連

1 体力とは

体力とは，"からだの能力"であり，身体的要素と精神的要素に区分され，それぞれが行動体力と防衛体力にさらに区分される（図11）．

行動体力とは，外部に働きかけて行動する体力

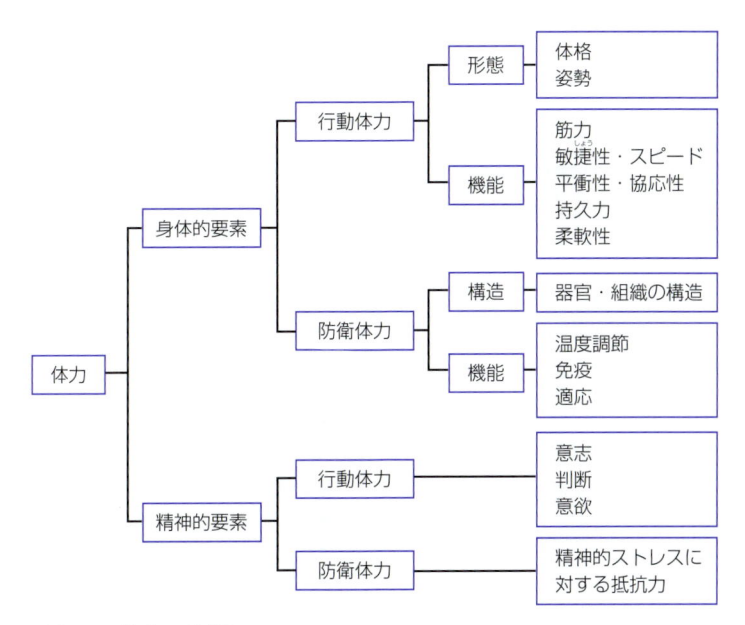

```
                          ┌─ 形態 ─── 体格
                ┌─ 行動体力 ─┤         姿勢
                │          │
                │          │         筋力
                │          └─ 機能 ── 敏捷性・スピード
     ┌─ 身体的要素 ─┤                  平衡性・協応性
     │          │                  持久力
     │          │                  柔軟性
     │          │
     │          │          ┌─ 構造 ── 器官・組織の構造
     │          └─ 防衛体力 ─┤
     │                     │         温度調節
体力 ─┤                     └─ 機能 ── 免疫
     │                              適応
     │
     │                              意志
     │          ┌─ 行動体力 ───────── 判断
     └─ 精神的要素 ─┤                  意欲
                │
                └─ 防衛体力 ───────── 精神的ストレスに
                                    対する抵抗力
```

図11 体力の分類
〔文部省：新体力テスト――有意義な活用のために. p.10, ぎょうせい, 2000 より〕

のことで，速く走る，作業量が多いというような作業能力の大小に関することといえる．行動体力には，体格といった形態と筋力，持久性，柔軟性といった機能がある．これはスポーツや作業動作のように運動や動作を遂行する能力である．

防衛体力とは，外部からのさまざまな刺激や環境の変化に対して反応することによって健康状態を維持する能力のことで，抵抗力ともいえる．行動体力としての大きな力を発揮することのできる筋力に優れ，長時間の作業ができる持久性が高くても，さまざまなストレスを受けたときに恒常性を保つことができずに，なんらかの異常や症状をきたした場合，防衛体力が弱く体力が低いと考える．

2 体力と運動・動作

より効果的な運動療法やトレーニングを実施するためには，対象となる個人の運動能力を把握し，その結果をもとに種目，強度，頻度，時間などを検討する必要がある．したがって体力の評価として，運動能力の把握を基盤とした体力テストが重要である．

わが国では，一般健常者を対象にして，筋力，スピード，全身持久力，柔軟性に関する行動体力の指標としての体力テストが考案されている．多くの体力テストは，運動や動作をいかに持続しうるかという能力である持久性を測定する項目を含んでいる．

持久性には部分的な持久性と全身的な持久性がある．前者は**筋持久性**と呼ばれ，局所的な筋活動が一定の負荷に長時間耐える能力をいう．一方，**全身持久力性**は，全身的作業を持続的に遂行するために必要な能力で，全身の動作筋や心肺機能を中心とした運動代謝能力をいう．いずれの持久性においても，エネルギーの効率的な供給が不可欠であり，心肺機能とエネルギー代謝機構がその能力に影響する．

K 運動負荷試験

1 運動負荷試験とは

運動負荷試験は，体力の構成要素である**運動耐容能**（全身持久性）の評価のみならず運動代謝状態の把握として利用される．

虚血性心疾患の診断，運動制限因子といった病態解析，運動耐容能の評価などである．運動負荷試験の様式には，歩行や走行といった大きい筋肉を動かす動的運動負荷試験と，握力計を用いるハンドグリップ法といった等尺性運動負荷試験がある．一般に，運動代謝状態の把握としての運動負荷試験といえば，動的運動負荷試験を示すことが多い．ここでは，動的運動負荷試験を取り上げて説明する．

2 運動負荷試験の禁忌

運動負荷試験前にメディカルチェックとともに，運動負荷試験の禁忌事項（**表2**）について十分考慮する必要がある．絶対禁忌の者では，これらの症状が安定するか，十分に治療されるまで運動負荷試験を実施しない．

3 運動負荷試験の方法

運動負荷試験の方法には，階段昇降テスト，自転車エルゴメータテスト，トレッドミルテストがある．階段昇降テストには，マスター2段階負荷テストがある．高さ9インチ（約23 cm）で凸型の階段を，年齢，性別，体重に応じた一定の回数だけ昇降し，負荷をかけるものである．このテストは，運動の前後に心電図を記録し，その心電図所見の変化から心筋虚血の判定を行うために使用されている．自転車エルゴメータテストは，いわゆる固定式自転車を使用した運動負荷試験であり，錘の重さや電気抵抗により負荷がかかる．トレッドミルテストは，電動により動くベルトの上を，歩行

表2 運動負荷試験の禁忌

絶対適応
- 重篤な心筋虚血や急性心筋梗塞（発症後2日以内），ほかの急性心イベントを示唆する最近の有意でない安静時心電図変化
- 不安定狭心症
- 症候性や血行動態に異常をもたらすコントロール不良の不整脈
- 症候性の重症大動脈弁狭窄症
- コントロール不良の症候性心不全
- 急性肺塞栓または肺梗塞
- 急性心筋炎または心膜炎
- 解離性動脈瘤あるいはその疑いがある場合
- 熱，身体の痛み，リンパ腺腫脹を伴う急性感染症

相対適応 *
- 左（冠動脈）主幹部狭窄
- 中等度の心臓弁狭窄症
- 電解質異常（低カリウム血症，低マグネシウム血症など）
- 重篤な安静時高血圧（収縮期血圧 >200 mmHg あるいは拡張期血圧 >110 mmHg）
- 頻脈性または徐脈性不整脈
- 肥大型心筋症およびその他の流出路閉塞
- 運動負荷によって増悪する可能性のある神経筋障害や筋骨格障害，リウマチ様障害
- 高度房室ブロック
- 心室瘤
- コントロール不良の代謝系疾患（糖尿病，甲状腺中毒症，粘性水腫など）
- 慢性感染症（伝染性単核球症，肝炎，AIDS など）
- 十分に運動を行うことができなくなる心的・身体的ダメージ

*相対的禁忌においては，運動負荷によって得られる利益がリスクを上回る場合には適応にならない．その場合，特に安静時に無症候の例では慎重に低いレベルのエンドポイントを設定して運動負荷を行う．

〔永富良一：Section II 運動負荷試験 3. 運動負荷試験前の体力評価およびリスク評価．日本体力医学会体力科学編集委員会（監訳）：運動処方の指針 運動負荷試験と運動プログラム，原書第8版，p.52，南江堂，2011より〕

もしくは走行して負荷をかける方法であり，傾斜とベルトの速度により負荷量が決定される．自転車エルゴメータテストやトレッドミルテストの運動負荷様式には，徐々に運動強度を増す漸増負荷法，運動強度を一定にする一定負荷法がある．また漸増負荷法には，一定時間ごとに負荷量を増加する段階的漸増負荷法と運動強度の増加を，連続

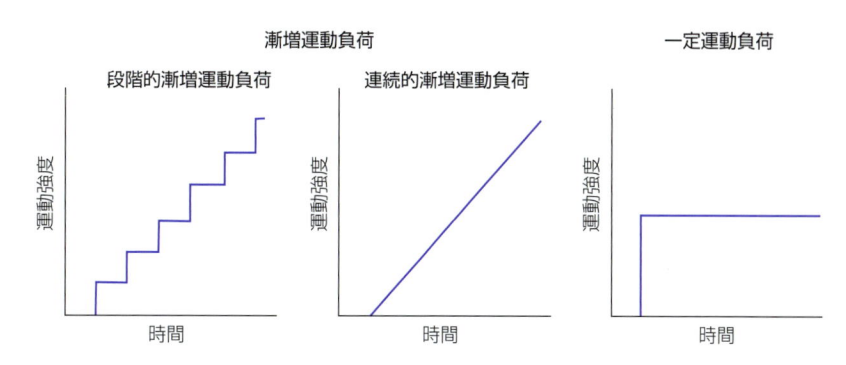

図12 代表的な運動負荷様式

的・直線的に増加していく連続的漸増負荷法（ランプ負荷法とも呼ぶ）がある（図12）．

4 運動負荷試験の終了・中止

　スポーツ選手を対象にした運動負荷試験では，酸素摂取量がこれ以上増加せずにプラトーに達した状態，心拍数が年齢予測最大心拍数に達した状態，もうこれ以上継続できないと感じるオールアウト状態などの**最大（maximal）負荷**において中止する．これに対して，初心者のメディカルチェックの一環や有疾患者では，なんらかの理由により最大以下のレベルで負荷を中止する**最大下（sub-maximal）負荷**を用いる．この場合，年齢予測最大心拍数の80～85%を用いるが，目標心拍数に達しなくても表3に示す徴候が出現し，それ以上に負荷レベルを高めることが危険かつ困難と考える時点で中止する．この方法を，**症候限界性運動負荷試験**（symptom-limited exercise testing）という．

5 その他の運動負荷試験 ——歩行テスト

　歩行試験は，自転車エルゴメータやトレッドミルといった負荷装置を使用せずに平地を歩行させて全身持久力を測定する方法である．歩行試験には，**時間内歩行テスト**（6分間もしくは12分間）と音のピッチに合わせて行き来するシャトルテス

表3　運動負荷試験の中止基準

- 他の虚血の証拠が伴っており，仕事量の増大に反して収縮期血圧がベースライン値* から 10 mmHg> 低下
- 中等度から高度の狭心症（標準スケール3として定義）
- 中枢神経症状の増大（運動失調，めまい，失神類似など）
- 灌流不良所見（チアノーゼまたは蒼白）
- ECG または収縮期血圧のモニタリングが技術的に困難
- 被検者が中止を要請
- 持続性心室頻拍
- 異常 Q 波を伴わない ST 上昇（1.0 mm 以上）（V_1 あるいは aVR を除く）
- 他の虚血の証拠がなく，仕事量の増大に反して収縮期血圧がベースライン値* から 10 mmHg> 低下
- ST あるいは QRS 変化（2 mm> の水平または下降型）または著明な軸偏位
- 多源 PVC，三連発 PVC，上室性頻拍症，心ブロック，徐脈を含む持続性心室頻拍以外の不整脈
- 疲労，息切れ，喘鳴，こむら返り，跛行
- 心室頻拍とは識別できない脚ブロックや心室内伝導障害
- 増強する胸痛
- 血圧の過度の上昇（収縮期血圧 250 mmHg> あるいは拡張期血圧 115 mmHg>）

ECG：心電図，PVC：心室性期外収縮
* ベースラインは運動負荷試験の直前に負荷試験と同じ姿勢で測定した値．
〔後藤勝正ほか：運動負荷試験 5. 運動負荷試験の臨床. 日本体力医学会体力科学編集委員会（監訳）：運動処方の指針——運動負荷試験と運動プログラム，原書第8版，p.124，南江堂，2011 より〕

トがある．時間内歩行テストは，歩行距離と最大酸素摂取量が相関することを用いて，歩行距離を運動耐容能の指標として用いる．シャトルウォー

キングテストは，音のピッチに合わせて10mの間隔を行き来する歩行テストで，主に疾患患者を対象に実施するテストである．**20mシャトルランテスト**は，全身持久力の指標として新体力テストに使用されている．

●引用文献
1) 忽那俊樹ほか：V 運動療法（総論） 運動中の生体反応のモニタリング．増田 卓ほか（編）：循環器理学療法の理論と技術，pp.218-225，メジカルビュー社，2009．

●参考文献
1) 牛木辰男ほか：カラー図解 人体の正常構造と機能 I 呼吸器．日本医事新報社，2002．
2) 大谷 修ほか：カラー図解 人体の正常構造と機能 II 循環器．日本医事新報社，2002．
3) 谷口興一（監訳）：運動負荷テストの原理とその評価法―心肺運動負荷テストの基礎と臨床．原書第2版，南江堂，1999．

第3章
記載・分析方法と分析レベル

I 記載・分析方法

■学習目標
- 観察による記録の方法を理解する．
- 動作遂行能力の測定の方法を理解する．
- 画像・動画を用いた計測の方法を理解する．

疾病が運動に及ぼす影響を検証するため，運動の特徴から機能障害や疾病の有無を評価するため，あるいは，介入による運動の変化を評価するためには，運動を記載し，分析することが必要である．用いる方法によって，観察による記録，動作遂行能力の測定，画像・動画を用いた計測があり，それぞれモトスコピー，モトメトリー，モトグラフィーといわれることがある．方法によって長所，短所，限界があり，それらを理解して使い分けることが重要である．

A 観察による記録

運動を観察し，運動中の現象を記述・記録することは，最も簡便に実施できる方法である．いつでも，どこでも実施可能であり，時間や設備・機器，場所に制限されない．しかし，観察者の個人的な知見を反映するため，科学的な評価としては不十分である．観察者が疾病や運動メカニズムなどに対する知識を熟知し，優れた観察眼を有し，十分に詳細まで記録・記述できれば，全体を観察するだけでなく，根本的で重要な事象に焦点を当てて，運動の状態を的確に示すことができる．

運動の全体的な特徴をとらえ，必要に応じて一連の運動をいくつかの相に区分し，関節運動や筋活動を分析する．臨床的には純粋な観察だけでなく，身体部位に対する触診を併せて行うことも多い．

客観的な記録にするためには，観察する場面や状況を規定することや，観察される運動パターンを定義づけすることが必要である．疾病の症状や運動パターンのリスト，評価シートなどで構成される記録用紙を用いると，より客観的な記載になり，さらに信頼性や妥当性が高まる．

観察による歩行分析[1]は，Perry（ペリー）らを中心とした Observational Gait Instructor Group（OGIG）によって体系化されたもので，観察によって歩行の評価，診断から介入プログラムの立案までを系統的に行う手法である．この手法を用いる前提条件として，標準化された観察能力の教育とトレーニング，健常歩行のメカニズムと疾病に起因する変化に関する知識，用語の理解，観察とデータの収集方法やデータ処理の適切な方法に関する知識が必要とされる．

歩行などの基本動作だけでなく，**日常生活動作**におけるセルフケアの遂行についても，観察によって記述・記録されることが多い．

観察による記録は，その内容の制約が少ないため，運動の観察や分析の最初に，機器を用いた測定に先立って実施され，観察結果から機器を用いて測定する必要がある現象や徴候を特定する．

B 動作遂行能力の測定

動作に要する時間，運動の範囲（距離や角度），

所定時間内の遂行回数，あるいは規定の回数を遂行した際の所要時間を測定することは，比較的簡便に実施できる．これらを測定するためには，ストップウォッチ，メジャーあるいは角度計などの簡単な器具が必要である．また，ある課題の成績（成功か失敗）を判定する場合や，正確さや誤差を測定することもある．これらを繰り返し測定することで，動作遂行能力の恒常性や変動といった一貫性を評価することも，臨床的には重要である．

片脚立位を保持することができる時間の測定，10 m歩行テストの際の時間と歩数の測定，6分間で歩行可能な距離の測定，timed up and go（TUG）test での時間の測定，functional reach test でのリーチング距離の測定などのバランスや移動能力の指標として，臨床的に一般に用いられている．

測定の際には，測定する現象を定義することが必要である．たとえば，片脚立位保持時間を測定する際には，保持時間の開始と終了時点を明確に定義しなければならない．測定する現象が特定されていれば，結果は数値で得られるため，その測定は客観的であり，測定誤差もある程度少なく，高い信頼性をもった測定が可能である．一方で，動作遂行能力の測定には，正確に測定できる運動の徴候が限定される欠点がある．たとえば，片脚立位保持時間の測定では，姿勢が不安定であれば保持時間が短いという仮定で，能力を評価することは可能であるが，保持している際の実際の姿勢の動揺や不安定性などの情報は得られない．臨床的には，運動の観察と併用される．

C 画像・動画を用いた計測

画像や動画はスポーツ領域において用いられることが多かったが，最近では，カメラやビデオカメラ，コンピュータなどのデジタル機器の普及に伴い安価に機器が入手でき，簡便に短時間で撮影ができるため，広く用いられている．画像や動画で運動を記録し保存することで，過去の状態を簡単に確認でき，運動の変化を評価することも容易である．また，臨床では患者の姿勢や運動を実施直後に患者自身が確認できるため，介入の効果の確認や自己管理などに活用できることも利点である．

また，得られた静止画や動画から，無料で入手できる画像編集・処理ソフトを使用することで，身体部位の位置，移動距離，速度，加速度や，特定の関節の角度や角速度，角加速度などの変数を求めることができる．これらは，第2章で詳細に解説されている運動学的分析にあたる．

このように3次元動作解析装置とほぼ同等の計測が可能であるが，精度の高い計測には，撮影条件をある程度厳密に設定する必要がある．カメラは三脚を用いて水平に設置し，対象者との距離を一定にし，ズームは広角として，対象者の全身，あるいは関心のある身体部位が画面の中央付近に写るようにする．カメラで撮影できるのは基本的に2次元平面であるため，特にカメラに対する対象者の身体の向きが重要である．一般的には矢状面あるいは前額面から撮影する．可能であれば，2台のカメラを使用してこの2方向から同時に撮影する．複数のカメラを同期するためには，フラッシュの発光やボールの落下など，1つの事象を同時に撮影する．距離や角度の計測のためには，キャリブレーション撮影が必要である．

撮影された画像から距離や角度などを計測するためには，画像上の身体部位をデジタイズする必要がある．そのために骨指標が認識しやすい服装とし，シールなどのマーカーを用いることもある．

一般的なビデオカメラでは，毎秒のフレーム数は30フレームであり，通常の速度の運動は撮影可能であるが，速い運動の場合には高速度カメラが必要となる．最近は，フレーム数を変えられるカメラも一般に市販されてきている．

画像や動画は，簡単に繰り返して確認できることが特徴の1つであり，観察眼を培うためにも活用できる．

●引用文献
1) Götz-Neumann, K.（著），月城慶一ほか（訳）：観察による歩行分析．医学書院，2005.

II 分析レベル

■学習目標
- 日常生活動作に含まれる項目や移動に関連した活動を理解する．
- 動作の連合と単位動作の遂行能力の測定を理解する．
- 運動分析の手順と戦略のとらえ方を理解する．

A 活動レベル

　活動レベルは，国際生活機能分類（International Classification of Functioning, Disability and Health; ICF）の活動と参加に該当し，基本的日常生活動作の項目や，手段的日常生活動作などに含まれる項目である（表1）．これらは，物理的および社会的環境によって，その実行状況が影響されることが特徴である．

表1　活動レベルに含まれる項目例

基本的日常生活動作に含まれる項目	手段的日常生活動作などに含まれる項目	
移乗	食事の用意	自動車の運転
移動（歩行など）	洗濯	自動車の乗降
階段昇降	掃除	旅行
食事	片付け	友人の訪問
更衣	外出	電話の使用
整容（歯磨き，洗顔など）	（屋外の移動など）	趣味
	買物	仕事
排泄	公共交通機関の利用	
入浴	庭仕事	

1 日常生活動作などに含まれる項目

a. 基本的日常生活動作

　基本的日常生活動作（basic ADL）に含まれる項目は，誰もがほぼ毎日実施している活動である．これらは，動作遂行能力としてよりも，実際に生活している環境で実行しているかどうかが問題にされる．たとえば，移動手段としての歩行は，定められた歩行路を歩行する能力を分析するよりも，日常的に生活している環境内で，歩行を移動手段として用いているかを分析する．同様に，整容動作に含まれる歯磨きであれば，歯ブラシを取って持つことはリーチングと把持動作であり，これらができるかということではなく，日常的な生活リズムの中で，歯磨きを実行しているかどうかを分析する必要がある．また，実行する際の介助や監視，口頭指示の有無などの介助量に関する要因や，活動の遂行に要する時間，対象者自身の容易さや困難さ，疲労，さらには介助者の負担なども分析する．

　これらの活動レベルには，運動能力と認知能力が関連している．特に運動能力には，各項目を実行する際に用いられる動作の遂行能力や関節運動，筋力などの身体機能が影響する．その一方で，環境因子による影響も考慮される．移動する際の路面，スペースや歩行補助具の利用，排泄における便器やトイレの環境，また食事，整容における使用する食器などの器具などによって，実行状況が異なることは，臨床上きわめて重要である．

b. 手段的日常生活活動

手段的日常生活活動（instrumental ADL; IADL）に含まれる項目は，家庭生活や近隣の地域社会での生活に必要な活動である．基本的日常生活活動と同様に，その実行状況が問題であるが，項目によって，毎日は実施しない場合もあり，ほぼ毎日，週1回程度，月1回程度のような実施頻度も重要な情報である．基本的日常生活活動よりも環境による影響が大きく，物理的な環境だけでなく，同居家族などとの関係のような社会的環境によってその実行状況は影響される．さらに，認知能力の影響も大きく，見当識，記憶，計算や，より広範な問題解決能力が重要となる．

ICFの参加に含まれる，友人の訪問，趣味，仕事などのより高次の活動では，個人因子や環境因子による影響がより強くなり，社会的な行為としての意味合いが強くなる．

これらの評価は，入院患者の病棟での日常生活動作の場合には，直接観察によって評価することが可能である．しかし，外来患者など，地域に居住している場合で，直接観察することが難しい際には，患者や家族からの聴取，評価チャートや質問紙を用いた患者や家族の自己申告によって行われる．また，特に手段的日常生活活動などに含まれる，より社会的な活動は，入院中には実際に実行されないことが多い．入院中の他の関連する活動の状況から，退院後の活動を推測することは一部可能であるが，退院後，地域社会での生活に復帰したあとに状況を評価することが必要である．

2 移動に関連した活動

心身機能の指標として，移動に関連した活動を分析する．屋内，屋外，地域社会の中での移動性は，日常生活活動に含まれる活動であるが，独立して分析されることも多い．また，移動能力の自立性の視点だけでなく，移動している範囲やその量的な側面を，活動量あるいは活動性という概念で分析することもあり，日常の身体活動量が不十分である場合には，廃用症候群として心身機能が低下し，要介護状態となる可能性が高い．移動空間も考慮した歩行を中心とした移動性の指標，生活空間の分析，1日の歩数などの身体活動量の指標などについて解説する．

a. 歩行を中心とした移動性

多くの対象にとって主要な移動手段は歩行であり，その実用性を中心とした移動性を分析する．日常的に移動している空間，場所，その際の介助の有無などについて判定する．

Hofferらの歩行機能レベル[1]は，二分脊椎の歩行能力を評価するために提唱された以下の4つのレベルである．

① community ambulator：日常的に屋内・屋外とも歩いて移動しており，杖や装具の使用は問わない．遠方に出かけるときには車椅子を使うこともある．

② household ambulator：屋内では時々車椅子を使うこともあるが，歩行しており，屋外活動や外出は車椅子を利用する．

③ nonfunctional ambulator：日常的に車椅子を使用しているが，家庭や学校，病院で歩行練習を実施している．

④ nonambulator：歩行ができず，車椅子で生活している．

Perryら[2]は，このHofferらの分類を発展させて脳卒中患者に対して適用し，機能障害や歩行速度と関連を認めること報告している．さらに，この分類はViosca ら[3]によって改変され，6つの機能的レベルを含む機能的歩行分類尺度（functional ambulation classification scale; FAC）（表2）として報告され，信頼性や妥当性も検証されている．

b. 生活空間

移動性を能力としてとらえる一方で，参加の視点も取り入れた生活空間を分析することも必要である．この場合には，補助具を使用したり，介助が

表2 機能的歩行分類尺度（FAC）

レベル0	歩行不可	介助があっても歩行できない．
レベル1	機能的歩行不可	常に歩行に介助が必要である．1人か2人の介助が歩行に必要か，自宅や病院での平行棒内であれば歩行が可能．
レベル2	屋内歩行	平坦で，水平な床面の屋内でのみ歩行が可能．
レベル3	近隣の歩行	屋内や不整な屋外で歩行が可能で，段差や階段の昇降が可能．歩行距離の制約があっても，道路でも歩行が可能．
レベル4	地域内歩行	すべての不規則な路面で歩行が可能であり，段差や階段，坂道，歩道の縁石の昇降も可能．歩行距離なども制約がなく，買物や日常の雑用も可能．しかし，跛行は認める．
レベル5	正常歩行	屋内，屋外において歩行距離や歩容が完全に正常である．跛行を認めず，つま先歩き，踵歩き，継ぎ足歩行が可能．

必要であっても，より広い生活空間で活動がされていれば，参加の程度が良好であると解釈できる．

life space assessment（LSA）[4]は，生活空間レベル，頻度，自立度（補助具の使用と介助の有無）の3要因で，生活空間を測定する尺度である．

生活空間レベルはレベル1（寝室以外の部屋），レベル2（敷地内），レベル3（近所），レベル4（町内），レベル5（町外）の5つレベルである．車椅子での移動が介助の場合でも，自宅内だけの生活よりも，日常的に町外へ外出しているほうが，生活空間がより広いと解釈される．

c．身体活動量の測定

簡便な身体活動量の測定として，加速度センサーを用いた歩数計，活動量計による方法がある．活動量計は，歩行以外の身体活動も測定可能であり，エネルギー消費量（カロリー）として活動量が提示される．近年，科学技術の進歩に伴い，機器は多様化し，軽量，安価となっている．測定精度は向上してきているが，神経学的障害などの歩行障害を有する対象では，装着部位によってその精度が異なる可能性があり，歩行速度が遅い場合には誤差が大きくなることも考えられるため，実際の精度を確認する必要がある．

また，生活時間調査法は，日記法，タイムスタディ法とも呼ばれている．日常生活動作や家事，スポーツなどの活動項目について，1日に実施した時間を調査し，それぞれの活動量を合算して，1日の総活動量（エネルギー消費量）を算出する方法である．特殊な測定器具を必要とせず，簡易に実施でき身体活動を制約しないが，記録が煩雑であり，1日の活動を完全に把握するという正確性には限界がある．

B 動作レベル

動作レベルでの分析は，**機能的制限の測定**である．日常的に実施される多様な活動は，複数の動作の組み合わせによって遂行される．意味のある動作としての最小単位を単位動作あるいは基本動作という．単位動作には，寝返り動作，起き上がり動作，立ち上がり動作，歩行動作や把握動作，リーチング動作などがある．

1 動作の連合

個々の単位動作が単独に行われることは日常的には少なく，複数の単位動作が組み合わされて遂行されることが多い．この組み合わせを動作の連合という．

動作の連合には，複数の単位動作が連続して行われる連続動作，同一の身体部位で同時に複数の

単位動作が行われる結合動作，異なる身体部位で同時に複数の単位動作が行われる同時動作，結合動作と同時動作が複合した複合動作がある．

動作遂行が困難な場合，個々の単位動作に問題を有することが多いが，動作の連合に問題がある場合も多い．パーキンソニズムの症例では，単位動作の遂行は比較的可能であっても，一般に連続動作や同時動作などが困難となることが多い．

このような動作の連合の例としては，連続動作としての寝返り動作と起き上がり動作，起き上がり動作から立ち上がり動作，立ち上がり動作から歩行などが一般的であり，timed up and go（TUG）test は，立ち上がり，歩行，方向転換，歩行，着座の一連の連続動作である．通常は，単位動作間が滑らかに連続し，前の単位動作が完全に終了する以前から，あとの単位動作が開始され，双方の単位動作の時間的区切りが明確ではない．

物を把持したままの立ち上がりや歩行などは同時動作の一般的な例である．このような複数の課題を同時に遂行する場合は**二重課題**とも呼ばれ，単位動作を1つ実施するのみよりも姿勢制御が複雑になり，注意容量による制約も受ける．運動課題と認知課題の二重課題も一般的であり，日常的に実施される歩行しながらの会話などがその例である．

認知機能や運動機能が低下した対象者では，このような二重課題遂行が困難となり，一次課題あるいは二次課題の課題遂行能力が低下するため，会話を始めると立ち止まってしまうか，歩行しながらの会話はできない．

2　単位動作の遂行能力

単位動作の動作遂行能力の測定は，標準的な状況における動作の遂行能力を測定する．動作遂行に要する時間，動作中のある身体部位の移動距離，所定の時間内において反復できる回数や，規定の回数を遂行する際の時間などを測定する．これらについては，動作遂行能力の測定として前述した．

なお，単位動作の遂行の可否あるいは介助の有無が臨床的に問題になることが多く，遂行能力の測定は，基本的に介助を要せずに動作が遂行できる場合に実施される．

単位動作の遂行が低下している場合には，運動レベルで検討する．その際，動作遂行能力の低下を解決するためには，単に個々の機能障害の問題に帰結しても，動作遂行能力の改善には限界があり，動作遂行時の運動を分析することが必要である．

C 運動レベル

運動レベルでの分析は，運動学的分析，運動力学的分析，筋電図学的分析が該当する．これらは，3次元動作解析装置，電気角度計，床反力計，筋電図などの機器を用いて測定することが一般的であり，第2章で詳細に解説されている．主に運動学的分析については，特殊な機器を用いない観察による分析や，ビデオカメラなどを用いた画像・動画による計測も可能である．

1　運動分析の手順

観察と触診を中心とした分析における運動分析の手順を解説するが，3次元動作解析装置などを使用する場合にも，基本的な手順は同じである．

a. 単位動作と運動条件の決定

運動レベルの分析では，まず関心のある単位動作について，その運動条件を定めて，運動課題を実行する．運動条件は開始肢位と終了肢位を決定する．それぞれの肢位の構えと関連して，椅子などの用具を使用する場合にはその条件も規定する．加えて，運動の速さや努力の程度なども定める必要がある．

b. 基本面の決定

運動を観察・分析する基本面を決定する．基本面は，単位動作の基本的な特徴によって定まるが，

疾患を有する場合には，正常とは異なる動作の特徴が加わることを考慮する必要がある．たとえば，椅子からの立ち上がり動作は，健常者においては主に矢状面の運動であるが，機能の左右差を有する対象では，前額面上や水平面上でも特徴的な運動が観察されることがあるため，必要に応じて複数の面で分析する．

c．全体的な観察

詳細を観察する前に全体的な観察を行う．主に運動する部位，その方向，運動範囲，運動軌道（軌跡），関節角度変化の傾向，重心の位置や移動，支持基底面の変化などを観察する．骨格を簡潔に示す全身の線画を書いて記録する．

d．相区分

運動の開始から終了までをいくつかの相に区分する．相区分は，運動軌道の変化，重心の移動，支持基底面の変化などを参考に，主要な関節運動が変化する時点を相区分の境界とする．

e．角度変化の記録

主な関節ごとにその関節角度の変化を簡単なグラフとして記録する．相区分と合わせて，特に角度変化の程度や方向が変わる時点を明確にする．

f．筋活動の推測と確認

関節角度の変化，重力との関係，重心の位置の変化，運動の速度などをもとに筋活動を認める筋群とその収縮様式を推測する．筋収縮を観察して確認し，さらに触診によって確かめる．関節運動を認めない，固定や安定化を目的とした筋活動も確認する．

g．運動パターンの解釈

関節運動，身体末端や特定の部位の運動軌道（軌跡），重心の移動，支持基底面の変化，筋活動などについて，それらの特徴と相互の関連性について整理する．正常の運動パターンが明示されている場合には，その運動パターンと比較し，異常や逸脱する部分を同定する．正常との比較だけでなく，以前との比較など，運動パターンの時間的経過を解釈し，介入効果を判定し，介入内容を検討する．

このように運動分析は，意図的に単位動作を遂行した際の運動を分析することが多いが，臨床的には，自然な活動の中での自発的な動作を分析することもある．

2　戦略（ストラテジー）のとらえ方

特に運動パターンの異常や，特徴的な歩容・跛行，関節の協調運動の低下などの質的分析は，戦略（ストラテジー）レベルの検討である．正常パターンと比較して，その逸脱の程度を判断することが多いが，動作の実用性や効率を改善させるためには，それだけでは不十分である．心身機能の状態や遂行する運動課題とその環境において，最適で効率のよい戦略が選択されているかの判断が重要である．

戦略は，運動の学習によりそのレパートリーの多様性が増加し，運動課題や環境などの状況に最適な戦略が多様な戦略の中から選択される．動作遂行能力が低下した対象では，一般に戦略の問題以上に，この戦略の多様性の少なさや，最適な戦略の選択に問題を有することが多い．

運動戦略としては，歩行時の反張膝や大殿筋跛行，分回しなどの運動パターン，立位バランスにおける足関節戦略，股関節戦略，ステッピング戦略，立ち上がり動作の際の運動量戦略（体幹の前傾を用いる）と力制御戦略（足を引いて，上肢を支持し，上方へ立ち上がる）などが代表的に知られている．たとえば，椅子からの立ち上がり動作において，座面の高さが高い場合には運動量戦略優位であり，低い場合には力制御戦略優位が適切であるように，環境によって選択される戦略が変化することが一般的である．また，たとえば歩行の際に，転倒を防ぎ，安全性を優先するために，歩

隔を拡大した戦略や，歩幅を小さくし，歩行率を増加させた戦略なども用いられることがある．姿勢やアライメントの変化も，重心と支持基底面の関係性に関する運動戦略の1つである．

　感覚戦略としては，特に立位バランスの場合に，視覚に依存した戦略と支持面に依存した戦略がある．視覚に依存した戦略では，閉眼によって不安定性が著しく増加し，支持面に依存した戦略では，硬い床面に対して発泡素材などの床面上で，不安定性が増加する．これらは，単に感覚障害の有無ということではなく，利用できる感覚の選択の問題である．限られた感覚モダリティに依存する程度が高いと，環境の変化に対する適応性が低下する．

　対象者がある戦略を選択することにはなんらかの理由や利点がある．安全性，効率，結果・成績などを優先するためにある戦略が選択されることがある．戦略の原因を狭い意味での運動機能の障害のみとしてとらえずに，対象者の主観を含めて，その戦略が選択される利点を幅広く検討することが必要である．

　このような戦略レベルの測定や分析は，まだ標準化された評価指標が整備されていないのが現状である．現時点では，課題や環境を変えた際の戦略の変化を分析することが必要であろう．

● 引用文献

1) Hoffer, M.M., et al.: Functional ambulation in patients with myelomeningocele. *J. Bone Joint Surg.*, 55A:137–148, 1973.
2) Perry, J., et al.: Classification of walking handicap in the stroke population. *Stroke*, 26:982–989, 1995.
3) Viosca, E., et al.: Proposal and validation of a new functional ambulation classification scale for clinical use. *Arch. Phys. Med. Rehabil.*, 86:1234–1238, 2005.
4) Baker, P.S., et al.: Measuring life-space mobility in community-dwelling older adults. *J. Am. Geriatr. Soc.*, 51:1610–1614, 2003.

実践編

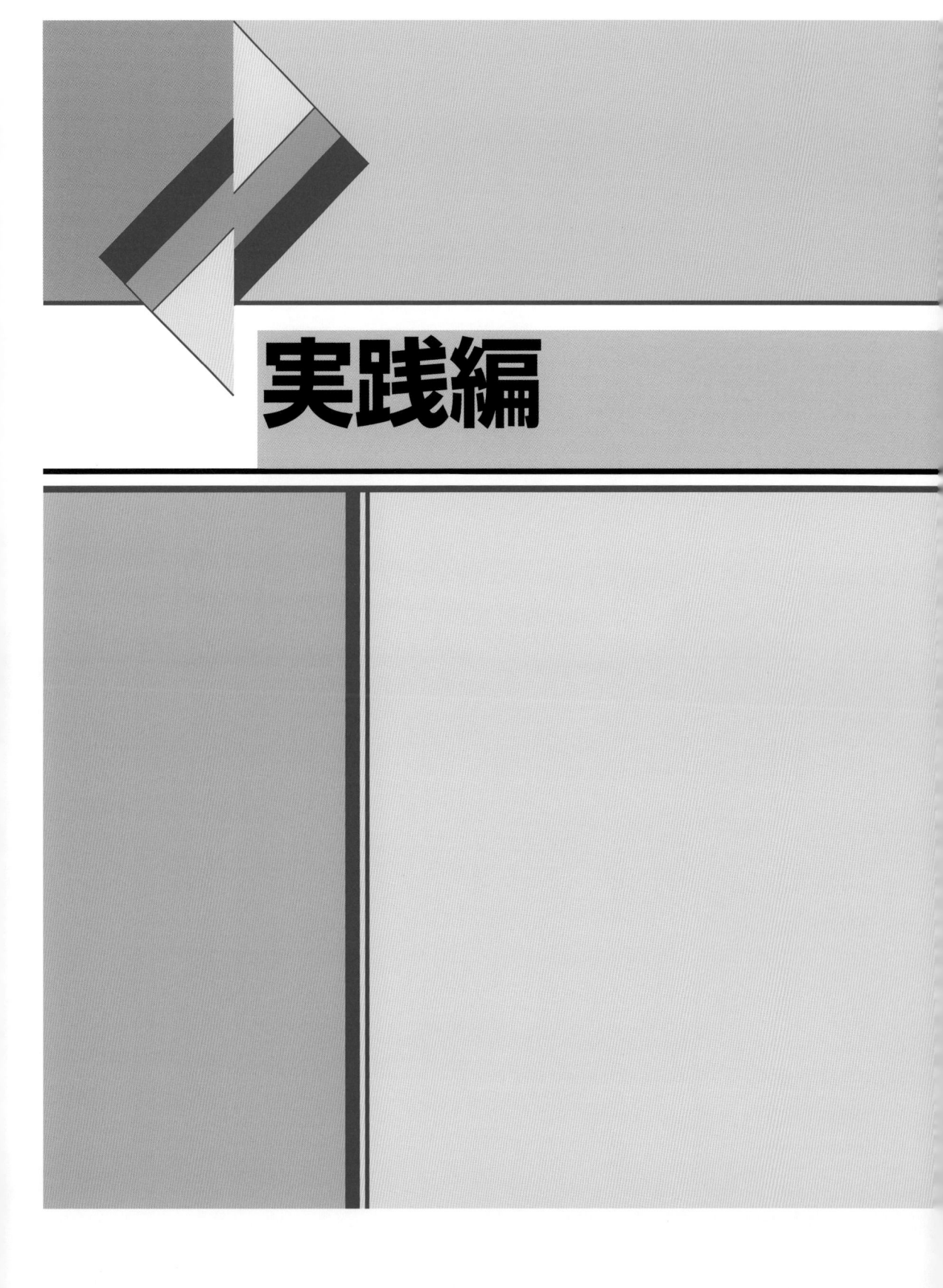

第4章
病態運動学の分析対象

■学習目標
- 機能障害レベルを理解する．
- 機能的制限レベルを理解する．
- 活動レベルを理解する．

病態運動学の分析対象は，機能障害レベル，機能的制限レベルと活動レベルに分けられる（表1）．

A 機能障害レベル

機能障害レベルは，体型・アライメント，関節可動域などの関節運動，筋力，神経系の疾患で認められる感覚・知覚，随意運動，筋緊張，反射・反応，さらに協調運動の問題，呼吸器・循環器・代謝系の内部障害で認められる持久性，運動耐容能の低下などである．さらに，複数の機能障害によって複合的に生じる姿勢制御やバランス制御の問題は，機能的制限レベルともきわめて密接に関連するが，ここでは機能障害レベルに含めた．感覚・知覚は，主に体性感覚が重要であるが，視野や視力などの視覚，および前庭感覚も，姿勢・バランス制御や移動能力に重要な役割を果たす．さらに中枢神経疾患で問題となりやすい身体像や身体図式の障害，視空間の知覚なども，運動・動作に及ぼす影響は大きい．

本項では，機能障害レベルとして認知機能にはふれていないが，高齢者や中枢神経疾患では，機能的制限レベルや活動レベルに大きな影響を及ぼす．認知機能には，意識，覚醒度，注意，見当識，記憶，計算，言語や状況の理解，問題解決能力などが含まれる．特に意識，覚醒度，および注意が多様な動作の遂行に影響する．注意と記憶に問題があると，新しい運動課題に対する学習が困難となる．

B 機能的制限レベル

機能的制限レベルには，寝返り，起き上がり，立ち上がりと着座，歩行，階段昇降などの起居動作や移動動作が含まれる．これ以外に特に若年者や青年層などでは走行や跳躍の困難さも重要な機能的制限レベルである．歩行では，単に前方への直線的な歩行だけでなく，日常的な歩行では，方向転換や側方，あるいは後方への移動も重要である．特に自宅の屋内や買物の際の店内など，限られた

表1　病態運動学の分析対象

機能障害レベル	機能的制限レベル	活動レベル
体型・姿勢・アライメント	寝返り	移動
筋力	起き上がり	食事
関節運動	立ち上がり・着座	更衣
感覚・知覚・反応時間	歩行	整容
随意運動	階段昇降	排泄
筋緊張	リーチング	入浴
反射・反応	把持とリリース	家事
姿勢制御・バランス制御	物品操作	買物
協調運動	持ち上げ（リフティング）	旅行
心肺機能	運搬	趣味
代謝機能		仕事
持久性・運動耐容能		

空間内での移動には，多方向への移動が安全に，効率的に遂行されることが求められる．

主に上肢に関連した機能的制限には，リーチング，物の把持とリリース，物品や道具などの操作，物の持ち上げ，運搬の問題が含まれる．リーチングでは，体幹機能やバランス機能が大きく影響する．また，持ち上げや運搬についても，上肢だけでなく，体幹機能と下肢機能の影響が大きく，腰痛予防などの産業保健分野との関係も重要である．

また，神経障害や高齢者などで認めることの多い咀嚼，嚥下，発声，表情などと関係する口腔顔面の運動障害も機能的制限レベルに含められるが，今回は含まない．これらは脳神経系の機能障害と直接関係する．さらに咀嚼，嚥下機能は栄養状態と密接に関係するため，代謝機能や持久性・運動耐容能にも影響を及ぼす．

C 活動レベル

活動レベルでは，基本的日常生活動作，手段的日常生活動作，さらに社会的役割の遂行や社会参加に伴う活動が含まれる．機能的制限は標準的で理想的な状況での動作遂行能力の低下を示すのに対し，活動は日常的に生活する環境における実行状況が重要である．そのため，人的・物的環境による影響が大きい．さらに，参加にかかわる活動では，対象者の身体機能に加えて，知的機能や社会的機能が重要である．

また，運動習慣や趣味としてのスポーツ活動，仕事に関連した身体活動は，その活動自体が筋力や呼吸，循環，代謝機能における運動負荷となる．そして，活動量という側面では，エネルギー消費に直接関係するため，循環器系，代謝系の疾患の管理にも密接に関与する．そのため，活動や参加が不十分であると，廃用症候群として機能的制限や機能障害の悪化をもたらすリスクが高い．さらに，活動と参加レベルを考慮することは，健康維持増進，介護予防，疾病予防の観点でもきわめて重要である．これらの分析対象について，疾患や運動障害の特性の影響を理解することと並行して，分析対象自体の性質やその測定・分析方法を理解することは，病態運動学の発展に不可欠である．疾患を出発点とした疾患特異的な病態運動学の理解のみでは，分析や解釈の視野が狭くなる．複数の異なる疾患（合併症や併存疾患）や運動障害を有する対象も少なくなく，その対象全体としての運動・動作の問題を扱うためには，それぞれの分析対象の視点から運動・動作を理解することも重要である．

多様な方向から分析が可能であるが，動作の障害の解決のためには，個々の機能障害などの問題に要素的に還元しただけでは不十分であることにも注意する必要がある．運動パターンは，対象者自身の身体機能や認知機能，遂行する運動課題とその環境によって**自己組織化**される．現実的にはこのような多要因の影響を考慮し，実際の運動が遂行される場面で動作の障害を理解し，解決することが必要である．

第5章
機能障害レベル

I 体型・姿勢・アライメント

■学習目標
- 体型・姿勢・アライメントの計測・分析方法を理解できる.
- 体型・姿勢・アライメントの異常を理解できる.
- 体型・姿勢・アライメントの異常が機能的制限に及ぼす影響を理解できる.

A 体型

1 体型とは

体型とは体格のことを指し,やせ型,肥満型などが代表的な型であるが,英語でhabitus, physique, somatotypeなどはすべて体格と訳され,人格型と関連づける場合もある.身体の型のことである.

2 体型の計測方法

BMI (body mass index) とは,身長からみた体重の割合を示した体格指数で肥満度を示したものである.BMI=体重[kg]/(身長[m])^{2}で表現される.たとえば体重60 kg,身長170 cmであれば,BMI=60/1.7^2=20.78となる.日本肥満学会が決めた判定基準では,BMIが22を標準,25以上を肥満として,肥満度を4つの段階に分けている(表1).また腹囲測定によって内臓型肥満の判定も行われ,男性85 cm以上,女性90 cm以上だと内臓脂肪型肥満と判定される.

BMIは身長と体重しか用いないため,身体組成を明確にするために体脂肪計がよく用いられている.現在用いられている体脂肪計の主流は,生体インピーダンス法による計測である.脂肪と脂肪以外(除脂肪組織)のインピーダンスが異なることから用いられるようになった.計測可能なパラメータとしては,体脂肪量(身体内脂肪総重量),体脂肪率(体脂肪量の体重に対する比率),除脂肪体重(脂肪組織以外の組織総重量),BMI(上記),肥満度[〔(実体重−標準体重)/標準体重〕×100]がある[1].

モアレにより体表表面の凹凸を計測し,古くから側弯症を代表に,筋や骨のいわゆるゆがみを計測する機器として用いられてきた体型計測装置もある.

表1 肥満度の判定基準

BMI	肥満度
18.5 未満	低体重
18.5〜25.0 未満	普通体重
25.0〜30.0 未満	肥満(1度)
30.0〜35.0 未満	肥満(2度)
35.0〜40.0 未満	肥満(3度)
40.0〜	肥満(4度)

〔厚生労働省ホームページ, http://www.mhlw.go.jp/topics/bukyoku/kenkou/seikatu/himan/about.html より〕

3 体型の異常と機能的制限

肥満は生活習慣病を誘発する第一因子と考えられ,BMIが高値となると高血圧,脂質異常症,糖尿病にかかりやすくなるといわれている.肥満度に

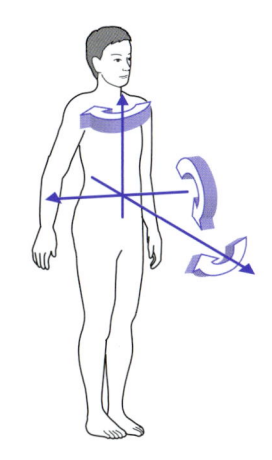

図1 骨盤の6自由度の運動

よっては，運動制限が生じる場合がある．肥満により腹囲の周径が大きくなれば，関節可動域の最終域で皮下脂肪による運動制限となりやすく，また腹部の突出によって靴や衣服の着脱，排尿，排便動作をはじめさまざまな日常生活上の制限因子となりうる．

B 姿勢

1 姿勢とは

姿勢の分類にはさまざまなものがある．脊柱弯曲が頸部で前弯，胸部で後弯，腰部でも前弯になることから，Kendall は理想的アライメント，胸椎後弯と腰椎前弯，平背，スウェイバックというように姿勢を4つに大別し，主として腰部の正常弯曲と骨盤の中間位を基準にしている[2]．

骨盤が6自由度を有するという考えから，矢状面上では骨盤前傾-後傾および骨盤前方移動-後方移動，前額面上では左右骨盤挙上-下制，骨盤右方移動-左方移動，さらに水平面上では骨盤の水平面上の回旋運動および骨盤上方移動-下方移動というように，どの面でも回転運動と並進運動の組み合わせで分類可能である（図1）．

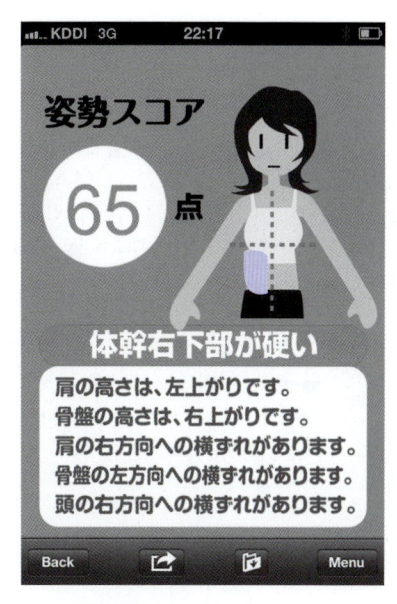

図2 姿勢点数化のアプリ
〔(有) ラウンドフラット：かんたん姿勢ナビより〕

2 姿勢の計測方法

姿勢の計測方法には鏡や垂直線を用いたものから，写真画像をもとに点数化したもの（図2），脊柱の弯曲計測を行うもの，身体のアウトラインを計測する人体形状計測機器などもある．また姿勢の代表値である身体重心の計測・分析に使用する動作解析装置では，標準的に身体に30点以上貼付したマーカーから身体重心を計測することが多い（図3）．この場合には大腿部，下腿部などといった四肢の肢節ごとの質量中心や，慣性モーメント値の既存データを用いて，空間上の肢節位置から平均値として算出する．

筆者は臨床的に身体重心位置を算出する方法として，上半身，下半身のおのおのの質量中心位置から身体重心位置を簡便に評価する方法を考案した[3]（図4）．上半身質量中心と下半身質量中心の空間上の中点を仮想身体重心とするものである．この方法はゆっくりとした動作中にも観察可能である．

姿勢分析をするにあたって，鉛直線との関係を

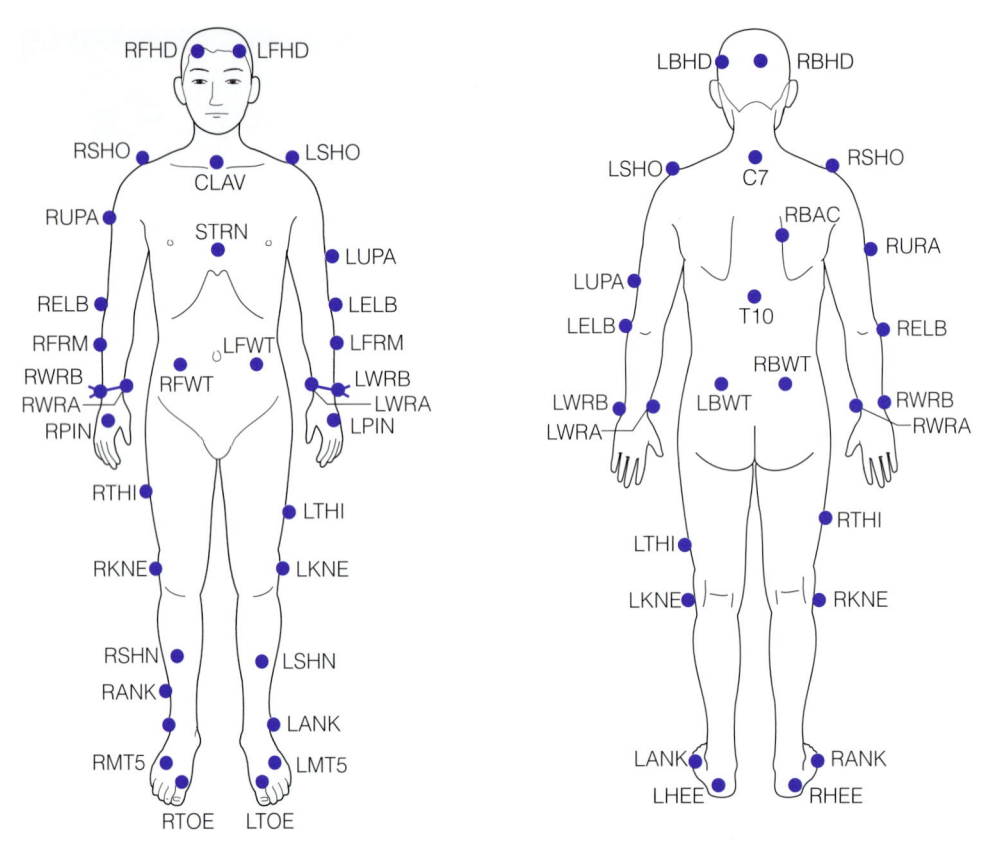

図3　身体重心の算出のためのマーカー貼付例
これらの標点から身体重心を計算して求める．
〔Vicon Motion Systems Preparation, p.28, www.udel.edu/PT/Research/MAL/preparation_v1_2.pdf より〕

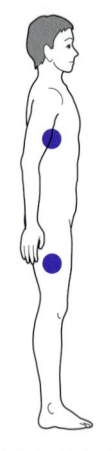

図4　上半身と下半身それぞれの質量中心点から身体重心点を仮想する方法
上半身質量中心点：Th7〜9，剣状突起高位
下半身質量中心点：大腿部中上 2/3 と 1/2 の間
上半身質量中心点と下半身質量中心点の中点

簡便に述べることは重要である．ある肢節は他の肢節と比較して，傾斜（前後左右）しているのか偏倚（前後左右）なのかを表すものであり，前述の回転運動と並進運動を表現しやすい．たとえば肩関節屈曲45°であっても，立位や座位であれば屈曲筋が作用していることはいうまでもないが，背臥位であれば伸筋が作用する．このように関節に対して重力によるモーメントは立位と背臥位では異なるため鉛直線や水平線との関連性は重要である．

姿勢の表現には古くからさまざまな記述法があるが，カルテにフリーハンドで記載することが可能な場合には，身体メルクマールをあらかじめ決めてプロポーションに配慮する方法がよい．観察のポイントの明確化と記載法を示す（**表2，3**）．**図5**は立位の例である．

表2 観察ポイントの明確化

支持面との関係を示す（身体重心位置の明確化）.

正中軸からの体節の偏倚を明確にする（身体重心位置の明確化）.

骨格構造の連鎖関係を明確にする.

骨・関節の配列異常を明確にする.

〔福井 勉：病態運動学. 内山 靖（編）：標準理学療法学 専門分野 基礎理学療法学, pp.265-284, 医学書院, 2006 より〕

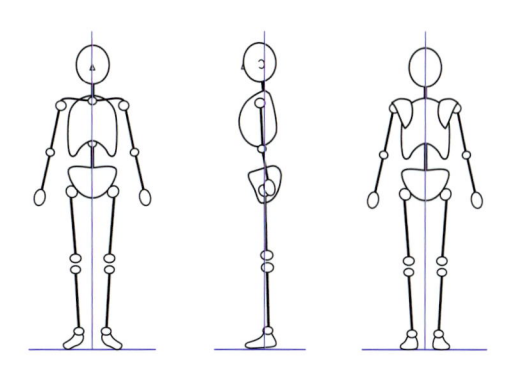

図5 フリーハンドによる姿勢の記載（立位の例）
〔福井 勉：病態運動学. 内山 靖（編）：標準理学療法学 専門分野 基礎理学療法学, p.267, 医学書院, 2006 より〕

表3 記載法

背臥位
前額面：胸骨柄を起点に身体を二分する線を正中軸とする.
矢状面：正中軸を設けず，支持面に接していない重力に抗している体節を観察する.

端座位
前額面：骨盤中央より立てた垂直線を垂直軸とする．骨盤部，足部下方の線を支持基底面とする.
矢状面：股関節を起点に立てた垂直線を垂直軸とする．骨盤部，足部下方の線を支持基底面とする.

立位
前額面：両足間の中央より立てた垂直線を垂直軸とする．足部下方の線を支持基底面とする.
矢状面：外果を起点に立てた垂直線を垂直軸とする．足部下方の線を支持基底面とする.

〔福井 勉：病態運動学. 内山 靖（編）：標準理学療法学 専門分野 基礎理学療法学, pp.265-284, 医学書院, 2006 より〕

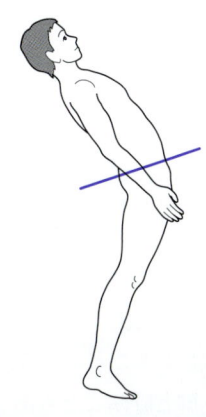

図6 後屈動作において，股関節と脊椎のどちらがより大きく伸展したかを示す方法
この場合骨盤後傾角度がメルクマールとして重要である.

3 姿勢の異常と機能的制限

　骨盤が前傾位および後傾位にある場合，立位での股関節と脊椎の中間位は異なる．前傾位では股関節屈曲と腰椎前弯位，後傾位では股関節伸展と腰椎後弯位となる．また骨盤前方移動では股関節伸展，腰椎伸展位，骨盤後方移動では股関節屈曲，腰椎屈曲位となる．前屈動作のように身体が大きく屈曲する際には，股関節，腰椎どちらの屈曲が大きいかという評価は骨盤前傾と骨盤後方移動の観察から評価可能である．また後屈動作では同様に骨盤後傾と骨盤前方移動の観察から伸展可動域が大きいのは股関節，腰椎どちらなのかを評価する（図6）．機能的制限としては，立位での骨盤位置に影響を与え，姿勢保持に関係する筋緊張にも影響を与える．また骨盤後傾が大きいと立脚前半の股関節屈曲運動を腰椎で行ってしまうことになる．逆に骨盤前傾が大きいままだと，立脚期後半での股関節伸展を腰椎で動くようにしてしまい，ストレス部分を固定化することにつながってしまう．これらの評価は姿勢や歩行分析を観察することで可能である．

C アライメント

1 アライメントとは

アライメントとは，骨・関節の配列のことを指し，下肢アライメントが代表的である．アライメントの評価は理学療法全般において重要であり，骨・関節に対する負荷を検討するうえで欠かせない評価である．下肢では股・膝・足関節の位置関係を述べることが多いが，荷重時の関係性から矢状面では各関節屈曲伸展角度，前額面では股関節内外転，膝関節内外反，距骨下関節回内外角度の関係性を述べることが多い．下肢機能軸の膝関節での位置関係から，圧縮応力や伸張応力の部位を特定するためにしばしば臨床的に用いられる．

2 アライメントの計測方法と異常

下肢機能軸は股関節中心と足関節中心を結ぶ線のことである．この線は膝関節の中央付近を通過するといわれるが，内側に寄ると荷重する線が膝関節の内側を通過することになる．一般にこの内反位の状態をO脚と呼ぶこともあり，立位で両足を着けた状態で立った場合に膝の間に隙間がみられることで判断する（図7）．逆に両膝の間を着けた状態で足の間に隙間が生じた外反位の状態をX脚と呼ぶことが多い．O脚では荷重線が内側を通過するため内側の関節裂隙に圧迫力がかかると同時に外部内反モーメントが負荷され，本人は外反モーメントを発揮しなければならなくなる．そのため内側型の変形性膝関節症や腸脛靱帯炎との関係が深い．逆にX脚では外側関節裂隙に圧縮応力が大きくかかり，外部外反モーメントが負荷され，本人は内反モーメントを発揮する．そのため外側型変形性膝関節症や鵞足炎と関連が深い．さらに外反位は膝蓋骨が大腿四頭筋により外側へ引かれる状態となるため，膝蓋骨の外側亜脱臼とも関連する．Kendallは姿勢性O脚が，大腿骨内旋，足回内，膝過伸展で生じ，姿勢性X脚が，大腿骨外旋，足回外，膝過伸展の組み合わせで生じるとした[2]．

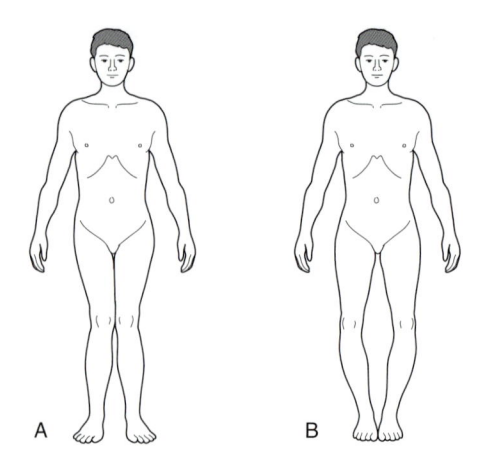

図7 X脚とO脚
A：X脚．膝が着いた状態で足部に隙間がある．
B：O脚．足が着いた状態で膝に隙間がある．

3 アライメント異常と機能的制限

アライメントに異常があった場合，物理的には身体重心が支持基底面内に位置しにくくなったり，あるいは支持基底面中心から離れることによって，特定の方向への不安定性が増すことにより，各関節は身体重心を制御する対応をすることになる．そのために身体は常に活動しているともいえる．たとえば立位で身体重心を前方に移動するために，足関節背屈で，足関節から上の部分を前方に移動することが可能になる．この際には足関節底屈筋が作用する．同様に股関節屈曲により股関節から上部を前方に移動することによって身体重心の前方移動が可能となる．しかし同じような対応は膝関節では解剖学的制約によって困難である（図8）．スクワット動作中に足関節背屈制限があると股関節屈曲運動の大きさを増大して身体重心を支持基底面内に位置させようと自ら対応するが，逆に股関節屈曲制限があると，足関節背屈運動は大きくなる．

同様に，前額面においては足関節回内と股関節内転，足関節回外と股関節外転運動が相互に呼応

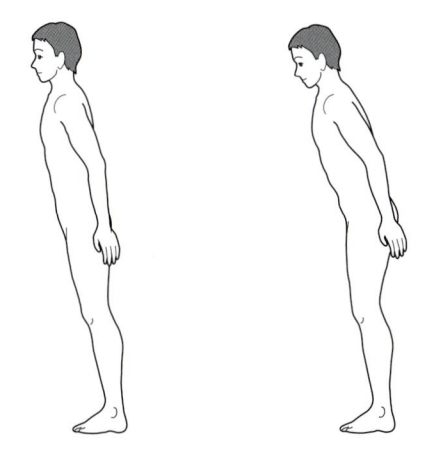

図8 身体重心を前方移動させるための，足関節背屈運動と股関節屈曲運動
いずれも該当関節から上部の質量を前方移動させるものである．

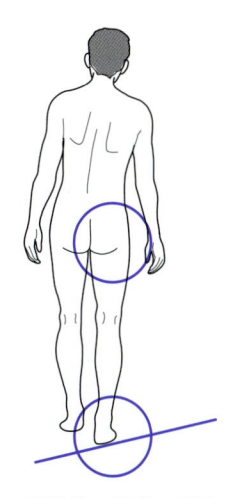

図10 股関節と足関節の運動の呼応2
足圧中心が内方移動するとそれに呼応して身体重心が移動する（足回内と股外転の連鎖）．図9と異なる点は足圧中心移動であり，この場合では床と足部の間に角度があることである．

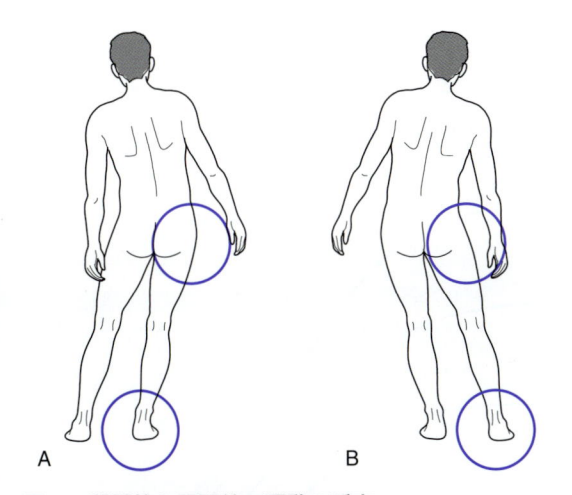

図9 股関節と足関節の運動の呼応1
A：骨盤が右に移動すると右距骨下関節は回内する（足回内と股内転の連鎖）．B：骨盤が左に移動すると右距骨下関節は回外する．

する（図9）．足部が床となす角度が大きくなり，たとえば回内足で足部外側が床から離れるほどに足圧中心が内方移動していれば，身体重心も内方に移動し，この場合には股関節は外転位になりやすい（図10）．

体幹のように質量の大きい部位が移動することで身体重心は大きく影響を受けるため，高齢者に多い胸椎後弯が大きい症例ではどうしても体幹質量中心の後方移動，静止立位では身体重心，足圧中心の後方移動となりやすい．

このようなアライメント異常は立位姿勢に大きな影響を与え，姿勢保持に関与する筋の収縮状態を変化させる．座位においては，骨盤から上部にある頭部，体幹部が骨盤より後方に位置することで坐骨結節部後方の負荷が増大させられる．同時に左右差があれば左右坐骨結節の負荷にも左右差が生じる．歩行時には左右下肢への負荷を変化させ，特定の筋や関節に対する負荷を増大させる結果となる．臨床的には坐骨結節の下に手を入れて荷重状態をとらえることも可能であるが，ほとんどの動作分析は視覚的に行われる．

上記のように一部の運動制限が他の部位に影響を及ぼすことが身体を制御する一面であるため，個別性を重要視した評価が求められることになる．

● 引用文献
1) 小林 武：体脂肪計．内山 靖ほか（編）：計測法入門，pp.288-298，協同医書出版社，2001．
2) Kendall, F.P. ほか（著），栢森良二（監訳）：ケンダル 筋：機能とテスト—姿勢と痛み．pp.69-118，西村書店，2006．
3) 福井 勉：力学的平衡理論，力学的平衡訓練．山嵜 勉（編）：整形外科理学療法の理論と技術，pp.172-201，メジカルビュー社，1997．

II 筋力

■学習目標
- 筋力の計測・分析方法を理解できる．
- 筋力の異常を理解できる．
- 筋力の異常が機能的制限に及ぼす影響を理解できる．

A 筋力とは

1 筋収縮の種類

筋の長さを変えずに力を発揮する収縮様式を等尺性筋収縮，角速度を一定にする装置を用いて収縮速度を一定に行う収縮様式を等速性筋収縮という．さらに筋の張力を一定で力を発揮する収縮様式を等張性筋収縮と呼ぶ．また筋が短縮しながら収縮する求心性収縮と長さが長くなりながら収縮する遠心性収縮にも分類できる．腕立て伏せでは上腕三頭筋が活動するが，肘が曲がって下方移動するときには上腕三頭筋は伸びながら収縮（遠心性収縮）し，肘が伸びる相で短縮しながらの収縮（求心性収縮）を行っている．もし途中で静止すれば等尺性収縮を行っていると判断してよい．

2 筋力の調節メカニズム

脊髄の α 運動ニューロンと支配される筋線維群をまとめて運動単位と呼ぶ．筋力の大きさは，運動単位の動員（recruitment）と発火頻度（firing rate）の積で示される．また運動単位ごとの活動のタイミングの同期がおこれば発生する筋力が大きくなる．運動単位のなかでも閾値の低いものは弱い刺激で反応し始め，常に活動することが多くなる．そのためこの種の筋は持続収縮を求められる．閾値の高いものは強い刺激に対して反応する．活動電位の小さい運動単位から入力刺激が大きくなるにしたがって活動電位の大きい運動単位が動員される．このことをサイズの原理（size principle）と呼ぶ（図1）．発火頻度は運動単位によって異なり，最大随意収縮時で 10〜60 Hz と差が大きい[1]．

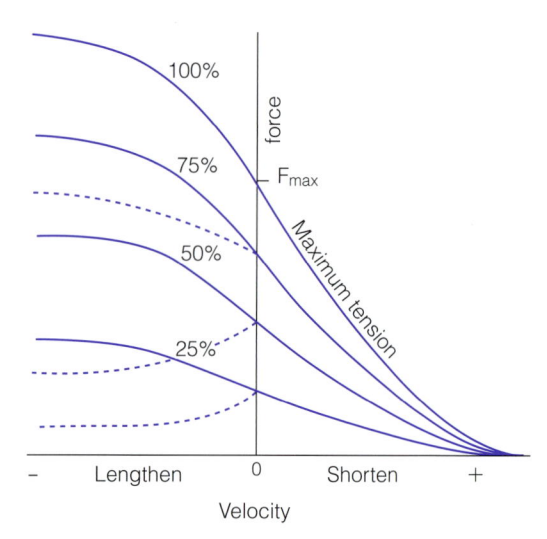

図1 異なる活動レベルにおける筋の力－速さ関係
25%，50%，75%，100%の刺激強度に対応した曲線を示す．筋が収縮・伸張する際に張力などを計測し，筋長も記録する．収縮時，この曲線は Hill の双曲線に従ったものとなる．伸張時の曲線の形状は実験のプロトコルによって変わる．等張性の活動の際は実線で示したふるまいをする．等速性の活動の際は破線で示したふるまいになる．
〔Winter, D.A.（著），長野明紀ほか（訳）：バイオメカニクス―人体運動の力学と制御．原著第4版，p.225，ラウンドフラット，2011より〕

3 筋出力の特性

筋収縮を伴わずに他動的に伸張すると弾性力により，縮む力が発生する．これを静止張力と呼び，筋収縮によるものを活動張力と呼ぶ．両者を合計したものを全張力と呼ぶ．張力はアクチンとミオシンの結合架橋の数によって決定されると考えられている．

力と速度の関係では収縮速度が速いほど筋張力は小さくなる．また筋が伸ばされる遠心性収縮では筋張力は増大する．他動的な静止張力要素を除いた場合，張力と速度の関係に筋の長さを加えた関係は図2のようになる[2]．筋力の出力は小さいが，微細な運動制御を必要とする筋肉の神経支配比は小さく，粗大運動ではある場合には神経支配比は大きくなる．このことから指先を使うような巧緻性の要求される運動では神経系の関与が大きくなる．

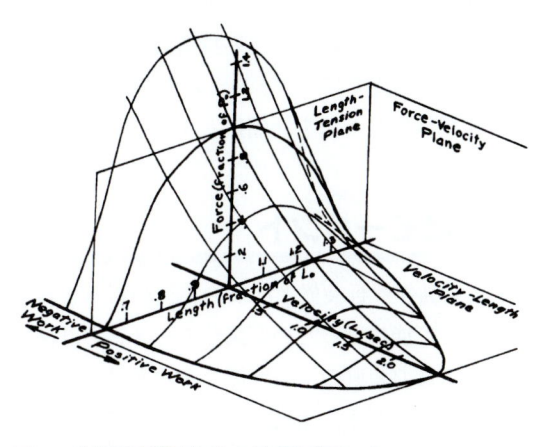

図2 収縮要素張力の3次元プロット
収縮要素の収縮速度と長さの関係として表している．この3次元曲面は最大努力の筋力発揮に応じたものである．最大下努力の収縮の際には興奮水準に応じた曲面をそれぞれ描く必要がある．並列弾性要素の影響は示していない．
〔Winter, D.A.（著），長野明紀ほか（訳）：バイオメカニクス—人体運動の力学と制御. 原著第4版, p.237, ラウンドフラット, 2011より〕

B 筋力の計測・分析方法

1 MMT（徒手筋力検査法）

筋力自体の評価は行うことができないため，実際には関節トルクの評価を行うものである．Daniels and Worthingham の新・徒手筋力検査 MMT（manual muscle testing）[3] は理学療法の基本技術として定着した筋力検査の代表である．臨床活動のなかでの使用を前提として重力に抗することが可能かどうか，ということと，収縮が認められるか否か，という2つの側面に着眼点が置かれている（表1）．運動範囲内を完全に動かせるかどうかが判断基準になっており，改訂が繰り返されている．MMTを施行する際には，抵抗をかける位

表1 新・徒手検査法の段階づけ

数的スコア	質的スコア	基準
5	normal (N)	ほとんど常に検査者が患者の肢位持続力に対抗しきれない場合，あるいは最大の抵抗を加えてもそれに抗して最終可動域を保ち続けうる場合
4	good (G)	重力に抗して運動範囲全体にわたる運動を完全に行うことができると同時に，テスト肢位を崩されることなく強力な抵抗に対抗しうる．最大抵抗に対して運動到達最終域を多少ながら抗しきれないもの
3	fair (F)	重力の抵抗だけに対抗して運動可能範囲を完全に終わりまで動かすことができる段階
2	poor (P)	重力の影響を最小にした肢位でなら運動範囲全体にわたり完全に動かすことができる段階
1	trace (T)	テストに関与する1つあるいはそれ以上の筋群にある程度筋収縮活動が目に見えるか，手で触知できる
0	zero (0)	触知によっても視察によってもまったく無活動のもの

〔Hislop, H.J., et al.（著），津山直一ほか（訳）：新・徒手筋力検査法. 原著第8版, pp.1-13, 協同医書出版社, 2008より〕

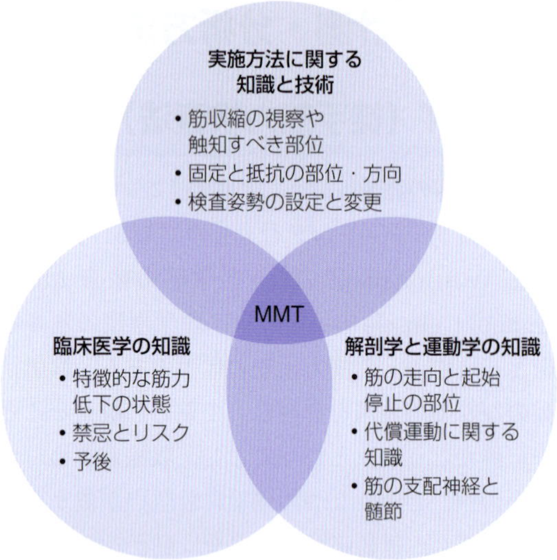

図3 MMTに必要とされる知識と技術
〔小林 武:筋力の評価. 奈良 勲ほか（編）:筋力, pp.87-111, 医歯薬出版, 2004 より〕

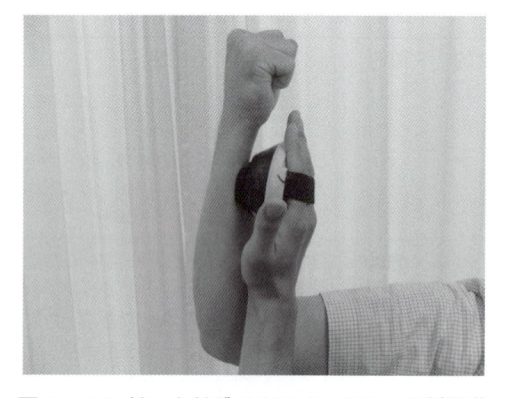

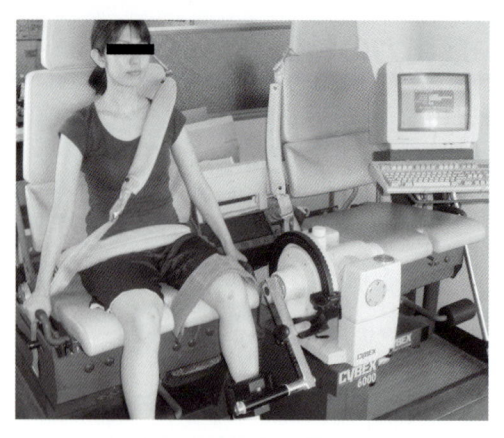

図5 等速性計測装置による膝関節筋力の計測
体幹など対象以外の部位を固定しなければならない．

図4 ハンドヘルドダイナモメータによる肘屈曲筋力の計測

置，固定方法，ポジショニングが重要である．検査者の主観が入ってしまう欠点があるが，おおまかな評価としては重要である．小林[4]はMMTを正確に行うために図3の知識の整理をする必要があるとしている．またMMTを客観的かつ定量化するという目的からハンドヘルドダイナモメータも用いられている（図4）．

2 トルクメータ

　トルクメータは，関節に生じるトルク（モーメント）を機器で定量計測するもので，さまざまなタイプがある．等速性収縮による単関節運動計測するものが代表といえる．また機器によっては，等尺性だけのものや，遠心性収縮も計測可能なものなどがある（図5）．また高価であることが多く，現実の運動と合わない単関節運動である点が欠点である．筋力だけではなく，筋持久力，主動作筋と拮抗筋の筋力比をピークトルクの比で算出したり，体重比で算出した値を評価値とすることもある．

3 関節モーメント

　3次元動作解析装置と床反力装置の組み合わせによって可能になったのが関節モーメント計測である．床反力装置の空間座標を3次元動作解析装置で同定しておき，床反力の作用する点（床反力作用点）座標と既知である下肢の肢節重心や肢節加速度などから運動方程式を解いて算出するものである．機器の発達によって容易に算出することが可能になってきている．皮膚上のマーカーで剛体リンクモデルを仮定しているため，運動方向によっては誤差が大きくなるという指摘が近年では

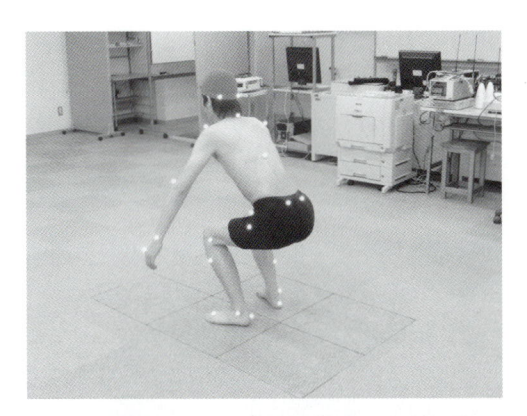

図6 関節モーメント計測に必要な床反力計と動作解析装置
写真のマーカーセットからは身体重心が算出可能である．

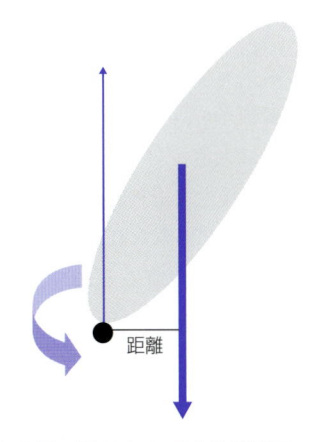

図7 臨床で用いることのできる関節モーメントの定性的評価
ある関節（黒丸）から上部に位置する質量中心が関節となす水平面上の距離が大きいほど，人は下矢印方向のモーメントをつくり出さなくてはならない．また関節に下の肢節からかかる力は回転中心付近を通過することが多いため，ないものとして考える．

多く，適用を考える必要性が問われている．また3次元動作解析装置，床反力装置とも非常に高価であり，標点計測のためマーカー貼付である必要性がある機器や，研究室内でしか計測できない機器など，それぞれ長所と短所がある．**図6**は床反力計上でのスクワット動作を計測して関節モーメントを求める計測風景である．関節モーメントは動作の加速度の変化により変化するため，絶対値そのものよりも他関節との比較が有効であることが多い．Osgood-Schlatter（オスグッド-シュラッター）病ではスクワット中の膝関節伸展モーメントの股関節伸展モーメントに対する割合が大きいという比較[5]などは，運動療法への展開を可能にする．

筆者は臨床的方法として，「今考えている関節から上部に位置する体節全体の質量中心の位置と該当関節の水平面上距離」を観察することによって，患者本人の発揮する関節モーメントが定性的に評価可能であると考えてきた[6]（**図7**）．**図8**は立ち上がり動作で離殿時の関節モーメントの観察方法である．この際，頭部体幹上肢の合成重心位置が前方に移動すればするほど，膝関節からの水平面上距離が小さくなるため，患者本人の膝関節伸展モーメントが小さくなると評価できる．この場合，逆に股関節伸展モーメントは大きくなり，**図8B**

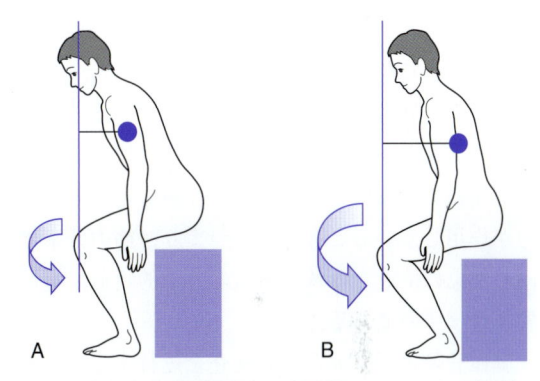

図8 立ち上がり動作時の膝関節モーメントの比較
膝関節で比較すると，Aの膝関節より上部の身体全体の質量中心は，Bより前方にあるため，本人の発揮する膝関節伸展モーメントはBより小さくなる．

のように頭部から体幹の質量中心が後方移動すると膝関節伸展モーメントが増大する．

C 筋力の異常と機能的制限

安静臥床などの状況では骨格筋では，筋力の低下と筋重量の減少，筋線維直径の減少といった量的な変化以外に質的な変化がおこる[7]とされ，基礎分野での筋や筋力の研究はさらに重要性を増す

筋力の異常による機能的制限は筋出力が発揮できないような末梢系の問題と筋出力の制御ができない中枢性要因に大きく分けられる．前者の筋力低下は外傷や手術後，末梢神経損傷などでみられ，後者は脳血管障害などでみられる．前者の場合，筋力低下は関節可動域に影響を及ぼすため，ある関節の可動域制限が他関節の角度にも影響するだけでなく，関節モーメントにも影響を及ぼす．たとえば胸椎後弯が大きい症例では体幹質量中心が後方化するため，立位でもしゃがみ動作時にでも膝関節伸展モーメントが大きくなりやすい．ハムストリングスの筋収縮は小さくなり，常に膝伸筋の筋緊張が大きくなることが多い．そのため大腿四頭筋の過剰緊張や膝前部の疼痛などが発生しやすい．その問題となる胸椎後弯部では胸椎伸展モーメントが大きいことになるが，同部位の脊柱起立筋を触診してもあまり収縮していない場合が多い．すなわち，筋力発揮が不十分な状態であるのに関節モーメントを必要としている肢位では筋以外の軟部組織である靭帯，関節包，皮膚などに伸張応力が作用していると考える．つまり，筋力低下は同じ部位に位置する軟部組織の力学的負荷にも影響を及ぼすのである．

　脳血管障害では徒手筋力検査を遂行するための肢位や運動自体が遂行しにくいことが多く，同じ座標で筋力を評価することはあまりすすめられていない．脳血管障害による運動障害は筋力の大小というよりも，収縮すべき肢位であるのにタイミングが悪いという問題[8]のためであることが大きいといえる．低活動は筋線維変性や筋代謝異常などを引き起こし，特に脳卒中患者の筋萎縮は廃用性の関与が大きく，非麻痺側にも筋萎縮が生じる[9]とされる．

　呼吸器疾患でも除脂肪体重低下と関連したCOPDにおける骨格筋量の低下は，筋線維タイプの変化や筋線維の萎縮を同時におこす[10]といわれており，COPDにおける呼吸筋トレーニングの効果をシステマティック・レビューから見ると，呼吸筋力・呼吸筋耐久力の増加は認められ，高負荷の呼吸筋トレーニングでは運動耐久力の増加と呼吸困難の改善が得られる[11]とされている．

　一方，応用研究と新たな可能性として，たとえばパワーアシストFESでは導出筋活動電位に比例して電気刺激をする．自律型制御を採用しているため筋活動電位測定と電気刺激を同一筋肉で行える特徴がある[12]．

　このように従来はできなかった領域に対して現実的なサポートをしていく視点は，基礎研究と同様今後ますます必要になってくる．

●引用文献

1) 山田 茂ほか（編）：骨格筋―運動による機能と形態の変化. pp.96–112, ナップ, 1997.
2) Winter, D.A.（著）, 長野明記ほか（訳）：バイオメカニクス―人体運動の力学と制御. 原著第4版, pp.222–246, ラウンドフラット, 2011.
3) Hislop, H.J., et al.（著）, 津山直一ほか（訳）：新・徒手筋力検査法. 原著第8版, pp.1–13, 協同医書出版社, 2008.
4) 小林 武：筋力の評価. 奈良 勲ほか（編）：筋力, pp.87–111, 医歯薬出版, 2004.
5) 福井 勉ほか：ジャンパー膝, Osgood-Schlatter病に対する運動療法. 関節外科, 15:74–82, 1996.
6) 福井 勉：体幹からみた動きと理学療法の展開. 山口光國ほか（著）：結果の出せる整形外科理学療法―運動連鎖から全身をみる, pp.76–173, メジカルビュー社, 2009.
7) 松瀬博夫ほか：運動器の廃用とリハビリテーション. Clinical Calcium, 20:475–485, 2010.
8) 吉尾雅春：中枢性神経障害の筋力低下の評価と治療. 奈良 勲ほか（編）：筋力, pp.164–175, 医歯薬出版, 2004.
9) 柳東次郎ほか：廃用による筋力低下のメカニズム. MB Med. Reha., 72:27–33, 2006.
10) 黒澤 一：筋力低下. COPD Frontier, 7:62–66, 2008.
11) 塩谷隆信ほか：呼吸リハビリテーションにおける呼吸筋トレーニングの位置づけ―吸気筋トレーニングは必須の種目か？. 日呼吸ケアリハ学会誌, 19:156–162, 2009.
12) 原 行弘：筋電図を制御に利用した新しい機能的電気刺激. 臨床脳波, 51:543–550, 2009.

III 関節運動

■学習目標
- 関節運動の計測・分析方法を理解できる.
- 関節運動の病態に基づく異常を理解できる.
- 関節運動の異常が機能的制限に及ぼす影響を理解できる.

A 関節運動の種類

関節運動を述べる場合，多くは滑膜関節の運動を指す．運動の生じる方向が空間上のどの平面に位置するかで名称が決まっている．

1 運動面と骨運動

空間上の3平面から骨運動を表すことで共通の視点が築ける．図1は身体の基本面を示したものである[1]．手掌を前に向けた姿勢を解剖学的立位姿勢と呼ぶ．矢状面は，身体正中を通る垂直な平面で身体を左右に分ける．身体を前後に分けた面を前額面，上下に分けたものを水平面と呼ぶ．関節運動は共通用語である．

- 屈曲−伸展：矢状面上で骨の間のなす角が小さくなるのが屈曲，大きくなる運動を伸展と呼ぶ．
- 内転−外転：前額面上で四肢が体幹に近づく運動を内転，逆に遠ざかる運動を外転という．
- 内旋−外旋：水平面上で骨の長軸のまわりを外方へ回す運動を外旋，内方へ回す運動を内旋と呼ぶ．
- 回内−回外：前腕の回旋運動に対して用い，手掌が上に向く運動を回外，下に向く運動を回内と呼ぶ．また距骨下関節に対して用いることも多く，足裏が外側に向く動きを回内，内側に向く動きを回外と呼ぶ．その他，異常な肢位を指す

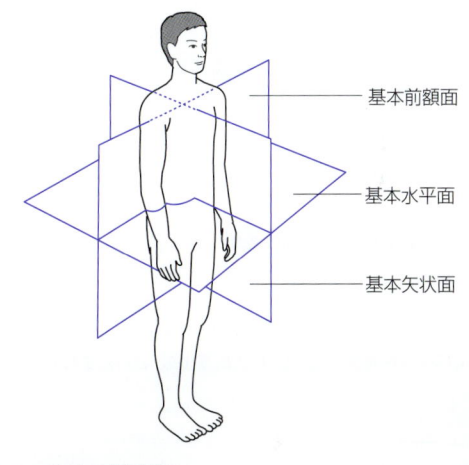

図1 身体の基本面
3つの基本平面がある.
〔中村隆一ほか：基礎運動学．第6版補訂, p.21, 医歯薬出版, 2012より〕

ことや，関節ごとに用いられている用語も多くある．

2 関節包内運動

多くの関節は一方が凸形状，他方が凹形状を呈しているものが多く，運動時に適合性を高めているといえる．またこの正確な動きの把握が理学療法上重要となる．この関節面間の基本運動としては滑り（slide），転がり（roll），軸回旋（spin）がある．一方の関節面が他方の関節面の形状に沿っ

105

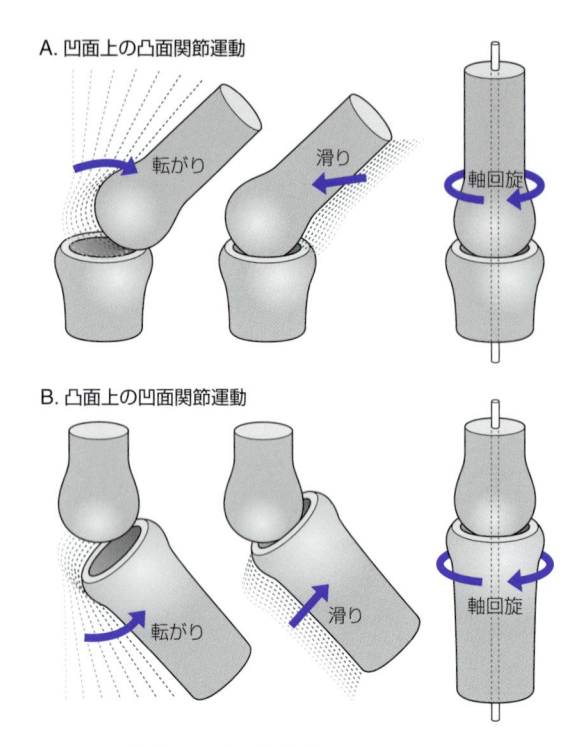

図2 関節面間の基本的運動
関節面間の基本運動として，転がり（roll），滑り（slide），軸回旋（spin）がある．
〔Neumann, D.A.（著），嶋田智明ほか（監訳）：筋骨格系のキネシオロジー．原著第2版，p.9, 医歯薬出版，2012より〕

て滑っていく動きを滑りと呼ぶ．また相互の関節面が転がり常に変化するものを転がり，関節の接触面が両方とも変化せずに回るものを軸回旋と呼ぶ（図2）[2]．

B 関節運動の計測方法

1 角度計（ゴニオメータ）による計測

関節可動域計測は，日本整形外科学会および日本リハビリテーション医学会による「関節可動域表示ならびに測定法」に従って行う．角度計を計測する軸心（関節の中心）に当て，角度計の一端である棒を固定軸の骨軸，移動棒を移動軸の骨軸に合わせ，その間の角度を測定する．通常は最大可動域を5°刻みで計測する（図3）．関節可動域計測

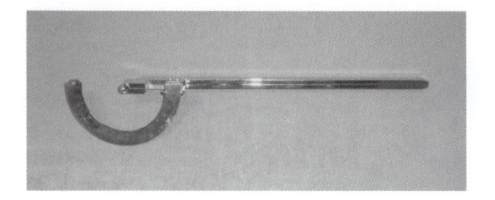

図3 標準的なゴニオメータ

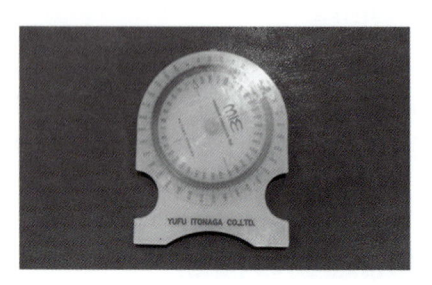

図4 アナログ式インクリノメータ

時には，計測肢位を適切にする必要がある．そのために，Reese らは①ゼロ開始位にすること，②近位関節部位が最も安定する関節肢位にすること，③骨ランドマークを触診し計器を正しく当てること，④計測対象になる関節は全可動域で自由に動かせるようにすること，⑤患者が特定の肢位をとることが重要であるとした[3]．計測手順を表1に示す．

2 傾斜計（インクリノメータ）による計測

専用のものもあるが建築用水準器などを使用することも可能である．液体や錘によって水平か垂直を基準にしたアナログ形式のものと数値が示されるデジタル形式のものがある（図4）．

3 動作解析装置

3次元計測のなかでも関節角度は標点マーカーから四肢のセグメントを定義し，そのなす角度を計測する．計測方法によっては，身体内に位置する関節中心自体の座標を算出可能である．またこ

表1　関節可動域に筋の長さの評価を加えた評価計測手順

1. 計測の種類（AROM または PROM）を決める．
2. 患者に計測の目的を説明する．
3. 患者を標準選択肢位にする．
4. 近位関節部位を固定する．
5. 患者の遠位関節部位を他動的に動かし，計測に必要な特定の動きを説明する．
   他動的計測の最終域で，患者の end-feel（終末感）を判断する．
6. 患者の遠位関節部位を開始位に戻す．
7. 必要な骨ランドマークを触診する．
8. 的確な骨ランドマークに計器を当てる．
9. 計器の目盛りを見て判読する．
10. 患者に自動的に動かしてもらう，あるいは検者が他動的に動かす．
11. 骨ランドマークを再触診し，計器の当てかたを確認する．
12. 計器の目盛りを見て判読する．
13. 患者の ROM を記録する．記録には最低限，以下の事項を含む．
    a. 患者氏名および識別情報
    b. 計測日
    c. 計測者名
    d. 計測の種類（AROM または PROM）および使用した計器
    e. 標準選択肢位からの変更
    f. ROM 計測の初回と最終回の判読値

AROM：自動的 ROM，PROM：他動的 ROM
〔Reese, N.B., et al.（著），奈良 勲（監訳）：関節可動域・筋長検査法．pp.2–50, 医歯薬出版，2005 より〕

の値を微分し角速度，さらに微分して角加速度を算出することも可能である．

4　関節不安定性計測装置

下腿に大きさの異なる負荷を与えながら，大腿骨に対する脛骨の前後移動量を計測するもので主に膝関節において関節動揺性計測が行われてきた．特に十字靱帯損傷に対して用いられ，膝関節の不安定性の評価に用いられている．

5　その他の機器

さまざまなセンサーを用いたものがある．ストレインゲージを用いたもの，傾斜を計測するものや，セグメントの移動を超音波で計測する装置（**図5**），脊柱の形状と可動域を計測するものなどがある．

6　デジタルカメラでの瞬間中心の観察

運動が回転運動を主体におこっていれば瞬間中心（instant center）が求まる．**図6**のように，任意の2点の移動の前後の座標を抽出し移動前後の点に垂直二等分線を立てその交点を瞬間中心とする方法である[4]．**図6**のように X 線上で用いられることもあるが臨床的にはデジタルカメラでも十分行うことができる．**図7**は膝関節伸展時のものである．移動する下腿部の任意の部位を選択する．図内の踵と爪先の移動前後に直線を描き，その垂直二等分線の交点が瞬間中心となる．単独の関節運動であればその軌跡の中心がほぼ関節に位置することになる．たとえば**図8**は，肩関節外転時に瞬間中心が肩甲上腕関節に位置することを示している．しかし**図9**は代償運動が大きいため，肩甲上腕関節付近に瞬間中心が位置しない例である．つまり肩甲上腕関節以外に脊柱や骨盤が動くことによってずれが生じるのである．瞬間中心が定ま

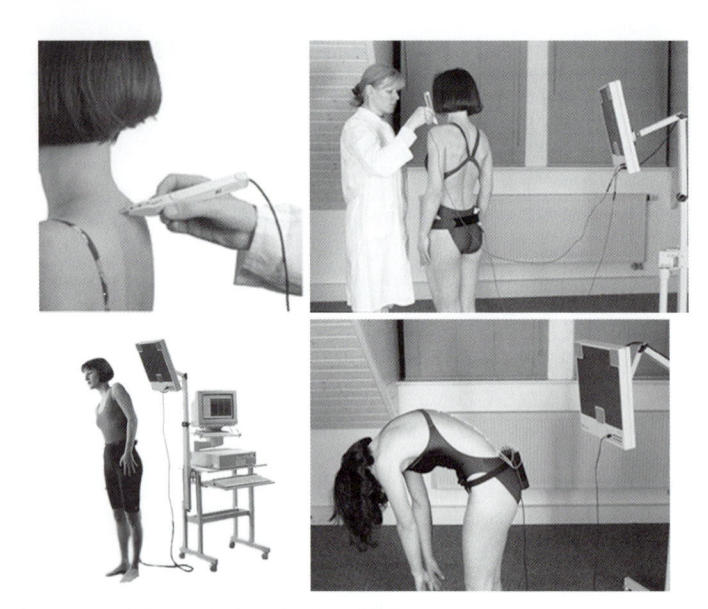

図5　セグメントの移動を超音波で計測する装置
〔インターリハホームページ, Zebris（http://www.irc-web.co.jp/products/ZEBRIS/）より許可を得て転載〕

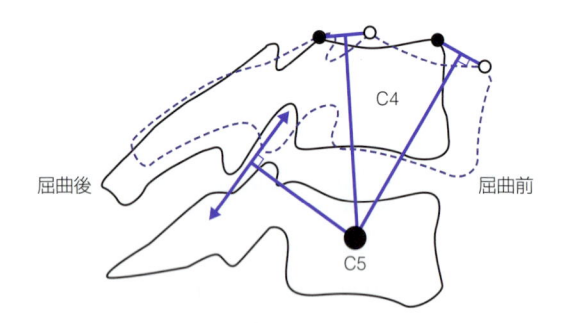

図6　C4-C5 椎間関節の屈伸の分析
屈曲前後の2枚のX線写真でC5椎体を重ねたもので，屈曲前が実線で屈曲後が点線で示されている．黒丸から白丸へ椎体の同じ部位が移動したものを示している．この前後の直線の垂直二等分線の交点が瞬間中心となる．
〔Nordin, M., et al.: Basic Biomechanics of the musculoskeletal system. 2nd ed., p.218, Lea & Febiger, 1989 より〕

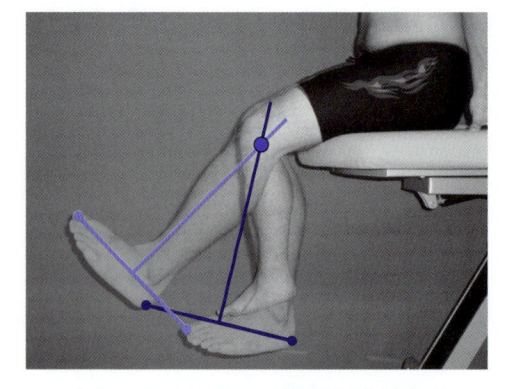

図7　デジタルカメラからの瞬間中心の求め方
2枚の写真を重ね合わせ，任意の2点の移動前後線を描く．その2直線の垂直二等分線の交点が瞬間中心である．

ることは，特定の単関節で独立して回転運動が生じ，代償運動が生じていないことの評価となる．

C 関節運動の異常と機能的制限

1 関節可動域制限

関節可動域には自動運動と他動運動によるものがあり，その違いは被検者自身の筋収縮能力によるものが大きい．Norkinは他動可動域は自動可動域とは異なり，被検者の筋力や協調性に影響されることはないとしている[5]．

関節可動域制限は関節周囲の軟部組織が原因の場合と，関節構成体そのものによるものに分けられ，前者を拘縮，後者を強直と呼ぶ[6]．しかし，多くは関節周囲軟部組織と関節構成体の変化が合併

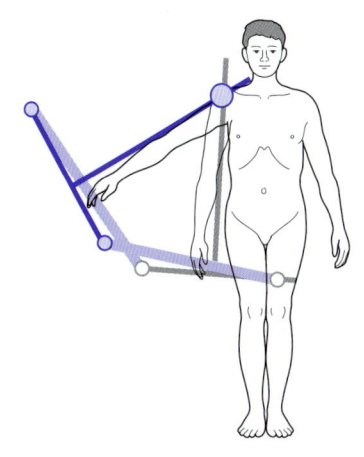

図8 肩関節での求め方の例
肩関節のように任意の2点が近いと垂直二等分線が描きにくくなるため,手部に棒を持たせて固定する.その棒も上肢の一部と考えて棒の両端の移動前後線を描き,2直線の垂直二等分線の交点が瞬間中心とする方法である.

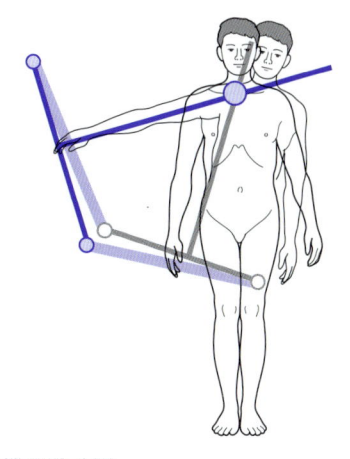

図9 代償運動の例
肩関節だけではなく,脊柱の運動などで肩関節外転運動を代償すると瞬間中心は肩関節から離れてしまう.肩関節に機能障害をもつ多くの場合には代償運動が観察される.この瞬間中心が治療前後で肩関節に近づいてくれば治療効果があったと判断することもできる.

表2 拘縮のとらえ方

関節可動域制限	I. 筋収縮の影響による制限…筋スパズムや痙縮など
	II. 拘縮の発生による制限…関節周囲軟部組織の器質的変化に由来
	1) 病変部位による分類： ① 皮膚性拘縮 / ② 筋性拘縮 / ③ 靱帯性拘縮 / ④ 腱性拘縮 / ⑤ 関節性拘縮
	2) 原因による分類： ① 結合組織性拘縮 / ② 筋線維性拘縮
	III. 強直の発生による制限…関節構成体の器質的変化に由来

〔沖田 実:関節可動域制限.p.13,三輪書店,2008 より〕

し,強直は拘縮の進行した状態が多いため,沖田は関節拘縮の分類を臨床的に分類し,**表2**のように定義した[6].つまり臨床では筋緊張をまったく考慮しない症例は,完全に睡眠している場合以外は考えられないため,軟部組織の器質的変化に筋収縮が加わったものが関節可動域制限の多くであるとしたのである.本分類では,拘縮を病変部位から,① 皮膚性拘縮,② 筋性拘縮,③ 靱帯性拘縮,④ 腱性拘縮,⑤ 関節性拘縮に,原因から,① 結合組織性拘縮,② 筋線維性拘縮に分類している.

理学療法では拘縮の病変に対応するためには,それぞれ何性の拘縮かを把握することが重要である.またそれぞれの拘縮の特徴に対応した治療方法についての評価,治療を習得することも同様に重要となる.

関節可動域が機能的制限に多大な影響を及ぼす.すべての動作は関節可動域が適切に生じないと必ず他部位に代償運動を生じさせる.たとえば,前方リーチする際に骨盤前傾による体幹前方傾斜や肩甲骨外転,肩関節屈曲運動は相互補完的に作用する.どれかが小さいとその他を大きくするような動作である.姿勢や動作に対しても隣接関節や隣接した肢節との間で相互補完的な代償運動は生じる.この代償運動が筋緊張の差異ともなり,関節のスティフネスへも影響する.

2 最終域感

他動可動域において,運動の最終域でそれ以上の動きに抵抗するものとして検者が受ける感覚のことを最終域感と呼ぶ.最終域感には生理的なものと病的最終域感がある.これは理学療法を展開

表3 生理的最終域感

最終域感	構造	例
軟部組織性	軟部組織の近接	膝関節屈曲（大腿と下腿の後面の軟部組織間の接触）
結合組織性	筋の伸張	膝関節を伸展しての股関節屈曲（ハムストリング筋の他動的な弾性のある緊張）
	関節包の伸張	手指の中手指節関節伸展（関節包前部における緊張）
	靱帯の伸張	前腕回外（下橈尺関節の掌側橈尺靱帯，骨間膜，斜索の緊張）
骨性	骨と骨の接触	肘関節伸展（尺骨の肘頭と上腕骨の肘頭窩との接触）

〔Norkin, C.C., et al.（著），木村哲彦ほか（監訳）：関節可動域測定法―可動域測定の手引き. 改訂第2版, p.9, 協同医書出版社, 2002 より〕

表4 病的最終域感

	最終域感	例
軟部組織性	通常の ROM におけるよりも早くまたは遅くおこる；または，最終域感が正常では結合組織性もしくは骨性である関節においておこる．何かが介在している感じがする．	軟部組織の浮腫 滑膜炎
結合組織性	通常の ROM におけるよりも早くまたは遅くおこる；または，最終域感が正常では軟部組織性もしくは骨性である関節においておこる．	筋緊張の増加 関節包，筋，靱帯の短縮
骨性	通常の ROM におけるよりも早くまたは遅くおこる；または，最終域感が正常では軟部組織性もしくは結合組織性である関節においておこる．骨性の軋轢または骨性の制動を感じる．	軟骨軟化症 骨関節炎 関節内遊離体 化骨性筋炎 骨折
虚性（empty）	疼痛により ROM の最終位に至ることがないので真の最終域感ではない．防御性筋収縮または筋スパズムを除いては抵抗を感じることはない．	急性関節炎 滑液包炎 膿瘍 骨折 心理的原因：防御反応

〔Norkin, C.C., et al.（著），木村哲彦ほか（監訳）：関節可動域測定法―可動域測定の手引き. 改訂第2版, p.10, 協同医書出版社, 2002 より〕

するうえできわめて重要なものであり，治療の選択因子となる．表3に生理的最終域感，表4に病的最終域感を示す[5]．

3 他部位との関連

関節可動域が制限されたり，関節可動域が異常に大きくなると他の関節に影響を及ぼす．たとえば腰痛症では股関節可動性低下と腰椎可動性が大きくなる組み合わせが頻繁にみられる．そのため体幹部位の不安定性と同時に生じる．たとえば股関節屈曲運動を行う際に，股関節屈曲側と反対側への体幹の傾きや座圧中心のずれ，骨盤後傾などが生じてしまうことは，股関節が単独で運動できないこととともいえる．前述の瞬間中心の観察によっても評価可能である．

●引用文献
1) 中村隆一ほか：基礎運動学. 第6版補訂, p.21, 医歯薬出版, 2012.
2) Neumann, D.A.（著），嶋田智明ほか（監訳）：筋骨格系のキネシオロジー. 原著第2版, pp.3-96, 医歯薬出版, 2012.
3) Reese, N.B., et al.（著），奈良 勲（監訳）：関節可動域・筋長検査法. pp.2-50, 医歯薬出版, 2005.
4) Nordin, M., et al.: Basic Biomechanics of the musculoskeletal system. 2nd ed., pp.202-224, Lea & Febiger, 1989.
5) Norkin, C.C., et al.（著），木村哲彦ほか（監訳）：関節可動域測定法―可動域測定の手引き. 改訂第2版, pp.9-10, 協同医書出版社, 2002.
6) 沖田 実：関節可動域制限. pp.2-17, 三輪書店, 2008.

IV 感覚・知覚，反応時間

■学習目標
- 感覚・知覚，反応時間の計測・分析方法を理解できる．
- 感覚・知覚，反応時間の病態に基づく異常を理解できる．
- 感覚・知覚，反応時間の異常が機能的制限に及ぼす影響を理解できる．

　正常な運動発現には中枢神経から末梢器官に至るすべての運動系機能が健全である必要がある．運動にかかわる神経系機能は入力と出力の巧妙なバランスにより成り立っている．この入力と出力は表裏一体のものであり，運動発現に関して分離して考えることはできない．また，ヒトの運動発現は，多くの場合なんらかの刺激に誘発されるものである．この刺激を受容する感覚・知覚という神経系に備わる機構は目に見えるものではないことから，さまざまな方法を駆使することによりそのメカニズムを描出し考察することが必要になる．この項では運動発現にかかわる感覚・知覚の機能を解説し，反応時間を指標として，その機構が運動発現にどのような影響を及ぼしているかを検証する方法論を概説する．

A 感覚受容器の分類と機能

　感覚はその受容器の存在部位によって分類される．脳神経が関与する**特殊感覚**(special sensation：嗅覚・視覚・聴覚・平衡感覚・味覚)，**体性感覚**(somatic sensation)は皮膚感覚で脊髄神経皮枝と脳神経の一部が関与するもの（触覚・圧覚・冷覚・温覚・痛覚）と，深部感覚であり脊髄神経筋枝と脳神経の一部が関与するもの（運動感覚・位置感覚・痛覚），さらに自律神経が支配する**内臓感覚**(visceral sensation：内臓痛覚・臓器感覚)がある．

　多くの感覚のなかで，直接運動に関係するのは体性感覚である．さらにそれらと関連して視覚や平衡感覚も重要な役割を果たしている．筋紡錘と腱紡錘は下位運動中枢（脊髄）における自動的な運動制御に，さらにこの運動に伴う感覚は運動学習に大きな影響を及ぼすものとなる．ここでは主に運動調節に重要な体性感覚を取り上げ説明する．

1 感覚・知覚の計測・分析方法

　感覚(sensation)とは受容器に生じた刺激を単に受け入れることをいい，生理学的には感覚受容器からの情報が第一次感覚中枢に投射されるまでの過程である．一方，**知覚**(perception)は第一次感覚中枢から皮質連合野へ情報の伝達がなされ，感覚を識別する高次な中枢の働きである．また，さらに高次なレベルとしていくつかの知覚を統合して知覚されたものを過去の経験や記憶と照らし合わせ判断，弁別する高次な精神的作用を**認知**(cognition)という．

a. 感覚・知覚の主観的計測法

　感覚・知覚の計測に関しては特に理学療法場面では体性感覚の検査が重要となる．臨床的にはそれぞれの受容器に適した刺激，つまり触覚であれば毛筆，痛覚であれば針，温度覚であれば試験管

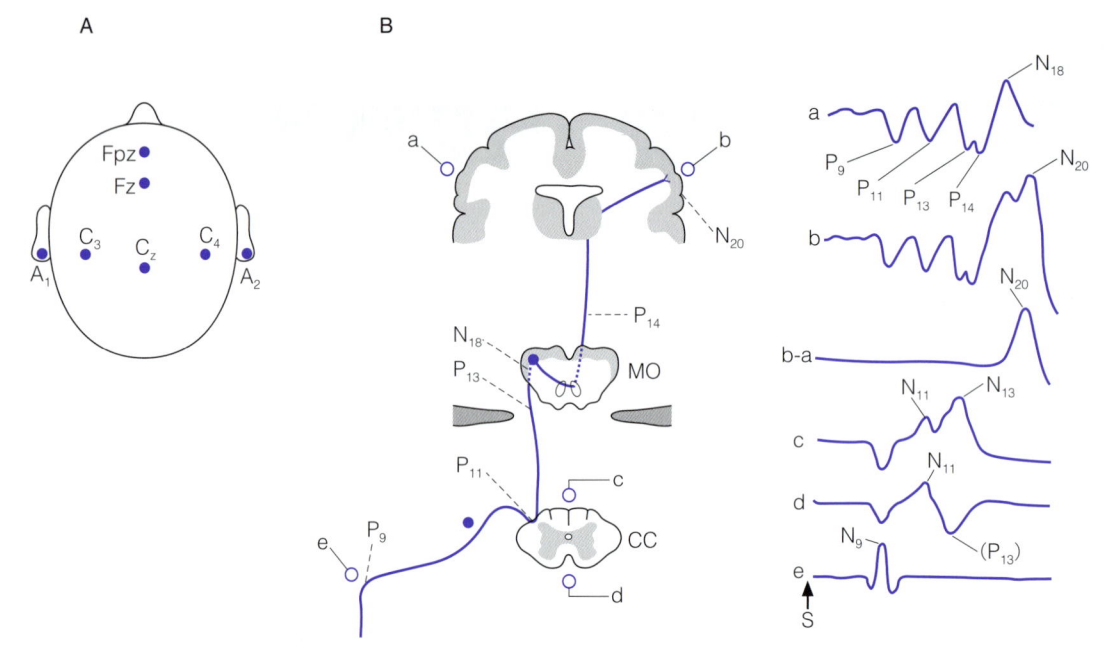

図1 体性感覚誘発電位（SEP）の記録電極配置と各波形の意味
A：代表的な SEP 記録用電極配置．C_3，C_4：手の感覚領野に相当する．C_z は足の感覚領野に相当する．B：正中神経手関節部刺激による SEP．CC は頸髄，MO は延髄を示す．数字はその部位を通過する時間（ms）を示す．N_{20} とは 20 ms で大脳皮質感覚野に到達したときの波形を示す（P9 は上腕神経叢部位を示す）．
〔柴崎 浩：体性感覚誘発電位．柳澤信夫ほか：神経生理を学ぶ人のために，第2版，pp.210-236，医学書院，1997 より〕

などによる温度差などの物理的刺激を加え判定する．さらに，運動感覚・位置感覚であれば徒手的に動かしその動きや方向を答えさせるといった方法で行われる．これらの方法論は適刺激を与えることで被検者にその程度や刺激の質を答えさせるいわば主観的計測法といえる．

b. 感覚・知覚の客観的計測法

体性感覚誘発電位（somatosensory evoked potential; SEP）は末梢の感覚受容器あるいは神経幹に適当な刺激を加えることによって脊髄，脳幹部を経て大脳皮質感覚野に興奮が達する．そのときの脳波を頭皮上から導出して測定するものである．この脳波の中に含まれる成分を刺激時点を基点として 200～1,000 回以上を加算平均することで得られるものである．刺激は通常末梢部位の電気刺激（0.2～0.5 ms の矩形波，運動閾値の 10～15％または感覚閾値の 2 倍）として各脳波導出部位より脳波として記録を行う．特に短潜時 SEP は末梢神経刺激によるインパルスが感覚路を上行する際に発生する電位をとらえたものであり，感覚路に病変がある場合各波形成分に潜時の遅延や振幅の変化がみられる（図1）．

2 感覚・知覚障害が機能的制限に及ぼす影響

a. 動物実験からの知見

体性感覚がどのように運動に影響を及ぼすのかということに対する先駆的な取り組みは，サルなどの実験動物を用いて行われてきた．特にサルの脊髄後根（感覚入力部）を切断した場合，運動は可能であるものの実質的に運動麻痺に類似した症状を呈する．しかし，運動出力経路は残存していることから，随意的な活動をおこすと運動は拙劣

な失調症様のものとなる．患肢の回復に関しては，動作レベルではその使用頻度に応じてある程度可能となる．この回復には報酬つまり再学習に対する意欲の強さが影響する．さらに運動の回復は正常レベルには達することはなく，巧緻動作の回復は困難であるとされる．

b. 臨床症状からの知見

後根を切断した患者の観察から動物実験同様に運動の拙劣さが観察され，特に無駄な運動の増加，力量調整の困難さなどを呈する．日常生活における書字やボタンかけなどの巧緻動作は不可能となる．特に感覚障害の場合，その筋出力の特性として一定の筋収縮を維持することができなくなる（図2）．特に体性感覚入力がない場合，運動には視覚入力による代償が必要となる．また，予期せぬ負荷の変動に対する自動的な調整は視覚代償がある場合でも困難な場面が生じる．つまり，一定出力の維持および負荷変動に対する対応に**体性感覚フィードバック**は特に重要な役割を果たしていることがうかがえる．

しかし，一方で感覚フィードバックを必要としない運動，たとえば閉眼で宙にいろいろな文字を描くようなことは可能である．これは中枢神経系に存在する運動指令や運動プログラムをフィードバックなしに発動することができることを示している．

B 反応時間の計測・分析方法

1 反応時間の特性

反応動作は任意に定められた特定の刺激（stimulus）に対して，あらかじめ約束された動作を反応（response）として行うものである．**反応時間（reaction time）**は刺激から反応動作が生じるまでの時間であり，「与えられた刺激によって意識的に決定される応答の最小の時間遅れ」と定義されている[1]．つまり中枢神経機構での刺激-反応に要する処理時間（図3）とみなされる．近年においては，運動発現のメカニズムを分析する手段として利用されるようになっている．

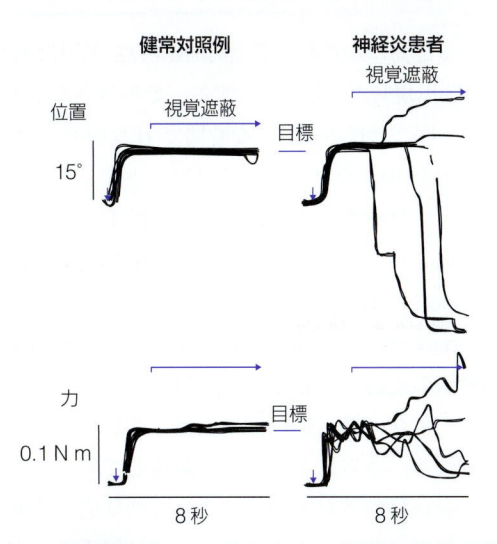

図2　体性感覚が欠如した場合の一定筋出力保持に及ぼす異常

末梢神経炎患者（右）では健常者（左）と比較して等尺性の母指筋出力保持時に母指の位置と力を一定に保持することが困難となる．
〔Rothwell, J.C., et al.: Manual motor performance in a deafferented man. *Brain*, 105:515-542, 1982 より一部改変〕

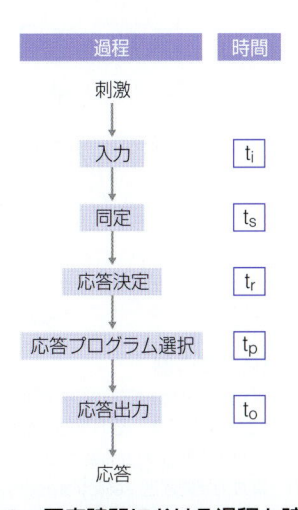

図3　反応時間における過程と時間

2 反応時間の計測方法

　反応時間は音や光または触刺激などを用いて，その刺激提示から動作・行動としての応答が現れるまでの時間を測定するものである．反応の開始の指標となるものはボタンを押した時点，筋張力の発生時点，または筋電図が発生した時点などさまざまなものがある．**図4**の反応時間測定による結果をみると反応刺激（音）のあとに筋活動が先発し，その後にforce（張力）が出現している．この時間的な遅延を**電気力学的遅延**（electromechanical delay）という．または，筋活動電位の開始から実際の運動開始（たとえばボタン押しの押された時点など）までの潜時（motor time；MT）という．反応動作が筋活動によって生じるものであることから，その運動の神経生理学的機序を解析する場合，その筋に活動電位が現れるまでの**潜時（筋電図反応時間；electromyographic reaction time；EMG-RT，premotor time；PMT）**の変化を正確に測定することが重要となる．総じて反応時間とはRT=PMT+MTと示される．ここでは筋電図反応時間について主に説明する．

a. 刺激の提示

　反応刺激は音，光，皮膚などの刺激が使われるが，刺激提示には刺激の種類を一定にすること，一定強度の刺激発生とすること，さらに刺激の立ち上がり速度を早くすることといった点に注意する必要がある．また予告刺激（warning signal，cue）は刺激に対する構え，注意，慣れを制御するために必要となる．

b. 反応課題の設定

　反応時間は運動の複雑さに影響を受ける．これは同じ筋の活動開始を計測するうえで運動後に連続して行う一連の動作を複雑化することで反応運動の開始がその複雑さに応じて遅延する特性がある（メモリードラム理論[2]）．このことから同一の反応運動の開始をみる際には，その後に続く一連の運動を同一にして行う必要性がある．

c. EMG-RTとH反射を併用した運動遂行にかかわる神経生理学的検討の方法

　ある運動にかかわる筋運動開始時点（EMG-RT：EMG出現時点）を"0"とする．その時点を基準にして1回ごとにさまざまな時間でH反射を記録し，そのH波振幅をグラフ中にプロットすることで時間経過に伴う変化をms単位で解析する（**図5**）[3]．これによって，その運動に伴う主動作筋や拮抗筋といった運動学的な機能に対して脊髄運動神経細胞（αモーターニューロン）にかかわる**興奮性制御動態**の検討が可能となる．図5では上肢挙上に伴う三角筋の筋活動以前に大腿二頭筋の筋放電がみられる．さらにその活動に関連してヒラメ筋のH反射は抑制されている．これらの反応は**予測的姿勢制御**に関連する筋活動および神経系の作用を示すものである．

　このような運動特性や姿勢変化による各筋を支配する神経生理学的メカニズムを解明することは疾患の病態運動学の理解につながるものである．

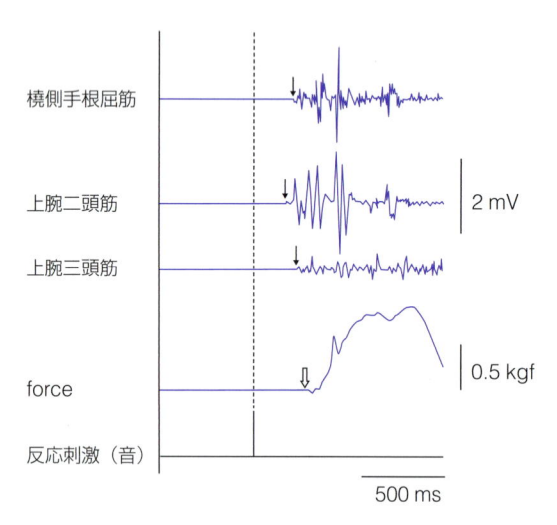

図4　筋電図反応時間の例
反応刺激（音：点線の時点，0 ms）に対して手関節掌屈を行う課題．黒矢印は筋電図のonsetを示す．その下は手関節屈曲のforceを示す．橈側手根屈筋のEMGのonsetからforce出力が生じるまでには遅れ（電気力学的遅延；electromechanical delay：白矢印）が存在する．

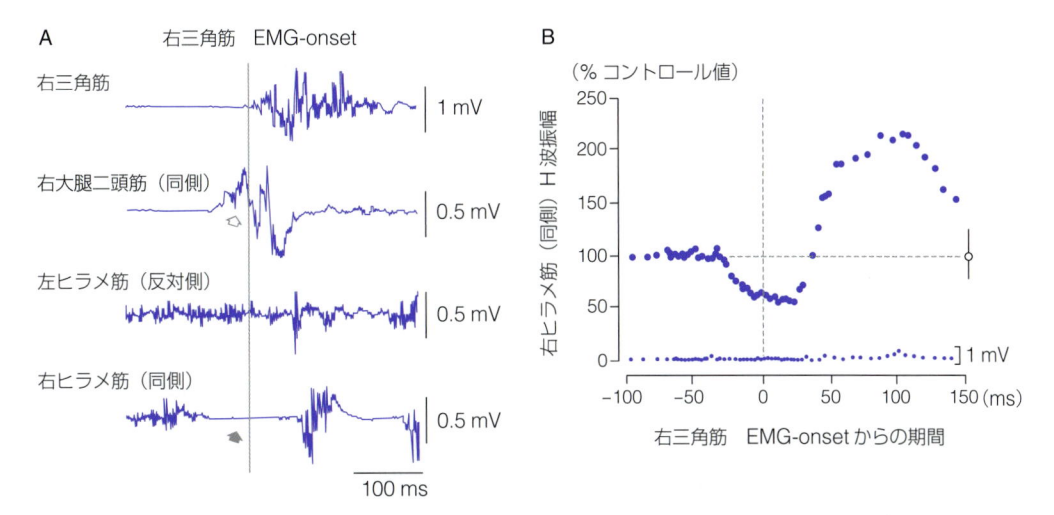

図5 反応動作課題として上肢挙上動作を行った際のヒラメ筋H反射の時間軸上での変化
音刺激による上肢挙上動作課題．反応課題中に適当な時間間隔で脛骨神経に電気刺激を与えヒラメ筋H反射を導出したもの．点線は三角筋の筋電図反応開始時点を示す．右の図は横軸が時間（0は三角筋放電開始時点：ms），縦軸は同側ヒラメ筋H波の振幅（%コントロール値）を示す．色丸はM波の振幅を示す．
〔Henry, F.M., et al.: Increased response latency for complicated movements and a 'memory drum' theory of neuromotor reaction. *Res. Quart.*, 31:448–458, 1960 より一部改変〕

3 反応時間における正常と病態に基づく異常

a. 脳卒中片麻痺にみられる特徴

脳卒中片麻痺患者のRTは左右のいずれの病変であっても延長し，特に右半球病変ではその延長が著しいことが示されている．左右の脳卒中片麻痺患者に対して中指の伸展にかかわる単純反応時間に関してRT，PMT，MTを指標とした検討が行われている[4]．これによると，左右の片麻痺群の特徴から感覚刺激を有効な応答運動へと変換する過程に遅れが生じており，この変換過程にかかわる機能は右半球が優位であると推定されている．つまり右半球病変で影響が大きいことが示されている．このように，運動障害にかかわる中枢の病変としてRTの延長が中枢の情報処理過程でおこっているのか，または麻痺による運動発現の過程で生じているのかを検討することが可能となる．

b. Parkinson病にみられる特徴

基底核の変性および損傷によって生じるParkinson（パーキンソン）病では，主病変が無動であることから動作の開始にかかわる反応時間（PMT）は一般的に遅延することが示されている[5]．また，この反応時間の延長には予告刺激の有無が強く作用する．つまり予告刺激があることは中枢覚醒を内的に賦活するものであるとされる（**表1**）[6]．さらに，Parkinson病患者では予告刺激があることでRT短縮が認められている．これは中枢覚醒にかかわる感覚刺激（外部駆動系）の機能障害は少ないことの現れである．一方，予告刺激がないことで著しく反応時間が延長するのは意志，記憶，欲望，努力などの要因による内部駆動系の賦活が乏しいことが考えられる．このように病態にかかわる運動発現を可能にする諸要因の分析が可能となる．

表1　予告刺激の有無によるParkinson病患者の反応時間（ms）の相違

	人数	年齢（歳）	反応時間（予告−） 左	右	反応時間（予告＋） 左	右
対照群	12	58.8 (7.8)	180.8 (24.8)	179.6 (25.6)	134.4 (22.6)	139.7 (22.2)
L群	12	56.1 (8.9)	250.1 (61.8)	223.4 (48.4)	165.7 (29.9)	154.1 (29.1)
R群	12	56.8 (7.0)	207.9 (26.3)	229.5 (27.8)	160.3 (29.9)	168.6 (32.8)
S群	12	60.3 (9.0)	251.3 (34.0)	247.7 (46.0)	173.3 (29.9)	177.7 (33.6)

(　　)：標準偏差

〔横地房子ほか：パーキンソン病の反応時間：予告の影響. 神経進歩, 32:879–884, 1988 より一部改変〕

●引用文献

1) 齊藤 宏ほか：随意運動. 中村隆一（編）：臨床運動学, pp.223–402, 医歯薬出版, 2002.
2) Henry, F.M., et al.: Increased response latency for complicated movements and a 'memory drum' theory of neuromotor reaction. *Res. Quart.*, 31:448–458, 1960.
3) Kasai, T., et al.: Soleus H-reflex; depression induced by ballistic voluntary arm movement in human. *Brain Res.*, 714:125–134, 1996.
4) Nakamura, R., et al.: Reaction time in patients with cerebral hemiparesis. *Neuropsychol.*, 15:845–848, 1977.
5) Yanagisawa, N., et al.: Visuomotor control of leg tracking in patients with Parkinson's disease or chorea. In: Desmedt, J.E. (ed): Motor control mechanisms in health and disease, p.833, Raven Press, 1983.
6) 横地房子ほか：パーキンソン病の反応時間：予告の影響. 神経進歩, 32:879–884, 1988.

●参考文献

1) 柴崎 浩：体性感覚誘発電位. 柳澤信夫ほか：神経生理を学ぶ人のために, 第2版, pp.210–236, 医学書院, 1997.
2) Rothwell, J.C., et al.: Manual motor performance in a deafferented man. *Brain*, 105:515–542, 1982.

V 随意運動

■学習目標
- 随意運動の計測・分析方法を理解できる．
- 随意運動の病態に基づく異常を理解できる．
- 随意運動の異常が機能的制限に及ぼす影響を理解できる．

　随意運動（voluntary movement）は，自らの意思に基づく運動である．この運動形態は運動が精巧であるとか稚拙である，または複雑か単純かなどの質を問うものではない．意思ということは，少なくともその運動を遂行するか中止するかを決定するものである．さらに随意運動は生得的なものもあるが多くは後天的にさまざまな運動学習によって獲得されるものである．随意運動の対極にあるものが**反射運動**（reflex）となる．また，不随意運動（involuntary movement）とは，臨床的に本人の意思に反しておこる病的な異常運動をいう．

A 随意運動の発現機序

　随意運動が意思に基づくものであることからその企図，開始，実行といった段階的な過程が生じる．そして，この過程はすべて中枢神経系による構成がなされている．そこから，随意運動の遂行にかかわるさまざまな神経科学的機構の分析がなされている．このような機構にかかわる分析を行ううえでのポイントは，
1) 運動指令の発生にかかわる機序
2) 運動指令の発生から運動の発現に至る過程
3) 発現された運動の制御にかかわる機序
である．これらの観点および各過程からの分析が必要になる[1]．

1 運動指令の発生にかかわる機序

　心理学の概念では随意運動の発生にあたり，運動の誘因となる刺激がその状況に応じてさまざまに重複して存在する．そのなかから**特定の刺激の重要性を決定することを注意**（attention）という．その後，現在の状況における外界つまり環境とそこにいる自己の身体状況に関する情報，また過去の経験に基づく判断を根拠として自らが行う運動についての概観である**表象**（image：イメージ）が形成される．運動に先行して運動の結果をイメージすることが直接的な運動の誘因となりうるものであり，その後に行う運動を可能にする．

　運動イメージ形成後，または並行的に実現される運動にかかわる運動プラン（motor plan）が選択され，詳細な運動のプランニング（motor planning）が形成される．そしてさらに複数の**運動プログラム**（motor program）を形成，選択することで連続的な一連の構成が完成される．

2 運動指令の発生から運動の発現に至る過程

　上記のように完成された各運動プログラムは，**運動指令**（motor command）として皮質脊髄路を下行し脊髄運動ニューロンを駆動する．下行の際，小脳（中間部）は錐体路の側枝から橋核や下

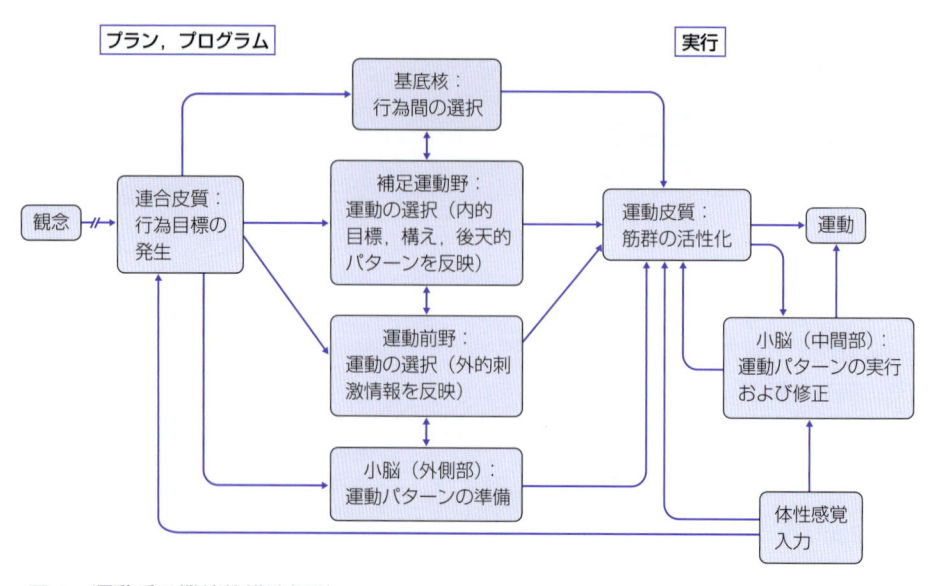

図1 運動系の機能的構造仮説
〔Gazzaniga, M.S., et al.: Cognitive Neuroscience: The Biology of the Mind. 2nd ed., W.W. Norton & Co. 2002 より一部改変〕

オリーブ核で中継された運動指令の**エフェレンス写**（efference copy）を受ける．そして運動の結果として生じる肢からの体性感覚と照合される．その結果は視床を経由して皮質運動野へと送られ運動修正が加えられる．また，動作を構成する筋活動の時間的空間的パターンの決定は大脳基底核と小脳外側部によって行われると推定されている（図1）．

3 発現された運動の制御にかかわる機序

発現される1つの運動は，きわめて多様な方法によって可能となるものである．つまり，同じ結果を得るのに無限の方法論があるといっても過言ではない．運動プログラムを実行するにあたって骨・関節や筋または環境などによる物理的諸因子によって大きく影響を受けるものとなる．そしてその状況を感覚系からの変化としてとらえ，修飾がなされ時々刻々運動を変化させていく．このようにいったん発現された運動は多くの要因からその形を柔軟に変化させていくものである．

B 随意運動発現にかかわる制御因子

随意運動の発現にかかわる諸因子を理解することは計測，分析を行ううえで重要である．ここでは，随意運動を分析するうえで考慮すべき因子を示す．

1 運動自由度の因子

随意運動の分析を行う場合，その分析対象となる運動にどの程度の自由度があるのかをあらかじめ理解しておく必要がある．また，この自由度は関節運動，筋収縮，神経活動の各視点で大きく異なるものである．たとえば上肢（手指を除く）の関節運動の自由度は7（肩関節；3, 肘；1, 前腕；1, 手関節；2），これにかかわる筋はおよそ30，さらに筋を支配する運動神経細胞は数え切れない数となる．これは神経系の活動から骨格筋のマクロ

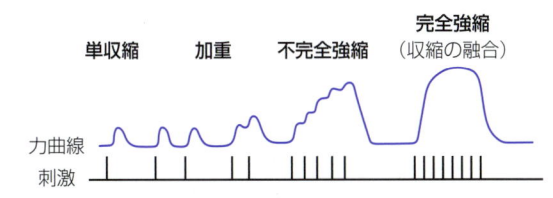

図2 筋出力の調整（筋収縮の加重）
〔Gazzaniga, M.S., et al.: Cognitive Neuroscience: The Biology of the Mind. 2nd ed., W.W. Norton & Co. 2002 より一部改変〕

な運動へと観察の視点を変えることよって，自由度が急激に減少することを意味する．このような特徴から随意運動を分析するためには，観察する視点に合わせた自由度を制御し分析することが必要となる．

2 筋出力調整による因子

神経細胞の興奮と同様に**筋線維の刺激と収縮は"全か無かの法則"に基づく**．"全か無かの法則"とは一定以下の強度の刺激に対しては反応（収縮）しないが，それ以上の刺激では強度によらず一律な大きさの反応を示すことを表す．1つの活動電位に対する1回の収縮応答を**単収縮**という．刺激が十分な間隔をもって与えられると単収縮は個々の活動電位に対応して生じるが，刺激の感覚を短くして前の収縮が完了しないうちに次の収縮が開始されるとそれらが合わさり単収縮よりも大きな収縮を得る．これを収縮の加重という．収縮が開始してから完全に弛緩するまでの一連の加重収縮を**強縮**という．さらに刺激の間隔が短くなることで収縮は増大し加重はなめらかな形状となっていく（**図2**）．このような強縮を生じる神経系の活動は脊髄α運動ニューロンの活動頻度（発火頻度）を増加する．また活動する運動単位の数を増加させ，さらには共同筋の運動単位の参加により発揮張力が調整される．

3 感覚フィードバックによる因子

指先の運動をなしうるためには視覚，触覚などを利用した協調的な力発揮にかかわる運動制御が必要となる．たとえば母指と示指によるつまみ持ち上げ動作は，母指と示指を主体とした手関節，肘関節などの複合された動作として遂行される．このような運動の遂行には"**感覚フィードバック**"の重要性が指摘されている．この感覚フィードバックは手や前腕からの皮膚感覚入力，深部感覚入力などの情報により動作は変調されていく．感覚フィードバックによる情報は，運動施行に対する修正情報とともに運動学習にも多大な影響を及ぼしている．

C 随意運動の計測・分析方法

随意運動にかかわる計測・分析をするためには上記のような神経生理学的な機構を理解したうえで行う必要性がある．つまり随意運動発現または運動自体の変化を検討する場合，神経系機構のどの相が関与するものかを考察する必要性がある．実際の随意運動計測に関して多く用いられる機器としては，重心動揺計，3次元動作解析装置，床反力計，筋電図などがある．

1 動作筋電図による随意運動の計測と分析方法の一例

随意運動の類型にはさまざまな分類があるが，ここでは随意的な運動のなかで巧みさを要求される複合運動である巧緻動作を取り上げる．巧緻動作とは書字動作，つまみ動作，力量調整運動，運動の切り替え，スポーツ分野での熟練動作などのある程度の精密さを要求される動作を示す．この巧緻動作に対して筋電図を指標に用いて計測・分析する方法を示す．

筋電図動作学ではその筋電図波形のみを測定しても単なる群化放電の連続と休止の状態しかわからない．そのため，必ず各種事象（event；たとえ

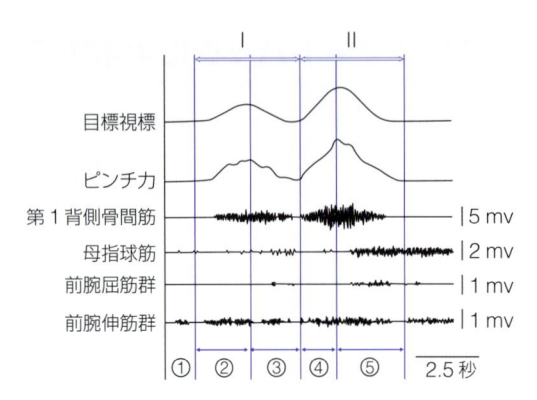

図3 筋電図と筋出力
図の各相は実際の筋出力を目安として① 安静相，②④ 上昇相，③⑤ 下降相を示す．また，I：小さい筋出力ターゲット，II：大きい筋出力ターゲットを示す．

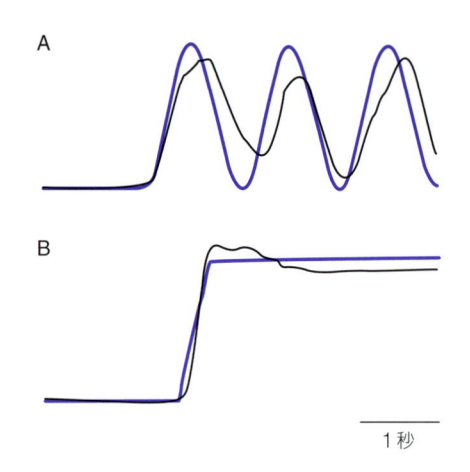

図4 視標追随動作課題における視標の例
図の太線は視標，細線は実際の force を結んだ軌跡を示す．A はサイン波形：滑らかな力発揮と減弱にかかわる力量調節と切り替えの反応を見ることができる．B：ramp 波形：立ち上がりの角度を変化させることでスピードの調節と力の大きさが容易に変えられる．

ばフットスイッチ，関節角度，筋出力など）を正確に同期して，各事象間が示す運動の相（phase）と EMG を合わせて分析することが必要となる．

図3 では目と手の協調動作で被検者に目標視標（target）を見せ，その形状に合わせて母指と示指でピンチ動作の強弱を行わせる．Event（図3①～⑤）はひずみゲージにより検出されたピンチ力（force output）を示す．そして筋電図は主動作筋となる第1背側骨間筋と母指球筋群，また，その運動を支持する協同筋である前腕屈筋群，前腕伸筋群を示した．実際のピンチ力が同時系列にみてとれることで，どの時期に各筋に特異的な作用が生じているかを定性的にみることができる．

筋電図による随意動作分析では① 運動にかかわる筋－筋間の活動の関連性，② 動作の質（速さ，抵抗量など）によるパフォーマンスの相違，③ 各筋の関与する時間と大きさの変化など，さまざまな観点から1つの動作を分析することで多くの情報が得られる．また，図4 に示すように各種視標は運動パターンをオシロスコープやコンピュータ画面にあらかじめ提示し，動ひずみセンサーや関節角度計からのアナログ信号などを取り込み，指標を追随するように力を発揮させ，左から右に一定時間で掃引させる．さらに，この視標を三角波，ノコギリ波，矩形波などに変換することで，出力の大きさ（力の大きさ）や傾き（時間）などの力発揮にかかわる，スピード，力の強さ，巧緻性をそれぞれ制御して行える．

D 中枢神経系疾患による随意運動障害

1 上位運動ニューロン疾患における随意運動障害

上位運動ニューロンとは主に大脳皮質運動野を示し，下位運動ニューロンは脊髄 α 運動ニューロンを示す．臨床的に上位運動ニューロン障害といえば脳血管障害などによる中枢性麻痺をいい，下位運動ニューロンを末梢性麻痺として区別される．それぞれその特徴は異なるものの随意運動の麻痺（**運動麻痺**）を呈するものである．運動麻痺の特徴として末梢性麻痺は単なる随意運動困難な状況を呈し，筋力，筋トーヌスが低下し，腱反射も低下または消失するというように負の方向（失われる）のみの変化を示す．一方，中枢性麻痺は筋力低下という負の方向への変化以外に，筋トーヌスの亢

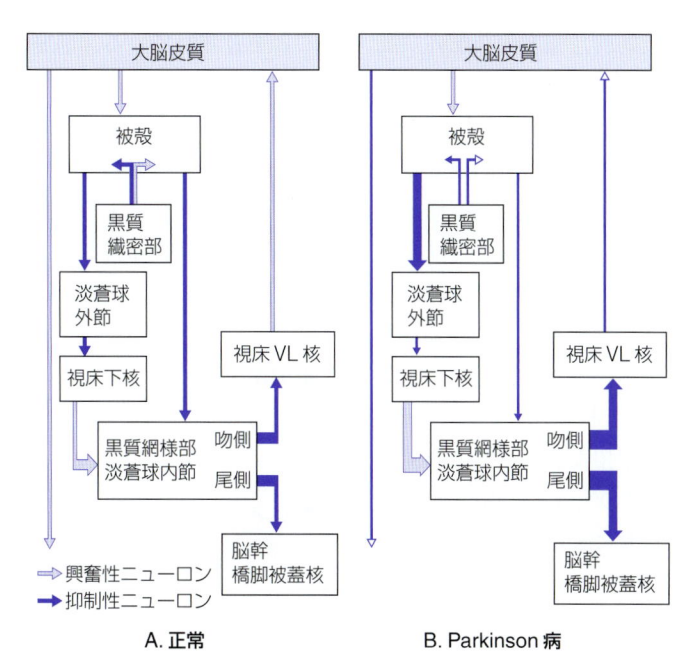

図5 Parkinson病の無動・姿勢反応障害の神経系メカニズム
〔真野行生ほか：Parkinson病のリハビリテーション. 平井俊策ほか（編）：神経疾患のリハビリテーション, 第2版, pp.97-112, 南山堂, 1997より一部改変〕

進, 腱反射亢進, 病的反射の出現など負の方向だけでなく正の方向（現れてくる）の変化も示す. しかも麻痺はいくつかの筋にまとまって生じ, 連合反応, **共同運動パターン**が現れ選択的な運動遂行ができなくなる（分離運動困難）特徴を有する.

2 錐体外路系疾患における随意運動障害

錐体外路系に病変があることで生じる運動障害はParkinson病に代表される. Parkinson病の主徴である**自発運動低下**と**運動開始困難**さらに**姿勢調節障害**の病態メカニズムを理解することは, 機能的制限に及ぼす影響を理解するうえで重要である. Parkinsonの無動を生じるメカニズムは黒質緻密部から被殻（線条体）へとドパミンを神経伝達物質として送るニューロンが変性脱落することによるものである. 健常な場合, 黒質緻密部からのドパミンニューロンは, 線条体で, 黒質網様体部と淡蒼球内節に向かう経路（直接路）へは興奮性に, また, その部位までに淡蒼球外節, 視床下核を経由する経路（間接路）は抑制性に働いている. さらに, 淡蒼球内節吻側より視床VL核を経て大脳皮質を興奮させる. その際, 淡蒼球内節尾側より脳幹橋脚被蓋核を抑制している. Parkinson病の場合, 線条体でドパミンニューロンの作用が弱く淡蒼球内節からの抑制ニューロンの働きが強まり視床VL核を抑制することで大脳皮質からの興奮性活動が働かず無動になる. また, 脳幹橋脚被蓋核を抑制し, 姿勢反応障害を生じると考えられている（図5）.

3 運動失調症における随意運動障害

運動失調症はその病巣によって, **小脳性, 脊髄性, 前庭性**に大別される. 運動失調は麻痺がないにもかかわらず筋, 筋群間相互のバランスや協調運動が障害される状態である. 協調運動障害の特

徴とは運動の時間的，空間的，強度的な配列に乱れを生じる状態である．運動の障害としては**協調運動障害**（四肢運動失調）と**平衡障害**（体幹失調）を呈する．小脳性は半球性のものは協調運動障害が顕著であり，変換運動の障害，測定障害，筋トーヌス低下がみられる．また，虫部性のものは平衡障害を主徴とし，姿勢反射（立ち直り反射）障害をきたす．一方，脊髄性は脊髄後索の病変によるもので，深部感覚障害を生じ，視覚の代償によりある程度運動は可能であるが，視覚入力がない場合，さまざまな運動の協調性が損なわれる．この視覚入力の差が小脳性と脊髄性の大きな鑑別点である．このことは脊髄性では視覚による代償効果があることを意味している．前庭性のものは協調運動障害ではなく，平衡障害を主徴とする．

随意運動における機能的制限に及ぼす影響はどのタイプによるものも大きく，さらに正しい感覚フィードバックによる運動の修正や統合が困難であるため協調性障害と合わせ，運動学習を阻害する要因ともなる．

●引用文献
1) 水野 昇：随意運動の発現に関する神経回路．神経進歩，28:7-25, 1984.

●参考文献
1) 勝田 茂（編著）：運動生理学20講．第2版，朝倉書店，1999.

VI 筋緊張，反射・反応

■学習目標
- 筋緊張，反射・反応の計測・分析方法を理解できる．
- 筋緊張，反射・反応の病態に基づく異常を理解できる．
- 筋緊張，反射・反応の異常が機能的制限に及ぼす影響を理解できる．

　正常な**筋緊張**（muscle tonus）は身体運動に対応するため，筋がすぐに張力を発揮できることを保証している．随意的に力を抜いた状態でも，正常なヒトの筋ではある硬さが感じられ，その程度を筋緊張と呼ぶ．筋緊張という用語は臨床で用いられることが多く，その定義は生理学的には必ずしも明確ではない．それでも，中枢神経障害によって弛緩性麻痺を呈する筋に感じられる緊張の低下は，正常とは明らかに異なる．現時点では**伸張反射**（stretch reflex）が筋緊張の維持に重要だとされている．伸張反射の経路は英国の神経生理学者であるSherringtonの研究グループによって明らかにされた[1]．受容器は**筋紡錘**（錘内筋線維：核袋線維，核鎖線維），求心路はIa群線維で脊髄前角のα運動神経細胞に直接促通性に入力されて，筋活動を引き起こすものである．また，錘内筋線維はγ運動神経で調整され，筋長（錘外筋線維）が変化しても適切に反応できるように，その長さが維持されている（**$\alpha-\gamma$連関**）．さらに，随意運動においても緊張性伸張反射（tonic stretch reflex）が重要な機能を担っているという仮説が提出され[2]，再び注目を集めている．

　神経生理学における反射・反応に関する研究の発展は，その後の理学療法の理論的背景として重要な役割を担うことになった．特に，姿勢制御に関する反射の研究成果は1960年代までの中枢神経系理学療法において骨幹になっていったのである[3]．

A 筋緊張，反射・反応の基礎

1 伸張反射と$\alpha-\gamma$連関

　入力と出力が同じ脊髄節の後根と前根を経由する反射を髄節性反射と呼ぶ．筋緊張を形成する基本的な反射が，髄節性反射の1つとしての伸張反射である．伸張反射の受容器は筋紡錘であり，錘内筋線維・感覚神経（Ia，II）・運動神経（β，γ）の3要素からなり，錘内筋線維は動的および静的核袋線維と核鎖線維からなる[4]．筋紡錘は平行に走行する錘外筋線維に付着している（図1）．

　筋が急激に伸張されると相動性には動的核袋線維が感受し，Ia群線維（一次終末）によりシナプス結合を介して促通性に脊髄運動神経細胞へ情報が伝えられる．その結果，α運動神経によって錘外筋線維の収縮が引き起こされる（相動性伸張反射，図2）．また，**相動性伸張反射**（phasic stretch reflex）は**単シナプス反射**として知られている．一方，伸張が続いている間，持続して現れる**緊張性伸張反射**があり，こちらは静的核袋線維と核鎖線維が感受して二次終末により情報が伝えられるものである．二次終末（II群線維）からの同名筋運動ニューロンへの経路には単シナプス性もあるが，主要な経路は介在ニューロンを1～2個以上介する多シナプス性である．

　伸張反射の機能は，筋の長さを一定に保つこと

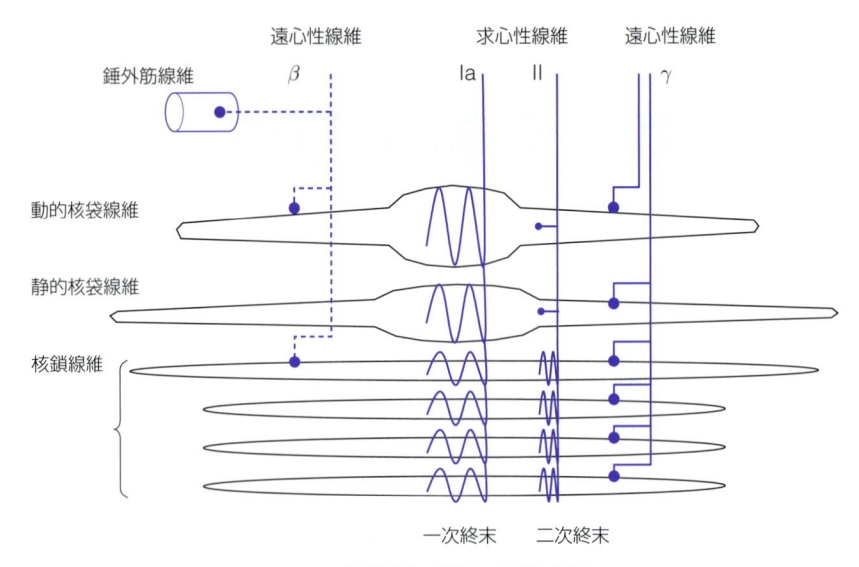

図1 筋紡錘の種類と神経支配

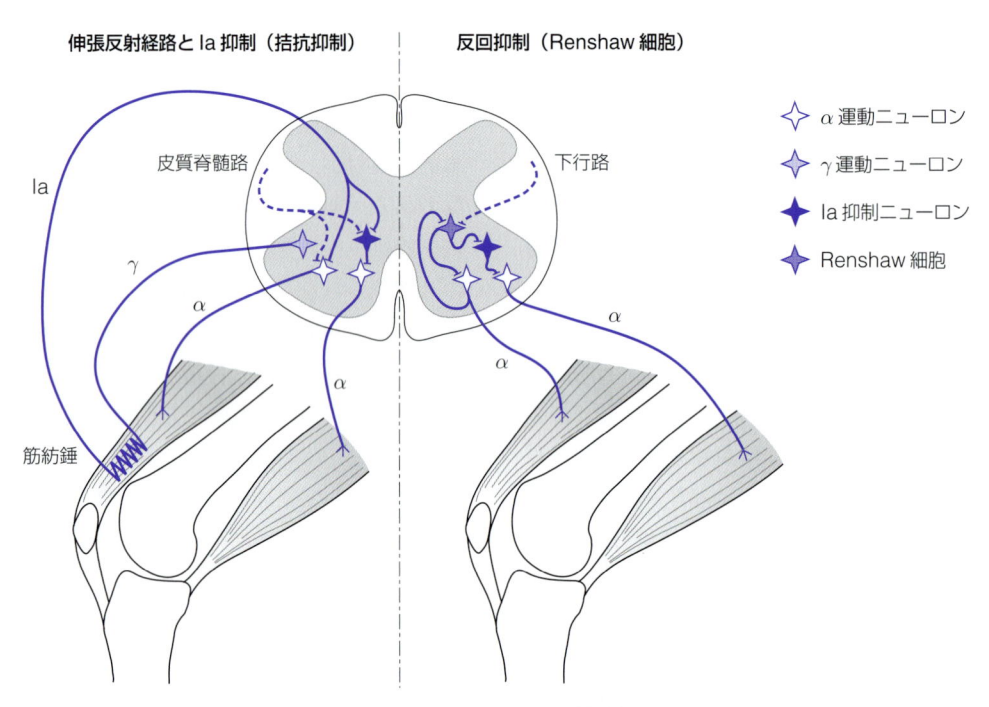

図2 伸張反射経路と抑制経路

にあり，姿勢保持などに役立つ．筋への負荷が増大し，筋が伸張されると錘内筋線維も引き伸ばされIa群線維の発射が増大する．結果として同名筋を支配しているα運動ニューロンを促通し，筋の短縮を引き起こす．筋長がもとに戻るとともに伸張反射は減弱し，ついには平衡状態に達する．立位姿勢で不意に前方への外乱が加わったとき，下腿三頭筋が引き伸ばされ伸張反射によって筋収縮が強まる．姿勢が外乱の加わる前に回復すると，筋収縮の増強は収まり以前の平衡を保つというもの

である．これを実現するためには，錘外筋線維の収縮に伴い筋紡錘が脱感しないように γ 運動ニューロンによって錘内筋線維の収縮を調整することが必要となる．これをサーボ機構と呼び，1950 年代に Merton[5] によって提唱された筋収縮調整の概念である（サーボ仮説）．しかし，完全なサーボ機構を実現するためには反射の利得が十分に高くなければならないが，実験的にはこの機構だけで自動制御を行うには不十分であることがわかっており[6]，現在では補助的機構として位置づけられている．

随意運動および反射運動において，実際には α 運動ニューロンと γ 運動ニューロンが同時に活動することが知られ[7]，これを，α–γ 連関と呼ぶ．また，ヒトにおいても錘内筋と錘外筋の両者を支配する β 運動ニューロンの存在が知られ，伸張反射経路は随意運動と密接に関連していると考えられる[2]．

2 拮抗抑制（相反性 Ia 抑制）と Renshaw 抑制（反回抑制）

脊髄に対する筋紡錘からの求心性入力（Ia 線維）は，同名筋の α 運動ニューロンを促通するだけでなく，Ia 抑制ニューロンを介して拮抗筋を支配する α 運動ニューロンを反射性に抑制する（拮抗抑制，図 2）．Ia 抑制ニューロンには皮質脊髄路からの入力もあり，動作筋を支配する α 運動ニューロンへの信号は，同時に拮抗筋も抑制する．また，このような神経機構を**相反神経支配**と呼ぶ[8]．

動作筋の活動に対して拮抗筋を抑制する機構は拮抗抑制だけではない．上位ニューロンから Renshaw（レンショウ）細胞を介した動作筋への指令は，動作筋の α 運動ニューロンを促通するだけではなく，拮抗筋を抑制する．加えて，動作筋の α 運動ニューロンの信号は反回して Renshaw 細胞へ戻り，その機能を増強する機構を有している．これを Renshaw 抑制，または**反回抑制**と呼ぶ[8]（図 2）．

先ほどの立位姿勢の保持を例にすると，前方へ

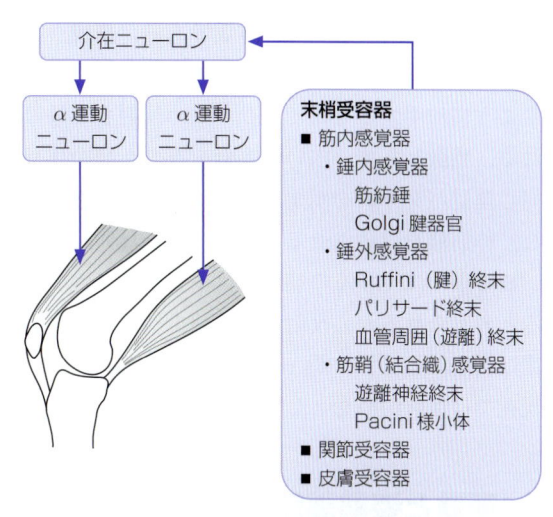

図 3 多シナプス反射の概念図

の外乱によって下腿三頭筋が伸張された場合，伸張反射によって下腿三頭筋の筋収縮が促通されるとき，拮抗筋の筋収縮が抑制されたほうがより効率的に姿勢が回復される．また，随意的に強力な膝関節伸展運動を行う場合，大腿四頭筋の収縮に対して，ハムストリングスの抑制がなされることが必要である．しかし，運動によっては動作筋と拮抗筋の同時収縮も必要なこともあり，その調整は単純ではない．

3 多シナプス反射

健常者においては，単シナプス反射である相動性伸張反射は急激な外乱などに対する調整系として機能している．しかし，多くの反射は，緊張性伸張反射がそうであるように，介在ニューロンを 1〜2 個以上介する**多シナプス性**であり，姿勢調整などではより大きな役割を果たしている（図 3）．

多シナプス反射のなかでも重要であるのは，Golgi（ゴルジ）腱器官（腱受容器）からの遠心性入力（Ib 群線維）に対する同名筋への抑制経路である．伸張反射が同名筋の筋長の調整であるのに対して，Golgi 腱器官からの入力に対する反射は張力を調整すると考えられている．また，屈曲

反射も基本的な反射として重要である．皮膚への侵害刺激により肢全体を屈曲して刺激から遠ざけるように作用するもので，ひっこめ反射とも呼ばれる．特徴として，広い受容野を有し，肢全体で同じ運動パターンを示す．さらには対側へも波及し，伸筋群を収縮させる（交叉性伸展反射）．

このように，多くの筋反射は多シナプス性であると考えられるが，反射性筋収縮を引き起こす経路は正確に理解されているとはいえない．むしろ，現在では機能的概念として考えられている[9]．

4 運動と姿勢調節にかかわる反射・反応

伸張反射と同様に，多くの反射・反応がヒトの運動と姿勢調整に深くかかわっている．姿勢を保持するための基本的な**姿勢反射**(体位反射)は，Magnusによって入・出力の関係から，局在性，体節性，全身性に3分類された[10]．その反射中枢は除脳動物を用いた実験より延髄にあるとされている．また，健常者においても日常的に観察されるものに**立ち直り反応**があり，視床および中脳に反射中枢があると考えられている．さらに，前庭迷路系への刺激に対する応答が**平衡運動反応**として分類され，傾斜反応と防御反応がある[3]．

正常な姿勢調節は，中枢神経の階層性から，上位中枢による反射の統合によって機能していると考えられる．したがって，脳卒中などの病態では上位中枢からの**解放現象**によって正常では統合されている下位の反射が出現するととらえる．このように，正常ではほとんどみられない反射・反応が顕在化してくることを**陽性徴候**と呼び，逆に正常でもみられる反射・反応が消失することを**陰性徴候**と定義する．

5 中枢神経疾患の理学療法における反射学の応用

理学療法において中枢神経疾患は，現在においても全対象数の半数以上を占め，治療理論の構築は重要な課題である．中枢神経疾患においては初期には弛緩性麻痺，次には正常では顕在化しない反射（陽性徴候）や，伸張反射と関連する痙縮が身体運動の阻害因子として出現することから，理学療法においても第2次世界大戦前後より反射学の応用が進んできた．その基本となっているのはPostural and Motor Reflexesの概念であり，姿勢と随意運動が反射の統合をもとに調節されるという考え方である．

Brunnstromは脳血管障害後遺症患者の回復過程を克明に観察し，弛緩性麻痺の段階から，連合反応，共同運動パターンの出現を経て，分離運動が次第に獲得されていくことを示した．これを整理して，段階化したものがBrunnstrom（ブルンストローム）の回復ステージである[11]．Brunnstrom女史はこの回復ステージに沿った治療（Brunnstrom approach）を考案し，たとえば，弛緩性麻痺には連合反応を用いて筋収縮を促すことを推奨した．

一方で，反射・反応は統合されるべきものと考え，陽性徴候として観察される反射・反応を抑制し，正常な運動を促すことを推奨したのがBobath（ボバース）夫妻である．Bobath女史は神経内科医である夫の協力を得て，中枢神経疾患に対する治療概念（Bobath concept）を発達させた[12]．Brunnstromが連合反応や姿勢反射を治療に利用したのに対し，Bobathはそれら陽性徴候を異常ととらえて出現しないように手技を整えたことに特徴がある（Bobath approach）．したがって，Bobathの手法は脳性麻痺から成人脳卒中患者まで幅広く適応された．ただし，現在では他の学説を取り入れながら，初期の概念とは大きく変化してきていることには注意が必要である．

また，反射学に加え，発達学的な観点から治療手技を提案したのが，Fay, Kabat, Voss, Roodである．進化の過程と発達段階を重ね合わせ，四つ這い，高這い，歩行などの運動に加えて，体幹・四肢の特定の運動パターンの組み合わせを運動療法に用いて，正常化を目指すものである．Fayの

手法は Neuromuscular Reflex Therapy[13]，Kabat と Voss の手法は Proprioceptive Neuromuscular Facilitation（PNF）[14] と呼ばれている．一方，Rood[15] は運動発達を機能性と関連づけ，4段階に分類した点で特異である．すなわち，レベル 1：mobility，レベル 2：stability，レベル 3：mobility superimposed on stability，レベル 4：skill の 4 段階である．このとらえ方は，理学療法を実施するうえで参考になることが多い．

B 筋緊張，反射・反応の評価と異常のとらえ方

1 筋緊張，反射・反応の計測・分析方法

筋緊張異常（痙縮）の客観的評価で最も重要なのは Hoffman reflex（H 反射）を利用したものがあげられる．H 反射を比較的容易に観察できるのは脛骨神経刺激によるヒラメ筋の活動である．末梢神経の電気刺激は強い刺激では遠心性と求心性線維の両方を興奮させるが，弱い刺激では選択的に Ia 群線維のみの興奮を引き起こして単シナプス反射を誘発する．その後，徐々に刺激強度を高めると H 波は減衰し，遠心性線維の興奮による M 波が出現して高まってくる（図4）．これら反射を含めた筋活動の波形（H 波，M 波）を分析することにより，α-γ連関をベースとした α 運動ニューロンの興奮性を評価するものである．運動ニューロンプールの興奮性の上昇は「閾値の低下」と「最大 H 反射の振幅上昇」で示される．評価指標としては，H 波と M 波の最大振幅比（H_{max}/M_{max}）が最もよく用いられる．また，H 反射の閾値と M 波の閾値の比（H_{th}/M_{th}），H 波振幅増加率と M 波振幅増加率の比（H_{slp}/M_{slp}）も提案されている[16]．これら指標は，個体内変化については有用であるが，個体間の比較については問題があるので注意を要する．

一方，被動性による抵抗を客観的に評価するも

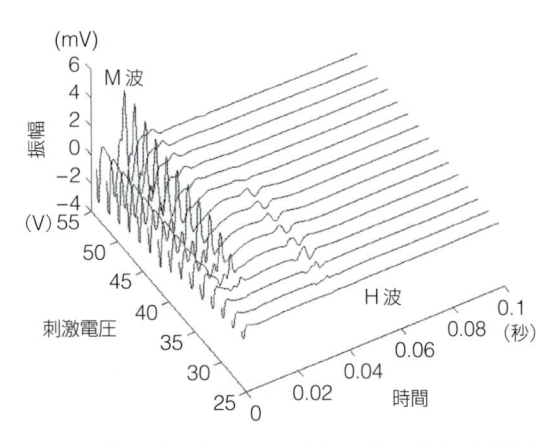

図4 刺激強度に対する H 波と M 波の変化（健常成人の一例）

脛骨神経を刺激し，ヒラメ筋で筋電図を導出した．刺激強度 26 V で H 波が出現し，32（V）で最大値を示した．M 波は 32（V）で出現し始め，その後，漸増した．潜時は H 波で 30（ms）前後，M 波で 10（ms）前後である．

のとしては振り子試験があげられる．Wartenberg（ワルテンベルグ）が臨床テストとして報告したのが最初であり，その後，Bajd ら[17] が客観的指標を提案した（図5）．R_1 は正常では通常 5 より大きく，痙縮を伴う患者では 2.6 程度である．R_2 は正常では 1.6 以上であり，したがって，R_{2n} で 1 以上となれば痙性の可能性が示唆される．ただし，数値には研究報告によりばらつきがあり定まった基準はない．一方，角度-角速度曲線において痙縮がみられる場合には滑らかに収束しない．

その他，他動運動による抵抗力を等運動性筋力測定装置によって計測する方法が提案されている[18]．また，臨床的には被動性による抵抗感を順序尺度で評価する Modified Ashworth Scale[19] が普及している．

2 筋緊張，反射・反応の病態に基づく異常

中枢神経系の障害による筋緊張の異常は，痙縮（spasticity）と強剛（rigidity）に大別されている．痙縮は相動性伸張反射の亢進ととらえられ，その要

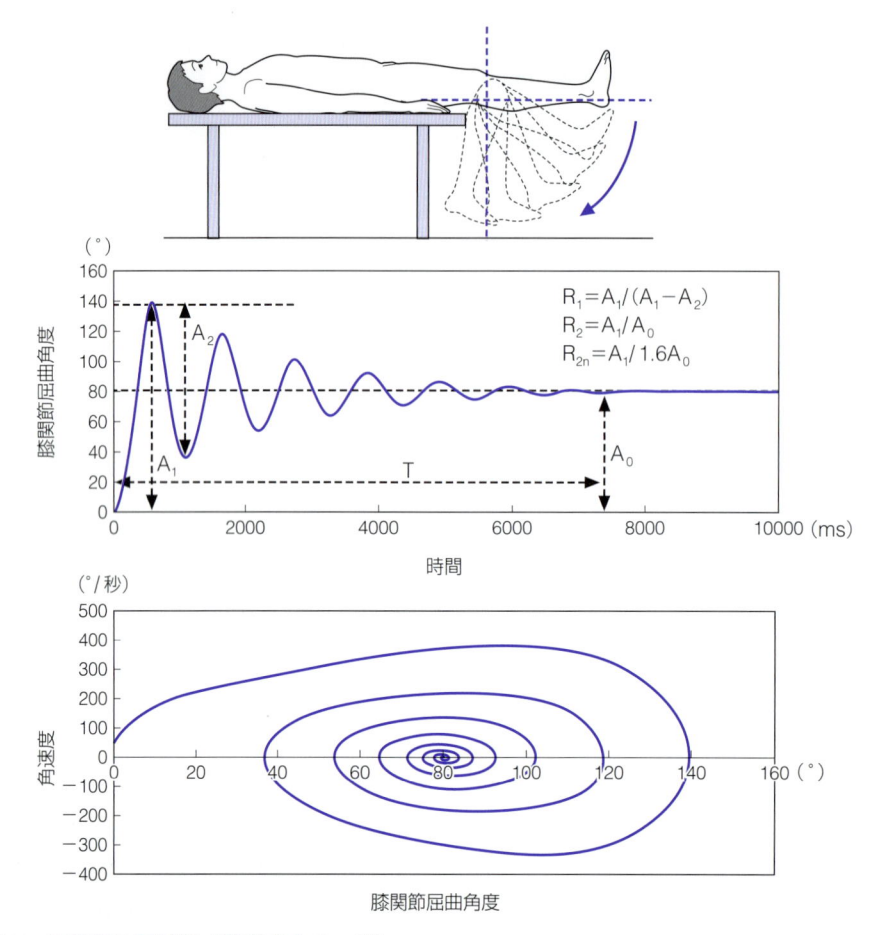

図5 下肢振り子試験（健常成人の一例）
R_1：振幅比，R_2：リラクゼーション指数，R_{2n}：標準化リラクゼーション指数，T：スイング持続時間
〔指標は Bajd, T., et al.: Pendulum testing of spasticity. *J. Biomed. Eng.*, 6:9–16, 1984 を参考にしている〕

$$R_1 = A_1/(A_1 - A_2)$$
$$R_2 = A_1/A_0$$
$$R_{2n} = A_1/1.6A_0$$

因としては，①γ運動ニューロンの活動亢進，②Ia群線維終末によるシナプス前抑制の減少，③Ia群線維の発芽現象などが考えられている[20]．臨床における病態は，屈曲反射などの亢進をも含めた複合的な要因によるものであると推測される．

一方，強剛は大脳基底核の障害により顕著に出現し，Parkinson（パーキンソン）病では主要な症状であり，歯車を回すときのような抵抗感から歯車様硬直（cogwheel rigidity）と呼ばれる．大脳基底核から脚橋被蓋核，巨大細胞性網様核，網様体脊髄路を介する下行性投射によるα運動ニューロンの興奮性亢進によると考えられているが，痙縮同様に詳細は不明である．

また，中枢神経系の障害により筋緊張が低下する場合もある．特に，小脳障害では筋緊張は低下する．これは小脳核ニューロンが常に標的となるニューロンを促通しているためで，機能障害に陥ると皮質脊髄路および赤核脊髄路ニューロンの活動が低下することで結果的に筋緊張が低下するとされている．

3 筋緊張，反射・反応の異常が機能的制限に及ぼす影響

筋緊張異常が日常動作に与える影響は大きい．上肢では屈筋群の筋緊張が亢進すると相反神経抑

制により伸展運動が困難となる．このような随意運動への制約は，上肢の重要な基本動作であるリーチ動作を制限し，食事動作をはじめ多くの動作を困難にする．一方，下肢では足関節底屈筋群の筋緊張が亢進すると，立位姿勢において足底全体を接地することが困難となり，立ち上がり動作，歩行などに影響を与える．また，膝関節屈筋群の筋緊張亢進が生じると，立位をとることも困難となる．体幹の筋緊張亢進は頸髄損傷で頻回に観察され，臥位においてもわずかな刺激により強い収縮を引き起こすことがある．筋緊張の亢進している筋を弛緩位にすることが対策の1つとしてとられ，ポジショニングが重要となる．弛緩性麻痺では随意収縮が困難となり，運動自体が難しくなりすべての日常動作に影響が生じる．

● 引用文献

1) Sherrington, C.: The integrative action of the nervous system. 2nd ed., Yale University Press, 1961.
2) Feldman, A.G., et al.: Testing hypotheses and the advancement of science: recent attempts to falsify the equilibrium point hypothesis, Exp. Brain Res., 161:91–103, 2005.
3) 藤澤宏幸：姿勢制御とその異常．細田多穂（監）：運動学テキスト, pp.313–325, 南江堂, 2010.
4) Banks, R.W., et al.: Structural aspects of fusimotor effects on spindle sensitivity. In: Taylor, A., et al. (eds): Muscle receptors and movement, pp.5–16, Oxford University Press, 1981.
5) Merton, P.A.: Speculations on the servo-control of movement. In: Malcolm, J.L., et al. (eds): The spinal cord, pp.247–260, J. & A. Churchill, London, 1953.
6) Matthews, P.B.C.: The origin and functional significance of the stretch reflex, In: Andersen, P., et al. (eds): Excitatory synaptic mechanisms, pp.301–315, Scandinavian University Books, Oslo, 1970.
7) Vallbo, A.B.: Muscle spindle response at the onset of isometric voluntary contractions in man, Time difference between fusimotor and skeletomotor effects, J. Physiol., 318:405–431, 1971.
8) Pearson, K., et al.: Spinal reflexes. In: Kandel, E.R., et al. (eds): Principles of neural science, 4th ed., pp.713–736, McGraw-Hill, 2000.
9) Latash, M.L.（著），笠井達哉ほか（監訳）：運動神経生理学講義．大修館書店, 2002.
10) Magnus, R.: Some results of studies in the physiology of posture. Part I, Lancet, 211:531–535, 1926.
11) Brunnstrom, S.（著），佐久間穣爾ほか（訳）：片麻痺の運動療法．医歯薬出版, 1974.
12) Bobath, B.（著），紀伊克昌（訳）：片麻痺の評価と治療．第2版，医歯薬出版, 1972.
13) Page, D.: Neuromuscular reflex therapy as an approach to patient care, Am. J. Phys. Med., 46:816–837, 1967.
14) Knott, M., et al.（著），福屋靖子ほか（訳）：神経筋促通手技．協同医書出版社, 1971.
15) Stockmeyer, S.A.: An interpretation of the approach of Rood to the treatment of neuromuscular dysfunction. Am. J. Phys. Med., 46:900–956, 1967.
16) 船瀬広三：ヒトの運動ニューロン興奮性の評価とその応用．体育学研究, 46:597–605, 2001.
17) Bajd, T., et al.: Pendulum testing of spasticity. J. Biomed. Eng., 6:9–16, 1984.
18) 関 勝：痙性片麻痺患者における足関節他動運動時の生体力学的特性に関する研究．リハ医学, 38:259–267, 2001.
19) Bohannon, R.W., et al.: Interrater reliability of modified Ashworth scale of muscle spasticity, Phys. Ther., 67:206–207, 1987.
20) 田中勵作：痙縮の神経機構―再訪．リハ医学, 32:97–105, 1994.

● 参考文献

1) 細田多穂（監）：理学療法評価学テキスト．南江堂, 2010.
2) Leonard, C.T.（著），松村道一ほか（監訳）：ヒトの動きの神経科学．市村出版, 2002.
3) 伊藤文雄：筋感覚研究の展開．協同医書出版社, 2003.

VII 姿勢制御・バランス機能

■学習目標
- 姿勢制御・バランス機能の計測・分析方法を理解できる．
- 姿勢制御・バランス機能の病態に基づく異常を理解できる．
- 姿勢制御・バランス機能の異常が機能的制限に及ぼす影響を理解できる．

　姿勢制御（postural control）はバランスの保持にとって重要である．バランスの保持が力学的平衡（安定）を意味するならば，その前段階として姿勢調節があるととらえられる．20世紀初頭の神経生理学における反射学の発展により，姿勢制御にかかわる反射・反応が除脳動物による実験で明らかにされてきた．理学療法においても，これらの知見をもとに中枢神経疾患に対する治療法が第2次世界大戦後に提案された．一方，バランス機能の改善は整形外科疾患，さらには虚弱高齢者に対しても求められるようになった．その過程において，中枢神経の姿勢制御に注目した反射階層理論から，さらに多様な障害像に対応できるような理論を必要としているのが現状である．すなわち，反射・反応機能は障害されていなくても，筋力低下や関節可動域低下などの機能障害がバランス機能を低下させる要因となりうるためである．地上において力学的平衡を保つためには，姿勢制御とそれを実行する多様な身体機能（サブシステム）が協働する必要がある．

A 姿勢制御・バランス機能の基礎

1 神経機構

　姿勢制御に対する中枢神経系の関与については2つの考え方がある（図1）．1つには中枢神経系には姿勢制御と運動制御をおのおの担っている部分があるとする立場，もう1つにはそもそも姿勢制御と運動制御の分け隔てがなく，目的の運動を遂行するために全体が機能しているとする立場である．前者は中枢神経系の特定の部位が障害されたときに姿勢制御の障害が主症状として出現することから古くから想定されてきた．一方，予測姿勢制御など，目的の運動と直接的にリンクしたデータが示されるにつれ，すべてが運動を達成するための一連の運動制御としてとらえることも可能になってきたのである．外乱に対する姿勢制御から，能動的な運動における姿勢制御に関心が移るなか，姿勢制御と運動制御の境界は徐々にあいまいになっている．

　さて，中枢神経系で姿勢制御に関与していると考えられているのは，脊髄，脳幹，小脳，大脳基底核，視床，大脳皮質である[1]．脳幹は姿勢調節にとって鍵となる部位であり，中脳を温存された高位除脳動物では姿勢にかかわる反射は正常に保たれる．また，小脳は脊髄，前庭，大脳皮質からの入力を受け，その出力は視床を介して大脳へ送られ，姿勢制御にかかわっている．大脳基底核は姿勢制御と随意運動の両者に関係し，淡蒼球内節・黒質網様部から脚橋被蓋部への抑制性出力を介して前庭脊髄路，網様体脊髄路に影響を与えて姿勢制御に関与していると考えられている．

　外乱（刺激）に対する反射・反応は，**体位反射**

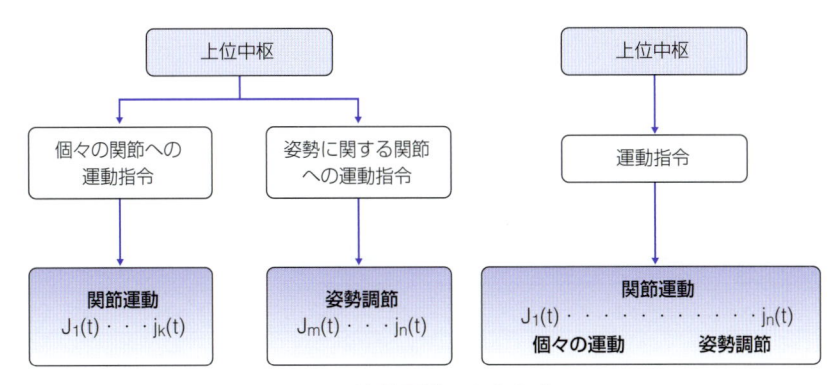

図1 姿勢調節のとらえ方

（姿勢反射），立ち直り反応，平衡速動反応（平衡反応）に分類される[2]．さらに，体位反射は刺激と応答の範囲の関係から，**局在性体位反射，体節性体位反射，汎在性体位反射**の3つに，立ち直り反射は5つに分けられる．最も基本的な反射は体位反射の1つである伸張反射，その上の階層には緊張性頸反射および緊張性迷路反射などが位置づけられる．これら下位の階層は発達段階で統合されて機能しており，正常では単独で顕著に出現することはない．正常の姿勢制御で重要な役割を示すのはそれらの上位に位置する立ち直り反射や平衡速動反応である．なお，姿勢反射などの名称については統一されていないのが現状である[3]．

近年，外乱に対する姿勢制御の筋電図学的な検討が進み，新たな知見が得られている．図2は肘関節屈曲位において，鉄球を不意に落下させ，それに抗して肢位を保持する課題の結果を示したものである．鉄球が手掌に接触してから感覚情報をもとに随意的に姿勢を保持するためには，少なくとも100 msの時間が必要である．また，伸張反射系に由来する応答は50 ms以内の応答と考えられる（M1）．ここで，50〜100 msの間の応答はプレ・プログラム反応（長潜時反射）とされ，基本的にはM2，M3と呼ばれる2つの波から構成される．この反応の経路は不明ではあるが，伸張反射とともに姿勢保持には重要な応答と考えられる[4]．

2 力学的基礎

バランス機能は姿勢制御を基礎として，最終的には力学的な平衡に関する機能である．また，バランスは，一般に**静的バランス**と**動的バランス**に分類される．静的バランスは，ある一定の場所に重心が保持されることであり，一般には立位や座位などの姿勢を保持するための調節にあたる．一方，動的バランスは，目的の場所に重心を移動する際の適切な姿勢などの調節を指す．

バランスを力学的にとらえる場合，**体重心**（center of gravity; COG），**圧中心**（center of pressure; COP），**支持基底面**（base of support; BOS），**安定性限界**（limits of stability）の関係を理解する必要がある[5]．COGは重力の作用点で，その点における回転モーメントがゼロとなる場所である．また，ヒトが床上に静止して立っている場合，身体は体重に相当する力で絶えず床を押しており，床からは同じ力で逆方向に押されている．これが**床反力**（floor reaction）であり，その作用点がCOPとなる．この際，床と接している面の外縁を最短距離で結んだものがBOSであり，COPはBOSの外へは出られない．また，ヒトではCOPの移動可能な範囲はBOSより狭くなり，これを安定性限界と定義する．

静的バランスの保持に関しては基本的に2つの方略が考えられる．第1にはCOGに対してCOP

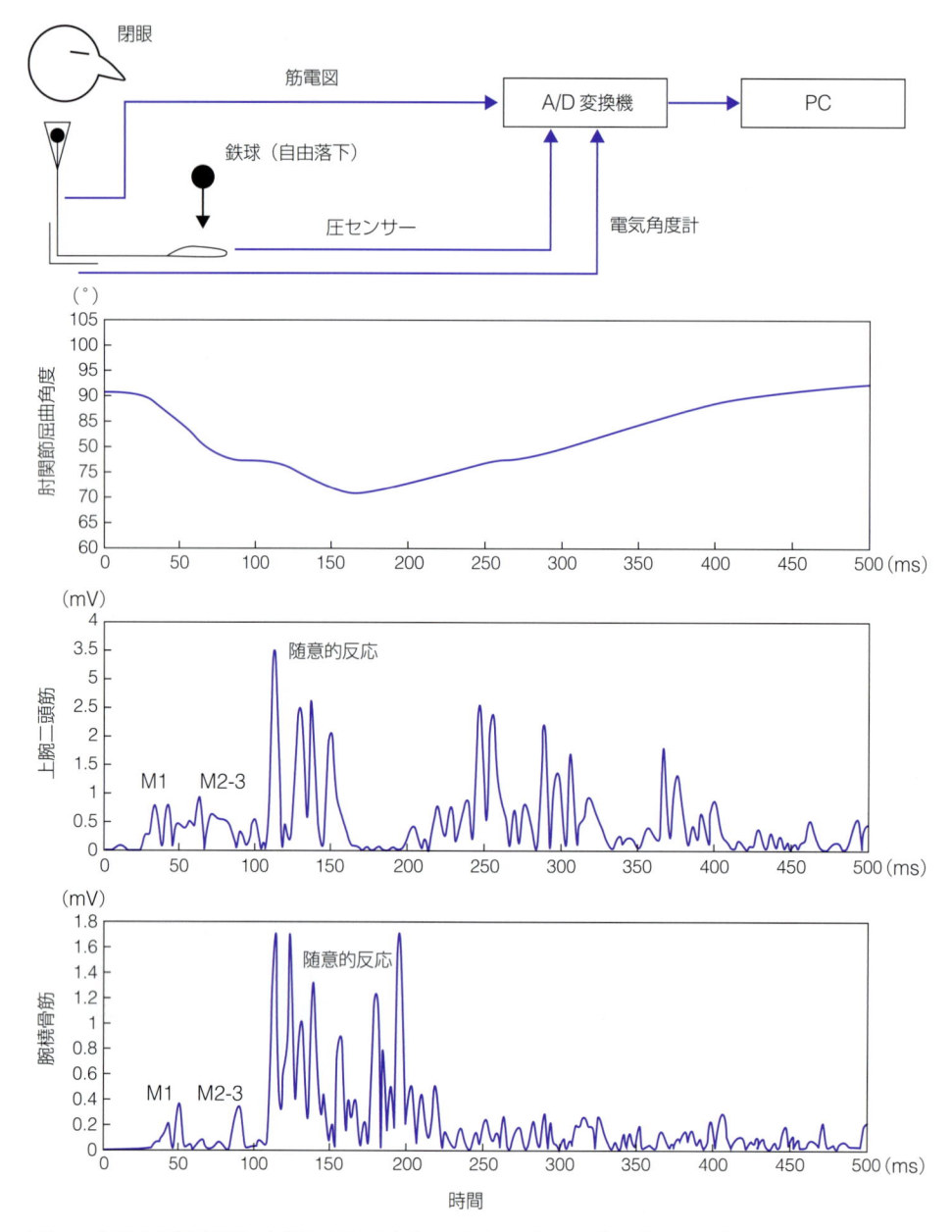

図2　上肢の保持課題に急激な外乱を加えたときのプレ・プログラム反応の一例
筋電波形は7Hzの高域通過フィルターを通したのち，全波整流した．また，横軸の経過時間は鉄球が手掌に接触した時点をゼロとしている．

を変化させてバランスをとる方法，第2にはCOPに対してCOGを変化させてバランスをとる方法である．一例として，片脚立位やタンデム肢位では下肢・体幹をしっかりと固定してCOGを一定の位置に保持し，微調節は足関節内がえし・外がえし運動によるCOPにて行う．両脚立位ではCOGに対して左右下肢の荷重量によってCOPを変化させて対応している．一方，バランスボード上に片脚立位をとるならば，足部におけるCOPの調節が制限されるため，股関節運動により体幹を大

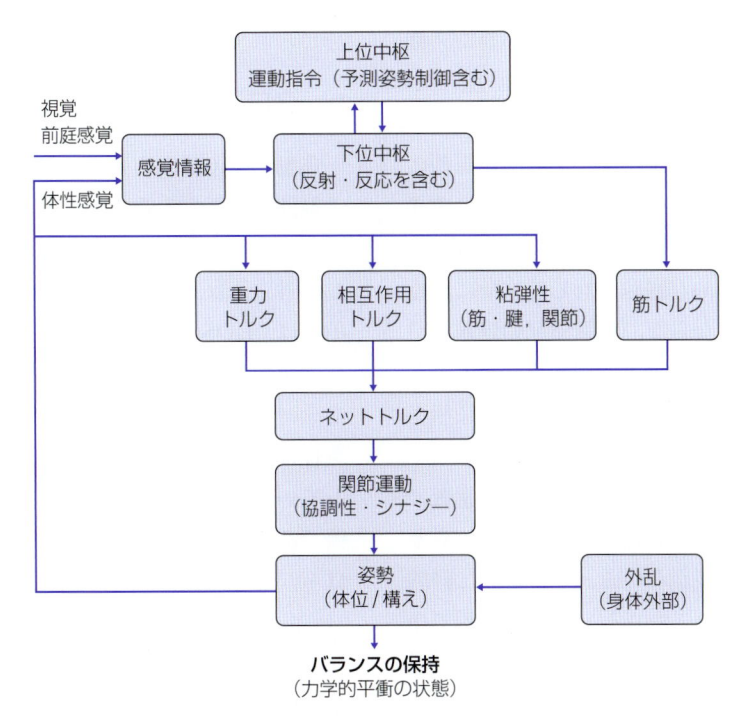

図3 力学系を中心にみた姿勢制御
中枢神経系が制御できるトルクは筋トルクだけであり，適切な関節運動に必要なトルクの過不足を調整していると考えられる．モデル計算においては筋トルクに粘弾性によるトルクが含まれている．

きく揺らし，COGを変化させてバランスをとるようなことがみられる．COGを一定の場所に保つという静的バランスの課題からすると，COPを変化させてバランスをとる方法が第1選択ということになる．

一方，動的バランス課題において特に速い運動では，姿勢の変化が複雑な力の作用をもたらすことが知られるようになってきた（図3）．特に影響が大きいのは相互作用トルク（慣性力，コリオリ力，遠心力によるトルクの総和）であり，ある関節運動がリンクする他の関節に回転力を与えるものである．通常は共同運動という形式で相互作用トルクを利用して目的の運動を実現する．適切な姿勢を調節するには，中枢神経系が唯一制御できる筋トルクによって，運動やおかれた状況によって変化する多様なトルクを調整しなければならない．

ここで，注意する必要があるのは，COGとCOPの関係だけでみるならば，それら位置関係の差の大小はあっても静的バランスと動的バランスに力学的な制御に違いはないことである．運動では積極的にCOGとCOPの差（モーメントアーム）を生み出し，重力のモーメントによる回転運動を有効利用する．したがって，両者の違いを規定するのは静止したいのか，それとも動きたいのかという本人の意図だけである．静止しようとしても止められない，または運動に対して適切な姿勢を保持できないことが問題となる．

3 注意とバランス機能

Kahnemanの容量モデル[6]をもとに，注意（attention）とバランス機能の関係が検討されている[7]．バランス機能を特に必要とする基本的な課題中に，もう1つ別の課題を与えることを二重課題（dual task）と呼ぶ．付加的な課題には計算問題（暗算）などの身体活動以外のものが選択される

ことが多い．二重課題を与えた場合，バランス機能が低下している対象者では主に2種類の結果が観察される．1つ目は，基本的な課題のパフォーマンスが低下する場合，2つ目は付加的な課題の成績が劣るという場合である．2つの結果の差異は注意容量をどのように配分するかの問題であり，前者の場合には基本的な課題に対してすでに注意を相当向けなければならない状態で別の課題を負荷されたため，パフォーマンスが低下したととらえる．後者の場合，パフォーマンスの維持に相当の注意が向けられたため，付加的な課題に対しては十分に対応できなかったと解釈する．健常者においても集中して何かの課題に取り組んでいるとき，ほかのことに気づかないことを日常的に経験するため理解しやすい．ただし，テストとして標準化されたものはなく，またどのような二重課題を与え練習すると，転倒防止に役立つのかは明らかになっていない．

B 姿勢制御・バランス機能の評価と異常のとらえ方

1 姿勢制御・バランス機能の計測・分析方法

a．重心動揺計

静的バランス機能の評価に用いられる．**重心動揺計**で計測しているのは，COPの位置である．体重心の変動に対してCOPはその少し外へ移動し，常に体重心が安定性限界の中心へ戻るように制御されている．したがって，重心動揺計で観察しているものはCOGそのものではないが，操作的定義としてCOPの変動を用いている．評価指標として，臨床では主に長さ，面積を評価に用い，さらに研究では周波数解析も利用されている．長さの指標には，総軌跡長，前後・左右方向の標準偏差，面積の指標としては矩形面積，集中面積，包絡面積などがあげられ，評価の目的によって使い分けられている[8]．

b．クロステスト（cross test）

能動的にCOGを前後・左右に最大限移動できる範囲を評価するテストである[9]（図4）．重心動揺計と同様に計測しているのはCOPであり，重心動揺計，床反力計，圧分布計などを用いる．実質的には，BOSにおける安定性限界であり，支持基底面を変化させない限り，その範囲を超えて体重心を一定時間保持することはできなくなる．測定条件は開眼，裸足，両足部内側間距離を20 cmとしている．厳密に支持基底面を変えないことは困難であり，どの程度許容するかによって測定値がばらつく可能性はある．

c．片脚立位保持

一般的な日常生活のなかでは最もBOSの狭い条件での静的バランスを評価している．両足での立位保持における左右方向へのCOPの調整は，左右下肢への荷重量の変化で対応しているが，片脚立位保持では距骨下関節における回内・回外運動を中心として対応している[10]．評価指標としては，臨床では保持時間の計測が簡易で有用であるが，そのほかにもCOPの計測，電気角度計などによる関節角度，筋電図などを同期して計測することも可能である．Trendelenburg（トレンデレンブルグ）徴候陽性の場合，上肢で軽く支持しても片脚立ちをとれない場合には股関節の安定性低下が姿勢保持できない要因になりうる．

d．ファンクショナル・リーチ検査（functional reach test）

立位で上肢を90°挙上し，前方へ手を最大限伸ばしたときの距離を計測するもので，支持基底面における安定性限界を評価することを目的に考案されたテストである[11]．転倒リスクとの関係性も報告され，簡便でもあり臨床で多用されている．一方で，リーチ距離にかかわる因子が体重心の前方移動だけでなく，肩関節，股関節，足関節の協調

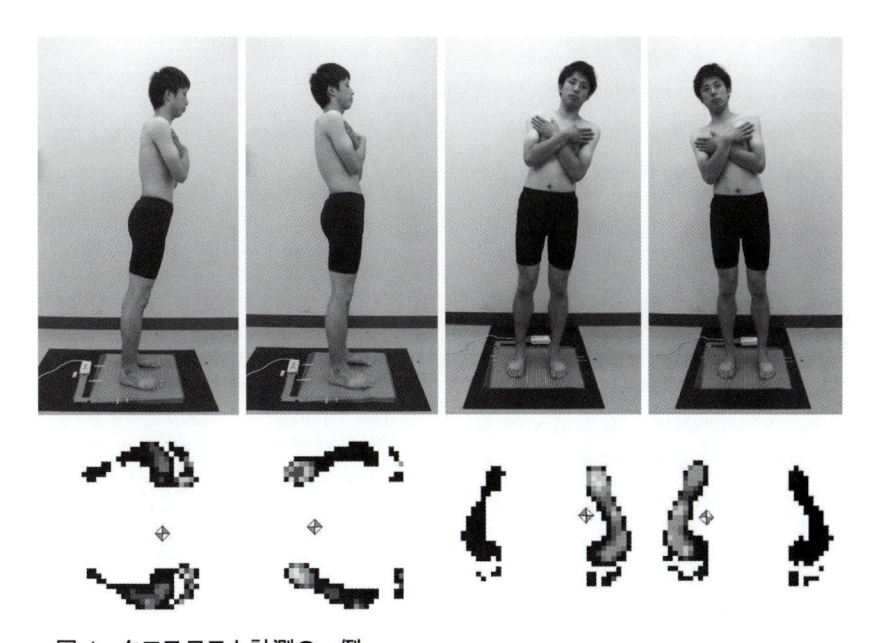

図 4 クロステスト計測の一例
文献 9) では上肢は下垂させているが，ここでは代償を防ぐため前胸部で上肢を組ませている．
足圧分布の画像におけるポイントは足圧中心を示している．

性によっても変化することが指摘されていることには注意が必要である[12]．単に距離だけではなく，運動パターンの観察により，全身の姿勢制御および協調運動機能を評価することが大切である[13]．

e．その他の臨床評価指標

BOS の広さと重心の高さからバランス課題を並べ，順序尺度によって評価する機能的バランススケール（functional balance scale）[14]，さらに簡便な評価法として timed up and go test[15] が多用されている．また，筆者らが脳卒中後遺症患者を対象として開発した静的バランステスト（static balance test）[16,17] は，簡便で動的バランス指標とも高い相関を得ている．

2 姿勢制御・バランス機能の病態に基づく異常

中枢神経疾患においては，姿勢にかかわる反射・反応がその統率を失うことになる．伸張反射系の亢進（陽性徴候）は運動を阻害し，その一方で立ち直り反射や平衡逃動反応は出現しなくなる（陰性徴候）．検査としては，姿勢にかかわる反射・反応に対して適切な刺激を与え，その出現の有無を評価する．ただし，身体運動学の立場からすると，このような検査だけでは力学的な平衡に関する機能について十分な情報を得られない．日常におけるヒトの運動は能動的であり，姿勢保持または動作遂行時における運動学（kinematics），運動力学（kinetics）による分析が必要と考えられるためである．中枢神経系の制御機能が低下すると，末梢において適切な筋力を発揮できなくなる．結果として，重心動揺計の検査では総軌跡長が延長し，変動範囲が拡大する．同じ静的バランス機能を評価する検査でも，両脚立位と片脚立位ではCOP の調整方法が異なり，片脚立位では末梢のコントロールがより重要となる．一方，能動的に姿勢を変化させようとするとその範囲は減少し，クロステストでは支持性の低下した下肢への重心移動量が減少する．また，ファンクショナル・リーチ検査で

は足部の運動機能が低下すると顕著に測定値が低下する．また，運動器疾患では中枢神経系の制御の問題ではなく，末梢における筋力および関節自体の問題となり，障害部位に特異的な検査結果を得る．

3 姿勢制御・バランス機能が機能的制限に及ぼす影響

姿勢制御はバランス機能の基本的な要素であり，その不調はバランス機能に重大な影響をもたらす．また，運動においてバランス機能は欠くことのできないものであるため，多くの機能的制限を招来する．正常においても，バランスは運動の拘束条件となり，運動パターンの決定に関して重大な影響を及ぼす．立ち上がり動作では椅座位から立位へと姿勢が変化し，BOS は狭小化する．そのため，運動パターンは重心線を立位での支持基底面に入れ，安定を確保するように決められている．理学療法領域においては立ち上がり動作，立位保持，歩行においてバランス機能が特に重要となる．

●引用文献

1) Lundy-Ekman, L.: Neuroscience: Fundamentals for rehabilitation. 2nd ed., W.B. Saunders Company, 2002.
2) Monnier, M.: Functions of the nervous system. Vol.2, Motor and psychomotor functions, Elsevier, 1970.
3) 藤澤宏幸：バランス障害に対する運動療法．市橋則明（編）：運動療法学—障害別アプローチの理論と実際，pp.259-275，文光堂，2008．
4) Latash, M.L.（著），笠井達哉ほか（監訳）：運動神経生理学講義．大修館書店，2002．
5) 藤澤宏幸ほか：観察による運動・動作分析演習ノート．医歯薬出版，2009．
6) Kahneman, D.: Attention and Effort. Prentice-Hall, 1973.
7) Woollacott, M., et al.: Attention and the control of posture and gait: A review of an emerging area of research, *Gait Posture*, 16:1-14, 2002.
8) 内山 靖：重心動揺計．内山 靖ほか（編）：計測法入門，pp.145-156，協同医書出版社，2001．
9) 石川 朗ほか：平衡機能検査を目的とした Cross Test の有効性．理学療法学，21:186-194，1994．
10) 藤澤宏幸ほか：脳卒中片麻痺患者における Functional Reach Test と片脚立位保持時間測定の意義—歩行能力との関係に着目して．理学療法学，32:416-422，2005．
11) Duncan, P.W., et al.: Functional Reach: A new clinical measure of balance. *J. Gerontol. Med. Sci.*, 45:M192-197, 1990.
12) 藤澤宏幸ほか：ファンクショナル・リーチにおける姿勢の最適化に関する研究—幾何学モデルによる検証．理学療法学，35:96-103，2008．
13) 藤澤宏幸ほか：ファンクショナル・リーチを用いた姿勢最適化トレーニングにおける internal focus of attention と external focus of attention の教示効果の差異について．理療の歩み，21:23-31，2010．
14) Berg, K., et al.: Measuring balance in the elderly: Preliminary development of an instrument. *Physiotherapy Canada*, 41:304-311, 1989.
15) Podsiadlo, D., et al.: The timed "Up & GO": A test of basic functional mobility for frail elderly persons, *J. Am. Geriatr. Soc.*, 39:142-148, 1991.
16) 鈴木 誠ほか：脳卒中後遺症患者を対象としたバランス能力テストの開発 第1報．理療科，25:607-613，2010．
17) 鈴木 誠ほか：脳卒中後遺症患者を対象としたバランス能力テストの開発 第2報．理療科，25:873-880，2010．

●参考文献

1) 細田多穂（監）：運動学テキスト．南江堂，2010．
2) 宮村実晴（編）：新運動生理学（上巻）．真興貿易医書出版部，2001．

VIII 協調運動

■学習目標
- 協調運動の計測・分析方法を理解できる．
- 協調運動の病態に基づく異常を理解できる．
- 協調運動の異常が機能的制限に及ぼす影響を理解できる．

　人体の運動は関節を介して実行される．関節運動は概念的には1つの関節のみが関与する**単関節運動**と，複数の関節が関与する**多関節運動**に分類される．しかし，いくつかの理由により単関節運動でさえも実は複数の関節の**協調**（coordination）が必要となる．これはヒトの身体が複数の体節からなり，その組み合わせで運動を実現していることによる．すなわち，単関節運動を試みることは可能であるが，厳密な意味での単関節運動はきわめて困難であるといってよい．協調運動は成人にとってそれだけ動作の基本的な要素ということになる．**図1**には中枢指令から運動軌道形成までの因果系列を示す．個体内の協調運動には，inter-joint coordination と inter-limb coordination があるが，本項では主に inter-joint coordination を取り上げる．

A 協調運動の基礎

1 協調運動の運動学と運動力学

　急速な単関節運動における角度，角速度，角加速度プロフィールは**図2**に示すようになる．角度変化は滑らかに始まり，徐々に速度を上げて減速する．このことは角速度および角加速度プロフィールより明らかであり，角速度プロフィールは左右対称なベル型の波形となる．すなわち，加速期と

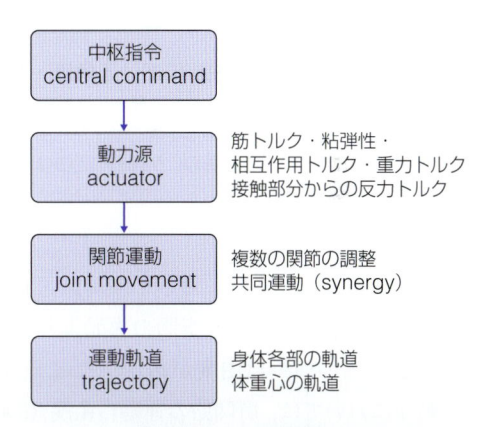

図1 運動軌道と関節運動の成り立ち

中枢指令 central command
↓
動力源 actuator　　筋トルク・粘弾性・相互作用トルク・重力トルク　接触部分からの反力トルク
↓
関節運動 joint movement　　複数の関節の調整　共同運動（synergy）
↓
運動軌道 trajectory　　身体各部の軌道　体重心の軌道

減速期がほぼ等しくなる．

　これに対して，筋活動は単関節運動といえども複雑なふるまいを示す．先ほど示した**図2**には急速な肘関節屈曲運動において観察される主動筋と拮抗筋の典型的な3相性の活動が観察されている．はじめに主動筋である上腕二頭筋が活動し，続いて拮抗筋である上腕三頭筋，そして再び上腕二頭筋が活動する．約400 msの運動時間に対して，これだけの制御が行われているのは驚異的である．それだけではなく，わずかに速度プロフィールが変化するだけで，主動筋と拮抗筋のふるまいも変化する．

　一方，多関節運動になると様相はさらに複雑となる．ここで，よく知られるのは Bernstein（ベルンシュタイン）の運動自由度問題である．われ

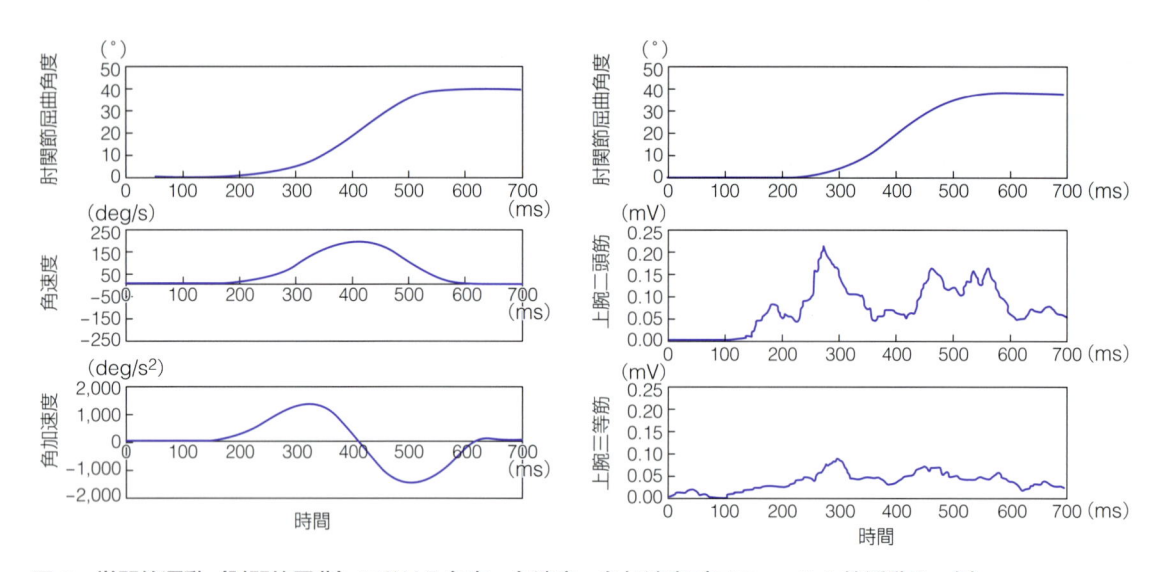

図2 単関節運動（肘関節屈曲）における角度・角速度・角加速度プロフィールと筋活動の一例
可能なかぎり速く屈曲 0°位から 40°位まで運動したときの角度・角速度・角加速度プロフィールと筋活動．主動筋である上腕二頭筋がはじめに活動を増し，次に拮抗筋である上腕三頭筋が活動，その後再び上腕二頭筋が活動する 3 相性のパターンを示す．筋電波形は全波整流したのち，移動平均をかけたもの．時間軸のゼロは合図信号（音）が鳴らされた時点である．

われの生活する 3 次元空間において多関節運動によって動作を実現する場合，空間の次元よりはるかに大きな関節の**運動自由度**がある．たとえば，リーチ動作においては，肩関節の運動自由度 3，肘関節・前腕で 2，手関節で 2 の計 7 自由度となる．すなわち，何か物をつかもうと手を伸ばすとき，指先の運動軌道は無数に存在するのである．しかし，日常で頻繁に使う動作（日常動作）ではわれわれの**運動パターン**は**定型性**を示しており，それをどのように制御しているのか，または選択しているのかが問題となる．解決方法の 1 つとして考えられるのは，運動学的には関節運動の協調であり，運動力学的には相互作用トルクによる関節間の相補である．**図3**にはスクワット動作（自然立位からしゃがみ込む）における股関節，膝関節，足関節の角度変化における関係を示す．3 関節は独立して運動するのではなく，強い相関性のもとに運動するのが特徴である．すなわち，股関節の動きが決まると膝関節と足関節の運動もそれに対応して決まり，体重心軌道は直線的に下降する．また，このことは制御しなければならない関節運動を減少させることができ，それは運動自由度の低減を意味する．リーチ動作も含めて，日常における比較的単純な多関節運動ではこのような関係性が数多く観察される．ただし，注意しなければならないのは，日常動作における協調性は単純な相関性だけではない．たとえば釘を打つような動作においては，肩関節屈伸運動と肘関節屈伸運動の関係はある時間遅れ（位相差）をもって関係性を保っている．釘を打つという目的からすると，金槌の先の速度を上げることが大切になるのであり，目的に合わせて協調の形式が変わることも知る必要がある．

一方，運動力学としては相互作用トルクが注目されている．上肢の協調運動の典型例であるリーチ動作においては指先の軌道は直線的となり，関節運動を実際に形成するネットトルクへの相互作用トルクの寄与率が相当の高率であることが示されている[1]．また，立ち上がり動作のような全身運動においても同様の結果が示されており[2]，協調運動を考えるうえで相互作用トルク抜きには検討できないことがわかる（**図1**）．

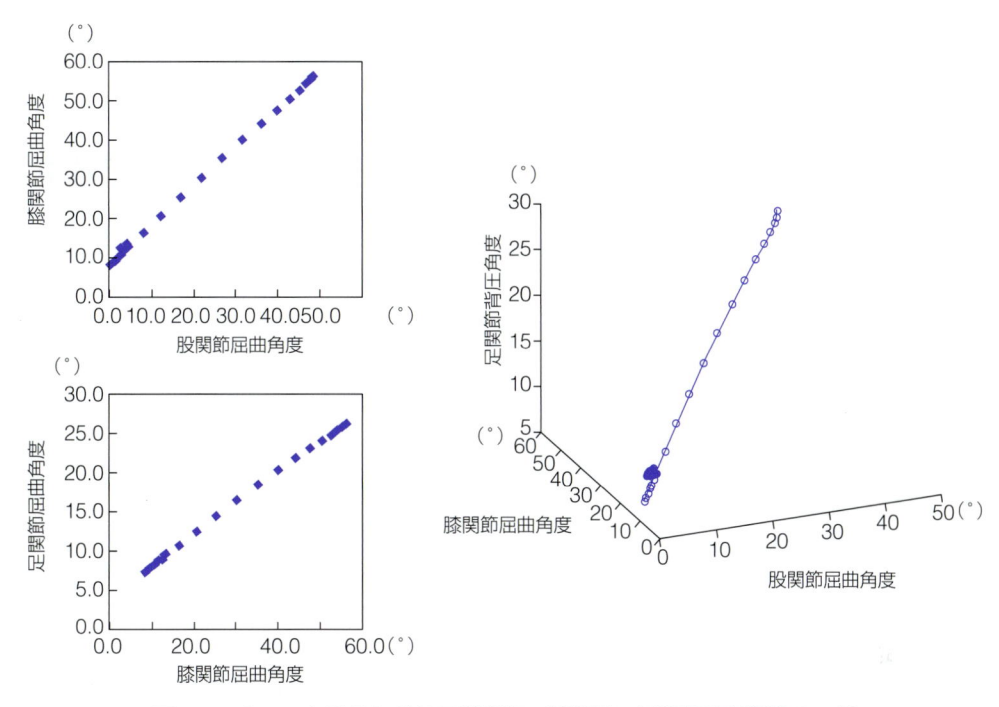

図3 スクワット動作における股関節・膝関節・足関節協調運動の一例
3関節は相互に関係性を持ち屈曲する．その結果，体重心は直線的に下降する．

2 運動軌道とコスト

運動軌道の形成に関する重要な原理の1つに，躍度最小原理（minimum jerk principle）がある[3]．運動軌道をエネルギーコストの関数としてとらえるもので，ほかにも以下のようなコストがある[4]．

time cost（T）	$T = movement\ time$	
force cost（A）	$A = \max_{t \in (0,T)} |u(t)|$	
impulse cost（I）	$I = \dfrac{1}{2}\displaystyle\int_0^T |u(t)|\,dt$	
energy cost（E）	$E = \dfrac{1}{2U}\displaystyle\int_0^T u^2(t)\,dt$	
jerk cost（J）	$J = \dfrac{1}{2}\displaystyle\int_0^T \dot{a}^2(t)\,dt$	

$$\frac{dx}{dt} = v \frac{d(mv)}{dt} = f_a(t) - f_d(t)$$

v：速度，f_a：加えられた力，f_d：摩擦力など

$$u(t) = \frac{f_a(t)}{m} \quad |u(t)| \leq U = \frac{F_{\max}}{m}$$

u：加速度，U：加速度の最大値
$\dot{a}$：$jerk$ 加速度の微分

躍度は加速度の微分であり，躍度コストはその二乗の時間積分を評価指標としたものである．これを最小にする軌道は関節運動においては角度変化，リーチ動作においては指先の軌道とよく一致することが知られている．以下に運動軌道の jerk model を示す．

$$x\left(\frac{t}{T}\right) = x_0 + (x_i - x_0)\left(\frac{t}{T}\right)^3 \\ \times \left[10 - 15\left(\frac{t}{T}\right) + 6\left(\frac{t}{T}\right)^2\right]$$

$$y\left(\frac{t}{T}\right) = y_0 + (y_i - y_0)\left(\frac{t}{T}\right)^3 \times \left[10 - 15\left(\frac{t}{T}\right) + 6\left(\frac{t}{T}\right)^2\right]$$

t：時間, T：運動時間, $x_0 \cdot y_0$：初期値, $x_i \cdot y_i$：最終値

3 協調運動の神経調節機構

　協調性の形成には小脳の機能が重要となる．ただし，随意運動については大脳基底核との機能分担について理解する必要がある[5]．小脳と大脳運動前野で形成する外側運動系は外界の情報を手がかりとして，外界の状況に適合した外発的運動を遂行するときに主な制御系として機能すると考えられている．一方，大脳基底核と補足運動野で形成する内側運動系はすでに脳内に蓄えられている記憶・運動プログラムに基づいて自己ペースの内発性（自発性）運動を遂行するときに主な制御系として機能するとされている．たとえば，リーチ動作において運動の開始では内側運動系が機能し，目標に近づくにつれて外側運動系が内在的フィードバックを利用して正確に遂行しようとする．この理論に基づけば，小脳に障害があれば，最終域で企図振戦が大きくなることが理解できる．

　また，運動失調は感覚障害によっても生じ，脊髄の後索障害で生じるものを脊髄性失調症と呼ぶ．これは，視覚による代償が可能であり，臨床検査としてはRomberg（ロンベルグ）試験がある．閉脚立位において，開眼ではバランスを保持できるのに，閉眼するとバランスを崩すものを陽性とする．視床の障害による失調症は臨床でも多くみられ，視床小脳連関の機能が低下するためと考えられる．

B 協調運動の評価と異常のとらえ方

1 協調運動の計測・分析方法

a. 下肢協調運動機能検査

　向こう脛叩打試験（shin tapping test）は臨床評価として重要な検査法である．検査する下肢の踵で対側の膝下5cmのところを繰り返し打たせ，同じ場所を叩けない場合には失調陽性となる．また，**踵膝試験**（heel shin test）として，検査肢の踵を対側の脛の上を膝から足背まで滑らせ，その協調性を観察するものがある．近年，画像または3次元運動解析装置にて運動軌道を解析する試みがなされている．**図4**には向こう脛叩打試験の一例を示す（健常成人）．正常では股関節がしっかりと固定され，膝関節運動のみが観察される．そのため，外果の軌道は膝関節を中心として円弧を描き，対側脛の同じ部位を叩いている．関節運動は膝関節が主であるが，相互作用トルクなど膝関節運動に伴う股関節への作用を相殺することが求められる．失調を呈する患者においては，股関節の固定性が低下し，外果部の軌道は円運動となり，さらに悪化するとランダムになる．

　一方，踵膝試験は主に矢状面における運動なので，股関節運動に対して大腿骨外側上顆は運動自由度1のふるまいを示す．足部は股関節と膝関節の運動自由度2の動きとなり，矢状面（座標系としては2次元）に対して下肢長を上限として自由に移動することができる．しかし，正常では課題に対して定型的な軌道を示し，股関節と膝関節はわずかな位相差を保ちながら協調していることがわかる．失調を呈する患者においては，外果部の定型的な軌道からの逸脱が観察される．

b. 上肢協調運動機能検査

　臨床における客観的検査としては**点打ち試験**，**線引き試験**が用いられている．また，デジタイザ

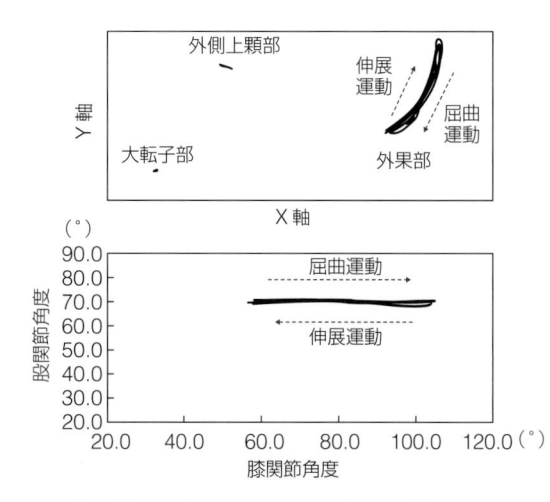

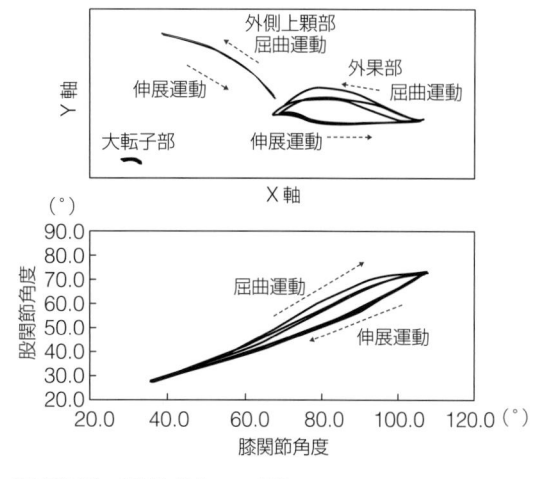

図4　協調性検査における各部の軌道と股関節と膝関節の協調運動（健常成人の一例）
左：向こう脛叩打試験．上図は足部（外果）の矢状面上の軌道であり，下図より股関節が固定され膝関節の屈伸運動のみが行われていることがわかる．右：踵膝試験．上図は膝部（大腿骨外側上顆）と足部（外果）の矢状面上の軌道であり，下図より股関節と膝関節の協調運動がなされていることがわかる．計測はステレオカメラ方式による3次元運動解析装置による．

を用いて簡便に数量化する試みがなされている[6]．点打ち試験は紙に描いてある円の中心を鉛筆で打ち，中心からの距離を計測するもの，線引き試験は紙上に描いている線上をなぞり，そのずれを計測するものである．一般には定規で計測する．

ほかにも，閉眼にて上肢を外転挙上させ肘屈曲にて指で自分の鼻を触れさせる**鼻指試験**，検者の指と自分の鼻を交互に触る**鼻指鼻試験**があるが判定は検者の主観による．下肢検査との対比というならば点打ち試験と鼻指試験は向こう脛叩打試験に相当し，中枢部の関節固定のもとに末梢の関節を自由に制御できるか否かを検査する．一方，線引き試験と鼻指鼻試験は踵膝試験に相当し，多関節の協調性を観察するものである．また，**膝打ち試験**は手掌と手背で交互に膝上を叩くもので，前腕回内回外運動の**拮抗運動反復障害（adiadochokinesis）**を検査するものである．

c. Jerk costによる評価

Schneiderら[7]は上肢運動の運動学習効果についてjerk costを評価指標とすることを提案している．また，jerk costを振幅と方向の2つの構成要素に分けており，直線軌道以外の課題に対しても適切に評価できることが特長である．上肢のリーチ動作を主とした課題に対して，練習後に振幅と方向のjerk costがともに低下したことを明らかにしている．

$$j(t) = \frac{da(t)}{dt}, \quad a_x = |a|\cos\psi,$$
$$a_y = |a|\sin\psi$$
$$j_{c,t}\,(total\ jerk\ cost)$$
$$= j_{c,m}\,(magnitude) + j_{c,d}\,(direction)$$
$$= \frac{1}{2}\int_0^T \dot{a}^2 dt + \frac{1}{2}\int_0^T a^2\dot{\psi}^2 dt$$

d. 歩行における重心軌道：エネルギーの変換

協調運動をパフォーマンスのコストとして評価することも可能である．すなわち，優れて統合された協調運動はエネルギーコストも良好になると考えられるからである．歩行の重心軌道を観察した場合，立脚中期で最も高くなり，着床初期に最も低くなる．この際，重心の運動エネルギーは着床初期の直前で最も大きく，立脚中期で最も小さくなり，位置エネルギーを運動エネルギーに変換

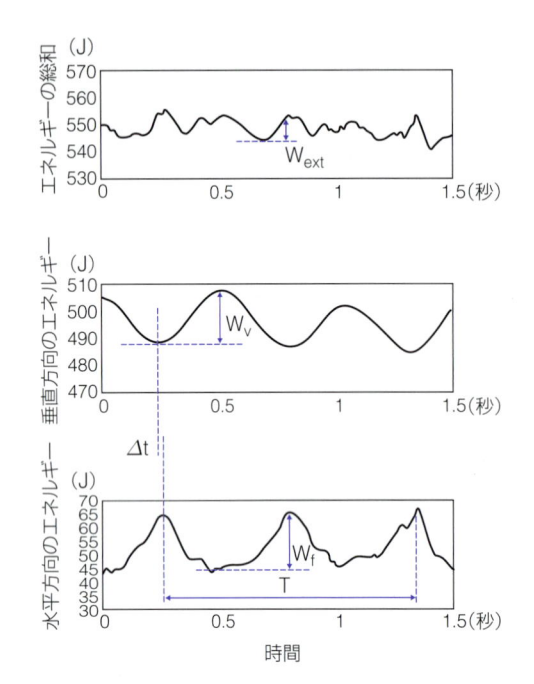

図5 歩行における位置エネルギーと運動エネルギーの変換

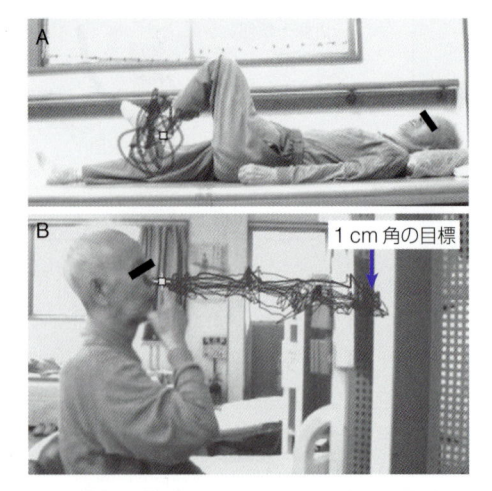

図6 小脳性運動失調を呈する患者の協調機能検査の一例
A：向こう脛叩打試験，B：鼻指鼻試験

して歩いている．また，エネルギー損失により不足した分は，定常歩行の維持に必要な量だけpush offまたはpull offで加えられる．

重心の位置エネルギーと運動エネルギーの変換効率（%recovery）が以下の式で定義されている[8]．また，位相差が大きくなると効率が低下することから，それ自体が指標として用いられている（図5）．

$$\%\text{recovery} = \frac{W_v + W_f - W_{ext}}{W_v + W_f} \times 100$$

W_v ：垂直方向のエネルギーの変化量（運動）
W_f ：水平方向のエネルギー変化量（位置＋運動）
W_{ext} ：位置エネルギーと運動エネルギーの和の変化量

$$\alpha = 360° \times \frac{\Delta t}{T}$$

Δt ：水平方向のエネルギーの最大値と垂直方向のエネルギーの最小値の時間差
T ：歩行周期

2 協調運動の病態に基づく異常（運動失調）

運動失調とは明らかな運動麻痺によらない**協調運動障害**（asynergia）であり，小脳性，感覚性（固有感覚障害），迷路性（前庭機能障害），大脳性（前頭葉・頭頂葉障害）に分類できるが，主たる原因は小脳性である．小脳機能が障害されると，筋収縮の開始と停止の遅れが著明になり，協調運動障害を呈する．それらには，**推尺異常**（dysmetria），**企図振戦**（intention tremor），**拮抗運動反復障害**があり，その結果として**運動解離**（decomposition of movement）が観察される．

図6Aには小脳性運動失調患者の向こう脛叩打試験の運動軌道を示す．前述したように，股関節の固定性が低下し，足部の軌道はランダムとなり，協調運動機能の低下が認められる．また，図6Bには鼻指鼻試験（目標は固定）における指先運動の運動軌道を示す．中間では直線軌道を形成できず何度か修正が入り，またターゲットに近づくと企図振戦が強くなり，推尺異常が観察される．

3 協調運動障害が機能的制限に及ぼす影響

　協調性は動作を形成する多関節運動の基本的な要素であり，その障害は数多くの機能的制限をもたらす．上肢協調運動障害では日常において食事動作の制限がまず問題となる．箸での食事は難しく，スプーンを用いての動作となる．その他，更衣動作，トイレ動作，入浴動作など，あらゆる場面で機能的制限が生じる．一方，下肢協調運動障害では立ち上がり動作，歩行が制限を受ける．下肢伸展位の立位保持が困難となり，膝関節屈曲位でのバランス制御が必要となる．歩行においても同様であり，下肢を膝関節伸展位にするとむしろ股関節と足関節の協調がとれなくなるため，膝関節を軽度屈曲位にするほうが安定する．体幹協調運動障害では，背臥位からの起き上がり動作などが困難となる．運動の始めに下肢のほうへ重心を移動するための頭頸部のコントロールや，体幹の屈曲・回旋運動を十分に行えないことが原因である．

● 引用文献

1) Yamasaki, H., et al.: Interaction torque contributes to planar reaching at slow speed. *Biomed. Eng. Online*, 7:27, 2008.
2) 藤澤宏幸ほか：立ち上がり動作における相互作用トルクの寄与．バイオメカニズム会誌, 34:240-247, 2010.
3) Hogan, N.: An organizing principle for a class of voluntary movements. *J. Neurol.*, 4:2745-2754, 1984.
4) Nelson, W.L.: Physical principles for economies of skilled movements. *Biol. Cybern.*, 46:135-147, 1983.
5) 真野範一：新しい観点からみた小脳運動失調症．神経治療学, 10:585-588, 1993.
6) 谷 洋美ほか：企図振戦計測機器の開発と臨床応用．医学検査, 44:1023-1029, 1995.
7) Schneider, K., et al.: Jerk-cost modulations during the practice of rapid arm movements. *Biol. Cybern.*, 60:221-230, 1989.
8) Griffin, T.M., et al.: Walking in simulated reduced gravity: Mechanical energy fluctuations and exchange. *J. Appl. Physiol.*, 86:383-390, 1999.

● 参考文献

1) Bernstein, N.A.（著），佐々木正人（監訳）：デクステリティ―巧みさとその発達．金子書房, 2003.
2) 長崎 浩：動作の意味論．雲母書房, 2004.

IX 心肺機能，代謝機能，持久性

■学習目標
- 心肺機能，代謝機能，持久性の計測・分析方法を理解できる．
- 心肺機能，代謝機能，持久性の病態に基づく異常を理解できる．
- 心肺機能，代謝機能，持久性の異常が機能的制限に及ぼす影響を理解できる．

A 計測・分析方法

1 心肺運動負荷試験

　ヒトの運動や動作は，心肺系や代謝系の各機能が相互に連関し合って働いている．持久性を分析するためには運動負荷試験を実施する必要があるが，持久性のみならず運動に伴う心肺機能や代謝機能を分析するためには，各種機器を用いた計測が必要となる．循環系の機能は，心電計，血圧計より判定する．呼吸系の機能には，換気機能およびガス交換機能があり，運動時呼吸機能の測定には，呼気ガス分析装置が必要である．さらにパルスオキシメータを使用することにより肺でのガス交換である酸素化能の指標を判定することができる．運動中に心電図，血圧および呼気ガス分析などを使用して心肺，代謝機能の分析を行い，運動耐容能（全身持久性）を低下させる運動制限因子を判定するための運動負荷試験を，**心肺運動負荷試験**（cardiopulmonary exercise testing）と呼ぶ（図1）．

　運動時の息切れや疲労といった主観をもとに自覚的な運動強度を把握する．自覚的運動強度（rate of perceived exertion; RPE）の判定は，**VAS**（visual analogue scale）や **Borg**（ボルグ）スケールを使用する．Borg スケール[1]には，6～20段階の Borg スケールと，0～10段階の修正 Borg スケー

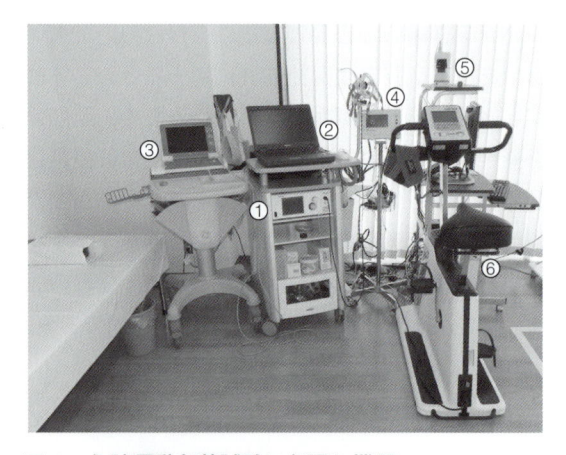

図1 心肺運動負荷試験に必要な機器
①呼気ガス分析装置，②呼気ガス解析用パソコン，③心電計，④血圧計，⑤パルスオキシメータ，⑥運動負荷装置：自転車エルゴメータ

ルがあり（表1），被検者自身に指示してもらい息切れと下肢疲労といった自覚的な運動終了理由を確認する．息切れ感は心肺機能の影響を受け，下肢疲労感は代謝機能，筋持久性の影響を受けて自覚度が高くなる．

　表2に心肺機能，代謝機能からみた心肺運動負荷試験の計測項目を示す．呼吸機能は，呼気ガス分析により，**1回換気量**（tidal volume; TV），**呼吸数**（respiratory rate; RR），**分時換気量**（expired ventilation per minute; $\dot{V}E$）や**呼吸商**（respiratory quotient; RQ）を，パルスオキシメータにより経皮的動脈血酸素飽和度（percentage satu-

表1　Borg スケール

通称	旧 RPE スケール		修正 RPE スケール	
正式名称	RPE または Borg スケール		New Borg Category Ratio Scale	
スケール	6		0	Nothing at all（何とも感じない）
	7	Very, very light（非常に楽）	0.5	Very, very slight（just noticeable）（ちょっと気づくくらい）
	8			
	9	Very light（とても楽）		
	10		1	Very slight（ほんの少し）
	11	Fairly light（楽）	2	Slight（少し）
	12		3	Moderate（中等度）
	13	Somewhat hard（ややつらい）	4	Somewhat severe（いくらかひどい）
	14		5	Severe（ひどい）
	15	Hard（つらい）	6	
	16		7	Very severe（とてもひどい）
	17	Very Hard（とてもつらい）	8	
	18		9	
	19	Very, very hard（非常につらい）	10	Very, very severe（非常にひどい）
	20		・	Maximal（最大，耐えられない）

表2　心肺運動負荷試験における主な計測項目

分析	計測機器			
	呼気ガス分析装置	心電計	血圧計	パルスオキシメータ
心肺機能 心機能	酸素脈（$\dot{V}O_2/HR$）	心拍数（HR） 心電図 　不整脈 　ST 変化		
血圧の機能			血圧 　収縮期血圧 　（SBP） 　拡張期血圧 　（DBP）	
呼吸機能 　換気 　ガス交換	1 回換気量（VT），呼吸数（RR），分時換気量（$\dot{V}E$） 酸素摂取量（$\dot{V}O_2$） 二酸化炭素排出量（$\dot{V}CO_2$） 呼吸商（RQ） 酸素換気当量（$\dot{V}E/\dot{V}O_2$） 二酸化炭素換気当量（$\dot{V}E/\dot{V}CO_2$） 死腔換気率（VD/VT）			経皮的動脈血酸素飽和度（S_pO_2）
代謝機能	嫌気性代謝閾値（AT）			

ration of hemoglobin with oxygen using pulse oximetry; S_pO_2 を計測し，肺での換気・ガス交換能を分析する．心循環系の機能は心電図（electrocardiogram; ECG），血圧（blood pressure; BP）および心拍数（heart rate; HR）より判定する．特に心電図では，不整脈や ST 変化を観察し，心

表3　6分間歩行試験の方法

準備	コース	・30 mの平地で行う．直線距離が短い場合には，ターンの回数が増え，測定値に影響を及ぼす．
	患者	・動きやすい服装や靴を準備してもらい，杖などの歩行補助具を常用している場合にはそれを使用
検査前	記録	・検査前には，血圧，心拍数（脈拍数），S_pO_2を測定し，安静時息切れ感を聴取
		・歩行時酸素吸入が必要な症例については，検査時の酸素流量（l/分），酸素ボンベ運搬方法を記録
	患者への説明	・「患者が6分間でできるだけ長く歩ける距離を測定すること」が目的であることを説明し，必要であれば，立ち止まること，壁にもたれかかって休むことも可能であることを説明する． ＊検者は，セルフペーステストではないことを念頭におく．
検査中	注意事項	・検者は，S_pO_2測定のために患者と一緒に歩かない．
		・テスト中にS_pO_2を測定することにより，運動時低酸素血症の出現の有無や程度を判定することができる．
検査後	記録	・時間内に歩行した距離の計測
		・検査終了直後のS_pO_2および心拍数の測定，修正Borgスケールを聴取

リズム異常や心筋虚血の有無を判定する．代謝機能は，**酸素摂取量**（oxygen consumption；$\dot{V}O_2$），**二酸化炭素排出量**（carbon dioxide production；$\dot{V}CO_2$）などより判定する．

2 平地歩行試験

歩行試験は，自転車エルゴメータやトレッドミルといった負荷装置や呼気ガス分析装置を使用せずに平地を歩行させる方法である．歩行試験には，時間内歩行テスト（6分間もしくは12分間）と音のピッチに合わせて行き来するシャトルウォーキングテストがある．

時間内歩行テストは，あらかじめ決められた時間内で最大限の努力で歩いてもらい，その歩行距離を測定する検査である．疾患患者における歩行試験は6分間が一般的で，これを6分間歩行試験という．6分間歩行試験は自立歩行が可能なほとんどの患者に実施可能で，特別な機器を必要とせず，簡便な検査方法である．ただし，歩行が患者本人の自己ペースのため，歩行距離にばらつきが出る可能性があるため，標準的なプロトコル（**表3**）などに従って実施すべきである．

シャトルウォーキングテストは，英国のSinghらが，主に疾患患者を対象に応用した歩行試験で，音のピッチに合わせて9m間隔のコーンの間を行き来する方法である（**表4**）．歩行速度は1.8km/時から始まり，1分ごとに約0.6km/時ずつ速まり，最終的には8.5km/時に達する．検査は時間内に次のコーンに到達できなかった時点で終了とし，最終到達シャトル数から歩行距離を求める（**表5**）．

B 運動代謝の解析

1 心肺運動負荷試験による解析

運動代謝に基づく異常判定は，運動制限因子を解析することが必要である．そのために，持久性の異常の有無と運動終了理由を分析し，運動時の心肺・代謝機能の判定を踏まえて，運動制限因子を判定する（**図2**）．心肺運動負荷試験を実施した心肺，代謝，持久性の病態解析には，多くの指標があるが，本項では，代表的な解析項目とその異常について説明する．

表4 シャトルウォーキングテストの方法

準備	● 10m以上の平坦な床に，9m離して標識（コーン）をそれぞれ左右に設置する． シャトルウォーキングテストの歩行コース（10m，コーン間9m）
方法説明	● SWT用CDには，被検者の説明が収録（標準化）されているので，その説明を流す．
検査	● CDからの発信音に合わせて9m間隔の標識の間を往復歩行する． ● 終了基準は，強度な息切れや歩行速度の維持が困難，S_pO_2が85%以下に低下や年齢予測最大心拍数の85%以上などほかの歩行継続危険因子を発見したときである． ● 信号音が鳴ったときに標識（コーン）から50cm以上離れているときを，歩行速度の維持ができなくなったものとし，検査を終了する． ● 信号音が鳴ったときに標識から50cm以内であれば，その遅れを次の10mで取り戻す機会を与える．もし，被検者がその距離を取り戻すことができなければ検査を終了する．
検査後	● 運動終了したレベル数，シャトル数を記録し，総歩行距離を計算する． ● 総歩行距離から推定peak $\dot{V}O_2$を計算する．予測peak $\dot{V}O_2$＝4.19＋0.025×距離（m） ● 運動終了時のS_pO_2，HRを同時に記録し，運動終了理由をBorgスケールとともに確認する．

表5 シャトルウォーキングテストの各レベルの歩行速度と予測酸素摂取量の関係

レベル	速度 (km/時)	距離 (m)	予測酸素摂取量 (ml/kg/分)
1	1.8	0～30	4.4～4.9
2	2.4	40～70	5.2～5.9
3	3.0	80～120	6.2～7.2
4	3.6	130～180	7.4～8.7
5	4.2	190～250	8.9～10.4
6	4.8	260～330	10.7～12.4
7	5.4	340～420	12.7～14.7
8	6.0	430～520	14.9～17.2
9	6.6	530～630	17.4～19.9
10	7.3	640～750	20.2～22.9
11	7.9	760～880	23.2～26.2
12	8.5	890～1,020	26.4～30.2

〔日本呼吸ケア・リハビリテーション学会ほか：呼吸リハビリテーションマニュアル―運動療法．第2版, p.136, 照林社, 2012より改変〕

2 持久性

最大酸素摂取量（maximal oxygen consumption; $\dot{V}O_2max$）は，1分あたりに摂取される最大酸素量のことで，「持久性が低下しているか，低下しているならばその程度」の指標となる．漸増運動負荷試験では，負荷の増大に伴い酸素摂取量は直線的に増加するが，ある時点から頭打ちになる．この時点を最大酸素摂取量として判定する．最大酸素摂取量は総合的な運動能力を表しており，心臓のポンプ機能，換気の限界，運動筋の酸素利用効率などいずれかの障害によって低下する．運動負荷試験により酸素摂取量が最高値を示した点は**最高酸素摂取量**（peak oxygen consumption; **peak $\dot{V}O_2$**）であり，最大酸素摂取量と異なる．健常者では20歳までは増加し，その後加齢とともに直線的に低下する．

持久性は低下しているか？

最大酸素摂取量（$\dot{V}O_2max$），最高酸素摂取量（peak $\dot{V}O_2$），最大到達負荷量（Watt）

↓

心肺・代謝機能はどうか？

解析項目		解析指標
持久性	持久性	最大酸素摂取量（$\dot{V}O_2max$），最高酸素摂取量（peak $\dot{V}O_2$） 最大到達負荷量（Watt）
心肺機能	心拍の限界	最大心拍数（HRmax），心拍予備能（HRR: Heart Rate Reserve）
	血圧調整	収縮期血圧（SBP），拡張期血圧（DBP）
	酸素輸送能	酸素脈（O_2-Pulse: $\dot{V}O_2$/HR）
	心電図異常	ST 変化，不整脈
	換気の限界	Dyspnea index （$\dot{V}Emax$/MVV）
	呼吸パターン	1 回換気量（VT），呼吸数（RR）
	換気の効率	酸素換気当量（$\dot{V}E/\dot{V}O_2$） 死腔換気率（VD/VT）
	酸素化能	経皮的動脈血酸素飽和度（S_{pO_2}）
	自覚症状	Borg スケール（息切れ），胸痛の訴え
代謝機能	運動筋エネルギー代謝	嫌気性代謝閾値（AT）
	自覚症状	Borg スケール（下肢疲労）

↓

運動制限因子は何か？

運動終了理由と心肺・代謝機能から運動制限因子を判定

図 2　心肺運動負荷試験による運動代謝の解析

3　心肺機能

a. 心拍の限界

最大心拍数（maximal heart rate; **HR max**）の予測は，① 220−年齢（Blackburn），② 210−0.65×年齢（Jones）がある．**心拍予備能**（heart rate reserve; **HRR**）とは予測最大心拍数から漸増運動負荷試験での**最高心拍数**（peak heart rate; **peak HR**）を引いた値であり，「心拍が限界に達しているか」の指標となる．健常者では，心血管系が運動制限因子になるため心拍予備能は 10 以下となるが，呼吸・代謝系が運動制限因子となる場合，心拍数が高値に至らず，心拍予備能が高くなる．

b. 酸素輸送能

酸素摂取量をその時の心拍数で除した値を**酸素脈**（O_2 pulse）と呼び，1 回の心拍で心臓から末梢に輸送される酸素量（ml/拍）を示す指標となる[2]．酸素脈が低下することは，心臓からの酸素輸送が障害されていることを示す．

酸素脈は，**1 回心拍出量**（stroke volume; **SV**）と**動静脈酸素較差**の積と等しい．一般に運動によって動静脈酸素較差はあまり変化しないとされる．よって，酸素脈は，運動に伴う 1 回心拍出量の変化をよく反映しているため，心循環系の指標として有用となる．健常者の最大負荷では 12〜18 ml/拍が目安となる[2]．

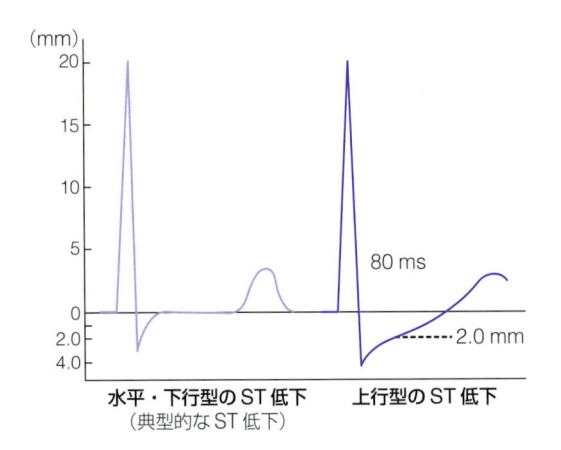

図3 運動による虚血性心電図変化

典型的なST低下（左の合成図）は、J点を60〜80ms経過した時点で、基線よりも1mm以上低下している水平・下行型のST変化として定義される．ゆっくりと上昇するST低下（右の合成図）は，境界型の反応と考えるべきであり，さらに強調すべきは，他の臨床と運動に関する要因も考慮すべきであるという点である．
〔藤本繁夫：各種疾患と心肺運動負荷テスト．谷口興一ほか（編）：心肺運動負荷テストと運動療法，p.146，南江堂，2004より〕

c. 心電図異常

通常，最大心拍数の85%まで運動負荷を上げていき，心電図上のST低下で虚血性変化を判断する．ST低下とは，S波とT波が基線よりも下にある波形のことで，具体的には，基線より0.1mV以上低下した波形を指す．虚血性変化を示すST低下波形は，水平型，下降型の2つのパターンがある（図3）．また，負荷の増大に伴い，期外収縮が増える場合は病的であり，心筋虚血を疑う．しかし，患者によっては，安静時に散発性の期外収縮があっても運動中に減少または消失する場合があり，これは良性の変化ととらえる．

d. 換気の限界

漸増運動負荷試験で運動を中止したときの**最高分時換気量**（$\dot{V}Emax$）と安静肺機能検査で測定した**最大分時換気量**（maximal voluntary ventilation; MVV）の比を **Dyspnea index** と呼ぶ．この比が1.0に至れば理論的に換気の予備能の限界に達したことになる．健常者では，0.7〜0.8くらいであるが，運動制限因子が呼吸機能障害の場合，1.0以上といった高値を示す．

e. 呼吸パターン

1回換気量と呼吸数は呼吸パターンの目安になる．中等度負荷までは主に1回換気量を増やす．負荷が強くなると1回換気量の増加は肺活量（vital capacity; VC）の約50%で頭打ちとなり，呼吸数の増加で換気量を増やす．呼吸器疾患患者による拘束性障害があると1回換気量を十分に増やせないため，呼吸数の増加が著明となり，浅くて速い呼吸になる．

f. 換気の効率

酸素換気当量（$\dot{V}E/\dot{V}O_2$）や死腔換気率（proportion of tidal volume ventilating dead space; VD/VT）は，換気の効率を表す指標となる．酸素換気当量は一定量の酸素を摂取するのに，どれほどの換気量がいるかを示す．呼吸障害の場合，運動負荷強度の割に分時換気量が大きく，酸素換気当量が高値を示す．

健常者は，死腔換気率が運動に伴い減少する．呼吸器疾患患者では，死腔換気率が安静時から高値で，運動による減少も少なく，換気効率が低下する．これは，運動による1回換気量の増加制限による場合が多い．

g. 酸素化能

動脈血の酸素飽和度を指標にする．酸素が動脈血で運搬される際，その大部分はヘモグロビンと結合した状態で運ばれる．実際に結合した酸素量と最大結合可能な酸素量比を酸素飽和度と呼ぶ．酸素飽和度は全ヘモグロビンのうち何%が酸素と結合した"酸化ヘモグロビン"となっているかで表す．動脈血ガス分析ではなく運動中にパルスオキシメータを使用して経皮的動脈血酸素飽和度で判断する．経皮的動脈血酸素飽和度は正常で95〜98%，運動中にほとんど低下しないが，酸素化能

4 代謝機能

運動筋の収縮にはエネルギーが必要で，このエネルギー源は，アデノシン三リン酸（adenosine triphosphate；ATP）である．エネルギー供給には，**無酸素性代謝機構**と**有酸素性代謝機構**があり，負荷量の増加に伴ってエネルギー産生の形態が変化する．有酸素性代謝機構によるエネルギー産生に，無酸素性代謝機構によるエネルギー産生が加わる直前の運動強度を**嫌気性代謝閾値**（anaerobic threshold；AT）と呼ぶ．嫌気性代謝閾値の解析は，漸増的運動負荷中の血中乳酸などの変化をみる方法と，呼気ガス分析から計測する換気や代謝諸量の特徴的反応をみる非観血的な方法がある．

負荷量の増加とともに酸素摂取量，二酸化炭素排出量および分時換気量は直線的に増加するが，嫌気性代謝閾値を超えると乳酸産生に伴う二酸化炭素の過剰産生が加わるため，二酸化炭素排出量は上方に折れ曲がる．分時換気量もほぼ同時に急上昇する．この折れ曲がりを形成する負荷量を嫌気性代謝閾値とする．二酸化炭素排出量をX軸に酸素摂取量をY軸にして，運動中の1呼吸ごと，または数呼吸ごとにプロットし，その屈曲点を嫌気性代謝閾値とする．この方法を **V-slope法**と呼ぶ（**図4**）．健常者の嫌気性代謝閾値は，最大酸素摂取量の約50〜60％である．呼吸障害患者では，換気の限界に早く至るため，最大酸素摂取量は低下するが嫌気性代謝閾値は低下しないのが特徴で，嫌気性代謝閾値に至る前に換気の限界に達し運動を中止することが多い．日常の活動性低下，肺循環障害，心疾患の合併，低酸素血症により嫌気性代謝閾値が低下する場合もある．

5 歩行試験の解析

6分間歩行試験やシャトルウォーキングテスト

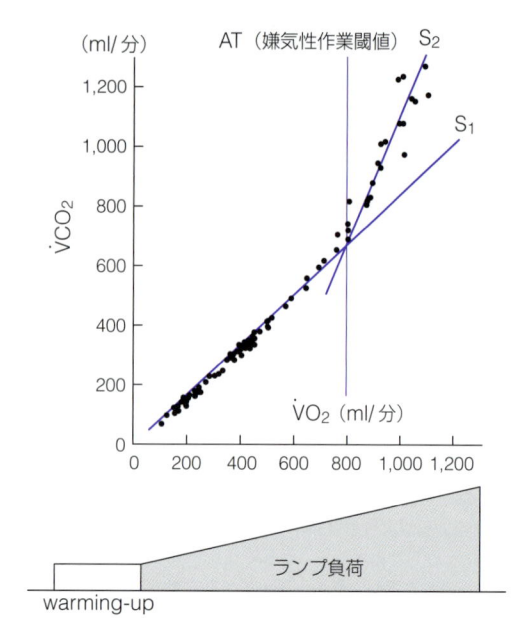

図4 V-slope法による嫌気性作業閾値の決定
$\dot{V}CO_2$を縦軸に，横軸に$\dot{V}O_2$をプロットして屈曲点を求める．
〔後藤勝正ほか：Section II 運動負荷試験 5．運動負荷試験の臨床．日本体力医学会体力科学編集委員会（監訳）：運動処方の指針―運動負荷試験と運動プログラム，原著第8版，p.58，南江堂，2011より改変〕

では，心肺機能や代謝機能の解析は困難であり，運動制限因子の特定は不可能である．しかし6分間歩行試験やシャトルウォーキングテストから得られる最大歩行距離は，peak $\dot{V}O_2$と関係することが示されていることから，持久性を検査する方法として利用されることが多い．

わが国において高齢者の6分間歩行試験による歩行距離の標準値が文部科学省によって調査されている（**表6**）．この標準値を参考にして対象者の歩行能力を比較するとよい．

シャトルウォーキングテストは，6分間歩行試験よりもpeak $\dot{V}O_2$との相関が高く，また再現性も良好であることが報告されている．歩行距離からpeak $\dot{V}O_2$を予測する式（**表4**）を利用することで，持久性を評価したり，運動処方としての歩行速度を決定するのに有用である．

C 心肺・代謝機能の機能的制限

多くの疾患の病態によって，運動に必要な心機能，肺機能や代謝機能の正常な連関が障害される．心肺機能や代謝機能の**機能的制限**は，身体運動負荷に耐えるために必要な心血管や呼吸系の能力に関する機能的制限，つまり持久性の低下をもたらす（**表7**）．

心血管系の機能は，酸素供給の主要な機能であり，この機能的制限は，心筋や末梢組織への酸素輸送障害をもたらす．また，血圧の機能異常により適切な血圧値の維持が困難となり，運動時の急激な血圧上昇や低下といった血圧調整の異常反応を示す．

呼吸器系の機能は，換気やガス交換の主要な機能であり，換気効率の低下や換気需要の増加が持久性の制限理由となる．

心臓血管や呼吸機能に関連した感覚として，胸部の不快感や呼吸困難がある．運動による自覚的強度の増加は，持久性の制限理由となりうる．

筋エネルギー代謝を基盤とした筋力や筋持久性機能は，筋出力の低下や筋疲労を主体とした自覚的運動強度の増加が，持久性を低下させる．これら機能的制限は，単独，もしくは複合的に生じ，持久性を低下させる．

以上のように，心肺・代謝機能の制限が持久力を低下させる要因となり，**表7**に示す基本的な運動や動作が困難となる．

表6 高齢者における6分間歩行試験における歩行距離標準値（m）

年齢	男性 平均値	女性 平均値
65〜69	617.29	570.36
70〜74	591.88	539.39
75〜79	557.53	511.29

〔平成22年度体力・運動能力調査結果（文部科学省），http://www.mext.go.jp/b_menu/toukei/chousa04/tairyoku/kekka/k_detail/1311808.htm より〕

表7 心肺・代謝機能的制限により困難となる基本動作

カテゴリ		主な機能的制限	運動代謝解析項目からみた持久性制限の理由	困難となる主な基本動作や課題動作
心血管系の機能	心機能	心拍数の増加制限，心調律（リズム）の異常，心拍出量（1回拍出量）増加制限，心室筋の収縮力低下，心臓への循環動態異常	心拍の限界 心電図異常 酸素輸送能	●基本的な姿勢の変換（座ること，立つこと，体を曲げること）●姿勢の保持（座位の保持，立位の保持）●移乗●物を持ち上げ運ぶこと●歩行と移動●セルフケア（自分の身体を洗うこと，排泄，更衣，食事）●家事
	血圧の機能	血圧の異常（上昇や下降）	血圧調整	
	血液系の機能	血液の酸素運搬機能的制限，血液の代謝物質運搬機能的制限	酸素輸送能	
呼吸器系の機能	呼吸機能	換気能力の低下，ガス交換効率障害	換気の限界，換気の効率 呼吸パターン，酸素化能	
	呼吸筋の機能	呼吸筋・横隔膜の機能的制限，呼吸補助筋活動の増加	呼吸能力の低下	
心血管系と呼吸器系に関連した感覚		胸部のしめつけ感，心拍不整感，呼吸困難，気道閉塞感	息切れを主体とした自覚的運動強度の増加	
筋の機能	筋力の機能	筋力の低下	筋疲労を主体とした自覚的運動強度の増加，筋エネルギー代謝の変化	
	筋の持久性機能	個々の筋，全身の筋持久力の低下		

●引用文献

1) 忽那俊樹ほか：Ⅴ 運動療法（総論）運動中の生体反応のモニタリング．増田 卓ほか（編）：循環器理学療法の理論と技術, pp.218–225, メジカルビュー社, 2009．
2) 藤本繁夫：各種疾患と心肺運動負荷テスト．谷口興一ほか（編）：心肺運動負荷テストと運動療法, pp.217–237, 南江堂, 2004．

●参考文献

1) 谷口興一：心肺運動負荷テストと運動療法．南江堂, 2004．
2) 日本体力医学会体力科学編集委員会（監訳）：運動処方の指針——運動負荷試験と運動プログラム．原著第8版, 南江堂, 2011．
3) 谷本晋一：呼吸器疾患の運動療法と運動負荷テスト．改訂第2版, 克誠堂, 2007．
4) 増田 卓ほか：循環器理学療法の理論と技術．メジカルビュー社, 2009
5) 谷口興一：心肺運動負荷テストの方法——運動負荷テストの方法．谷口興一ほか（編）：心肺運動負荷テストと運動療法, pp.52–63, 南江堂, 2004．

第6章
機能的制限レベル

A 基本動作

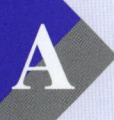

I 寝返り

■学習目標
- 日常生活のなかの基本動作の正常と異常を理解する．
- 動作の始動，停止，中断などの過渡的現象を理解する．
- 病態の存在による代償運動を理解する．

寝返り動作は人が生後初めて獲得する随意的な移動動作である．その後，成長するに伴い移動動作としては使わなくなり，体位変換の要素が強くなる．寝返り動作は主に睡眠時に無意識で行っているのが特徴である．そのため一度そのメカニズムが破綻すると，その動作イメージをもつことが難しい[1]．また，寝返り動作は体位変換であるだけではなく，側臥位までの寝返りは起き上がりの一過程でもあり，寝返りは日常生活における重要な基本動作の1つである．

この項では，寝返り動作のメカニズムとそのパターンを解説するとともに，なんらかの運動病態の存在による代償動作について検討し，寝返りの再獲得に向けた指導へ役立てることを目指す．

A 寝返り動作とは

寝返り動作は支持基底面が次々に変化する「転がり運動」である．しかし，転がり運動のみでは就寝時にベッドから落ちてしまうが，そのようなことは通常ない．それは，寝返り時，転がり運動と同時に頭部をベッドの中心に戻し，離れていこうとする体軸を中心に引き付ける「滑り運動」も行っているからである．しかし，寝返り動作の基本は転がり運動にあり，転がり運動が可能であれば体位変換も可能であることから，転がり運動に焦点を当てて，そのメカニズムを考えてみたい．

ここでの「寝返り」は，ベッド柵などの道具を使わずに，背臥位から側臥位になるまでの過程を主にみていく．ここまでの動作が可能であれば，上側になる上肢と体幹の重みを利用して，側臥位から腹臥位になることは比較的容易にできる．そして，背臥位から側臥位になるまでの回転モーメントを引き続き利用することもできる．また褥瘡予防のための臥位での除圧という意味でも，この過程が，たとえ腹臥位まで完全に寝返りできなくても，日常生活で意味をもつと思われる．また，背臥位から側臥位までの寝返りは起き上がりの一過程でもある．

1 寝返りのメカニズム

転がり運動としての寝返り動作を詳しくみると，「分節的な回旋運動」と「立ち直り反応」の2つの要素に分けてみることができる．

a. 分節的な回旋運動

背臥位から側臥位への寝返りは，体幹と床との接点を支点とした，体幹を抗重力方向に回転させる転がり運動である（図1）．

その際，体幹の形状は平たい直方体に近く，前後径に対し横径が広く，そのため背臥位から側臥位への寝返り動作では運動開始時に大きな力が必要となる[2]．平らに安定的に置かれた板状の物体

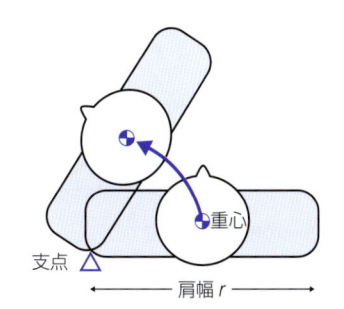

図1 抗重力の転がり運動

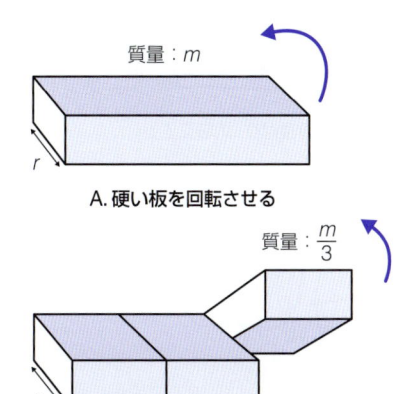

図2 分節的な回旋運動
A. 硬い板を回転させる
B. 分節的に回転させる

を裏返す様子を思い浮かべればよい（**図2A**）．しかし，寝返り動作は，硬い板のような剛体が転がる運動ではない．運動開始時に要求される力を，体幹を分節的に回転させることで縮小させ，開始時に必要な筋活動を低くすることができる（**図2B**）．また，運動の支点を乗り越えた身体部位の重みは，体幹の回転運動を助ける方向に作用する．このように，寝返り動作は，連続する分節的な回旋運動によって構成されている．その場合，動作の開始を下半身から行うか，あるいは上半身から行うかという2つのパターンに大別されるが，いずれにしても，両者が同時に回旋しているのではなく，骨盤帯から肩甲帯へ，あるいは肩甲帯から骨盤帯へと，分節的な回旋運動が連続して行われているのが寝返り動作の第1の特徴である．

背臥位から側臥位までの寝返り動作は，重心の抗重力運動であるため，比較的難度が高い．その

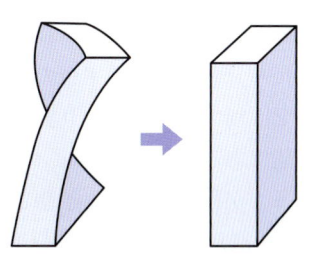

図3 巻き戻し反応（ねじれがもとに戻る）

ために運動機能が低下した場合，障害されやすい動作の1つである．

b. 立ち直り反応

分節的な回旋運動として寝返り動作をみれば，そうした分節された回旋運動を連続的につないでいくメカニズムは何であろうか．

体幹を分節的に回旋させる寝返り動作においては，立ち直り反応の1つである体幹から体幹に働く巻き戻し（反回旋）反応が利用されている．巻き戻し反応とは，ねじれた体幹をまっすぐに戻そうとすることであり，たとえば下半身からの寝返りでは，下部体幹が先行して回旋し，それに続いて上部体幹が回旋し，体幹を巻き戻す（**図3**）．このように寝返り動作は，板のような剛体が転がる運動でなく，連続する分節的な回旋運動によって構成されているため，そこでは，立ち直り反応としての巻き戻し反応の利用が重要なポイントとなる．体幹から体幹に働く，立ち直り反応の1つである巻き戻し反応を利用しているのが，寝返り動作の第2の特徴である．

したがって片麻痺の場合には，体幹の立ち直り反応の機構が侵されることで，健側への寝返りの場合，麻痺側が残ったままになるなど，体幹の回旋の一連の動作が順序よくできないため，寝返り動作が困難となる．

2 寝返りのパターン

健常者の寝返り動作は多様である．しかし，寝返り動作が分節的な回旋運動であることからすれ

ば，上半身と下半身のどちらから寝返りを開始するか，すなわち，骨盤帯と肩甲帯のどちらが先に運動するかを区別すれば，寝返り動作はいくつかに分類が可能である．

　健常者の多くが行っていると予想される代表的な寝返り動作を取り上げてみると，以下の3パターンがある．まず骨盤帯からの寝返りは，下肢を利用しており，その利用の仕方において，片膝立て，両膝立ての2つに分類される．肩甲帯からの寝返りは上肢を利用しているが，その際，重い頭頸部の動きも重要なポイントとなる．

　この3つの寝返りパターンについて，その動作の特徴を整理してみよう．

①骨盤帯からの寝返り：片膝立て（右→左）（図4A）
　まず身体のなかで重い場所である骨盤と下部体幹が先行して回旋することにより，比較的軽い上部体幹と肩甲帯があとから容易に回旋し，体幹を巻き戻す．

②骨盤帯からの寝返り：両膝立て（右→左）（図4B）
　①と同様であるが，力源が両脚であること（下肢の重さを利用した回転モーメントと床を押す両方の作用が含まれる），重心がより高くなることより，片膝立ての場合よりも容易に行える．

③肩甲帯からの寝返り：（左→右）（図4C）
　骨盤帯からの寝返りに比べると次の点に大きな違いがある．骨盤帯からの寝返りは重い下部体幹が先行回旋することにより，続いて軽い上部体幹が容易に巻き戻されるのに対し，肩甲帯からの寝返りは軽い上部体幹が先行回旋し，その力を重い下部体幹の回旋に伝えるという運動である．同時に，肩甲帯と連続する頭頸部の動きが重要であり，頸部の屈曲も重要な要素となる．
　筆者らの健常者を対象とした研究において，寝返りのパターン別の脊柱回旋角度を比較したところ，①骨盤帯からの寝返りに比べ，③肩甲帯からの寝返りは脊柱回旋角度が有意に増していた[3]．肩甲帯からの寝返りは骨盤帯からの寝返りに比べ，より大きな脊柱の回旋を必要としており，この点から，重い骨盤帯から寝返りを開始するほうが少な

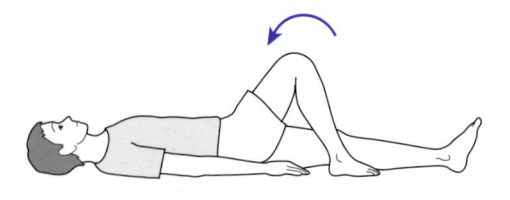

A. 骨盤帯からの寝返り（片膝立て）

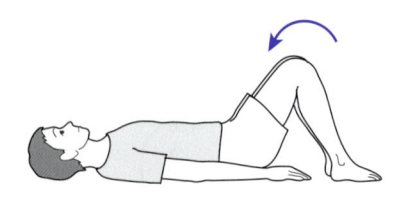

B. 骨盤帯からの寝返り（両膝立て）

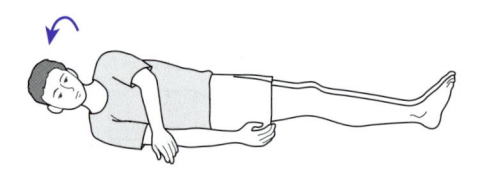

C. 肩甲帯からの寝返り

図4　寝返りのパターン

い力源で可能であり，より自然な動作である．

B 運動障害による寝返り代償動作

　なんらかの運動病態の存在により寝返り動作が困難となる場合，どのような代償運動が行われているのであろうか？

a. 脳卒中片麻痺の場合

　脳卒中片麻痺の場合は，背臥位という伸筋優位の姿勢反射の要素，すなわち緊張性迷路反射の出現を制御できず，軸回旋のために多くの努力を必要とし，伸筋群の緊張がさらに高まり，寝返り動作を困難としている．また，体幹の立ち直り反応の機構が侵されることで，頭部，肩甲帯，体幹の回旋の一連の動作が順序よくできないことも寝返り動作を困難とする要因である．麻痺の重症度と残存機能によるが，健側下肢で床を蹴って開始す

る寝返り動作が多くの片麻痺でみられる．この場合，側臥位から起き上がりへの連続性が難しくなるので，非麻痺側への寝返りも練習すべきである．麻痺側上下肢の屈曲内転運動が難しい場合は，頭頸部の屈曲と非麻痺側上下肢による移動介助により，非麻痺側へ身体の重みを移動させながら体幹を回転させる方法がある．

b. 脊髄損傷の場合

次に，脊髄損傷者の寝返りについてみてみよう．脊髄損傷においても，損傷レベルによるがたとえばC5レベルでは難しく，C7ではほぼ全員可能となるが，C6では可能者と不可能者がいる．上肢を回転させることが可能な場合は，残存筋を用いた上肢の振りのみを使い寝返り動作が行われている．

脊髄損傷者の寝返り動作は，残存筋を用いた上肢の振りを利用し，肩甲帯と頭頸部を回転させ，上半身の回転運動を体幹から骨盤へ，そして下肢へと伝えていく転がり運動であることに特徴があり，健常者の寝返りに比べ，骨盤帯より軽い肩甲帯からの運動であることに難しさがある．

先にみた健常者の「③肩甲帯からの寝返り」は，上肢，頭頸部，上部体幹の回旋による重心の寝返り側への順次移動と上肢の重力を利用した，ゆっくりとした転がり運動であるのに対し，脊髄損傷者のそれは，転がりに一定の速さを必要とすることが特徴である．上肢の振りがそれを可能としている．

また，脊髄損傷者における寝返り可能群と不可能群を対象とした筆者らの研究によれば，寝返り不可能群の寝返り中の脊柱回旋角度に有意な低さがみられた．脊髄損傷者の寝返りには健常者と同じ脊柱回旋角度では不十分であり，また，健常者の骨盤帯からの寝返りとは脊柱回旋角度が大きく異なる[4]．

以上のように，上肢を振って力源とする脊髄損傷者の寝返りは，上肢の振り出しによる回転力（角運動量）を増やし，それを最大限利用する力学的メカニズムによって成り立っている．寝返り時の肩甲帯の回旋は，下部体幹および骨盤，下肢にまでその回旋力を伝達するだけの力が必要となる．この力源には，上肢の振り出しによる回転力，大胸筋による胸郭の引き寄せがあり，また，それらの動きを妨げない体幹の適度な柔軟性や，回旋と同時におこる頭頸部の屈曲も，寝返り動作の重要なポイントとなる．

次に，こうした脊髄損傷者の寝返り動作を参考にしながら，寝返り動作を妨げる要因を考えてみよう．

C 寝返り動作を妨げる要因

1 体幹の柔軟性と粘弾性

寝返り動作は体幹の分節的な回旋運動であるため，それをつなぐ体幹の柔軟性や粘弾性（動きにくさ）が重要な要因となる．

脊髄損傷者の上肢の振りを利用した寝返りにおいては，健常者に比して大きな脊柱回旋角度が必要であったことからも，寝返りには，そうした脊柱の回旋を可能とする体幹の柔軟性が必要である．また，寝返り動作がどの部分から始まっても，体幹に分離した回旋がおこると身体の一部分は後方に取り残され，運動を制御する重みとなる．動作を制御する**カウンターウエイト**（制動する重り）が出現しやすい．少ない力源で効率よく寝返りするためには，動作と反対側に働く巻き戻す力をいかに小さく抑えるかを考える必要がある．体幹の柔軟性がそれを可能にするため，体幹の柔軟性を確保する指導が重要である．

脊柱の回旋角度とともに脊柱の粘弾性（スティフネス）の大きさも，寝返りの可否を決めるポイントになる．寝返り動作は，体幹から体幹に働く立ち直り反応の1つである巻き戻し反応を利用しているが，あまりに体幹の粘弾性が小さすぎると，こうした巻き戻し反応が利用できない．かといって粘弾性が大きすぎても回旋に必要な力が大きくなる．

回転に関しては $I \cdot d\omega/dt = N$ の式が成り立つ．$d\omega/dt$ は角加速度を表し，回転モーメント N が同じであれば，慣性モーメント I が大きいほど角加速度は小さくなる．つまり回転しにくくなる．図2Aのように扁平な硬い板の端をつまんで裏返すと，回転しにくさを表す慣性モーメント I は質量 m と回転半径 r^2 に比例する．しかし図2Bのように分節的に裏返す場合は 1/3 ですむ．つまり粘弾性が大きい場合は図2Aの状態に近づく．

計算式

$$\text{慣性モーメント } I = mr^2$$
$$\text{角加速度 } d\omega/dt = rad \cdot t^{-2}$$
$$\text{回転モーメント } N = I \cdot d\omega/dt$$
$$= mr^2 \cdot rad \cdot t^{-2}$$
$$= \underbrace{mrt^{-2}}_{\text{力}} \cdot \underbrace{r \cdot rad}_{\text{距離}}$$

2 体幹の横径

それでは，肩幅が広い人は寝返りしにくいのであろうか．図1のように寝返りの回転をとらえ，慣性モーメント I を考えてみる．図1では図2Aと同様，I は質量 m と回転半径 r^2 に比例する．r は肩幅を表すため，これが広い人ほど寝返りに不利ということになる．しかし実際には人は図5のように寝返りしている．仮に肩先から r の 1/4 のところを支点に回転しているとすれば，回転半径および実際に回転する質量も小さくなる．そして上側肩甲帯のプロトラクションの影響が重なると，慣性モーメントはさらに小さくなる．全体の移動距離も少なくてすむ．回転半径が小さくなると回転しやすくなることは，スケートのスピンで両上肢を回転軸に近づけると回転が速くなるのと同様で，「角運動量保存の法則」が成立するためである．このように考えると肩幅の広い人でも肩甲帯に柔軟性があれば寝返りに不利に働かないことがわかる．このように肩甲帯の柔軟性を保つことも重要である．

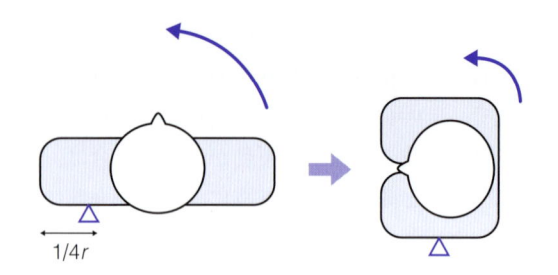

図5 寝返りと肩幅
半径が小さいと回転しやすい．

D 臨床への示唆

寝返り動作は，発症後最も早期に行えること，また，重心が低く安定したところで行えることから，リハビリテーション初期の課題としてふさわしい．セラピストによる効果的な動きの指導は，リハビリテーションゴール達成に重要な役割をもつ．

一般に背臥位は側臥位よりも安定しているため，四肢をうまく使わなければ側臥位へと動くことができない．少ない力源で効率よく寝返りするためには，反対側に巻き戻そうとする力をいかに小さく抑えるかを考える必要がある．体幹の柔軟性がそれを可能にするため，体幹の柔軟性を確保する指導が重要である．また，肩甲帯の柔軟性を保つことも重要である．

こうした体幹・肩甲帯の柔軟性を保つためにも，寝返りの練習が有効である．寝返りは練習そのものが体幹・肩甲帯の柔軟性の確保に働くことから，その意義を改めて確認しておきたい．そして最後に，病棟間や多職種間で，寝返り方法を同じものに統一することも大切である．

●引用文献
1) 田中幸子：寝返り動作の生体力学的特性と臨床への応用．理学療法, 27:297–303, 2010.
2) 佐藤房郎：基本動作の運動学的解釈と動作分析のポイント．柳沢 健（編）：運動療法学, pp.134–135, メジカルビュー社, 2010.
3) 田中幸子ほか：健常者寝返りにおける3次元動作解析—頸髄損傷が行う寝返りと比較して．日職災医誌, 52:224–230, 2004.
4) Tanaka, S., et al.: Three-dimensional measurement of rolling in tetraplegic patients. *Spinal Cord*, 38:683–686, 2000.

II 起き上がり，立ち上がり，座位動作

■学習目標
- 日常生活のなかの基本動作の正常と異常を理解する．
- 動作が重力に逆らって行われ，高いバランス能力が要求されることを理解し，力学的に説明できる．
- 動作を相分類し，各相過渡現象を理解する．

　起き上がりや立ち上がり動作は，身体重心の上下移動が大きい点において高度な運動機能を必要とする基本動作である．ベッドから，あるいは床からの起き上がり動作は健常者では多くの動作パターンがみられ，正常な動作パターンを定義しがたい．しかし，動作パターンのよしあしは，遂行時間や必要な最大筋力，安定性などによって決定され，臨床では，特に必要な最大筋力が小さく，安定性のよい動作方法を習得するよう練習することが多い．立ち上がり動作の遂行には，下肢の体重支持力や体幹の安定性，関節運動の滑らかな切り替えなど歩行に必要な運動機能の要素を必要とするため，歩行獲得のための基礎練習として臨床に取り入れられることが多い．そのため，立ち上がり動作の運動学的特性を熟知し，動作方法を適切に教示できることで，効果的な基礎練習を行うことができる．

A 起き上がり動作のメカニズム

1 健常成人における起き上がり動作のパターン

　ベッドから起き上がり端座位になる動作は，ベッドから離床するために最初に行う動作であり，最も基本的な動作の1つである．起き上がり動作に関する研究は少ないなかで，健常成人がベッドから起き上がって立ち上がるまでの動作パターンを調査した報告がある[1]．この研究では30歳代，40歳代，50歳代のグループ（それぞれ33，30，30名，平均年齢34.4±3.0，44.5±3.0，54.4±3.1歳）の起き上がり動作を分析し，右向きに起き上がる際の左上肢の動作5パターン，右上肢の動作3パターン，頭部・体幹の動作4パターン，下肢の動作4パターンが存在することを示した．また，起き上がって立ち上がるまでの動作を各対象につき10試行ずつ行わせたところ，毎回同じ動作パターンをとるわけではなく，特に30歳代の若い年代においては動作パターンの**自由度**が大きいことが示された．**表1**には年代ごとに多く確認された動作パターンの組み合わせを示しているが，30歳代における観察頻度の値は小さく，**表1**に示した以外にも多くの動作パターンをとっていたことがわかる．

　遂行できる動作パターンの自由度が大きいということは，それだけさまざまな環境での動作に適応できることを意味しており，その動作に対して運動能力の余裕があるということができる．一方で，脳卒中片麻痺や脊髄損傷による対麻痺などのように運動能力が相当低下した場合には，動作パターンの自由度はきわめて小さくなり，安全に，また，確実に動作を遂行できる特定のパターンを習得してもらうことになる．反面，脳卒中片麻痺者などが動作を習得する過程では，動作パターンに

表1　右方へ起き上がり立ち上がるまでの動作パターン

年齢層（歳）	左上肢	右上肢	頭部・体幹	下肢	観察頻度（％）
30～39	押す-押す	つかむ-押す	起き上がり-端座位	非同期-伸展	7.2
	押す-バランス	つかむ-押す	側臥位-端座位	非同期	6.0
	押す-押す	押す	起き上がり-端座位	非同期-伸展	5.6
40～49	押す-押す	つかむ-押す	起き上がり-端座位	同期	8.2
	押す-押す	つかむ-押す	起き上がり-端座位	非同期	7.9
	押す-バランス	押す	側臥位-端座位	非同期	7.9
50～59	押す-押す	つかむ-押す	起き上がり-端座位	同期	14.6
	押す-押す	つかむ-押す	起き上がり-端座位	非同期	9.0
	押す-押す	押す	起き上がり-端座位	同期	8.0
	押す-押す	押す	起き上がり-端座位	非同期	6.6

左上肢
押す-押す：起き上がり時にベッドを押し，立ち上がり時にベッドを押す．
押す-バランス：起き上がり時にベッドを押し，立ち上がり時に空中でバランスをとる．
右上肢
つかむ-押す：起き上がりから立ち上がりにかけてベッドの一部をつかみ，ベッドを押す．
押す：起き上がりから立ち上がりにかけてベッドを押す．
頭部・体幹
起き上がり-端座位：頭部と体幹を対照的に屈曲させながら起き上がり，かつ骨盤を軸に身体を回転させながら端座位になる．
側臥位-端座位：頭部と体幹を屈曲しながら側臥位になり，かつ骨盤を軸に身体を回転させながら端座位になる．
下肢
同期：起き上がり途中で右下肢と左下肢を同時にベッドから持ち上げ，端座位になる．
非同期：起き上がり途中で右下肢と左下肢を別々に持ち上げ，左下肢を屈曲した肢位で端座位になる．
非同期-伸展：起き上がり途中で右下肢と左下肢を別々に持ち上げ，左下肢を伸ばした肢位で端座位になる．

〔Ford-Smith, C.D., et al.: Age differences in movement patterns used to rise from a bed in subjects in the third through fifth decades of age. *Phys. Ther.*, 73:300–309, 1993 より〕

ばらつき（自由度ではない）が生じ，動作の習熟に伴いばらつきが収束することを臨床でしばしば目にする．したがって，臨床で動作分析をする際は，この自由度とばらつきのことを念頭において解釈する必要がある．

2 脳卒中片麻痺者に教示する起き上がり動作のバイオメカニクス

脳卒中片麻痺などのように運動機能が低下した場合，理学療法では通常とは異なる動作パターンによる起き上がり動作を教示することになる．脳卒中患者に指導する起き上がり動作は，通常，背臥位から側臥位になる，側臥位から肘や手で上半身を支えて端座位になる運動を主な構成要素としている．これらの運動は，起き上がり動作を複数回の回転運動に細分化して行うことで，1回に必要な回転モーメントを減らし，起き上がりやすくする動作戦略である．

たとえば，背臥位から側臥位になる際に，麻痺側の上肢を非麻痺側の手で持って非麻痺側に引っ張る運動は，両上肢の質量中心を寝返りの回転軸から遠ざけることで上肢を非麻痺側に振る運動により生じる回転モーメントを増やす戦略である（**図1A**）．一方で，非麻痺側の足部で麻痺側の足部を引っかけて1つの塊として寝返る方法は，両下肢の質量

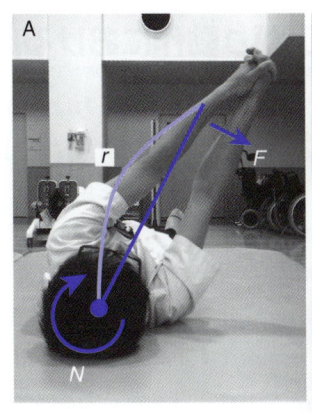

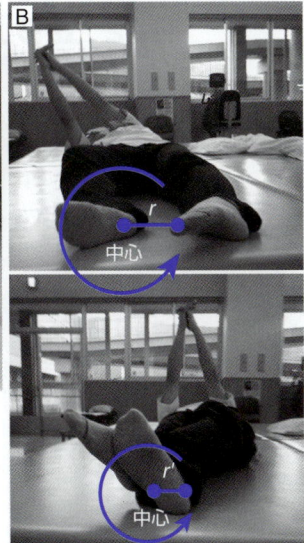

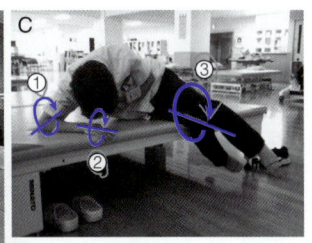

図1 脳卒中片麻痺者の起き上がり動作のバイオメカニクス
A：Fは右上手で左上肢を引っ張る力と両上肢の重さの合力．両肘を伸ばすことで回転半径 r を大きくし，回転モーメント N を増大させる．回転モーメント N は，$N=r×F$ で表される．
B：回転中心から質量中心までの距離が短くなれば，物体の回転のしにくさである慣性モーメントは減少する．したがって足を組むと寝返りしやすくなる．
C：側臥位から端座位になる際には① 肘を軸とした回転，② 手関節を軸とした回転，③ 大腿を軸とした回転の順に複数回に分けて回転運動を行い，1 回の回転運動に必要な回転モーメントを減らす戦略をとる．

中心を寝返りの回転軸に近づけることで両下肢の回転しにくさ（慣性モーメント）を減らす戦略である（図1B）．また，側臥位からの起き上がりに際しては，肘を軸にした回転，手関節を軸にした回転，大腿を軸にした回転の順に複数回に分けて回転運動を行い，徐々に上半身の重心を持ち上げる戦略をとる（図1C）．

B 椅子からの立ち上がり動作のメカニズム

1 立ち上がり動作における関節運動

立ち上がり動作は**屈曲相**と**伸展相**の 2 つの相に分けることができる．屈曲相は，頭部と体幹が屈曲する時期であり立ち上がり動作時間の 35％を占める．伸展相は頭部，体幹，そして膝関節の伸展する時期である．屈曲相から伸展相への運動の切り返しは速やかに，かつ滑らかに行われ，この運動の切り返しにより座面から殿部を浮き上がらせることができる（図2）．

立ち上がり動作における関節運動はさまざまな要因で変化することが知られている[2]．椅子の形状に関しては，椅子座面が低いほど，股関節，膝関節，足関節の運動範囲は大きくなり，立ち上がり動作の屈曲相において股関節や体幹はより速いスピードで屈曲する．また，立ち上がりに必要な股関節，膝関節の伸展モーメントは大きくなり，特に膝関節の伸展モーメントが増大する．また，肘掛けのある椅子では肘掛けのない椅子に比べて，立ち上がりにおける股関節と膝関節の伸展モーメントが少なくなる．特に股関節では 50％も軽減できるという報告もある[3]．

立ち上がり動作の方法も立ち上がり動作に影響する．立ち上がり開始前の姿勢では，足部が膝関節より後ろにあると，股関節の運動範囲は少なく

なり，また，運動スピードが遅くても立ち上がることができる．反対に，足部が膝関節より前にあると，立ち上がりにおける屈曲相の割合が増え，大きな股関節モーメントが必要になる．

2 立ち上がり動作における床反力

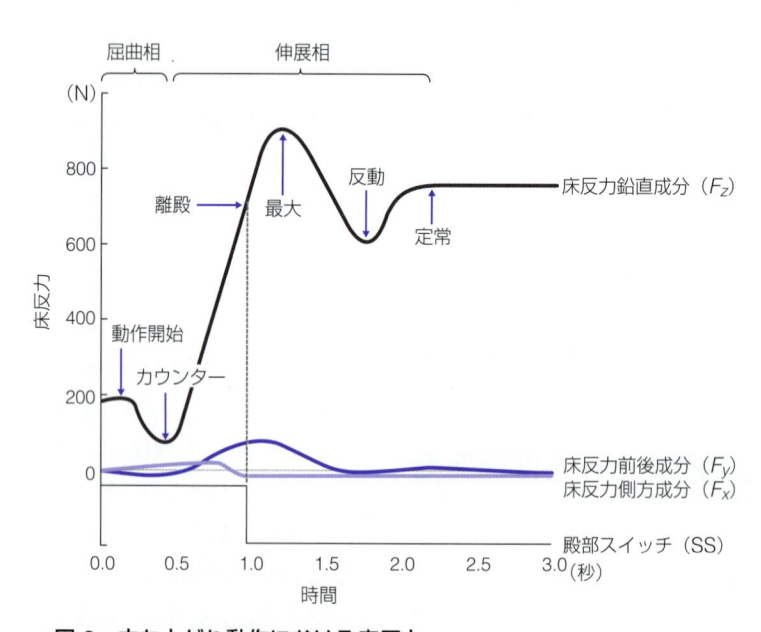

立ち上がり動作における床反力は図3のようになる．立ち上がり動作の開始前には両足底には下肢重量の床反力が鉛直方向に作用している．立ち上がり動作の屈曲相では，体幹の前屈に伴い，頭部・上肢・体幹の重心は下方に加速し，結果として床反力の鉛直成分は減少する．伸展相では，身体重心が上方へ加速するに従い，床反力の鉛直成分は急激に増大する．直立位に近づくにつれ，上方への加速は減少し，体重による床反力よりも小さい値まで減少する．すなわち，この時期には身体重心は下方へ加速しており，その後，定常状態をむかえる．床反力の前後成分は伸展相において身体重心が前方に移動する動きに伴い，前方成分が増大する．床反力の側方成分はほかの2成分と比べると小さい値を示す．

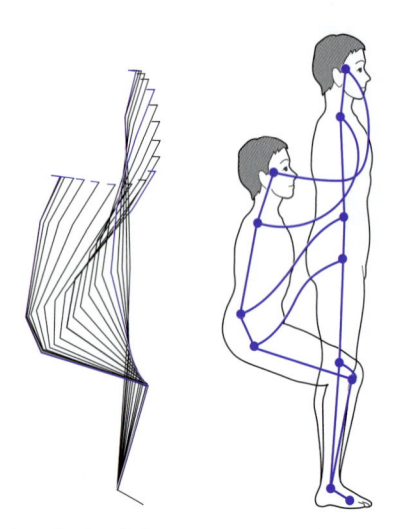

図2 立ち上がり動作における関節運動
〔Nuzik, S., et al.: Sit-to-stand movement pattern. A kinematic study. *Phys. Ther.*, 66:1708–1713, 1986 より〕

図3 立ち上がり動作における床反力
〔Etnyre, B., et al.: Event standardization of sit-to-stand movements. *Phys. Ther.*, 87:1651–1666, 2007 より〕

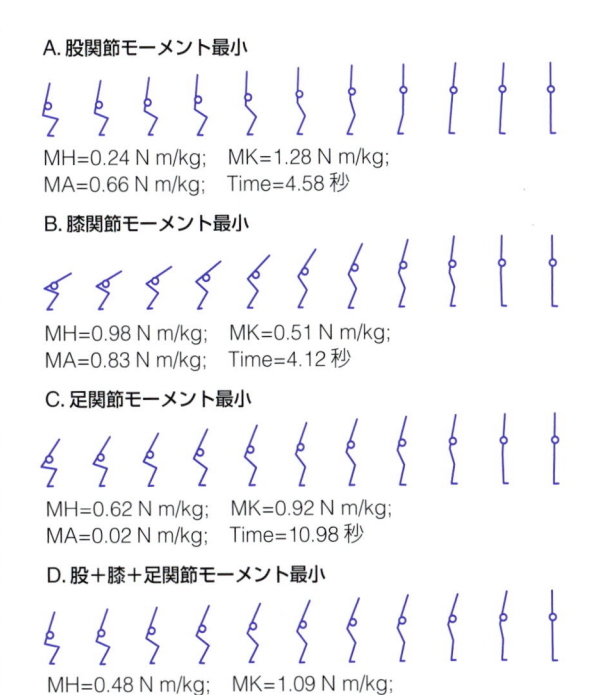

A. 股関節モーメント最小

MH=0.24 N m/kg;　MK=1.28 N m/kg;
MA=0.66 N m/kg;　Time=4.58秒

B. 膝関節モーメント最小

MH=0.98 N m/kg;　MK=0.51 N m/kg;
MA=0.83 N m/kg;　Time=4.12秒

C. 足関節モーメント最小

MH=0.62 N m/kg;　MK=0.92 N m/kg;
MA=0.02 N m/kg;　Time=10.98秒

D. 股+膝+足関節モーメント最小

MH=0.48 N m/kg;　MK=1.09 N m/kg;
MA=0.42 N m/kg;　Time=5.68秒

図4　立ち上がり動作の方法と下肢関節モーメント

立ち上がり動作における下肢関節モーメントのピーク値（MH：股関節モーメント，MK：膝関節モーメント，MA：足関節モーメント）．各関節モーメントのピーク値が最小となる立ち上がり方のコンピュータシミュレーションと，その動作に要する時間
〔Yoshioka, S., et al.: Computation of the kinematics and the minimum peak joint moments of sit-to-stand movements. *Biomed. Eng. Online*, 6:26, 2007 より〕

A. 立ち上がり動作　　B. しゃがみ込み動作

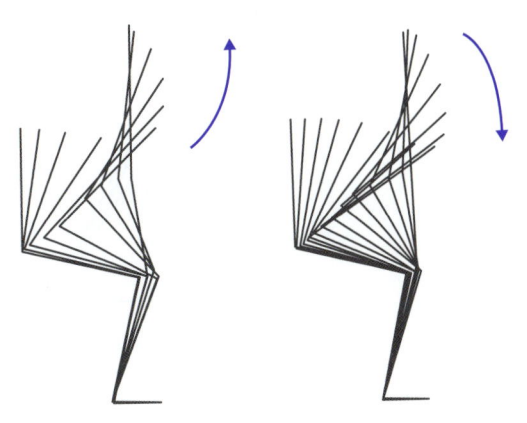

図5　立ち上がり動作としゃがみ込み動作のスティックピクチャ
〔Dubost, V., et al.: Decreased trunk angular displacement during sitting down: An early feature of aging. *Phys. Ther.*, 85:404–412, 2005 より〕

3　立ち上がり動作の方法と関節モーメント

　股関節や膝関節に疼痛がある場合，それぞれ特徴的な立ち上がり動作の方法をとることがある．下肢関節モーメントの実測値をもとに，立ち上がり動作における股関節，膝関節，足関節それぞれのピーク値が最小となるような動作方法をコンピュータでシミュレーションしたものを図4に示す．これによると，股関節モーメントが最小となるような動作では，屈曲相における股関節の屈曲をできるだけ少なくし，骨盤を前方にスライドさせるように動きながらも上体重心が後方に残った姿勢から立ち上がる（図4A）．膝関節モーメントが最小とな

るような動作では，屈曲相において股関節を大きく屈曲させ，上体重心が十分に前方に移動した姿勢から立ち上がる（図4B）．足関節モーメントが最小となるような動作では，屈曲相において身体重心が足関節の鉛直上に位置する姿勢をとり，それから伸展する（図4C）．

　これらをみると，屈曲相における各関節の屈曲の程度と，伸展相における各関節を伸展させる順番によって関節モーメントのピーク値が大きく異なることが理解できる．通常，患者は疼痛を軽減したり，不十分な筋出力を補ったりするために，無意識に最も適した動作戦略をとることが多い．

4　しゃがみ込み動作のメカニズムと若年者と高齢者の比較

　立ち上がり動作では，屈曲相において体幹の屈曲により頭部・上肢・体幹重心の前方への運動量を生成し，それにより離殿を促す．しゃがみ込み動作では，基本的に立ち上がり動作と逆の運動となるが（図5），立ち上がり動作のような重力に抗した運動を必要としないため，体幹の屈曲運動は

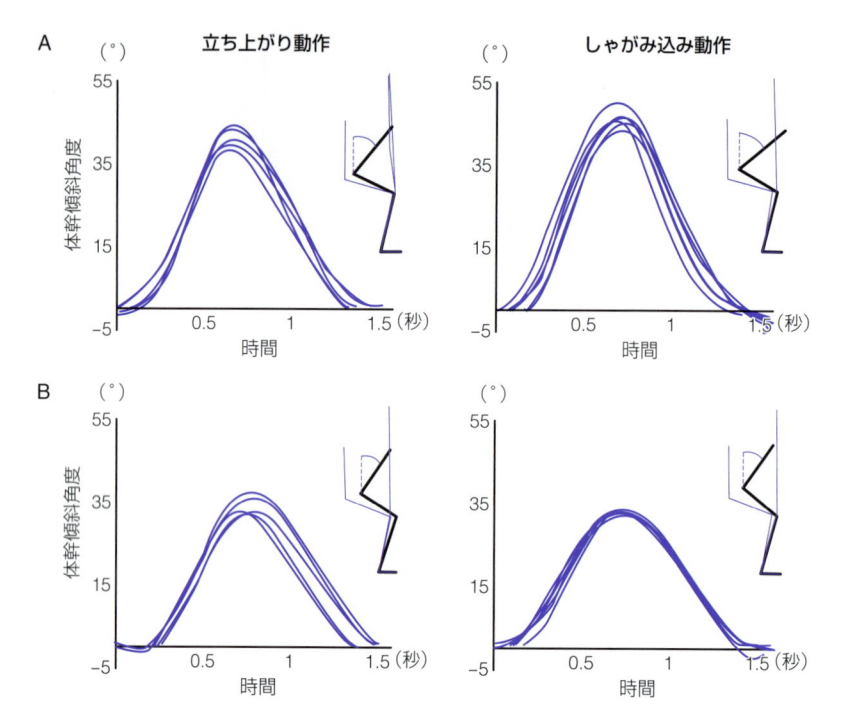

図6 しゃがみ込み動作における若年者と高齢者の違い
若年者（28歳）（A）と高齢者（76歳）（B）の5回の立ち上がり動作およびしゃがみ込み動作における鉛直線に対する体幹傾斜角度の波形
〔Dubost, V., et al.: Decreased trunk angular displacement during sitting down: An early feature of aging. Phys. Ther., 85:404–412, 2005 より〕

立ち上がり動作とは異なる意味合いがある．つまり，しゃがみ込み動作では上体重心が支持基底面内に位置するように体幹の屈曲が生じる．

　高齢者では若年者と比べて，運動機能に明らかな障害がない限り，立ち上がり動作における体幹の屈曲角度は大きな差はないが，しゃがみ込み動作における体幹の屈曲角度は小さくなる．つまり，高齢者では上体重心が後方に位置した姿勢でしゃがみ込む傾向にある（図6）．これは，上体重心が前方に移動しすぎて支持基底面の安定性限界から逸脱しないようにするためであり，日常からしゃがみ込み動作を繰り返すなかで学習された動作戦略であると考えられる．

C 床からの立ち上がり動作のメカニズム

1 床からの立ち上がり動作における動作パターンの個人差

　床からの立ち上がり動作は，和式生活においては重要な基本動作である．したがって，疾患を問わず床からの立ち上がり動作を練習する機会は多く，筆者らは安定性が高く，できるだけ力を必要としない動作方法を提示している．

　しかし，床からの立ち上がり動作における動作方法の個人差を調べた報告によると，多くの動作パターンが存在し，また，個人のなかでも施行ごとに異なる動作パターンをとることがあると報告されている[4]．最も多いパターンは，両上肢をそれぞれの体側について，頭部・体幹をまっすぐ前屈

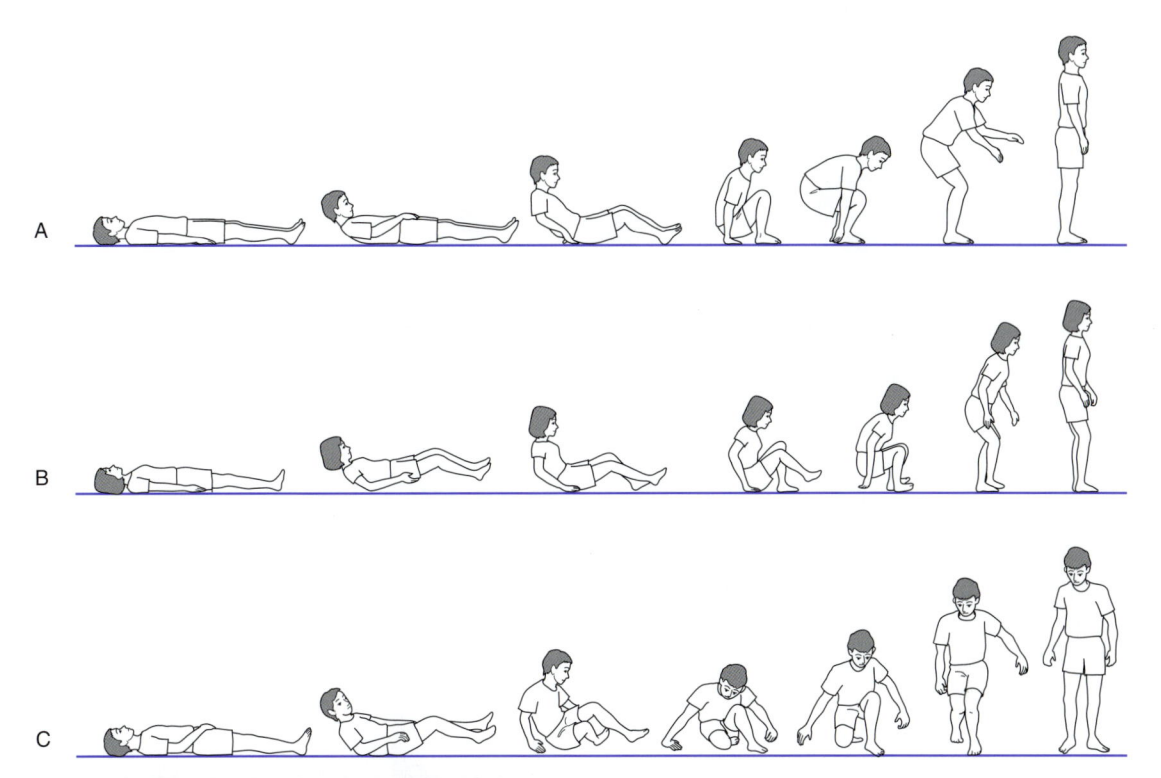

図7 さまざまな床からの立ち上がり動作の方法
〔VanSant, A.F.: Rising from a supine position to erect stance. Description of adult movement and a developmental hypothesis. Phys. Ther., 68:185-192, 1988 より〕

させ起き上がり，両足をそろえて立ち上がる動作方法であった（図7A）．次に多い動作パターンは，両上肢をそれぞれの体側について，頭部・体幹をまっすぐ前屈させ起き上がり，両足を前後にずらして立ち上がる動作方法であった（図7B）．3番目に多い動作パターンは，一方の上肢を体側について，もう一方の上肢でバランスをとり，頭部・体幹を回旋させながら起き上がり，片膝立ちになってから立ち上がる動作方法であった（図7C）．これらの動作パターン以外にこの報告では実に13もの動作パターンが見つけられている．

　臨床で提示する動作方法は図7Cに近いパターンが多く，安定性が高く，あまり力を必要としない動作であるという利点があるが，体幹の回旋を伴った複数の動作動作を組み合わせているため効率は悪いという欠点もある．このように動作パターンにはある種のトレードオフの関係が存在している．

2 発育過程における床からの立ち上がり動作のパターンの変化

　幼児にとって床からの立ち上がり動作は，歩行を獲得する前段階の運動能力として重要である．幼児にとっても床からの立ち上がり動作のパターンはさまざまであるが，年齢に従った運動発達に伴い，ある程度類似したパターンの変化を示す（図8）．最初は腹這いや四つ這いの姿勢になってから立ち上がるが，発達とともに頭部・体幹を回旋して立ち上がるようになり，次第に直線的に立ち上がることができるようになる．このように幼児の床からの立ち上がり動作では，非対称的な運動から対称的な運動へと発達する傾向にある．このことは，原始反射の消失や運動の巧緻性の発達が関与していると考えられている．

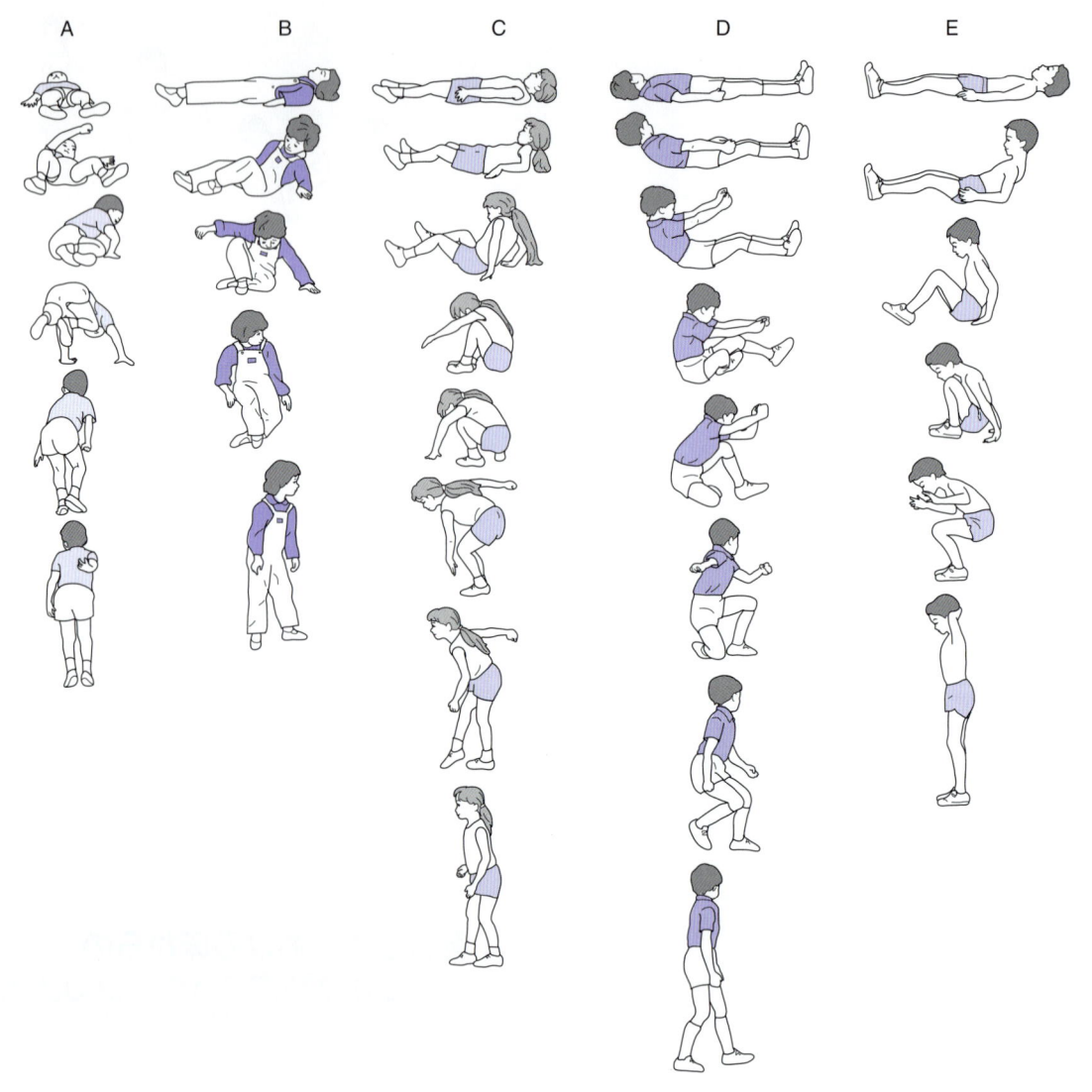

図8　幼児の発達と起き上がり動作のパターンの変化
A：4歳男児，B：5歳女児，C：5歳女児，D：7歳男児，E：7歳男児
〔VanSant, A.F.: Age differences in movement patterns used by children to rise from a supine position to erect stance. Phys. Ther., 68:1330-1339, 1988 より〕

3　身体活動の程度と床からの立ち上がり動作のパターン

　運動能力の違いが床からの立ち上がり動作に及ぼす影響について調査した研究はほとんどないが，運動頻度からみたライフスタイルの違いが床からの立ち上がり動作の方法に及ぼす影響については，Greenら[5]が報告している．それによると，30歳代の対象において，個人差はあるものの週1～2回以上の運動をする者では，ほとんど運動をしない者に比べて対称的な床からの立ち上がり動作をする傾向が示されている（表2）．

　床からの立ち上がり動作において，幼児期において幼いほど非対称的な運動となり，運動習慣がほとんどない者ほど非対称的な運動となることは，逆にいえば運動能力が低い者では，非対称的な床

表2 運動頻度と床からの立ち上がり動作のパターン

運動頻度	毎日 (34.7歳)	週1〜2回 (34.4歳)	稀 (33.1歳)
上肢：片側は床を押し，対側はバランスをとる 体幹：回旋を伴う屈曲 下肢：非対称な伸展	9	8	7
上肢：両側で床を押す 体幹：対称的な屈曲 下肢：対称的な伸展	7	7	2
上肢：両側で床を押す 体幹：対称的な屈曲 下肢：非対称な伸展	3	4	4

(人)

〔Green, L.N., et al.: Differences in developmental movement patterns used by active versus sedentary middle-aged adults coming from a supine position to erect stance. Phys. Ther., 72:560–568, 1992 より〕

からの立ち上がり動作が運動の安定性，必要とする筋力の面から有効であることを示唆しているといえる．実際に，臨床で高齢者や脳卒中片麻痺者に床からの立ち上がり動作を教示する際には，非対称的で身体重心がらせん状に上昇するような床からの立ち上がり動作のほうが安定して動作を遂行できることが多い．

●引用文献

1) Ford-Smith, C.D., et al.: Age differences in movement patterns used to rise from a bed in subjects in the third through fifth decades of age. Phys. Ther., 73:300–309, 1993.
2) Janssen, W.G., et al.: Determinants of the sit-to-stand movement: A review. Phys. Ther., 82:866–879, 2002.
3) Burdett, R.G., et al.: Biomechanical comparison of rising from two types of chairs. Phys. Ther., 65:1177–1183, 1985.
4) VanSant, A.F.: Rising from a supine position to erect stance. Description of adult movement and a developmental hypothesis. Phys. Ther., 68:185–192, 1988.
5) Green, L.N., et al.: Differences in developmental movement patterns used by active versus sedentary middle-aged adults coming from a supine position to erect stance. Phys. Ther., 72:560–568, 1992.

III 歩行と歩行関連動作，階段昇降

■学習目標
- 歩行と応用歩行のメカニズムおよび必要なバランス能力を力学的に理解する．
- 基本動作の正常と異常を理解する．
- 動作を相分類し，各相過渡現象を理解する．

歩行は基本動作のなかでも最も重要な動作の1つである．歩行能力は，耐久性，安定性，スピード，歩容，環境適応性などさまざまな要素により評価される．歩行評価の基本は，歩き始めて数歩してから運動学的，運動力学的に一定のパターンになる定常歩行の分析である．一方で，歩行開始や歩行終了の動作，あるいは立ち上がって歩く動作や階段昇降動作などは，定常歩行と類似している点と異なる点があり，特に運動学的・運動力学的に異なる特徴を理解することで，日常生活におけるさまざまな応用動作の理解につながる．

A 定常歩行のメカニズム

1 歩行周期と相

歩行周期は，足部が地面に接している立脚期と地面から離れている遊脚期に分類される．立脚期は両足が地面に接している両脚支持期と片脚のみが地面に接している片脚支持期がある．通常の歩行では，立脚期と遊脚期は歩行周期のそれぞれ60％と40％を占め，立脚期の始めと終わりには10％ずつ両脚支持期がある．両脚支持期を除いた片脚支持期は40％であり，遊脚期と一致する．脳卒中片麻痺者のように片側の立脚期や遊脚期に機能障害がある場合，立脚期と遊脚期の比率が左右で異なる（表1）．

歩行周期は3つの課題から構成され，運動学的，運動力学的な特徴から8つの相に分類される．この8つの相はそれぞれ異なる機能的な役割をもつ（図1）．

立脚期には荷重と片脚支持の課題がある．荷重の課題は歩行周期において最も重要な課題である．片脚支持の課題は矢状面と前額面において安定して全体重を支え，前方推進することを目的とする．遊脚期には下肢推進の課題がある．下肢推進の課題は，立脚期における姿勢の準備から始まり，下肢を持ち上げて前方に振り出し，次の立脚の準備をする一連の流れから構成さる．歩行周期における8つの相の目的と区間の定義を表2にまとめる．これらの8つの相は，機能的に相互に影響し合っているので，運動機能の障害によりいずれかの相に問題が生じた場合，他の相にまで影響が生じることになる．逆に，問題が生じている相が正しく目的を果たすよう再学習されたなら，その効果は他の相にまで波及する．

2 床反力からみた歩行の立脚期

歩行における床反力は，ニュートンの第3法則（作用・反作用の法則）に従い，足底に作用する力と同じ大きさの床から足底に及ぼす力である．足底に作用する力は重力，筋力，運動による慣性力である．床反力は前後成分，側方成分，鉛直成分

表1 脳卒中片麻痺者における麻痺の程度と立脚期/遊脚期の比率

麻痺の程度 (Brunnstrom stage)		3	4	5	6	正常
歩行スピード (ms)		0.16±0.07	0.17±0.08	0.40±0.15	0.65±0.11	1.14±0.10
立脚期 (秒)	麻痺側	1.9±0.7	1.9±0.8	1.2±0.3	1.89±0.11	0.68±0.07
	非麻痺側	2.5±0.7	2.3±0.8	1.5±0.3	0.95±0.15	0.68±0.08
遊脚期 (秒)	麻痺側	0.89±0.21	0.88±0.33	0.74±0.12	0.53±0.07	0.48±0.03
	非麻痺側	0.34±0.11	0.44±0.11	0.52±0.12	0.47±0.06	0.48±0.03
立脚/遊脚期の比率	麻痺側	2.4±1.3	2.6±1.7	1.7±0.5	1.7±0.6	1.4±0.1
	非麻痺側	8.1±3.2	6.0±3.1	2.9±0.7	2.1±0.4	1.4±0.1

麻痺の程度は Brunnstrom stage で評価．麻痺側と非麻痺側下肢の立脚時間と遊脚時間をそれぞれ計測し，比率を算出
〔Brandstater, M.E., et al.: Hemiplegic gait: Analysis of temporal variables. *Arch. Phys. Med. Rehabil.*, 64:583-587, 1983 より〕

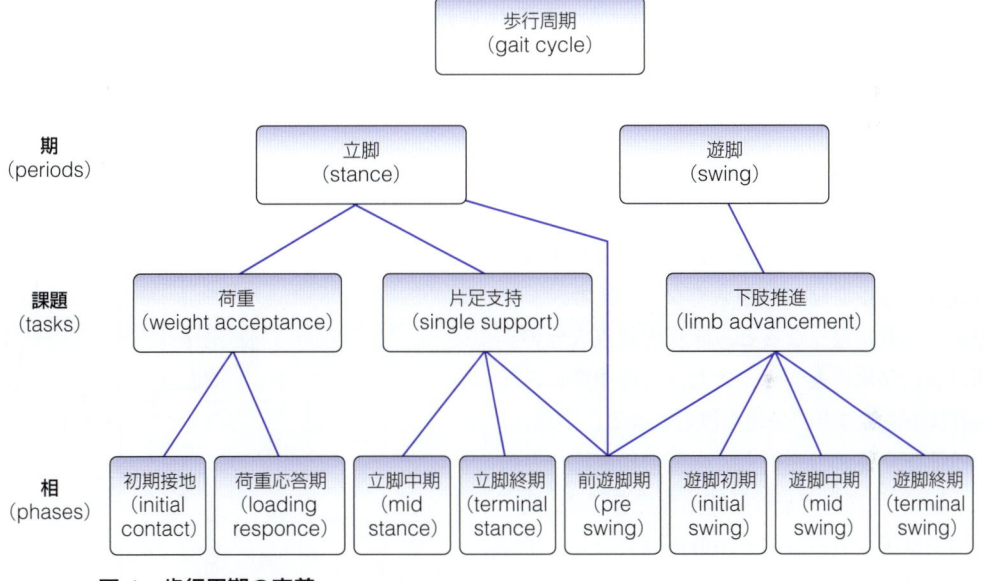

図1 歩行周期の定義
〔Perry, J.: Gait analysis: Normal and pathological function. p.10, Slack Inc., 1992 より〕

に分けて分析できるが，歩行分析においては特に鉛直成分が重要になる．床反力の大きさは，身体の質量に重力と加速度を乗じたものなので，

$$F = \mathrm{M}(g + a)$$

となる．ここで，F は足底に作用する力，M は身体の質量，g は重力，a は身体の加速度である．重力 g は鉛直成分のみの加速度なので，床反力鉛直成分 F_z は

$$F_z = \mathrm{M}(g + a_z)$$

となる．すなわち，静止立位では身体の加速度の鉛直成分 a_z は 0 であるので，床反力鉛直成分は身体の質量に重力加速度を乗じた値となる．歩行周期における荷重応答期[1]では身体は前上方に上昇している状態であり，重力加速度に上昇の加速度

表2 歩行周期における各相の目的と区間の定義

課題	相	目的	区間の定義
荷重	初期接地	踵ロッカーを伴う立脚の開始	足部着床のごくわずかな期間
	荷重応答期	ショック吸収，安定した体重支持，身体の前方推進の準備	足部が床に着いてから反対側の足部が離れるまで
片脚支持	立脚中期	身体の前方推進，下肢・体幹の安定	反対側の足部が床から離れてから踵が地面から離れるまで
	立脚後期	身体の前方推進	踵が地面から離れてから反対側の足部が着床するまで
下肢推進	前遊脚期	下肢を振り出すための姿勢調整	反対側の足部が着床してから同側の足部が離床するまで
	遊脚初期	足部のクリアランス，下肢の前方推進	足部が離床してから反対側の下肢を越えるまで
	遊脚中期	下肢の前方推進，足部のクリアランス	足部が反対側の下肢を越えてから脛骨が鉛直位になるまで
	遊脚後期	下肢の完全な前方推進，立脚の準備	脛骨が鉛直位になってから足部が着床するまで

（aがプラスの値）が加わるので，床反力鉛直成分は静止立位より大きくなる．逆に立脚中期付近では身体は前下方に落下している状態なので，床反力鉛直成分は静止立位より小さくなる（図2）．

歩行スピードが遅くなると，床反力鉛直成分の最大値は静止立位に近づき，また，立脚中期にみられる谷は小さくなり，平坦な波形になる．逆に，走行では静止立位の2.5倍もの床反力鉛直成分となる[2]．また，片側の変形性股関節症患者では，健側と患側では床反力鉛直成分の波形は異なり，患側のほうが最大値は小さくなり，二峰性の山も平坦に近づく（図3）．

3 立脚期におけるロッカー作用

歩行において前方への推進力をつくり出すために，立脚期に足部を中心とした回転運動が重要となる．これを**ロッカー作用**（rocker action）といい，初期接地から**踵ロッカー**（heel rocker），**足関節ロッカー**（ankle rocker），**前足部ロッカー**（forefoot rocker）の順で生じる．

踵ロッカーは踵骨隆起を中心とした回転運動で

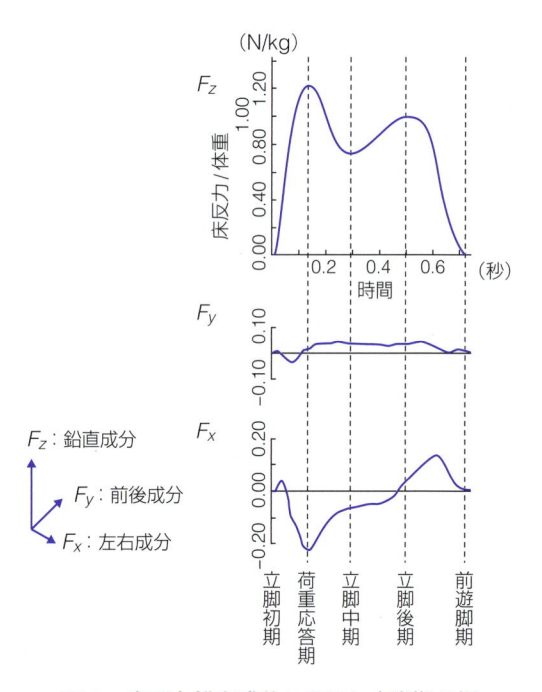

図2 床反力鉛直成分からみた立脚期の相

ある．これは，前脛骨筋を主とする脛骨前面の筋活動により足部の急激な底屈による足底全面の着床を防ぐことで，脛骨が前方へ回転する運動である．

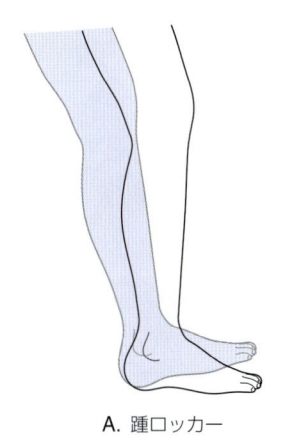

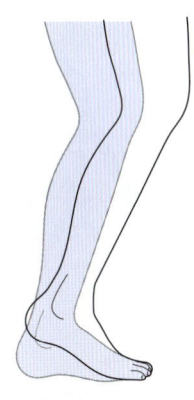

A. 踵ロッカー　　　　B. 足関節ロッカー　　　　C. 前足部ロッカー

図4　立脚期におけるロッカー機構

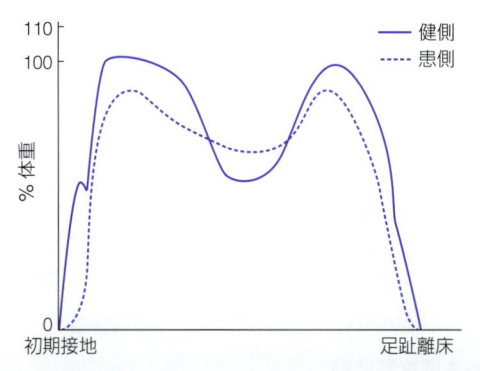

図3　変形性関節症者における歩行中の床反力鉛直成分
〔Perry, J.: Gait analysis: Normal and pathological function. p.419, Slack Inc., 1992 より〕

踵ロッカーでは，床反力作用点は踵骨の範囲内で制御される．脛骨の前方への回転運動に伴い膝関節には屈曲モーメントが生じる．大腿四頭筋が屈曲モーメントに抗するように活動することで，脛骨の前方への回転運動が大腿骨に伝わる．踵ロッカーにより，反対側の立脚期によってつくられた身体の落下エネルギーを円滑に前方への推進力に変換することができる（図4A）．

足関節ロッカーは前足部が着床してから足関節を中心に脛骨が前方へ回転する運動である．足関節ロッカーでは，床反力作用点は踵骨から中足骨頭へ徐々に移動する．足関節ロッカーでは下腿三頭筋の活動が重要であり，脛骨の前方への回転運動を制御することで，膝関節の急激な屈曲を防ぐことができる（図4B）．

床反力作用点が中足骨頭に達すると前足部を中心とした回転運動が生じ，踵が床面から離れる．これが前足部ロッカーである．身体重心が前足部を越えると身体の前方への加速は増し，歩行周期のうちで最も強い推進力が生じる．下腿三頭筋は脛骨の前方への回転を抑える働きをする（図4C）．

ロッカー作用の機能不全は臨床で多くみられる．脳卒中片麻痺が最も典型的な例であり，痙性麻痺により前脛骨筋の活動が不十分であるため踵ロッカーが作用しにくくなり，また，下腿三頭筋の遠心性収縮が困難であるため足関節ロッカーや前足部ロッカーが作用しにくくなる．

4　歩行における筋活動

歩行における筋活動のうち機能的に主要なものを歩行周期別に図示すると図5のようになる．

初期接地では，前脛骨筋が活動し，床反力作用点が踵部にとどまるようコントロールする．また，大腿四頭筋とハムストリングスが活動し，膝関節の前後方向の安定をとり，床反力ベクトルが膝関節の前方を通るよう姿勢制御することで，膝関節の伸展モーメントを生じさせる．

荷重応答期は歩行において最も重要な時期であ

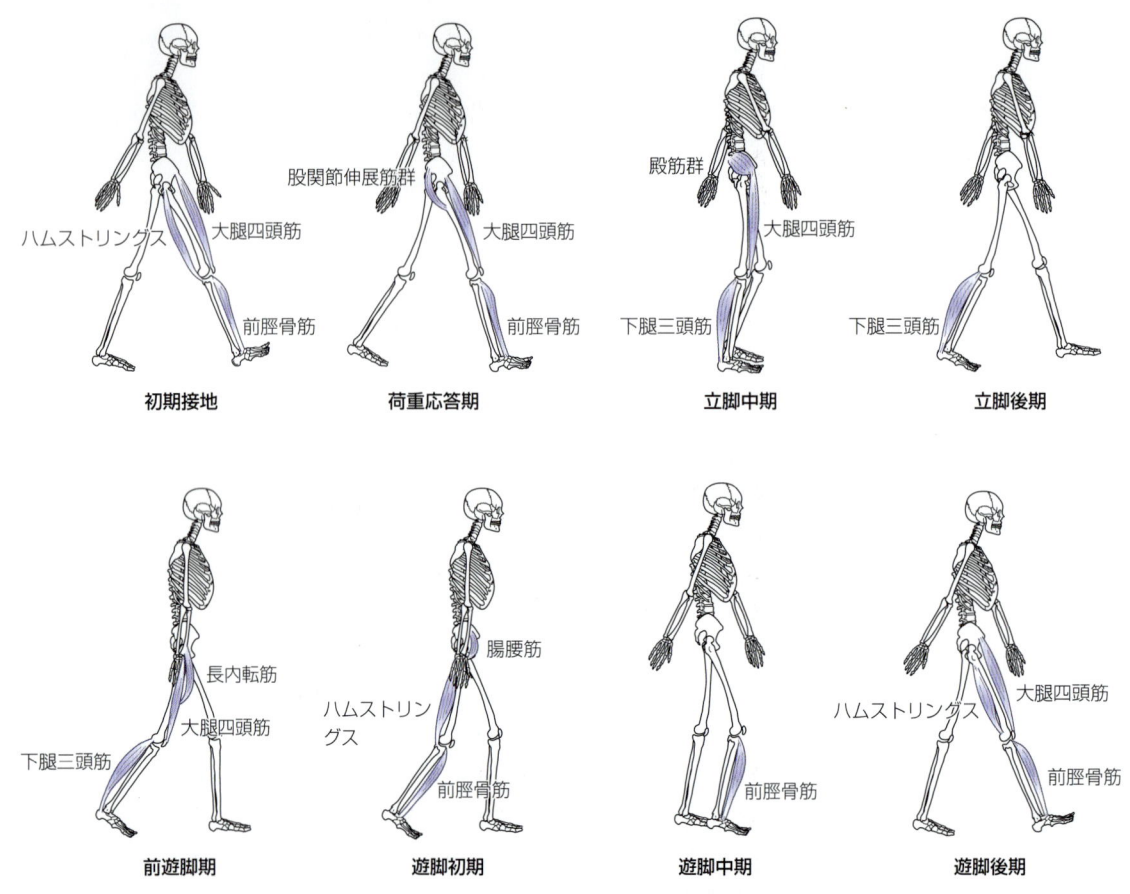

図5 歩行の各相における主要な筋活動

る．前脛骨筋をはじめとした足関節背屈筋群が活動し，床反力作用点が踵にとどまるようコントロールする．また，足関節背屈筋群の遠心性収縮により足関節が徐々に底屈することで，脛骨の前方推進を促す（踵ロッカー）．また，大腿四頭筋の活動により，踵ロッカーで生じた脛骨の前方推進力を大腿骨にまで延長させ，股関節伸展筋群の活動により大腿骨の前方推進力を骨盤および体幹にまで延長させる．殿筋群と大腿四頭筋は体重を支持するために重要な役割を果たす．大殿筋上部線維は腸脛靱帯に連結しており，膝関節の伸展を補助する．また，大腿四頭筋と足関節背屈筋群の活動は着床の際の衝撃吸収にもなる．

立脚中期では，下腿三頭筋が活動し，床反力の作用点が踵部から足底の前方に徐々に移動するようにコントロールする．これにより脛骨，そして下肢全体が前方へ推進する（足関節ロッカー）．殿筋群と大腿四頭筋，足関節底屈筋群が活動し，体重を支持する．また，中殿筋は前額面での姿勢制御に役立つ．

立脚後期では，下腿三頭筋が活動し，床反力の作用点が中足骨頭にとどまるようにコントロールする．これにより前足部を中心に足部がさらに前方推進し，結果として効率よく身体が前方へ移動する（前足部ロッカー）．

前遊脚期では，引き続き下腿三頭筋が活動し，遊脚後期からの前足部ロッカーが継続する．前足部ロッカーによる脛骨の前方推進で膝関節が屈曲する．長内転筋が活動し，前額面でのバランスをとりながら股関節を屈曲させる．また，膝関節が徐々

に屈曲するように大腿四頭筋が遠心性収縮する．

遊脚初期では，前脛骨筋が活動し，足関節が底屈して足趾が床面に引っかからないようにする．腸腰筋の活動により股関節が屈曲し，また，ハムストリングスの活動により膝関節が屈曲する．これらの筋活動により遊脚期における足部のクリアランスを確保する．

遊脚中期では，引き続き前脛骨筋が活動し，足関節が底屈して足部が床面に引っかからないようにする．

遊脚後期でも前脛骨筋の活動は継続する．ハムストリングスが活動し，股関節の屈曲を制御する．また，大腿四頭筋が活動し，膝関節を完全伸展させる．

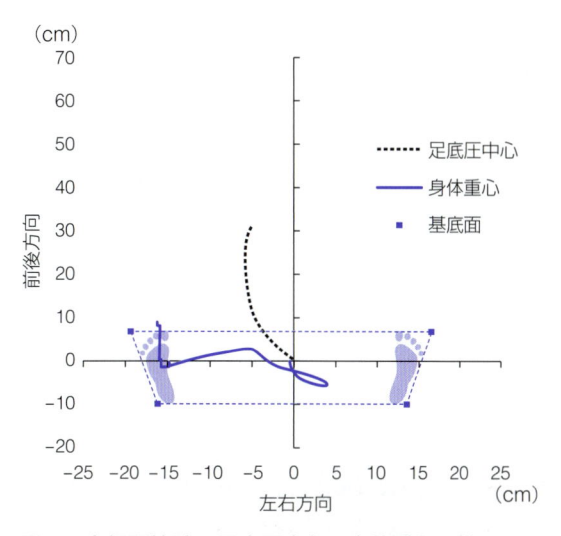

図6　歩行開始時の足底圧中心と身体重心の動き
〔Bronstein, A.M., et al.: Clinical disorders of balance, posture and gait. p.23, Arnold, 2004 より一部改変〕

B　歩行開始と歩行終了のメカニズム

1　歩行開始時の身体重心と足底圧中心

静止立位の身体重心の重心線は足関節のすぐ前方を通り，身体重心のほぼ鉛直下に足底圧中心が位置する[3]．静止立位の姿勢制御において最も重要な働きをする筋はヒラメ筋であり，歩行開始の際には，ヒラメ筋の活動が抑制されることで静止立位が崩れることで，最初の1歩を振り出す．つまり，歩行開始の1歩目を振り出す前に，ヒラメ筋や腓腹筋の筋活動が抑制されることで足底圧中心は後方，かつ1歩目の遊脚側に移動し，このときの足底圧中心と身体重心の位置関係により，身体重心は前方，かつ1歩目の立脚側に移動し始める（図6）．身体重心の移動に伴い，足底圧中心は次第に1歩目の立脚側へ移動し，完全に1歩目の立脚側に移動すると反対側の足趾が離床する．そして，遊脚側下肢の振り出しに伴い，足底圧中心は立脚側足部を前方移動する．

脳卒中片麻痺のように運動のコントロールが難しい場合には，歩行開始における足底圧中心の軌跡が正常とは異なるパターンをとる（図7）．たとえば，麻痺側下肢から1歩目を振り出す場合では，正常と似た軌跡になるものの，正常において1歩目を振り出す前にみられる後方，かつ1歩目遊脚側（麻痺側）への足底圧中心の移動が不十分になる（図7A）．これは，1歩目の遊脚側である麻痺側の下腿三頭筋の筋活動を抑制できないため，足底圧中心の移動が不十分な状態であるために生じる．また，非麻痺側から振り出す場合では，正常において最初にみられる後方への足底圧中心の移動はほとんどみられず，1歩目の立脚側である麻痺側足部に足底圧中心が側方移動したあとに生じる前方移動がきわめて少ない（図7B）．これは，下腿三頭筋の筋収縮を抑制することが難しいため，身体の前方移動が不十分になり，結果として足底圧中心の移動を妨げるからである．

2　歩行停止時の身体重心と足底圧中心

歩行開始が安定した静止立位から姿勢を崩して前進するのに対し，歩行停止は逆に前方に倒れな

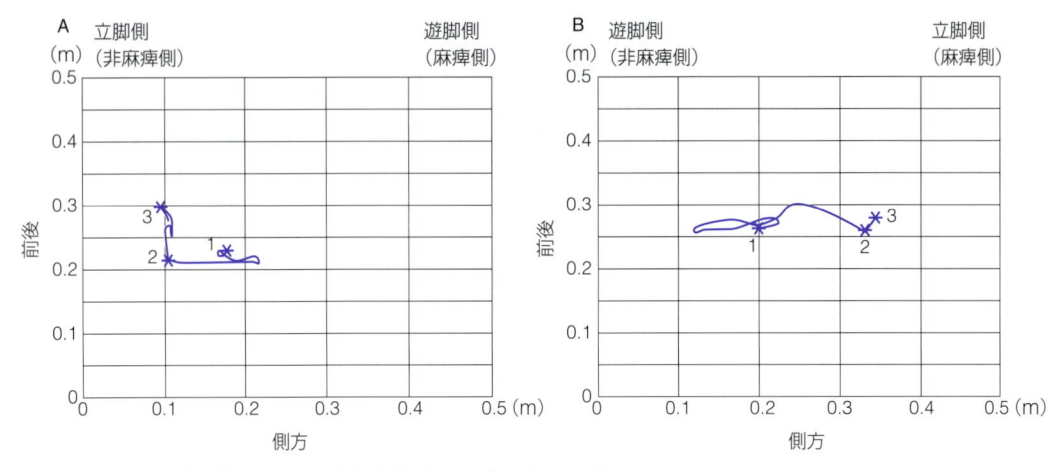

図7 脳卒中片麻痺者における歩行開始時の足底圧中心の動き
グラフは足底圧中心の軌跡を示し，グラフ中の数字は足底圧中心の移動順である．
〔Hesse, S., et al.: Asymmetry of gait initiation in hemiparetic stroke subjects. *Arch. Phys. Med. Rehabil.*, 78:719–724, 1997 より〕

がら前進している状態から安定した静止立位になる課題である．歩行停止の際には足底圧中心が先行して前進し，身体重心を減速させ安定した立位に誘導する（図8）．歩行停止の際の筋電図パターンでは，最後の遊脚側下肢は遊脚途中か，もしくは前の立脚期から下肢伸展筋群が優位に活動し，最後の遊脚後の足部接地において足底圧中心をコントロールしているとの報告がある[4]．

C 歩行関連動作のメカニズム

1 起立歩行動作のメカニズム

上述した歩行開始動作は静止立位から歩き始める動作であるが，日常生活では椅子座位から立ち上がりながら歩き始める起立歩行動作もしばしば行われる．起立歩行動作は，A）静止座位から体幹を前屈させる時期，B）殿部が座面から離れて身体が上方移動する時期，C）身体が上方移動しながら1歩目を振り出す時期，D）身体が最高点に到達し1歩目が着地する時期に分類される（図9）．

起立歩行動作のような複数の動作を一連の流れのなかで行う際には，動作のつなぎ目でいくつか

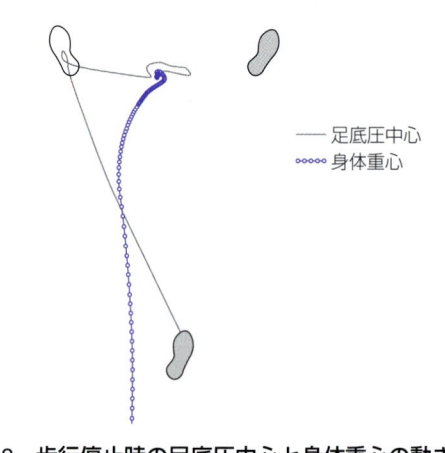

図8 歩行停止時の足底圧中心と身体重心の動き
〔Bronstein, A.M., et al.: Clinical disorders of balance, posture and gait. Arnold, p.23, 2004 より〕

の運動パターンが出現する（図10）．快適なスピードで起立歩行動作を行った場合，いったん前屈して離殿したのちに，直立位まで立ち上がってから歩き始める者（図10A），離殿してから一定のスピードで前方に進みながら立ち上がり，歩き始める者（図10B），離殿してからさらに前方へ加速しながら立ち上がり，歩き始める者（図10C）などの動作パターンが存在する．これは，個人の運動能力に適応した動作方法をとっているためであり，転倒

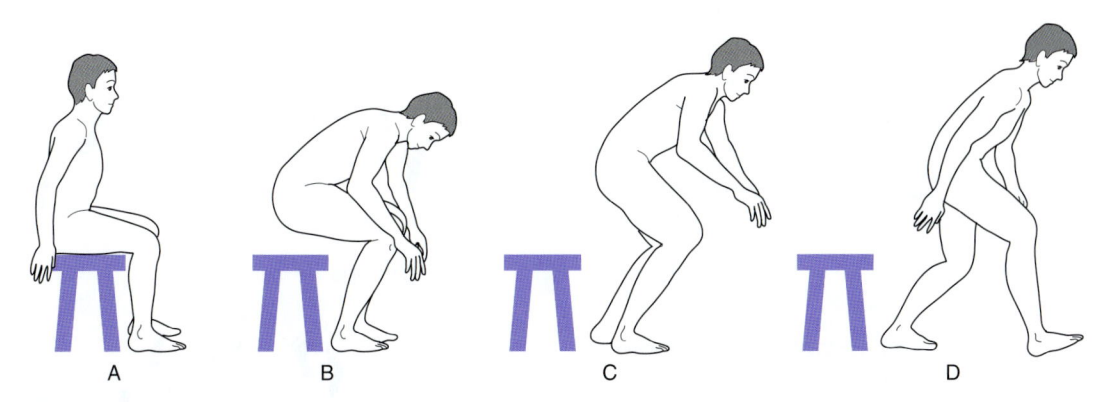

図9 起立歩行動作における一連の流れ
A：静止座位から体幹を前屈させる時期，B：殿部が座面から離れて身体が上方移動する時期，C：身体が上方移動しながら1歩目を振り出す時期，D：身体が最高点に到達し1歩目が着地する時期

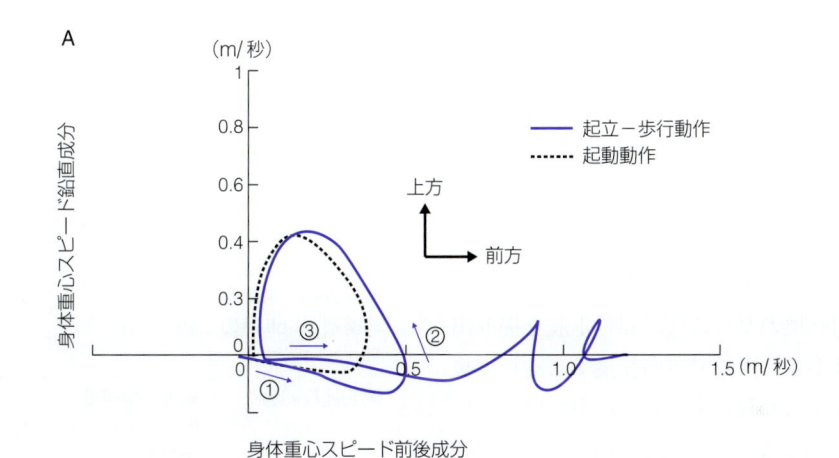

図10 起立歩行動作における体の動かし方の個人差

経験のない者では前方に加速しながら立ち上がり歩き始めるのに対し，転倒経験のある者はいったん直立まで立ち上がってから安定した立位姿勢から歩き始める動作方法をとる（図11）．

2 方向転換のメカニズム

　方向転換は，直進する重心の運動量を減速させ，方向を変える動作である．方向転換には，動作戦

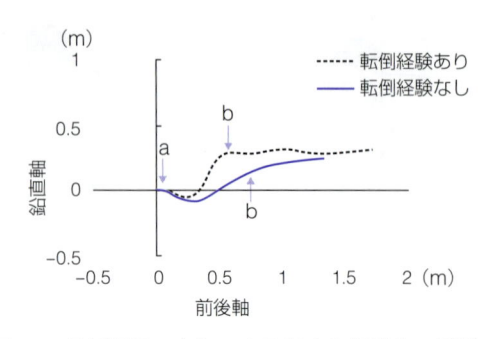

図11 転倒経験の有無による起立歩行動作の特徴
起立歩行動作における身体重心の軌跡．a：離殿，b：1歩目の足部離床
〔甲田宗嗣ほか：地域在住高齢者における起立—歩行動作のバイオメカニクスと運動能力および転倒経験との関連．理療科，23：125-131, 2008 より〕

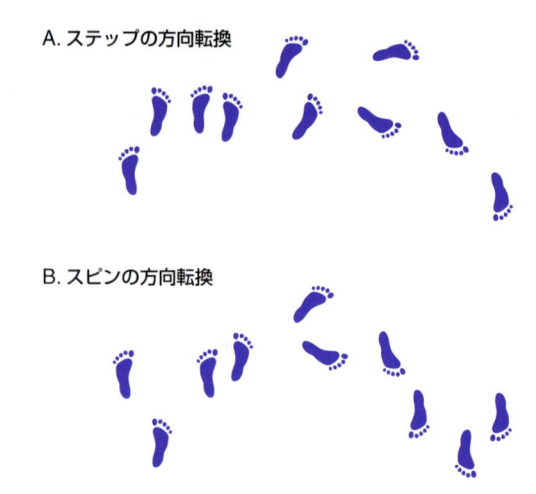

図12 スピンとステップの方向転換における動作戦略

略の違いからスピンとステップの方法がある．

スピンの方向転換では，前方に振り出した下肢が軸脚となりブレーキをかけ，身体を回転させる．この際，身体が推進しようとする慣性力が身体を回旋させる向心力に変換されることで軸回転の力が生じる．そして，体幹が軸脚の後方に位置した状態から方向転換のために反対側の下肢を振り出す．スピンは小さい円弧で方向転換できる点で後述するステップより利点があるが，力の釣り合いを保つために高度なバランス能力が要求される．軸脚でブレーキをかける際に身体重心が足部より前方に位置した状態では，力の釣り合いがとれずスピンの方向転換は困難となる．軸脚でブレーキをかけるためにはヒラメ筋，大腿二頭筋，脊柱起立筋群の伸展筋群の活動が重要であり，また，遊脚側の下肢を持ち上げるために立脚側の中殿筋が活動する．遊脚側の下肢では，股関節屈筋群により身体を回転させる力を作り，大腿二頭筋と股関節内転筋群により下肢を外旋させながら足部を前額面で正中位に近い位置に接地させる．この足部の位置が次の方向転換のための振り出しに重要になる（図12A）．

ステップはスピンと比べて方向転換の際の支持基底面が広いため，安定している．ステップの方向転換では，軸脚となる下肢の大腿二頭筋と脊柱

表3 timed up and go test の臨床的意義

対象者	群および条件	TUG（秒）
過去6か月間の転倒経験[5]	無：86.2±6.4歳（n=15）	8.4±1.7
	有：78.4±5.8歳（n=15）	22.2±9.3
Parkinson 病患者の薬剤 on-off 時の差（n=12）[6]	on	13.8±3.0
	off	21.0±12.7
認知症高齢者[6]	軽度〜中等度：81.1±9.5歳（n=20）	20.0±9.8
	中等度〜重度：80.5±8.4歳（n=31）	28.0±17.5
脳卒中患者と一般高齢者[7]	脳卒中患者：67.6±9.9歳（n=80）BBS：46.1±8.3	20.0±14.3
	一般高齢者：68.4±10.0歳（n=90）BBS：54.3±3.2	8.2±1.8

起立筋が活動し，次いでヒラメ筋が活動することにより，推進力を減速させる．軸脚の伸展筋群の活動とともに股関節外転筋群が振り出し側の骨盤を挙上し，前脛骨筋が足部の内返しを誘発することで身体重心を回転方向に移動させる．遊脚側の足部が接地したあとに同側の伸展筋群が働くことで，最初の軸脚の股関節回旋運動を容易にする（図12B）．

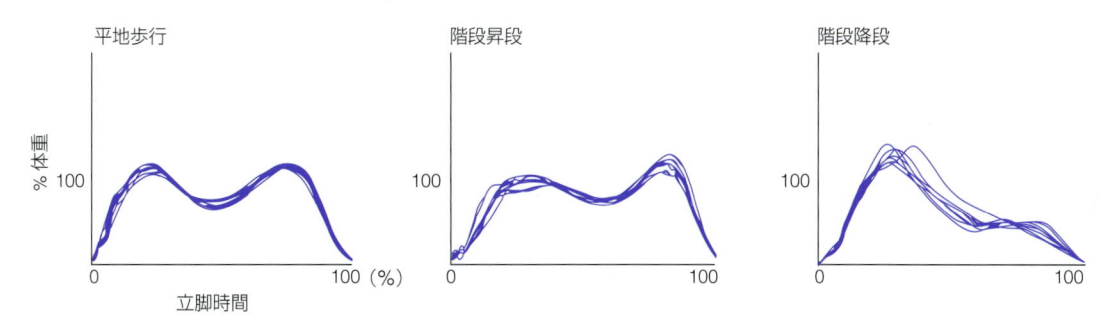

図13 階段昇降動作の床反力鉛直成分
縦軸は床反力鉛直成分を体重100%として正規化．横軸は立脚期を100%として正規化．
〔Stacoff, A., et al.: Ground reaction forces on stairs: Effects of stair inclination and age. *Gait Posture*, 21:24-38, 2005 より〕

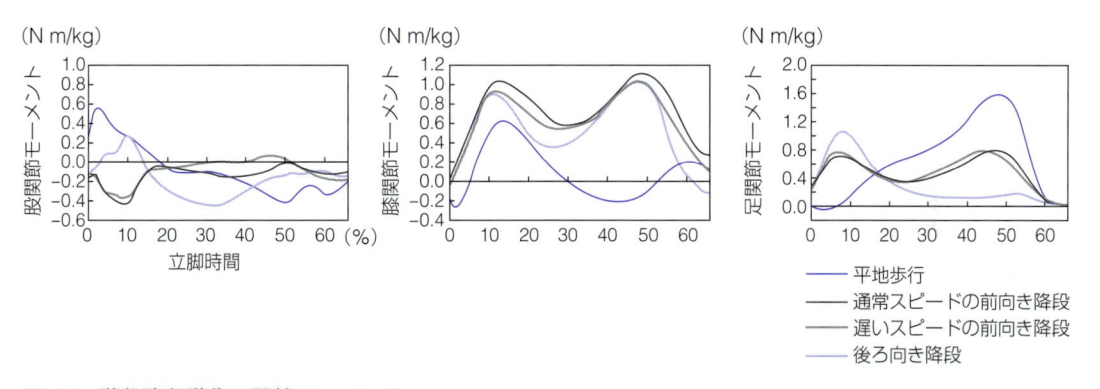

図14 階段降段動作の関節モーメント
股関節，膝関節，足関節の降段立脚期の関節モーメント．縦軸は体重で正規化した関節モーメントで，プラス方向は股関節伸展，膝関節伸展，足関節底屈．横軸は立脚期を100%として正規化
〔D Beaulieu, F.G., et al.: Kinetic analysis of forwards and backwards stair descent. *Gait Posture*, 27:564-571, 2008 より〕

― 平地歩行
― 通常スピードの前向き降段
― 遅いスピードの前向き降段
― 後ろ向き降段

3 timed up and go test の臨床的意義

　起立歩行動作や方向転換動作は，日常生活で頻繁に行われる歩行関連動作であり，運動能力が障害された者にとってはバランスを崩しやすい動作である．timed up and go test[8] は起立歩行，直進歩行，方向転換，歩行停止，着座の要素を含んだ動作能力テストであり，臨床的な意義が数多く報告されている．その一例を**表3**に示す．臨床的には，回復や症状の変化の過程を経時的に追跡するのに有効である．

4 階段昇降動作のメカニズム

　階段昇降は，歩行関連動作のなかでは難易度が高く，転落などのリスクから高度なバランス能力が必要とされる．一般的に平地歩行における床反力鉛直成分は二峰性の波形となり（**図2**），2つのピーク値は同程度で体重より5～10%程度高い値となる．一方で，階段昇降では昇段では2つ目の山のほうが高くなり，降段では1つ目の山のほうが高くなることが知られている[9]．

　階段昇降は，平地歩行と比べ，特に降段時の関節モーメントが大きく（**図13**），変形性膝関節症患者などでは疼痛を誘発することがあり，また，体重支持力が低下した者では手すりがないと膝折れし

てしまうなどの問題がある．後ろ向きになって降段すると特に膝関節伸展モーメントが減少し，関節の負担を軽減できる（図14）．

● 引用文献

1) Perry, J.: Gait Analysis: Normal and Pathological Function. pp.9–16, Slack Inc., 2010.
2) Rydell, N.W.: Forces acting on the femoral head-prosthesis—A study on strain gauge supplied prostheses in living persons. *Acta. Orthop. Scand.*, 37(suppl 88):1–132, 1966.
3) Podsiadlo, D., et al.: The timed Up & Go: A test of basic functional mobility for frail elderly persons. *J. Am. Geriatr. Soc.*, 39:142–148, 1991.
4) Hase, K., et al.: Analysis of rapid stopping during walking. *J. Neurophysiol.*, 80:255–261, 1998.
5) Shumway-Cook, A., et al.: Predicting the Probability for Falls in Community-Dwelling Older Adults Using the Timed Up & Go Test. *Phys. Ther.*, 80:896–903, 2000.
6) Morris, S., et al.: Reliability of Measurements Obtained With the Timed "Up & Go" Test in People With Parkinson Disease. *Phys. Ther.*, 81:810–818, 2001.
7) Ries, J.D., et al.: Test-Retest Reliability and Minimal Detectable Change Scores for the Timed "Up & Go" Test, the Six-Minute Walk Test, and Gait Speed in People With Alzheimer Disease. *Phys. Ther.*, 89:569–579, 2009.
8) Basmajian, J.V., et al.: Muscles Alive: Their Functions Revealed by Electromyography. 5th ed., Williams & Wilkins, 1985.
9) Stacoff, A., et al.: Ground reaction forces on stairs: Effects of stair inclination and age. *Gait Posture*, 21:24–38, 2005.

● 参考文献

1) Götz-Neumann, K.（著），月城慶一ほか（訳）：観察による歩行分析．医学書院，2005．
2) Shumway-Cook, A., et al.（著），田中繁ほか（訳）：モーターコントロール——運動制御の理論から臨床実践へ．医歯薬出版，2009．
3) Simpson, L.A., et al.: Effect of stroke on fall rate, location and predictors: A prospective comparison of older adults with and without stroke. *PLoS One*, 6:e19431, 2001.

B 課題動作

IV リーチ，つかむ，放す

■学習目標
- 動作の発達を理解する．
- 手指，上肢のみではなく，姿勢に応じた下肢・体幹機能の重要性を理解する．
- 正確な動作のための運動機能，感覚機能，認知機能を理解し，代償運動を含めた異常との差を理解する．

上肢の運動は体幹に固定された肩関節から指先まで空間上で自由度がある．肩関節は3度，肘関節と手関節は2度の自由度をもつ．手指を含めてヒトの上肢運動の多彩さを制御するために脳-運動器の精緻な機能が備わっている．ここでは，手を標的物に向かって伸ばす（reach），物をつかむ（grasp），放す（release）の動作を示す．

A 運動発達

1 リーチ，つかむ，放す

生後すぐにみられる上肢の運動に手掌把握（palmar grasp）がある．**手掌把握反射**は手掌の尺側から棒を挿入すると手指を曲げて棒を握る反射である．運動発達は原則として「頭側から尾側へ」「正中から外側へ」「尺側から橈側へ」と進むことが知られている．リーチ，つかむ，放す，の運動発達時期を**表1**に示した[1〜3]．手掌把握は出生時よりみられ，生後3〜4か月で消失する[4]．発達障害があると出現または消失時期が遅れる．

生後2か月児は手を握り肘は屈曲させていることが多い．この時期を過ぎると両上肢は伸展運動が多くなり，尺側握りができるようになるとガラガラを振ることが可能になる．これは上肢の正中から末梢へ向かった運動発達である．

手で物をつかむ運動の発達は尺側握りからみられ，手掌握りが可能となるのは生後5か月程度，橈側握りは7か月ころである．その後，母指と示指によるつまみの動作が獲得される．これが手指の尺側から橈側へ向かった運動発達である．

2 運動神経系の発達

運動発達は中枢神経系の髄鞘形成時期に関係がある．Yakovlevらの研究[5]では，運動神経根の髄鞘化は胎生5か月より始まり生後1〜2か月で終結する．一方，感覚神経根は胎生6か月より始まり生後5〜6か月で終結する．出生時よりみられる手掌把握反射は胎生時期より運動の神経回路が準備され，感覚神経回路の成熟とともに反射は消失すると考えられる．

中枢神経系の成熟は脊髄から脳幹，大脳皮質へと進む．幼児期の分離運動が未発達なのは，感覚-運動にかかわる神経回路が十分に髄鞘化されていないことが原因の1つである．運動抑制にかかわる回路のうち，大脳基底核の髄鞘化は胎生7か月より始まり生後1〜2歳で終結する．同様に錐体路は胎生10か月より始まり生後1〜2歳で終わる．リーチ，つかむ，放す，といった粗大運動はこの時期までにほとんど獲得できる．

物の操作は運動学習に関連する網様体，視床-大

表1 リーチ，つかむ，放す，物の操作の発達

獲得時期	神経の髄鞘形成（終期）	リーチ	つかむ	放す	物の操作
0か月	運動神経根		手掌把握反射	不随意放し	
3か月			尺側握り		ガラガラを振る
4か月		両手を合わせる			積み木を持つ
5か月		両手でぎこちないリーチ	手掌握り		
6か月	感覚神経根	物に手を伸ばす 円を描くようなリーチ			カップを両手で持つ
7か月			橈側手掌握り		積み木を持ち換える 物を叩き合わせる
8か月		標的物にほぼ最短距離のリーチ	橈側手指握り 側腹つまみ	随意放し	
9か月		物につかまって立とうとする	三指握り		靴下を引っ張る
10か月					スプーンを持つ
11か月		伝い歩き	指腹つまみ		
12か月			指尖つまみ		
24か月	錐体路 大脳基底核			ボールを上手で投げる	物をこぼさずに，スプーンを使う
42か月	視床-大脳皮質間投射線維 小脳				三指つまみでペンを持つ

〔Vulpe, S., et al.: Vulpe assessment battery: developmental assessment, performance analysis, individualized programming for the atypical child. 2nd ed., Nat. Inst. on Mental Retardation, 1979；上田礼子：日本版デンバー式発達スクリーニング検査─JDDST と JPDQ. 医歯薬出版, 1983；Coley, I.: Pediatric assessment of self-care activities. Mosby, 1978；Yakovlev, P.I., et al.: The myelogenetic cycles of regional maturation of the brain. In: Minkowski, A. (ed): Regional Development of the Brain in Early Life: Symposium. Blackwell Science Ltd, 1967 を参考に作成〕

脳皮質間投射線維，大脳交連，皮質間連合線維の成熟時期に応じる．スプーンをつかむだけの動作は生後10か月児で可能だが，スプーンを使って食物をあまりこぼさずに食べるような巧緻な技能は2歳児程度で可能となる．三指つまみでペンを持つことができるのは4歳児程度の発達期であり，運動調節にかかわる視床-大脳皮質の連絡路が十分に発達する時期に重なる．

これらの運動制御には感覚神経と運動神経のみならず，認知-報酬系の脳機能がかかわっている．情動-運動システムの脳機能回路には，黒質-線条体を中心に背外側前頭前野，補足運動野，眼窩前頭皮質，中側頭皮質，扁桃体，視床が含まれ，巧緻な運動ネットワークを形成している[6]．上肢の運動発達には脳機能の成熟が関与している．

素早く跳ね返ったボールをつかむことや，視覚を遮断しても覚えた関節運動を再現できるような運動は10〜20歳代で最も成績がよい．この時期には皮質間連合線維が髄鞘化を完了する．

B リーチ

1 運動

リーチは，体幹を中心にして前方，後方，側方，上方，下方とあらゆる方向へ手を伸ばす運動であ

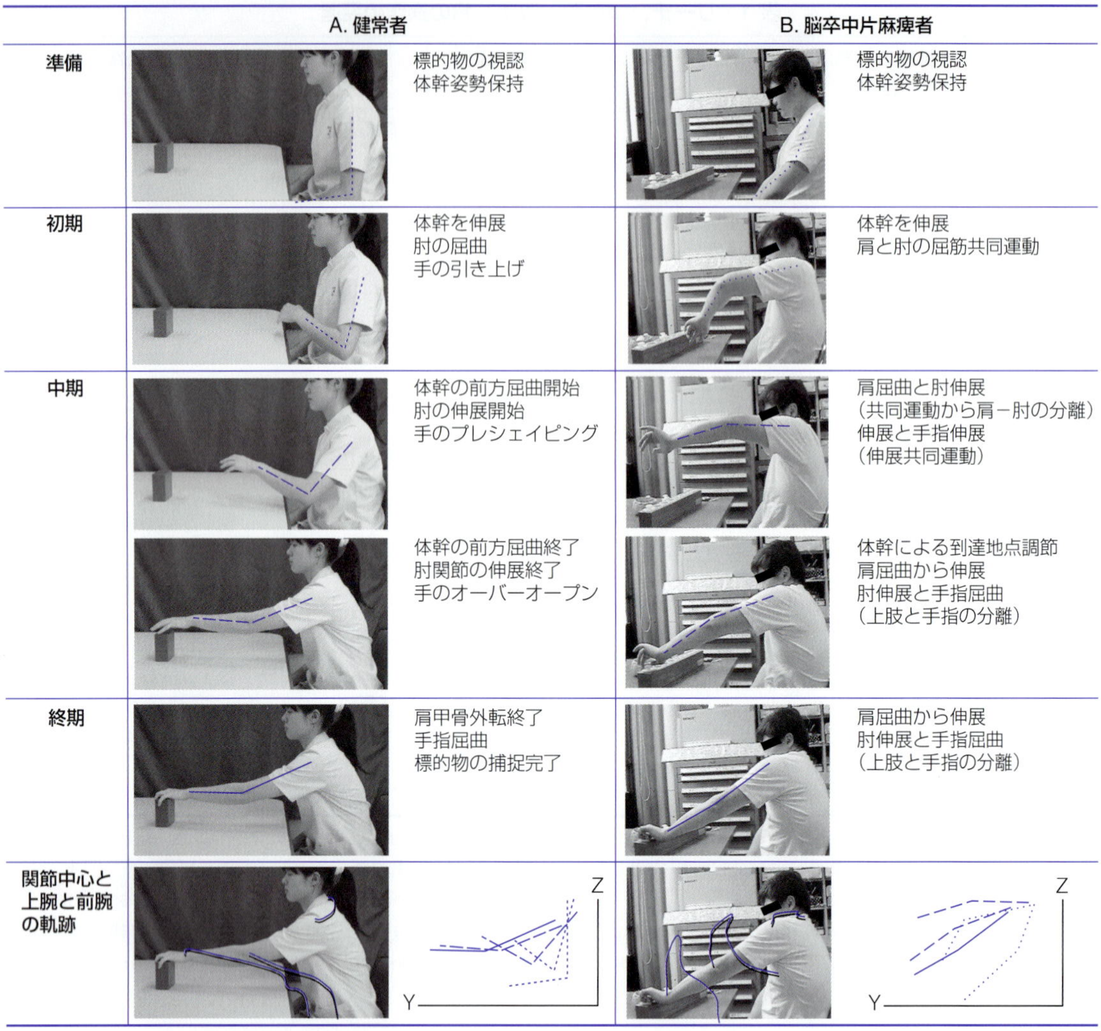

図1 健常者と脳卒中患者のリーチ動作
リーチ動作を準備期・初期・中期・後期に分けて上肢運動の軌跡を示した．最下段には肩・肘・手の関節中心ならびに上腕と前腕の軌跡を示した．A：運動麻痺のないリーチ．B：脳卒中片麻痺（Brunnstrom Stage 上肢Ⅴ，手指Ⅳ）のリーチ．

る．リーチには，肩関節，肘関節，手関節の運動に加え，これらを支えるために体幹と下肢にも役割がある．

　座位姿勢での前方へのリーチを例にすると，①リーチの準備期（視認），②初期（肘屈曲），③中期（肘伸展と肩屈曲），④終期（手の到達と把持）の運動が連結して行われる（図1）．体幹は初期に軽度伸展する（テイク・バック）．初期から中期にみられる肘伸展と肩屈曲時には体幹は固定されて上肢運動を支え，上肢運動では到達標的に届かな

い分を体幹の前傾姿勢で補う．手の運動軌跡は標的に向かって最短距離を描く．脳卒中片麻痺患者にみられる**共同運動パターン**に影響されるリーチでは肘屈曲が小さく，肩屈曲が大きい．手と肘の運動軌跡は長くなり，最短ルートをたどれずに動作時間は長くなる．

2 感覚フィードバック

　手の運動では，視覚と体性感覚を統合する仕組

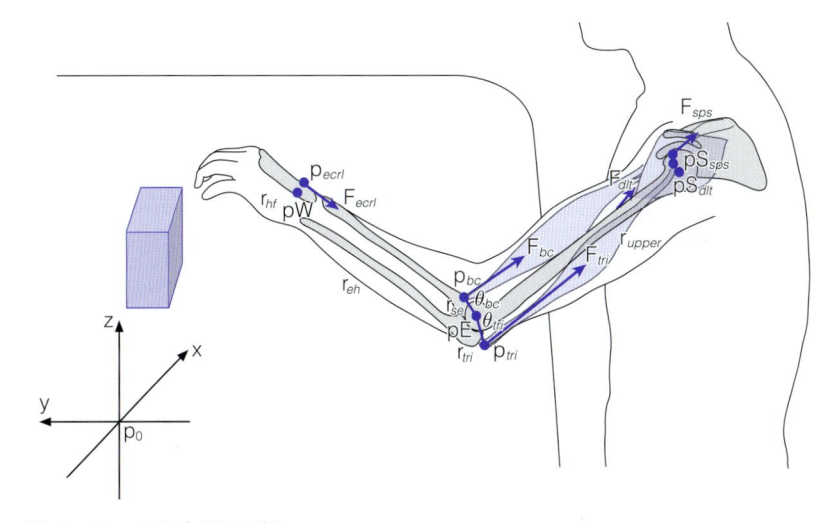

図2 リーチの力学モデル
三角筋，上腕二頭筋，上腕三頭筋，橈側手根伸筋のモーメントアームとトルクベクトルを示した．

みが重要な働きをする．Rothwellらは末梢神経炎により肘関節から末梢の近くを失った患者において，親指を含む片手ならびに両手の運動が可能であったが，書字や更衣のボタンかけには患手が使えなかったことを報告している[7]．その原因の1つに，末梢神経炎の患者は正常対照例に比べて，視覚遮蔽条件下では手のつまみ動作で母指を一定の収縮力に保つことができなかったことを明らかにしている．すなわち，知覚のフィードバックなしに筋収縮を随意的に一定に保つことは難しい．

Rothwellらの報告のように，手指の運動時は視覚で体性感覚を代償することがある．一方，Taubらは胎児期サルの末梢知覚神経を切断し，その後の発達で歩行や姿勢保持に神経切断肢を使うことができたが，手指の運動習得が難しくなることを明らかにした[8]．体性感覚は運動学習において重要である．

Gobleらは視覚遮断条件下で肘関節を反復運動させ，体性感覚による運動再現性を調べた[9]．肘関節を屈伸させて最初と同じ位置に戻したときの関節角度は，同側の再現が最も誤りが少なく，対側の角度に合わせたとき，対側の肘関節の角度を覚えてから再現したとき，の順に関節運動の再現性が低かった．

この視覚遮断による肘関節運動の再現性を小児から高齢者までを年代別5群に分けて調べたところ，同側の肘関節を屈曲120°〜90°まで反復運動させたときの再現性は8〜10歳児が最も低く，20〜30歳が最も高く，35歳以上は低くなった．感覚受容器の体表分布密度は高齢になるほど低くなるため，高齢者に認める関節位置覚に影響される運動誤差は，知覚受容器からの信号処理と運動調節によってもたらされると考えられる．

3 筋張力と関節トルク

リーチは多関節による連動した運動であるため，表現が一様ではない．三角筋が作用する肩を例に，多自由度の関節運動では1つの筋が単純に屈曲または外旋といった複数の動きに作用していることがほとんどである．特に多自由度関節に対する筋の作用は関節角度によって変化するため，厳密には筋の作用は関節角度と力との関係で表現されるべきである．

リーチ中の関節運動を図2のようなモデルで肘関節を単軸関節として考えてみよう．リーチの

肘伸展では上腕三頭筋は求心性収縮（concentric contraction）し，上腕二頭筋は遠心性収縮（eccentric contraction）をおこす．肘伸展トルクの大きさ τE_{ext} は次式で計算できる．

$$\tau E_{ext} = F tri r_{tri} \sin \theta_{tri} \quad (1)$$

（Ftri：上腕三頭筋の筋張力，r$_{tri}$：回転中心 pE から作用点 p$_{tri}$ までの距離）．

τE_{ext} は肘伸展トルク τE_{flx} と拮抗し，τE_{ext} ＞ τE_{flx} のとき伸展し，τE_{flx} ＞ τE_{ext} のとき屈曲する．τE_{flx} は回内・回外，屈曲・伸展の運動方向と上腕二頭筋・上腕筋・腕橈骨筋がかかわるのでやや複雑であるが示してみる．

拮抗する上腕二頭筋トルクを τE_{bc} とすると，

$$\tau E_{bc} = F bc r_{bc} \sin \theta_{bc} \quad (2)$$

（Fbc：上腕二頭筋の筋張力，r$_{bc}$：回転中心 pE から作用点 p$_{bc}$ までの距離）．

$r_{bc} \sin \theta_{bc}$ はモーメントアームと呼ばれる．肘関節角度が変わると θ が変化するためモーメントアームの値も変わる．多軸関節で回転軸が任意の方向にあるときは，トルクを表現するには大きさだけでなく回転軸の方向がいる．トルクを大きさと方向をもつトルクベクトル $_{bc}E\tau$ とすると，

$$_{bc}E\tau = F_{bc} \times r_{bc} \quad (3)$$

（"×" はベクトルの外積）となる．

r_{bc} は pE から p$_{bc}$ に向かうベクトル，Fbc は筋張力の大きさと方向を現すベクトルとすると $_{bc}E\tau$ はその大きさがトルクの大きさを示し，方向は回転軸の方向，向きは「右ネジの向き」に従う回転の向きを表す．

肘関節は上腕二頭筋・上腕筋・腕橈骨筋が運動に関与しているので関節トルクベクトルは各筋によるトルクベクトル $_{flx}E\tau i$ を合成し，

$$_{flx}E\tau = \Sigma_{flx}E\tau i = \Sigma F_{bc}i \times r_{bc}i \quad (4)$$

（i は筋の名称）と表現できる．

肘関節屈曲に際して各筋の発生するトルク $_{flx}E\tau i$ は，

$$\begin{aligned}_{flx}E\tau i &= F_{bc}i \times r_{bc}i \\ &= |F_{bc}i| \cdot |r_{bc}i|(\sin \theta_{bc}i)ei \\ &= |F_{bc}i|\alpha i \end{aligned} \quad (5)$$

（ei は $_{flx}E\tau i$ 方向の単位ベクトル，α はモーメントアーム・ベクトル）となる．

この式から，モーメントアーム・ベクトルの方向はトルクベクトルの方向を示し，大きさは筋張力の大きさとトルクの大きさとの間の比例定数に相当する．写真の静止画のように関節運動が一定であれば r_{bc} と θ_{bc}（r_{bc} と F_{bc} のなす角）は一定となり α は一定となる．α の方向がわかれば筋の収縮によって発生するトルクにより腕がどの方向に動くかがわかる．

同様に，図2に肩関節挙上に作用する三角筋と棘上筋，手関節背屈に作用する長橈側手根伸筋の単軸関節モデルを描き，治療標的となる筋と関節の関係をみるときの参考としていただきたい．

4 関節角度と運動効率

特定の関節角度に筋出力の決定には，筋緊張と筋長の相互関係（長さ−張力曲線）およびモーメントアームが影響する[10]．肘関節屈曲の筋出力と関節角度の関係では，筋長よりも角度とモーメントアームの関係のほうが優位である．肘関節は 90°屈曲位で筋出力は最大となる[11,12]．肘関節を標的とした筋力増強練習や肢位保持の治療場面では留意したい．

C つかむ

1 握り，つかみ，つまみの分類

人は作業の目的に応じて標的物をもつ手の形状を変える．たとえば，ペンを持って文字を書くときと，机上のペンを持ち上げるときは手指の関節角度が異なる．手の形状と把持する標的物とには一定の運動パターンがあり，Napier は力を必要と

表2 握り，つかみ，つまみの分類

把持動作	細分類	日常の動作の例	関節運動	主要筋	破綻による異常の例
握り (grip) 指をそろえて物をとらえる	強力握り (power grip)	ハンマーを握る．母指は標的物を補助的に保持する．	対立アーチ．CMC 関節，環指と小指の屈曲	虫様筋，骨間筋，母指内転筋	母指の欠損．CMC 関節の痛みはこの動作を不安定にする．尺骨神経の損傷
	精密握り (precision grip)	母指と示指を対立させてペンを持つ．	PIP 関節は屈曲し，DIP 関節は伸展	第 2 指の深指屈筋，短母指屈筋，短母指外転筋，母指内転筋	内在筋麻痺．運動失調
	鉤下げ握り (hook grip)	手指を鉤のようにしてバッグの柄を持つ．	MP 関節の屈曲と固定	虫様筋，骨間筋，深指屈筋，浅指屈筋	正中神経麻痺
つかみ (grasp) 5 本の指を離して物をとらえる	球つかみ (ball grasp)	野球ボールを手掌面に当てて持つ．		虫様筋，骨間筋，母指内転筋，深指屈筋，浅指屈筋	正中神経麻痺，尺骨神経麻痺
つまみ (pinch) 主に指（指尖，指腹，指の側面）で物をとらえる	指尖つまみ (tip pinch)	針のつまみ上げ．腕時計のネジ巻き．	MP 関節，PIP 関節，DIP 関節屈曲の固定	長母指屈筋，浅指屈筋，深指屈筋，母指球筋	正中神経麻痺
	指腹つまみ (pulp pinch)	アメ玉を持ち上げる．		虫様筋，骨間筋，母指内転筋	尺骨神経麻痺
	側腹つまみ (lateral pinch)	鍵を鍵穴に通して回す．	第 2 MP 関節の外転（内転防止）	母指内転筋，虫様筋，第 1 背側骨間筋	尺骨神経の損傷による第 1 背側骨間筋麻痺で機能低下
	横つまみ (side pinch)	たばこを指にはさむ．	手指の内転	虫様筋，骨間筋	尺骨神経麻痺
	3 指つまみ (3 digit pinch)	母指を含む 3 指の指腹で持つ．指腹つまみと同じ．	MP 関節屈曲	中手筋，母指球筋	正中神経麻痺，尺骨神経麻痺
	5 指つまみ (5 digit pinch)	ボールを手掌面に当てずに 5 指の指腹で持つ．	MP 関節屈曲	長母指屈筋，浅指屈筋，深指屈筋，中手筋，母指球筋，小指球筋	関節リウマチの尺側偏位

する power grip と精密に作業を行うための precision grip に大別した[13]．Iberall は対立する力 (opposition force) により，正確さを要する作業のときにみられる pad opposition（対向つまみ），力を必要とする palm opposition（筒握り），正確さと力の双方を要するときの side opposition（側腹つまみ）に分類した[14]．

つかむ運動中には静的な手の形状もしくは標的物と手の接触面との関係で分類がある．たとえば，強い把持力を発揮するのは，ball grip, power grip,

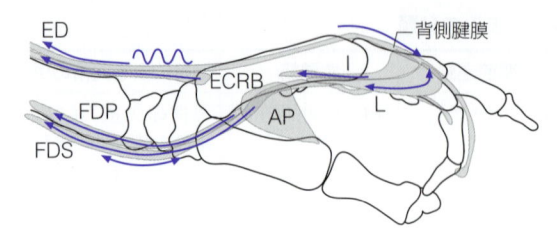

図3 手指屈曲の筋作用

物をつかむとき，深指屈筋（FDP），浅指屈筋（FDS），骨間筋（I）が収縮し指を屈曲させる．虫様筋（L）はFDPの近位移動と背側腱膜の遠位移動によって伸張される（本項の図6に示す示指伸展時の背側腱膜の位置を参照）．Lの伸張によって骨間筋，FDPとFDSのMP関節屈曲トルクを補う．筋短頭側手根伸筋（ECBR）が手関節を軽度背屈させ，手関節背屈によって指伸筋（ED）は弛緩し，EDが手背側で末梢に引かれて手指屈曲力が発揮される．EDはMP関節屈曲に拮抗し屈曲を減速させる．

hook gripがある．精密な操作に適した把持には，指尖つまみ，指腹つまみ，側腹つまみ（鍵つまみ），横つまみ，三指つまみなどがある（表2）．

2 主要な筋作用

つかむ運動には，手指の中手指節間（MP）・近位指節間（PIP）・遠位指節間（DIP）関節の持続した屈曲と，母指の屈曲・対立運動がある．つかむ運動では深指屈筋，浅指屈筋，骨間筋が活動する（図3）．

尺骨神経損傷では手内在筋の運動麻痺を呈する．強い力で物をつかむときはMP関節の屈曲が重要であり，骨間筋が大きな屈曲トルクを発生する．骨間筋が麻痺し，MP関節屈曲が他の手指関節と連動しないとつかむ運動は拙劣となる．

手指屈曲のとき，指伸筋は一定の筋活動を示し，MP関節の屈曲に対して抑止制御を行う．直径3～5cmの物をつまむときは指伸筋がMP関節を伸展方向に作用して対立を促している．この作用は浅指屈筋と深指屈筋がPIPとDIPの屈曲を細かに制御することを可能にする．

ハンマーを握ると手関節伸筋が活動して手関節は背屈する．指伸筋と手関節屈筋は手外在筋の手関節屈曲を相殺して手外在筋の筋長を保ち，手指

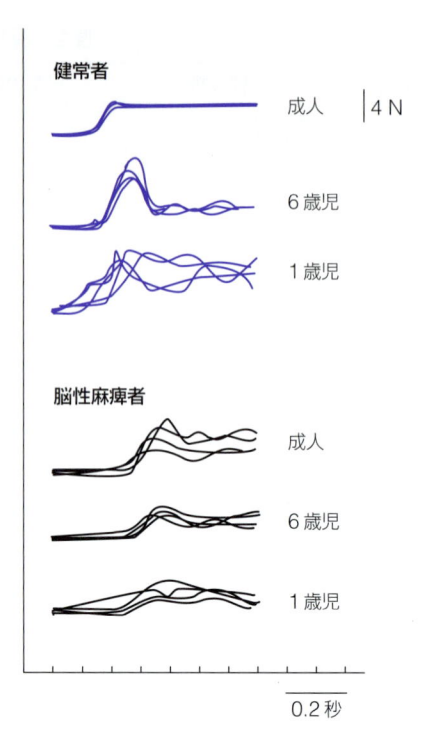

図4 健常者と脳性麻痺者の持続つまみ力のパターン

標的物をつまみ，空中で保持したときの物体表面にかかる圧力を示した．健常成人では標的物に接して加圧したのち，素早く収束し安定する．健常6歳児ではつまみ始めに過剰に力を発生させる特徴がある．1歳児ではつまんだ圧力が安定しない．一方，脳性麻痺者は圧力が安定しない．
〔Forssberg, H., et al.: Development of human precision grip. I: Basic coordination of force. *Exp. Brain Res.*, 85:451–457, 1991；Forssberg, H., et al.: Impaired grip-lift synergy in children with unilateral brain lesions. *Brain*, 122(Pt 6):1157–1168, 1999より改変〕

屈曲を助ける．

3 運動発達と知覚

標的物をつまみ，空中で保持しているときの力を測定すると，つまんだ瞬間は標的物に対して過剰な力が発揮され，その後は標的物の重さに対してつまんだ指先への力と表面摩擦とによって一定の力が発揮される（図4）．成人はこの瞬間的な物体へ加える力がごく瞬間的で小さく，幼少時は大きい．標的物の重さが経験的に学習され，必要最小限の出力でつまみ，運搬する動作が効率的に行

	健常者			脳卒中片麻痺者
	A		B	C
1 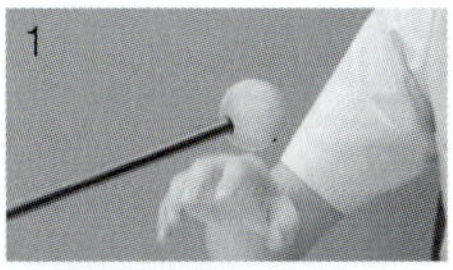	標的物の視認 体幹姿勢保持 肘関節屈曲開始			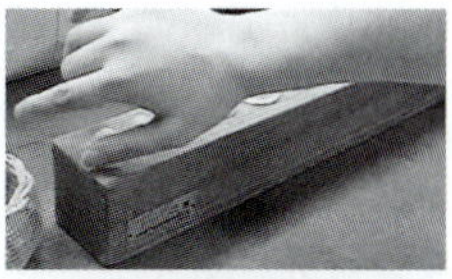 手指の伸展は上肢の共同運動に影響を受ける．
2 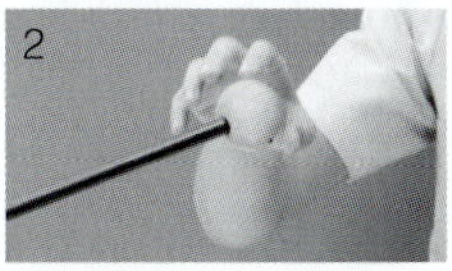	標的物への接近 肩関節屈曲 手関節背屈 手のプレシェイピング	1 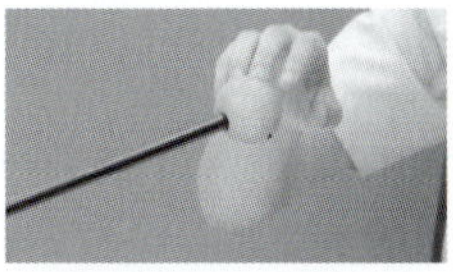		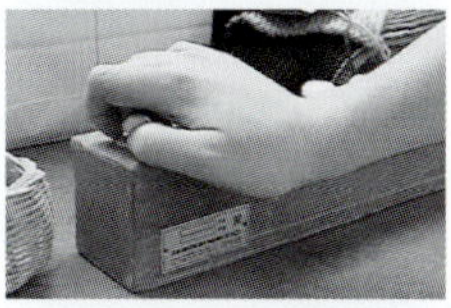 母指と示指の対立運動が不十分．
3 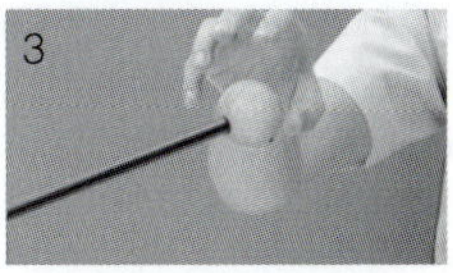	手指のオーバーアクション 肘関節の伸展開始	2 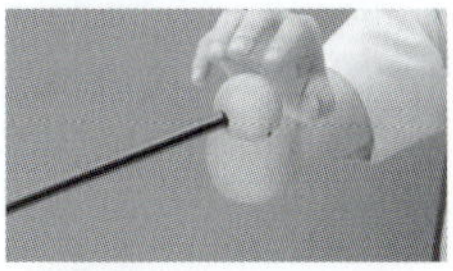		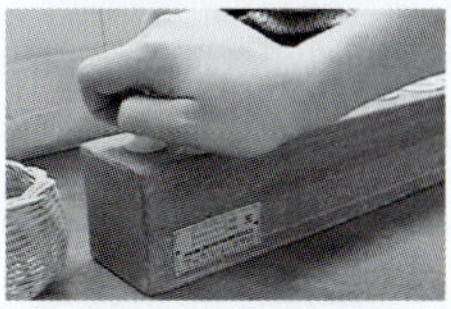 屈筋共同運動により母指は内転，屈曲して手掌内に入る．
4 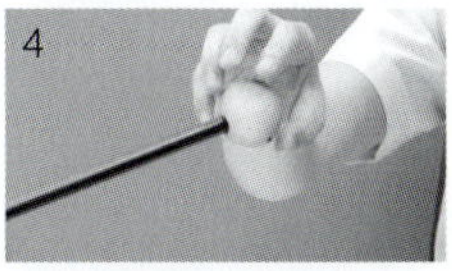	肘関節の伸展終了 手指屈曲・対立	3 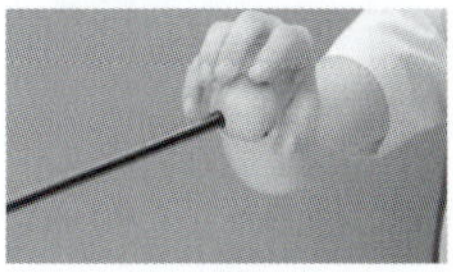		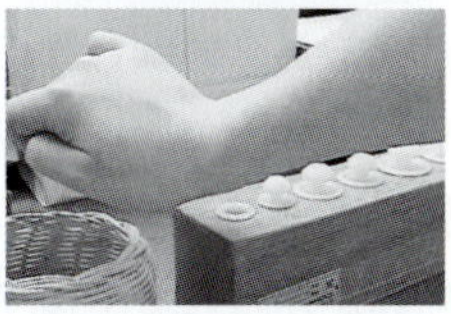 指先でつかむというより手掌内に標的物を握るような運動になる．
5 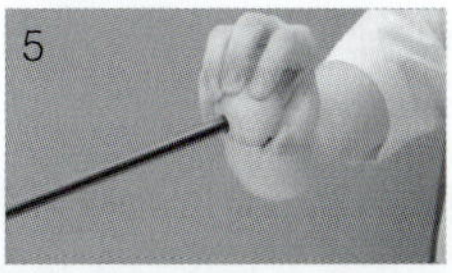	手指屈曲 標的物の重量と表面摩擦から手指の屈曲力を調節		(グラフ：手指対立間口 (cm)／時間 (ms), B2, A3)	

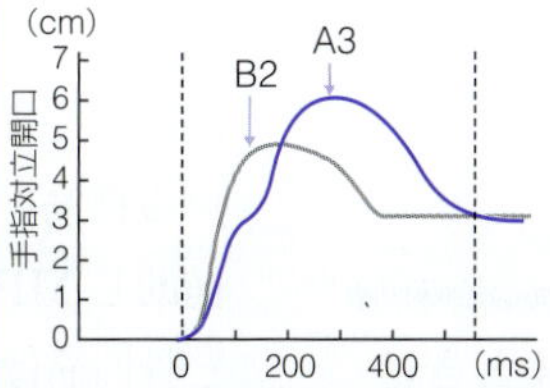

図5 健常者と脳卒中患者のつかむ動作
A：健常者が標的物を視認し，接近してつかみ終えるまでの手の動作を示した．B：標的物の大きさを学習したあとのつかみ動作．標的物を繰り返してつかみ，物の大きさや形を覚えると，手指のオーバーアクションは小さくなる．C：脳卒中片麻痺患者のつかむ動作．共同運動が出現し，対立運動が不十分

われているためであると考えられる．

　正常発達後の高齢期においては青年期よりも物のつまみをミスすることが増える．加齢により指腹にある感覚受容器の分布密度が減少するため[15]，知覚伝達が劣化することが原因の1つと考えられる．

　上肢に運動障害があるとき，つまみ力の安定的な出力が妨げられる．脳性麻痺児のつまみ力は6歳児でも弱く，成人では筋出力が強くなるが安定しない[16,17]．感覚運動の発達障害が影響すると考えられる．

4　プレシェイピング(pre-shaping)

　人が物体を手でつかもうとするとき，手が標的物に届く前にあらかじめ手の形を準備するプレシェイピング (pre-shaping) がみられる．**図5A**の運動では，肘関節を屈曲しながら手の形を標的物に合わせ，つかむ動作に備える．

　プレシェイピングは，人が標的物の形を視覚認識し，つかむ前に視覚情報に合わせて運動を開始し動作の効率化をもたらす[18]．標的物の大きさを体感し学習するまでは，つかむ直前に手指の対立

開口が大きくなることがある（手指のオーバーアクション）．この運動は標的物の大きさを学習したあとは減少し運動速度が速くなる（図5B）．脳卒中片麻痺患者のつかむ動作では，共同運動パターンによって影響を受け，母指対立の不十分さや手掌握りが顕著にみられる（図5C）．

D 放す

1 運動発達

不随意に握った物を放す運動は月齢0か月からみられる．手掌に刺激があると把握反射で物をつかんでしまうため，把握反射が残存する時期は不随意に放す運動となる．標的物に手を伸ばす運動がみられる生後5〜6か月ころにはつかんだものを振り動かして放す運動がみられ，つかんだ積み木を持ち換える動作がみられる生後7か月ころには随意的放し運動がみられる．

2 主要な筋作用

標的物をつまんでいるところから放すときは，物体に与えていた手指圧を減少させる．ゆっくりと物を放すときは手指屈筋の収縮力を下げる．物体が手指圧で歪んでいたときや手を完全に放すときには手指関節の伸展が生じる．手指の伸展はつかみの準備に行われることが多く，放す運動に必ずしも能動的ではない．

手指に作用する筋を完全に弛緩させても手指が屈曲しているのは屈筋の生理的張力による．したがって，手指の伸展に対する抵抗は深指屈筋のような外来屈筋の張力である．主な指の伸筋は指伸筋・虫様筋・骨間筋である．指伸筋は指節間関節を伸展させるとともに背側腱膜を中手骨方向へ引っ張り，MP関節を伸展させる（図6）．

斜走支靱帯はPIP関節近位の屈筋腱を囲む線維性指腱鞘からおこり，PIP関節掌側からDIP関節背側へ斜行する．斜走支靱帯はDIPとPIP関節

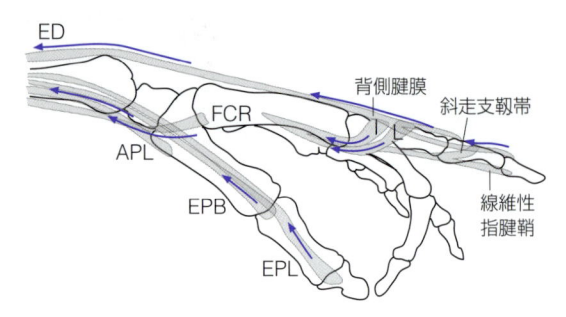

図6 手指伸展の筋作用
DIPとPIPを伸展するときは指伸筋（ED）が強く収縮する．このとき，橈側手根屈筋が収縮してEDに拮抗して手関節を軽度屈曲させることでEDの張力を補助する．虫様筋（L）と骨間筋（I）は指の伸展途中で収縮し，付着している背側腱膜を緊張させMP関節の伸展に作用する．斜走支靱帯は線維性指腱鞘とED終末にある側索を結合させ，PIPとDIP関節の同期した運動を補助する．APL：長母指外転筋，FCR：橈側手根屈筋，ED：指伸筋，I：骨間筋，L：虫様筋，EPL：長母指伸筋，EPB：短母指伸筋

の連動した伸展にかかわる．この靱帯は関節炎やDupuytren（デュピュイトラン）拘縮によって硬化するため，この靱帯の障害によってDIPとPIP関節の屈曲拘縮が生じる．

虫様筋と骨間筋は腱膜を引くことでこの運動を補助しMP関節の伸展に寄与する．加えて虫様筋と骨間筋はMP関節の屈曲トルクを生むため，指伸筋によるMP関節の過伸展を抑止する．虫様筋と骨間筋の抵抗がなければ指伸筋の収縮によりMP関節は過伸展しIP関節は屈曲する．これは手内在筋マイナス肢位と呼ばれる．

手指伸展の際は手関節屈筋の活動を伴う．橈側手根屈筋と尺側手根屈筋は指伸筋の収縮によって生じる手関節伸展を相殺して手関節の固定に寄与する．

3 健常者と片麻痺患者の比較

健常者ではつかんだ物を放すとき，手放す位置を確認し，標的物を放す位置へ移動させてから物体にかかっていた手指圧を下げることで円滑に動作が終了する．手・肘・肩関節はいずれも自由に運動できるため，体幹より近位で物を放すときは

	A. 健常者		B. 脳卒中片麻痺者
	手放す位置の視認 標的物の保持 体幹姿勢保持 標的物の重量と表面摩擦の感覚から手指屈曲力を調節 標的物にかかる手指圧はほぼ一定		手放す位置の視認 標的物の保持には肩関節屈曲を伴う． 手指の伸展を促すために肘関節を伸展させる． 体幹姿勢保持 標的物にかかる手指圧は不安定
	標的物を保持したまま机上へ接触させる 机上接触の直前に手指圧は下がる		物を保持したまま移動するために肘関節を若干屈曲させて屈筋共同運動を利用する． 肘関節が屈曲した分，リーチが短くなるので体幹を前傾させて標的物を放す位置へ手部を移動させる．
	手指の伸展開始 手指腹にかかっていた圧は0 肘関節が屈曲していても手指は自由に伸展できる	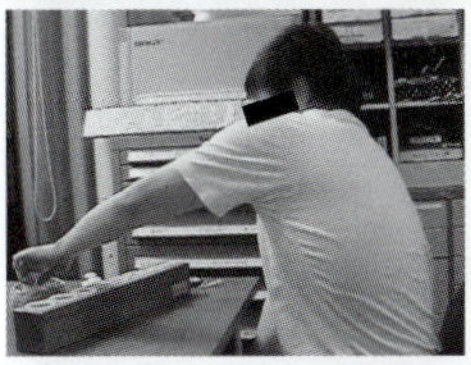	手指を伸展させるために肘を伸ばすため，体幹の運動で手部の位置を調節する．
	標的物から離れる 手指伸展終了 手関節軽度伸展開始 肘関節屈曲開始		手指から標的物が離れたら体幹を後傾し始める．
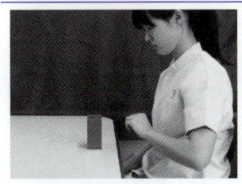	手指屈曲 手関節背屈 肘関節屈曲 標的物の放し完了	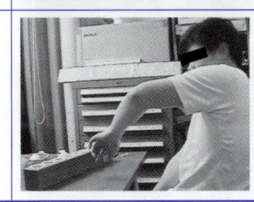	体幹を後傾しながら手を標的物から放す．

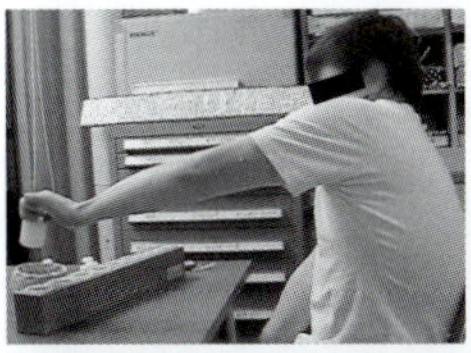

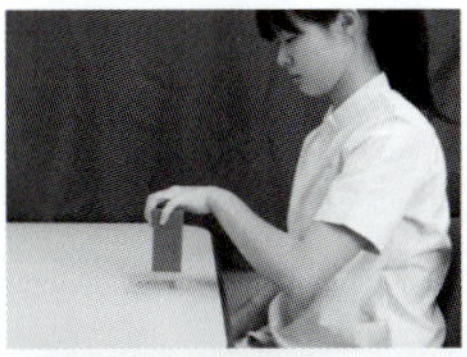

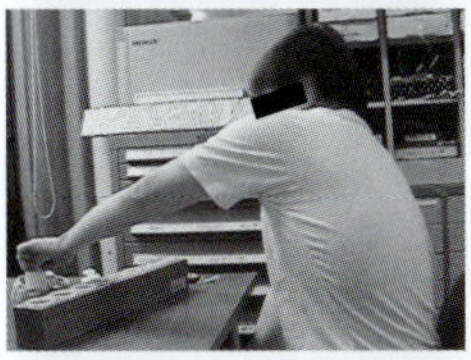

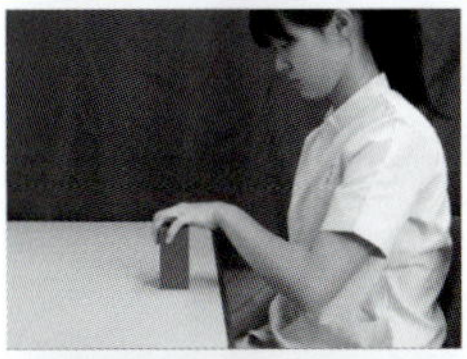

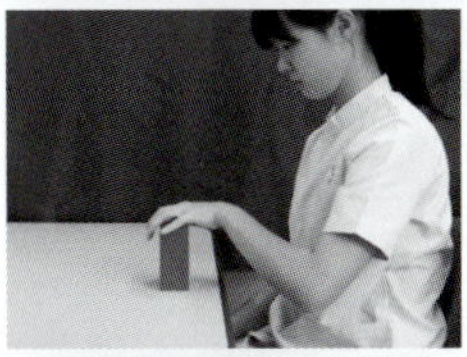

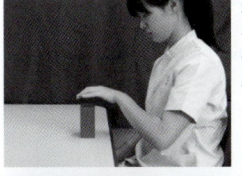

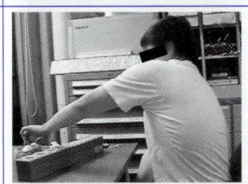

図7　健常者と脳卒中患者の物を放す動作

体幹の運動はほとんどない（図7A）．関節運動は必要最小限の運動で作業にかかる時間は短い．共同運動が出現する脳卒中患者では標的物を保持している間の手指圧力は不安定で，ときに過剰な筋出力のため放す動作が円滑でない．手指の屈筋パターンから脱して手指を伸展させるときは上肢の伸展パターンを利用することもある．体幹と肩関節の運動量は健常者に比して多い（図7B）．

脳卒中患者のような運動麻痺を呈するとき，標的物をつかんで放すまでの所要時間は健常者よりも顕著に長い．たとえば，投げ輪をつかんで放すまでの所要時間は健常者が約6秒に対し，脳卒中片麻痺患者〔Brunnstrom（ブルンストローム）Stage Ⅴ〕では10～20秒以上を要する．健常者の動作パターンでは手部の軌跡がほぼ最短距離であるのに比べ，脳卒中患者では共同運動が発現するために運動軌跡が長い（図8）．

●引用文献
1) Vulpe, S., et al.: Vulpe assessment battery: developmental assessment, performance analysis, individualized programming for the atypical child. 2nd ed., Nat. Inst. on Mental Retardation, 1979.
2) 上田礼子：日本版デンバー式発達スクリーニング検査―JDDSTとJPDQ. 医歯薬出版, 1983.
3) Coley, I.: Pediatric assessment of self-care activities.

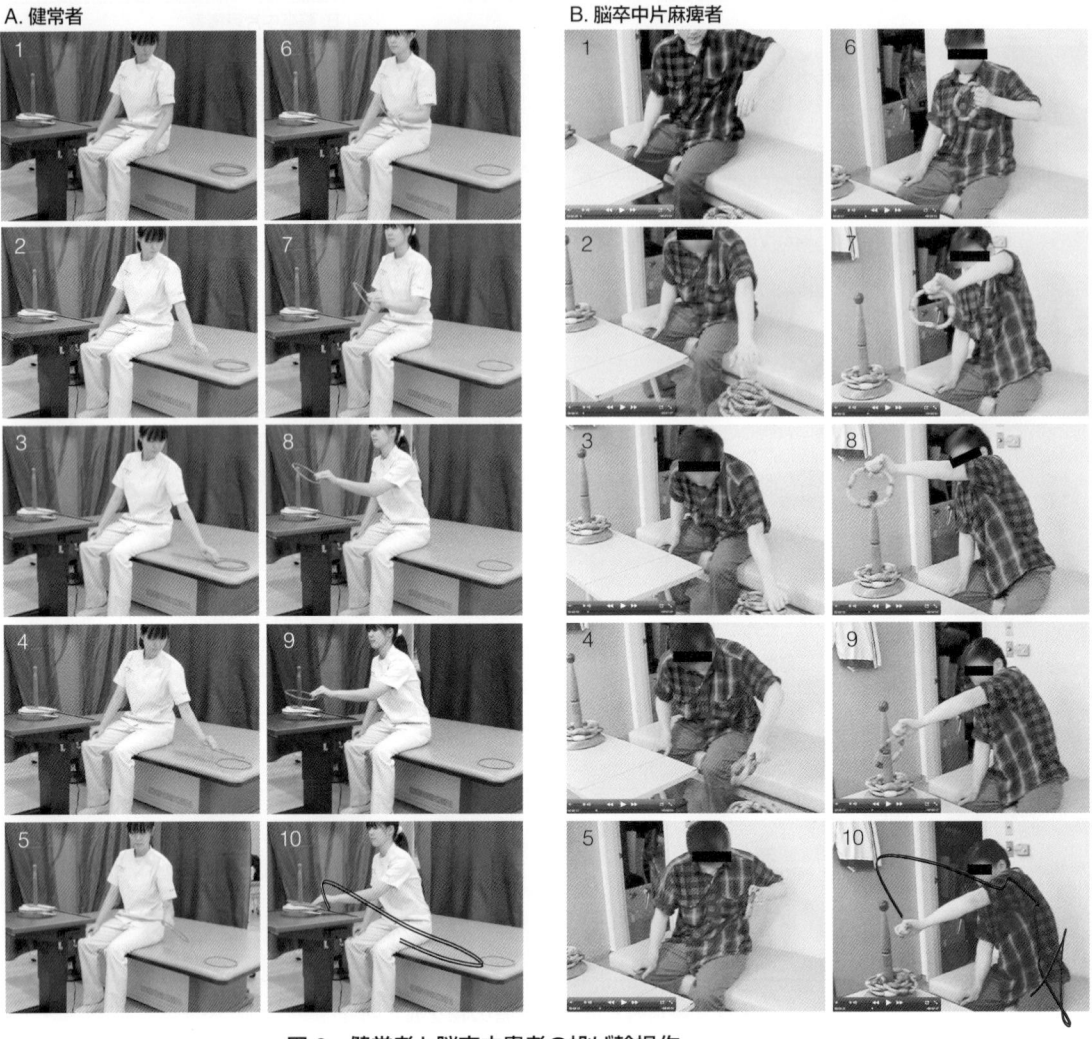

図8 健常者と脳卒中患者の投げ輪操作
投げ輪を持つためのリーチ，つかみ，投げ輪を放すまでの動作．

Mosby, 1978.
4) Milani-Comparetti, A., et al.: Routine developmental examination in normal and retarded children. *Dev. Med. Child Neurol.*, 9:631-638, 1967.
5) Yakovlev, P.I., et al.: The myelogenetic cycles of regional maturation of the brain. In: Minkowski, A. (ed): Regional Development of the Brain in Early Life: Symposium. Blackwell Science Ltd, 1967.
6) Schultz, W.: Multiple reward signals in the brain. *Nat. Rev. Neurosci.*, 1:199-207, 2000.
7) Rothwell, J.C., et al.: Manual motor performance in a deafferented man. *Brain*, 105(Pt 3):515-542, 1982.
8) Taub, E.: Movement in nonhuman primates deprived of somatosensory feedback. *Exerc. Sport Sci. Rev.*, 4:335-374, 1976.
9) Goble, D.J.: Proprioceptive acuity assessment via joint position matching: From basic science to general practice. *Phys. Ther.*, 90:1176-1184, 2010.
10) 山田 茂ほか：骨格筋―運動による機能と形態の変化．ナップ，1997.
11) 東登志夫ほか：等尺性収縮時における肘関節角度が肘関節屈筋群の筋疲労と筋出力に及ぼす影響．理療科，19:121-125, 2004.
12) Bechtel, R., et al.: The influence of task and angle on torque production and muscle activity at the elbow. *J. Electromyogr. Kinesiol.*, 4:195-204, 1994.
13) Napier, J.R.: The prehensile movements of the human hand. *J. Bone Joint Surg. Br.*, 38-B:902-913, 1956.

14) Iberall, T., et al.: Opposition space as a structuring concept for the analysis of skilled hand movements. In: Heuer, H., et al. (eds): Generation and modulation of action patterns, 15:158–173, 1986.
15) Iwasaki, T., et al.: The aging of human Meissner's corpuscles as evidenced by parallel sectioning. *Okajimas Folia Anat. Jpn.*, 79:185–189, 2003.
16) Forssberg, H., et al.: Development of human precision grip. I: Basic coordination of force. *Exp. Brain Res.*, 85:451–457, 1991.
17) Forssberg, H., et al.: Impaired grip-lift synergy in children with unilateral brain lesions. *Brain*, 122(Pt 6):1157–1168, 1999.
18) Tretriluxana, J., et al.: Manual asymmetries in grasp pre-shaping and transport-grasp coordination. *Exp. Brain Res.*, 188:305–315, 2008.

V 物品操作

■学習目標
- 物品操作にかかわる運動発達を理解する．
- 手指，上肢のみではなく，姿勢に応じた下肢・体幹機能の重要性を理解する．
- 正確な動作のための運動機能，感覚機能，認知機能を理解し，代償運動を含めた異常との差を理解する．

A 物品操作の発達

Karniolは生後12か月以内の小児の発達段階を物品操作で分類した[1]（表1）．物品を回転・移動・振り動かす動作は生後4か月までに発現する．生後2〜3か月では物品が小児の視界にある範囲では保持できるが，視界からはずれると物品を放してしまう．生後4か月までに物品を腕で近づけたり遠ざけたりするのは，物品の視覚情報と腕からの**受容性感覚**（proprioception）の双方を利用し始めていると考えられる．

生後3〜4か月には両手での物品操作がみられる．リーチは4か月ころからみられ，両手で持った物品は体の正中位で保持するか，口に物を運ぶ動作が多い．6か月ころには両手で物を自由に操作し始め，物品を両手で回転させ，物品の表面を指でなぞることができる．運動発達とともに物品操作の種類は増え，意図した操作が行えるようになる．

B 物品操作の分類

物の操作は手と対象物の双方の運動からなる．操作する物体を空間で移動する，変形させる，回転させるなどの操作と，手掌内で物品を移動，変形，回転させる操作がある．また，杖や装具のよ

表1 物品操作の発達段階

生後月齢	Stage	物品操作
1〜3	1	回転：物品を手首で動かす．
	2	移動：腕の動きで物品を自分に近づけたり遠ざけたりする．
	3	振り動かし：物品を持って振り動かす．
3〜4	4	両側持ち：左右それぞれに1つずつ物品を持つ．
	5	両手持ち：片手で持てる1つの物品を両手で持つ．
	6	持ち替え：片手に持った物品をもう片方へ持ち換える．
5	7	1つの物品を協調的に操作する：片手で物品を固定してもう片方で操作する（たとえば，人形を片手で持ち，もう片方で人形の髪をなでるような操作）．
6〜9	8	2つの物品を協調的に操作する：2つの物品を左右にそれぞれ持ち，合わせ打ちができる．
	9	物品変形：物品の形を変える（紙を裂く，音の出る玩具のボタンを押す）．
	10	連続補助操作：両手を使って作業する（片手にカップを持ち，もう片方に持った小物品をカップに入れる）．

〔Karniol, R.: The role of manual manipulative stages in the infant's acquisition of perceived control over objects. *Developmental Review*, 9:205-233, 1989 より〕

表2 物品操作：手内の移動と回転

物品操作	分類	操作例	主要な筋
手内移動	指から手掌	標的物を母指と他指の指腹で保持し，指節間関節から手掌へと移動させる（机上のコインをつまみ，手掌内で把持する）．	母指対立筋，短母指外転筋，浅指屈筋，深指屈筋，骨間筋
	手掌から指	標的物を手掌部から指へ移動させる．母指は屈曲位から伸展位となる（手掌面で握ったノック式ペンを3指つまみにする）．	虫様筋，短母指外転筋，母指対立筋
	母指と手指内	標的物をつまんだあと，微細な位置調整を行う（片手でトランプのカードを広げるとき，ペンを3指つまみしてさらにペン先へ指を移動させるとき）．	母指内転筋，短母指外転筋，骨間筋
手内回転	単純回転	標的物を指腹面で滑らせ一方向に回転させる（水筒の蓋をつかんで回す，片手で歯磨きチューブのキャップを取る）．	母指内転筋，短母指外転筋，虫様筋，骨間筋
	複雑回転	標的物を手内で複雑に回転させる（クルミを手掌内で回す．複数個の球を手掌内につかみ，1つだけ2指つまみするとき）．	母指内転筋，短母指外転筋，虫様筋，骨間筋

うに物品を身につけて身体運動の補助に用いるための操作がある．

手掌内で物品を動かすと物の直線運動と回転運動が生じる[2,3]．物品を3指つまみしたときを例にすると①単純に物品を固定する運動，②物品を指で固定しながら空間上を平行移動させる指節間関節の運動，③母指と他指の指腹面が別の方向に動いて物品を回転移動する運動がある．

その他，示指と母指が標的物を操作しているときに固定と物の移動を連続して行っていることがある．両手で紐結びをしているときに母指と示指と中指で紐の先端をつまみ，小指と環指で部分的に紐を固定する動作や，片手でノックペンのボタンを押す動作がこれに当たる．手内での物品移動と回転の分類を表2に示す．

C 重量と質感

物品を操作するとき，対象物と手指が接触する．手指と対象物が触れたときの感覚や対象物固有の重量感は，操作するための筋出力に影響を与える．すなわち，物品の操作には対象物の重量認識が必要である．物品操作にかかわる手指や上肢にも重量があり，座っている状態あるいは立っている状態で上腕が空間上を移動しようとすれば，上肢を支持する体幹や下肢にも反動が生じる．対象物の重量や質感を認識することは，物品を操作するために生じたプレシェイピングのような動きと同様に，動作を成功させるための要素である．対象物の重量，固さ，触覚による質感の予測から，指先と上肢にどのような力が加わるかの情報は，運動を計画するうえで欠かせない．

D 強力な把持と精密な把持による物品操作

成人の手指運動パターンは物品により複雑多様である．ここでは強力握りと精密握りを例に解説する．

1 強力握り（power grip）

物を強固に固定して操作するとき，把持の仕方はpower gripとなる．代表格はハンマーを持って叩くときや杖使用時，握力測定時の握りである（図1）．この握りでは手指を屈曲させて標的物を手掌面に密着させ，母指は確実に把持するための補助的作用をもつ．Power gripでは剣道の竹刀を振るときやナイフを握るようなとき，環指と小指の運動が重要である．手指が柄を強固に手掌面へ固定することで手関節の自由な運動を可能にする．

尺骨神経損傷では深指屈筋と虫様筋が麻痺する

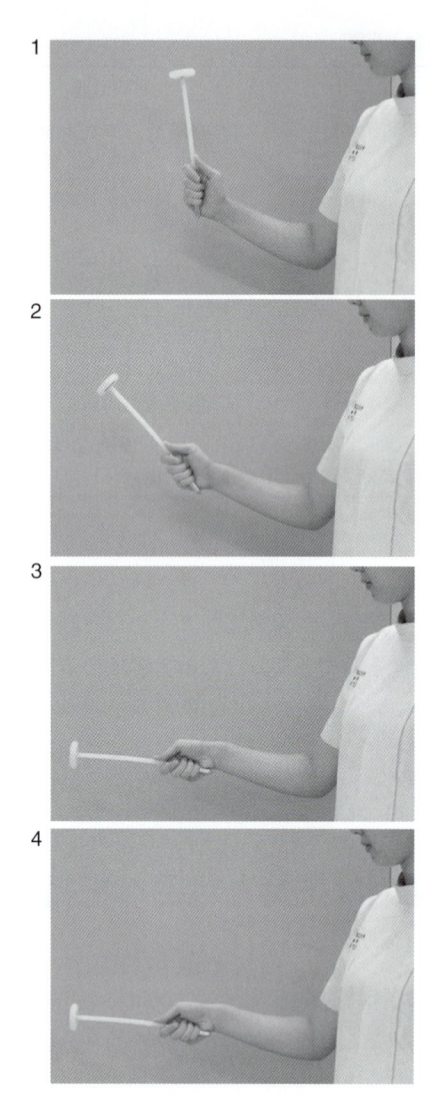

図1 ハンマーを振る動作
1：power grip でハンマーの柄を固定．2：手関節の尺屈と肘関節のわずかな伸展によってハンマーを加速．3：手関節尺屈最終可動域付近で尺屈と肘関節屈曲の制動．4：ハンマーを最終移動位置で固定

ため power grip は障害される．Power grip は MP 関節への回旋力（母指：回内方向，示指〜小指：回外方向）が働くため，関節リウマチ患者では尺側偏位を助長する．

2 杖のつかみと上肢運動

　杖は歩行補助具の1つとして，主にバランス能力の向上，患脚の疼痛軽減や保護・免荷などの目的で，高齢者や下肢運動機能障害者に使用されている．杖操作に要する把持力は，杖を空中で保持するときと杖に荷重をかけて立位および歩行を行ったときで異なる．

　杖を使用している上肢（肩・肘・手関節）の運動力学的研究では，関節モーメント，筋活動，関節間力は杖の形状によって異なることが示されている[4]．杖にかかる最大荷重率は松葉杖，ロフストランド杖，四点杖，T字杖の順に高い．肘関節と肩関節にかかる負担度はT字杖と四点杖で肘関節のほうが高く，ロフストランド杖と松葉杖では差がない．

　杖への荷重率を高めるときは，杖と肘・肩関節が直線上に並ぶことが合理的である．上肢運動は，使用者の身長と四肢長，杖の長さと形態が変化の素因となる．杖をついた際の肘関節屈曲角度が大きい場合，肘関節中心から杖先と肩を結ぶ線への垂線が長くなり，肘関節への負担は高まる．

　ロフストランド杖はグリップと前腕カフの2か所で前腕部を杖に固定できるため，T字杖と四点杖に比べて身体への固定性に優れる．関節リウマチへのT字杖使用は否定的な考えもある[5]．杖使用にはその目的と杖を使う上肢へかかる負担を考慮して処方されるべきだろう．

3 巧緻把持（箸操作）

　巧緻把持を必要とする物品操作の代表は箸操作であろう．国際標準の適応行動評価尺度の1つ「Vineland Adaptive Behavior Scales 2nd ed. (Vineland-II)」を用いた日本の調査では，箸操作は持ち方や食べこぼしを問わなければ3歳児より可能である[6]．食物をこぼさないで箸操作が自立するのは5歳ころとされる．Vineland-II は運動，コミュニケーション，日常生活の技術を評価でき

V. 物品操作

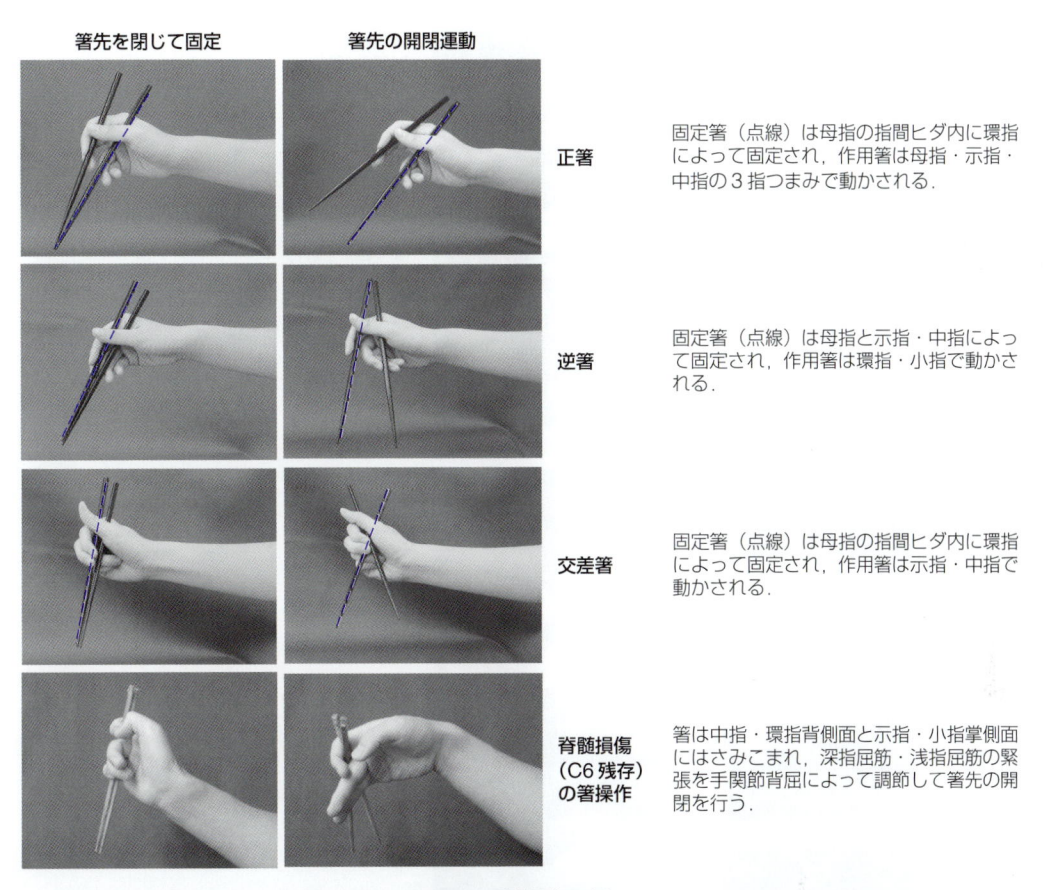

	箸先を閉じて固定	箸先の開閉運動		
			正箸	固定箸（点線）は母指の指間ヒダ内に環指によって固定され，作用箸は母指・示指・中指の3指つまみで動かされる．
			逆箸	固定箸（点線）は母指と示指・中指によって固定され，作用箸は環指・小指で動かされる．
			交差箸	固定箸（点線）は母指の指間ヒダ内に環指によって固定され，作用箸は示指・中指で動かされる．
			脊髄損傷（C6残存）の箸操作	箸は中指・環指背側面と示指・小指掌側面にはさみこまれ，深指屈筋・浅指屈筋の緊張を手関節背屈によって調節して箸先の開閉を行う．

図2 箸操作の例

る．Vineland-II の標準化サンプルは 0〜90 歳までの 3,695 人で発達障害者も含まれる．

　箸操作は道具としての箸と手の運動によって行う．箸の持ち方は伝統的に正しいとされる持ち方のほかに，箸操作の仕方を含めて複数の持ち方がある（図2）．箸は固定箸と作用箸の2本で，これらの操作で物を指の代わりにつかむ（図3）．手指の運動障害があれば箸操作は変化するため，伝統的に正しいとされる箸操作はできにくい．

　自助具を用いずに第6頸髄損傷者が箸を把持するには，指伸筋と深指屈筋，浅指屈筋の筋長と手関節背屈によるテノデーシス・アクションを利用する方法がある．手指の運動障害があるときは，箸操作がユニークなフォームであっても患者にとって有意義な方法を提案する意義はある．

4 感覚・認知機能

　物品操作の際は，視覚と体性感覚が重要な役割を果たす．Iriki らはニホンザルに熊手様の道具を使用させて手の届かないところのエサをとらせたときの大脳皮質の活動を調べた．その結果，頭頂間溝（7b 野）に手の触覚に対応する活動と標的物が手の届く位置に来たときに活動する単一ニューロンがあることを明らかにしている[7]．このニューロンの活動は熊手をしばらく使っていると手は届かないが熊手なら届く空間に標的物があるときにも活動するようになり，熊手を使っていないともとの活動範囲に戻る．物品操作によって身体イメージを拡張するための神経活動があると考えられる．

　同様に，7b 野には顔と手の動き，特に口と手の

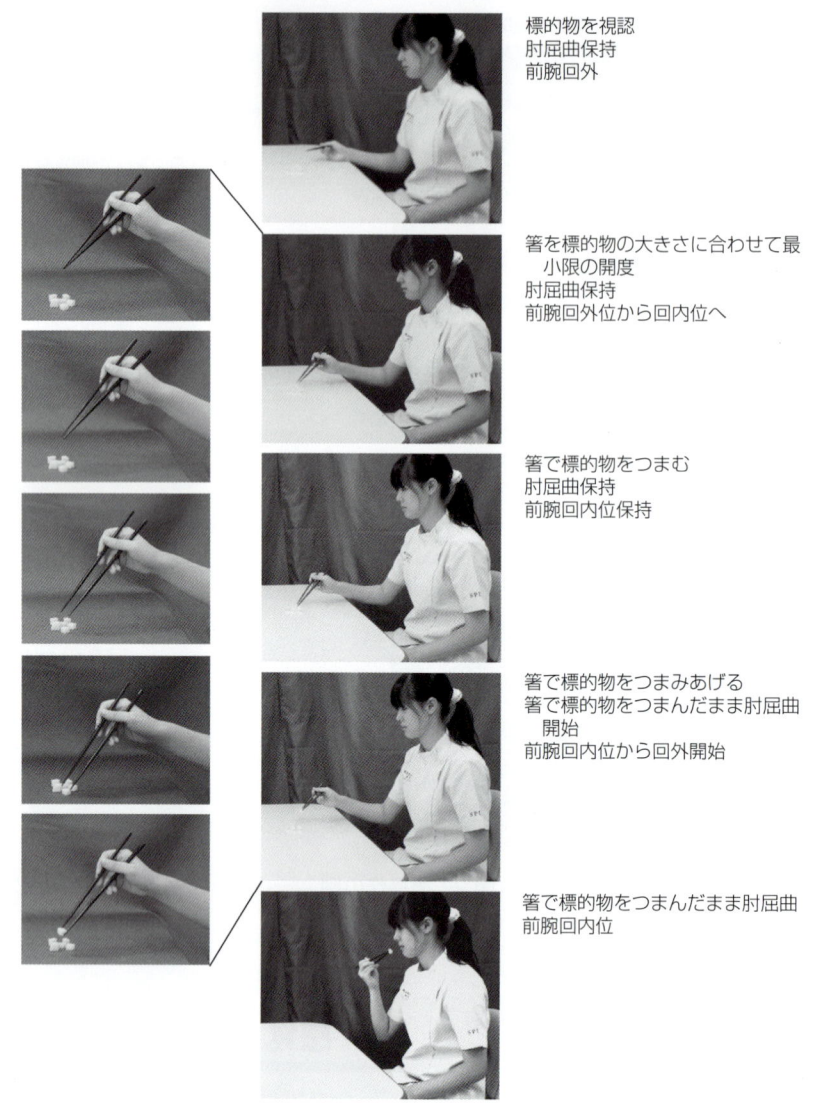

標的物を視認
肘屈曲保持
前腕回外

箸を標的物の大きさに合わせて最小限の開度
肘屈曲保持
前腕回外位から回内位へ

箸で標的物をつまむ
肘屈曲保持
前腕回内位保持

箸で標的物をつまみあげる
箸で標的物をつまんだまま肘屈曲開始
前腕回内位から回外開始

箸で標的物をつまんだまま肘屈曲
前腕回内位

図3 箸操作，つまみあげ，口部への運び

間で協調して運動したときに活動するFace-Hand Neuronがある[8]．頭頂間溝には広い範囲で顔面・手・腕・体幹の知覚に連動する領域があり，その近傍には視覚刺激に応答するニューロンがあることから，この領域は複数の感覚・運動情報が統合される領域と目される．

大脳皮質頭頂連合野の障害により，口部運動障害（口部失行）や日常慣用の物品操作障害（観念失行）を生じることが知られている．口と手の双方に受容野をもつニューロンは食事行動のような協調運動に重要な役割を果たす．

●引用文献
1) Karniol, R.: The role of manual manipulative stages in the infant's acquisition of perceived control over objects. *Dev. Rev.*, 9:205–233, 1989.
2) Elliott, J.M., et al.: A classification of manipulative hand movements. *Dev. Med. Child Neurol.*, 26:283–296, 1984.
3) Exner, C.E.: The zone of proximal development in in-hand manipulation skills of nondysfunctional 3- and 4-year-old children. *Am. J. Occup. Ther.*, 44:884–891, 1990.

4) 相馬俊雄ほか：部分荷重歩行時における杖使用側肩関節周囲筋の筋電図学的検討. 日義肢装具会誌, 20:141–147, 2004.
5) 安岡郁彦：慢性関節リウマチ患者と杖. 理学療法, 17:836–841, 2000.
6) Sparrow, S.S., et al.: Vineland Adaptive Behavior Scales, 2nd ed., (Vineland-II), Pearson Education, 2005.
7) Iriki, A., et al.: Coding of modified body schema during tool use by macaque postcentral neurones. *Neuroreport*, 7:2325–2330, 1996.
8) Yokochi, H., et al.: Inferior parietal somatosensory neurons coding face-hand coordination in Japanese macaques. *Somatosens Mot. Res.*, 20:115–125, 2003.

VI 持ち上げ（リフティング）

■学習目標
- 持ち上げ動作中の筋収縮と姿勢との関連を理解する．
- 正常と異常，姿勢による症状増悪の危険性および安全な動作法を理解する．
- 反復作業と筋疲労，動作の変化を理解する．

　持ち上げ動作では上下肢や体幹の筋骨格系障害が多くみられ，腰痛症は頻発する疾患の１つである．腰痛症の発症原因は① 筋・筋膜性起因，② 外傷性起因，③ 炎症性起因，④ 腫瘍性起因，⑤ 椎間板性起因，⑥ 内臓性起因，⑦ 心因性起因に分類される．重量物取り扱い者にみられる職業性腰痛症は，筋・筋膜性に起因するものが多数を占める．特に，体幹支持機能を担う脊柱起立筋の障害が多くみられる．腰痛症と診断された者は，運輸業と建設業に多くみられる．これらの業種では，重量物の持ち上げ動作の頻度が他の業種と比べて多いことは周知のとおりである．重量物の持ち上げにより身体に大きな負担を強いることは想像に難くないが，そのメカニズムは完全に解明されているとはいえない．本項では理解を深めるために，持ち上げ動作と関節モーメントおよび筋電図による検証を中心に解説する．

A 関節モーメントによる検証

　持ち上げ姿勢は，体幹を前傾させず膝を曲げてしゃがみ込むように抱え，その姿勢から膝を伸展させるSquat法と，体幹を前傾して膝を伸展した状態で持ち上げるStoop法に分類される．Squat法は大腿四頭筋，Stoop法は背筋群およびハムストリングスが主に作用する．腰痛症予防対策として一般的にSquat法が推奨されているが，主観的運動強度，快適度，あるいは下肢および体幹筋の出力，酸素消費量，心拍数の見地からStoop法を推奨する研究者もいる．そこで，まずSquat法とStoop法による持ち上げ方がL5/S1レベルの関節モーメントに及ぼす影響について解説する．

1 関節モーメント

　関節モーメントはモノ（物体）が人体に与える力の指標で，ここでは持ち上げた重量物と対象者自身の自重が対象者の関節に与える回転力に相当する．双方ともに人体の活動を検証するうえで有用である．本項では，ビデオ画像をコンピュータに取り込み，それらを位置座標に表し，そして運動方程式から関節モーメント値を導き説明する．
　この運動方程式の理論は，人体を剛性のある剛体リンクセグメントモデルと仮定し，関節はピンジョイントで可動性をもつモデルと仮定することにより成立させる．セグメントの質量は，その重心位置の１点に作用するものとし，一連の動作中においても身体部分の密度は一定とする．モーメントの算出には下肢遠位端の足部から順次上位関節のモーメントを計算する方法（lower body model）と上肢遠位端から下位関節のモーメントを計算する方法（upper body model）がある．

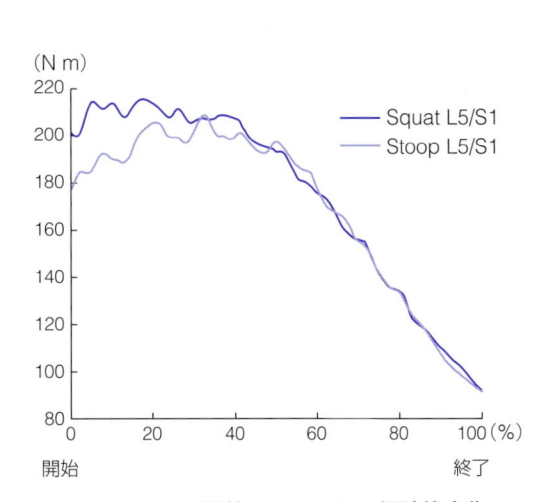

図1　L5/S1 関節モーメントの経時的変化

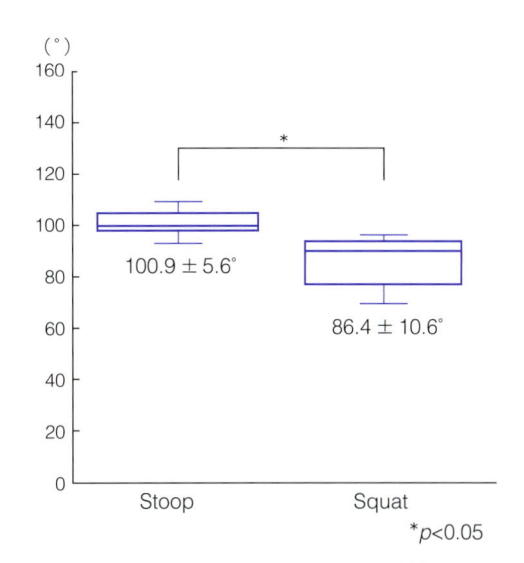

図2　L5/S1 関節モーメント最大時の体幹前屈角度

2　Squat法とStoop法の比較

　図1は，L5/S1の高さの椎間関節に及ぼすSquat法とStoop法の関節モーメントである．upper body modelにより前腕部，上腕部，頭部，上部体幹，下部体幹に分割し，剛体ごとに作成した運動方程式からモーメントを算出している．重量物が離床する時点からL5/S1モーメントはSquat法で大きくなり，その後モーメントの最大値を経て減少に転じ，動作完了時には離床時の約50％のモーメントになっている．

　図2はL5/S1関節モーメントが最大値を示すときの体幹前屈角を示している．対象は健常男子10名で，重量物の重さは対象者の体重の40％とし対象者ごとに設定した．重量物の上面が対象者の腓骨外顆上方3 cmの高さになるように配置した．対象者は重量物の正面に向かって立ち，両足は肩幅に開脚するよう指示した．課題動作は肘関節を伸展した状態で重量物を持ち上げ，重量物が床から離れた時点を開始とし，体幹と下肢が完全伸展した姿勢を終了とした．

　腰部は5個の腰椎により構成されている．このなかで腰部傷害が多発するのは第5腰椎と第1仙椎の間である．これは，L5/S1の椎間が椎骨のなかで可動域が最も大きく椎間板変形が強いこと，そして体幹の下位にあり大きな上半身重量を支えるためである．重量物離床時の関節モーメント値および関節モーメント値が最も大きくなる時点のL5/S1関節モーメントは，双方ともSquat法が有意に大きい．このことから，Squat法は力学的な評価では，Stoop法と比して不利であるといえる．

　モーメントは①支点と作用点の距離，②剛体の質量，③移動速度に影響される．Squat法の場合，支点と作用点の距離は腰部が後方へ移動するためL5/S1関節部と重量物および上半身重心点との距離（L2）が大きくなる．Stoop法ではL5/S1関節部から下した垂線は踵部前方（L1）であるが，Squat法ではそれより後方になっている（図3）．さらに，Squat法は対象者自身の重さが質量に加わりモーメント値を増大させる．

　前出の図2に示すとおりSquat法とStoop法では，異なった時期にL5/S1関節モーメント値が最大値となる．重量物取り扱い者は，この時期を認識して業務に従事することで，受傷機会を減らすことができる．モーメントは前述のとおり作用点の距離，剛体の質量，移動（持ち上げ）速度の影

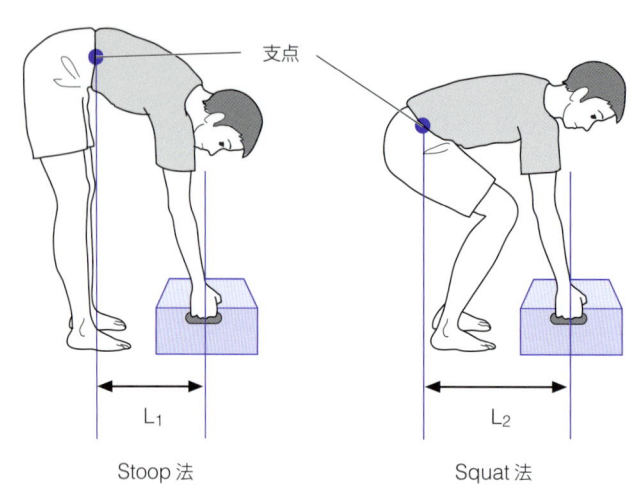

図3 モーメント最大時の支点から作用点までの距離

響を受けるため，この3つの要素に配慮することでモーメントを減少させることが可能である．支点と作用点の距離，剛体の質量を一定とした場合でも，重量物取り扱い者は，移動速度に配慮することは可能である．特に，L5/S1関節モーメント値が大きくなる時期において，急激な持ち上げ動作を避けるように配慮すべきである．

B 筋電図による検証

1 予測的姿勢制御の見地から

重量物を取り扱う場合，作業を予測して姿勢制御することは傷害予防の見地から重要なことである．このことを明らかにするため，質量表示のある場合とない場合の2条件下で重量物を持ち上げさせた．その際の，腰部傍脊柱筋の働きについて表面筋電計を用いて測定した．急性腰痛症の多くが動作初期に発生するとの報告から，持ち上げ動作の構え姿勢に着目し重量物が離床する300 ms前から離床までの腰部傍脊柱筋について調べた．

対象は筋骨格障害の既往がない健常男子学生10名とした．表面筋電計は双極誘導にてサンプリング周波数1,500 Hzにて測定した．導出筋は，右側の腰部傍脊柱筋とし，電極間距離35 mmで筋の走行に沿って貼付した．重量物の質量は体重の10％，20％，30％の3種類とし重量物を梱包する箱は，質量を表示したもの（以下，表示群）と表示しないもの（以下，非表示群）を準備した．各動作間で筋活動量の比較を行うために，各筋の等尺性最大随意収縮時の筋活動電位（以下，MIVC）を測定した．各筋1回5秒間実施し，そのなかで最大となる瞬間を100％MIVCとした．持ち上げ方法は任意とし，表示30％，非表示10％，非表示20％，非表示30％の重量物をランダムな順番で持ち上げ動作を6回行った．筋電図の解析は得られた波形を全波整流化したのち，MIVCをもとにデータの正規化を行った．重量物が離床するまでの300 msを解析区間とし，30 msを単位として10区間の積分値を算出した．

体重の30％の重量物において，非表示群は表示群より遅れて筋活動がみられた（図4）．重量物離床前120〜150 ms以降で非表示群は表示群と比して積分値が有意に小さかった．その傾向は，重量物の離床直前に顕著にみられる．このことから，持ち上げに対する身体の準備が未完であることが考えられる．急性腰痛症は持ち上げ動作初期に頻発するため，重量物に質量表示がない場合は腰部への傷害リスクが増大すると推察される．腰痛予防の見地から，重量物に質量を表示して，予測的姿

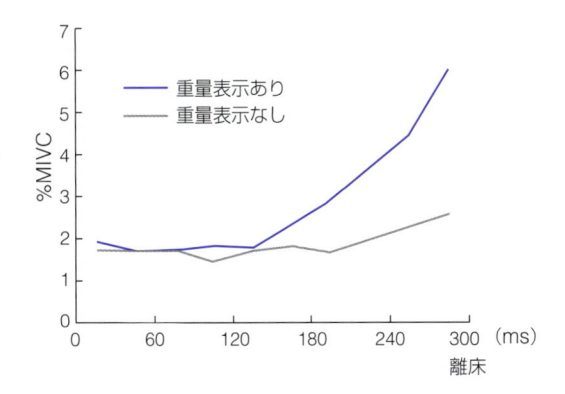

図4 重量物離床前 300 ms の%MIVC

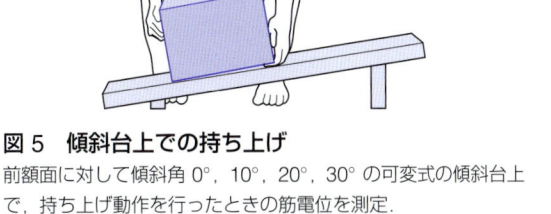

図5 傾斜台上での持ち上げ
前額面に対して傾斜角 0°，10°，20°，30° の可変式の傾斜台上で，持ち上げ動作を行ったときの筋電位を測定．

勢制御を機能させて遅滞なく筋収縮が生じるようにすることが重要といえる．

2 足場に関する見地から

腰痛予防対策指針[1] において，腰痛リスクの1つとして重量物の取り扱いをあげている．そのなかで，作業姿勢に言及している．腰部に負担のかかる中腰，ひねり，前屈，後屈捻転などの不自然な姿勢を回避するよう指導している．持ち上げ作業では，斜面に対して相対的に体幹の側屈をまねくような不自然な作業姿勢も想定される．本項では，床面の傾斜角度を変えることで左右不均等な条件を設定し，その条件下で持ち上げ動作を行う際，持ち上げ動作時の身体の安定性に寄与する中殿筋および大腿筋膜張筋，腰部傍脊柱筋の筋活動の変化について解説する．

前額面に対して傾斜角 0°，10°，20°，30° の可変式の傾斜台を作製し，その傾斜台上で持ち上げ動作を行ったときの健常男子学生 11 名の筋電位を測定した（図5）．開始肢位は，利き足が山足（傾斜上方），非利き足が谷足（傾斜下方）となるようにした．足部は，足尖が前方を向くようにそろえ，足幅は肩幅とし，膝関節最大屈曲位から持ち上げ動作を行った．本来，水平な床面での持ち上げ動作時において，中殿筋や大腿筋膜張筋は主動作筋とされていない．本検証においても，水平な床面では谷足側の中殿筋は，わずかな筋活動量しかみられなかった．しかし，30° の傾斜では，MIVC の 17%まで筋活動量が増加し水平な床面時の約 2 倍であった．すなわち，傾斜角度が増すにつれて，谷足側の中殿筋および大腿筋膜張筋の筋活動量は有意に大きくなり，逆に山足側の中殿筋および大腿筋膜張筋の筋活動量は有意に小さくなった．中殿筋および大腿筋膜張筋は，前額面方向への動揺において荷重を増したり減じたりする制御に機能する．傾斜角度が増すにつれて谷足側への荷重が大きくなり，その動揺を制御するために谷足側の中殿筋および大腿筋膜張筋の筋活動量が増加し，荷重が谷足側へ偏移したことで山足側への荷重が減ることにより山足側の中殿筋および大腿筋膜張筋の筋活動量が低下したと推察する．他方，腰部傍脊柱筋は山足側の筋活動量が有意に大きくなった．前額面方向の制御は主に股関節と体幹が担う．身体質量中心が正常なアライメントから逸脱すると，安定な位置へ回復させるために多くの筋収縮が必要となり谷足側の股関節外転筋群と山足側の腰部傍脊柱筋を収縮させることで，前額面方向の制御を補償したものと考える．

持ち上げ動作に伴う腰痛は，腰椎背筋群の筋活動によって筋内圧の上昇がおこり，その結果おこる筋の阻血が一因と考えられている．われわれの

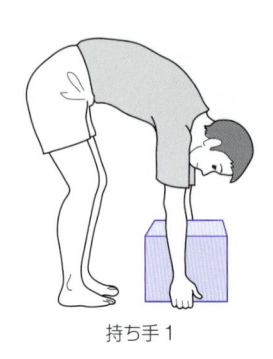

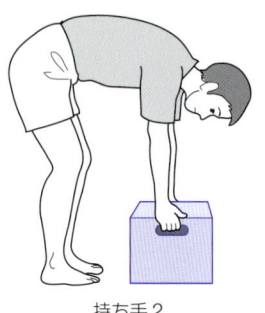

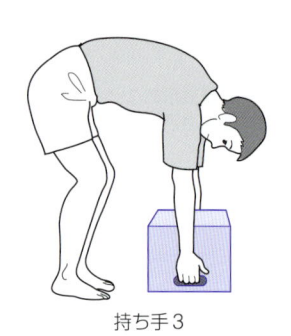

図6　持ち上げ方法

調査において傾斜角度が増すにつれて山足側の腰部傍脊柱筋の筋活動量が増大して腰部傍脊柱筋の山足と谷足の差が大きくなった．以上のことから，傾斜地で重量物を取り扱うことは山足側の腰部傍脊柱筋の筋内圧が上昇し腰痛の危険因子になると考えられる．

3 持ち手の有無による影響

　持ち上げ動作の際，持ち手（把持する部分）の有無が腰部への負担を変化させる可能性が考えられる．そこで，本項では，持ち手を使用した持ち上げ動作と持ち手を使用しない持ち上げ動作を行わせ，筋電図により各持ち上げ動作における腰背部の筋，上肢および下肢筋の筋活動変化および動作時の姿勢変化を比較し，持ち手の及ぼす影響を検証する．急性腰痛の多くは動作初期に発生するため，持ち上げ動作を4相に等分割し，その第1相について解説する．

　箱を把持する手の位置は，箱の底面（以下，持ち手1），両側の底面から16 cmの高さにある持ち手（以下，持ち手2），両側の底面から0.5 cmの高さにある持ち手（以下，持ち手3）の3種類である（図6）．持ち上げ動作の開始は重量物が離床した時点とし，動作の終了は，肩峰の高さが静止立位時と同じ高さになった時点とした．健常男子学生15名の筋電位を測定した．

　腰部傍脊柱筋では，持ち手2および3は筋活動量がほぼ一定で推移していることから，動作開始時より持ち上げ動作に必要な筋活動量が得られていたものと考える．持ち手2と3の開始肢位は異なるが，双方における腰部傍脊柱筋の筋活動量に有意な差はなかった．つまり，持ち手の高さが異なることで動作の開始肢位は異なるも腰部への負担は持ち手2と3で変わらなかった．一方，持ち手1は，持ち手2や3と比較して動作開始時の筋活動量は少ないが，動作の進行に伴って急激に上昇した．このことから，持ち手1は，動作開始時において持ち上げ動作に必要な筋活動量が得られていないと推察される．したがって，持ち上げ動作に必要な筋活動量が得られるまでの間は，後部脊柱靭帯群や関節包などが体幹を支持していると考えられ，それらの組織に負担が大きくなると思われる．動作開始時の体幹前傾角度は持ち手1，持ち手3，持ち手2の順に大きくなることが確認された．物を持ち上げる場合，第5腰椎椎間板にかかるストレスは，体幹前傾角度が大きいほど増強するため，腰椎へのストレスは持ち手1，持ち手3，持ち手2の順に増強すると考える．以上のことから，持ち上げ動作において，高い位置にある持ち手を把持することで腰部への負担を軽減できると考える．

　下肢では，動作開始時，持ち手1と持ち手3の股関節，膝関節屈曲角度に有意差は認められないが，第1相後半で両関節とも有意差が認められた．また，大殿筋以外は，下肢筋群の筋活動量は持

手1と比較し，持ち手3で多くなった．持ち手2と3を比較すると股関節伸筋群および膝関節伸筋群において持ち手3で筋活動量が多くなった．これは，股関節，膝関節の角度変化量が，持ち手2と比較し持ち手3で大きかったことが影響していると考える．持ち手2と比較し，持ち手3は，各関節とも屈曲角度が大きく，腰を深く落とした状態から持ち上げ動作を行う．安全な持ち上げ動作を行う際，腰背部周囲筋に要求される力を小さくするために，股関節，膝関節伸筋を十分に活用することが推奨されている．しかし，完全に膝関節を屈曲してしまうと，伸展させる際，大腿四頭筋に大きな力が必要となり，脛骨大腿関節や膝蓋大腿関節に大きな負荷を及ぼすため，膝関節への負担が大きくなる．このことからも，大腿四頭筋の筋活動量が少ない持ち手2が，身体への生理的負担は少なくなる．よって，持ち手は，高い位置にあるほうが下肢への負担が少ないと考える．以上より，下肢への負担は，箱を把持する高さが影響し，高い位置にある持ち手を把持することで負担が軽減されるといえる．

上肢では，持ち手1は持ち手2および3と比較し大胸筋の筋活動量が大きくなった．持ち手1は，箱の底面を把持するため，床面から箱を持ち上げる際に両側の肩関節を内転させ持ち上げる必要が生じる．持ち手2および3は，持ち手を把持するため，手指を持ち手に挿入することで持ち上げることができ肩関節を内転させる必要がない．このことにより，持ち手1は持ち手2および3と比べて大胸筋の筋活動量が大きくなったと考える．以上のことから，持ち手を把持して持ち上げることで，大胸筋の負担を軽減できると考えられる．

●引用文献
1) 厚生労働省：職場における腰痛予防対策指針 重量物取り扱い作業．基発 547 号, pp.38–39, 1994.

●参考文献
1) Fujimura, M., et al.: Study of Personal Joint Moment in Heavy Object Lifting Action. 日職災医会誌, 54:129–136, 2006.
2) 近久真由美ほか：斜面における持ち上げ動作の筋電図学的検討．日職災医会誌, 58:83–88, 2010.
3) 大西佑季ほか：持ち上げ動作における持ち手の有無および高さが身体におよぼす影響．日職災医会誌, 58:270–275, 2010.

VII 運搬

■学習目標
- 運搬時の姿勢，動的バランスを理解する．
- 物品重量の変化による正常と異常の姿勢への影響を理解する．
- 動作にかかわる予測的姿勢調節を理解する．

A 運搬時の姿勢，動的バランス，予測的姿勢調節

運搬作業は職場における商品や書類などの持ち運びだけではなく，買物，旅行，通学などあらゆる場面で頻繁に行われる動作である．運搬方法には，片手で提げて持つ，肩に掛ける，肩で担ぐ，両手で抱える，背中で背負うなどさまざまな方法がとられている．

運搬動作においては，荷物という負荷が新たに加わることで，重心位置や静的な平衡状態に変化をもたらし，その結果として，筋活動や関節への負荷が変化する．さらに歩行という動的ななかでのバランスの維持という高度な機能が要求される．不適切な持ち方は過剰な筋活動や関節負荷をまねき，痛みや傷害，関節変形の原因になる危険性を有する．

1 運搬動作による姿勢の変化

a. 身体と荷物が合体した新たな重心の誕生

荷物を持つということは，身体に新たな重量を有する物体が加わることで，全体の重心位置が変化することである．安定した姿勢を保持するためには，新たな重心線を基底面の中心に落とす必要性があり，体幹や骨盤，下肢の肢位を変化させることで対応している．たとえば，図1に示すように，前方で荷物を抱えた場合には，身体と荷物を合わせた全体の重心位置は前方に移る（図1B）ため，前方への不安定性が増す．姿勢を安定させるためには，全体の重心位置を後方に移動させる（図1C）．このように，荷物を持つことによる姿勢の崩れに対して，新たな平衡関係を構築するための姿勢制御が無意識のうちに働いている．

b. 重量物運搬時の典型的な姿勢の変化と動的バランス

図2は健常な成人が体重の20%の重さのバッグを種々の方法を用いて運搬歩行したときの左立脚中期の姿勢を，スティックピクチャーを用いて矢状面上に表した画像である．無負荷の歩行（A）と比較して，両肩で背負ったとき（B）や片手で提げたとき（E）には体幹が前屈位に，前方で抱えたとき（C）には伸展位に傾く．図3A〜Eは同じ姿勢を前額面から観察したものである．無負荷の歩行（A）と比較して，肩に掛けたとき（D）や片手で提げたとき（E）にはバッグと反対方向に体幹が傾く．これらの歩行中の姿勢変化は，静止立位時にみられる変化と同様に，基底面の中心に重心線を移動させるための動きととらえることができる．

しかし，右手に保持した場合には，左立脚期に体幹が左側に傾かず，右の立脚期に右側（バッグ側）に顕著に傾く例（F）も半数近くにみられた．

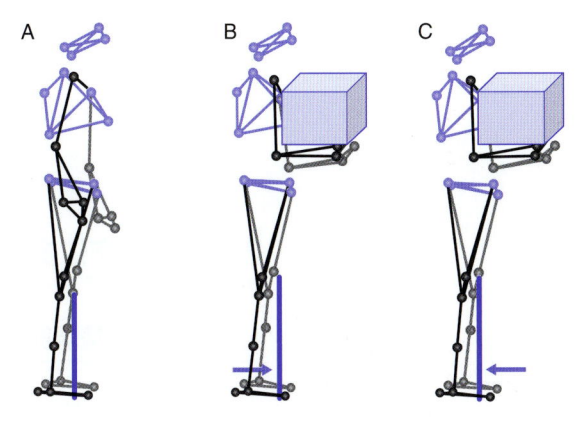

図1 荷物を保持した（手渡された）際の COP の動き
荷物を持ち始めたとき（B）は，圧中心位置（COP）が持たない状態（A）から，少し前方に移動したのち，後方の基底面の中心に移動する（C）．

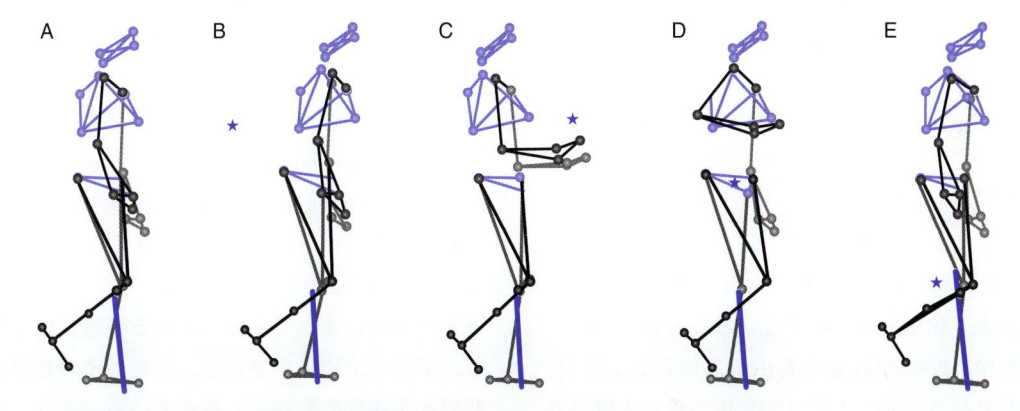

図2 体重の 20％の荷物（バッグ）を種々の方法で持ち歩いた際の矢状面上の姿勢
A：無負荷（快適速度），B：両肩で背負う，C：前方で抱える，D：右肩で掛ける，E：右手で提げる運搬方法．星印はバッグの外側面の中心に貼付したマーカーの位置を示す．無負荷時と比較して，両肩で背負う（B），右手で提げた（E）持ち方では体幹が少し屈曲位（前傾）を示し，前方で抱えたとき（C）には，伸展を示す．

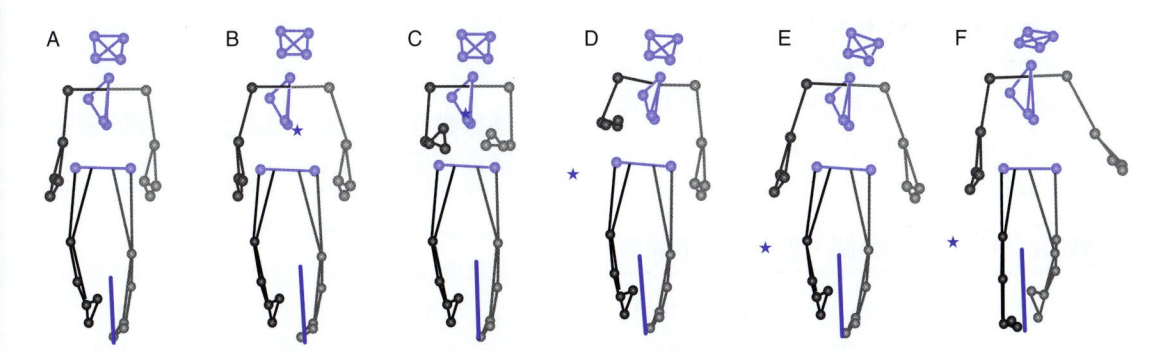

図3 体重の 20％の荷物（バッグ）を種々の方法で持ち歩いた際の前額面上の姿勢
A：無負荷（快適速度），B：両肩で背負う，C：前方で抱える，D：右肩で掛ける，E，F：右手で提げる運搬方法．A〜E は左立脚期，F は右立脚期．星印はバッグの外側面の中心に貼付したマーカーの位置を示す．無負荷時と比較して，右肩で掛ける（D）持ち方では体幹が左（荷物と反対側）に傾く．右手で提げる（E）場合は，左立脚期に左へ傾く，右の立脚期に右に傾く，絶えず左に傾くなどいくつかのパターンに分かれた．

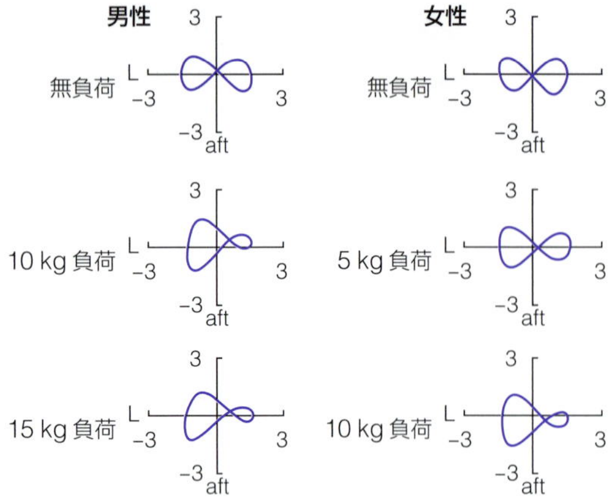

図4 左手で重錘を提げて運搬したときの重心移動を水平面上に投影した波形

トレッドミル上の歩行を頭上から観察したときの重心の動きに相当する．図の上方向が前方に相当する．無負荷時には対称的な横8の字形を示すが，負荷を増すと重錘を持つ左側の立脚期に重心移動の軌跡を示す輪が大きくなり，逆に右側の輪が縮小する非対称な波形になる．これは，重錘と反対側の下肢立脚時には重心の動きが減少していることを示す．L：left（左），数値の単位は cm〔神先秀人ほか：一側上肢への重錘負荷が歩行中の重心移動に与える影響．日本臨床バイオメカニクス学会誌 21, 2000 より〕

バッグと上体が同側に傾いているにもかかわらず平衡が保たれるのは，骨盤を内側に移動させる（股関節を外転させる）ことで，全体の重心位置が外側に行きすぎないように調節しているものと考えられる．

このように，基底面の左右の幅が狭くなる片脚支持期を有し，さらに，基底面を越えて前方に重心を移動させながら前進する歩行では，変化する姿勢も運搬方法，物体の重量や形状，歩行速度，運搬時間，当人の身体機能などによって，パターンが変化を示す[1-5]．

c. 動的バランスへの時間・空間因子の関与

また，安定した動的バランスを得るためには，姿勢の変化だけではなく，歩幅を短くして歩行速度を遅くする，両脚支持期を長くするなどの速度因子や歩行周期における調整も行われている[3-8]．さらに，片手で提げるなど非対称な持ち方の場合には，対側下肢による片脚支持期が下肢や体幹筋への負荷が最も大きく不安定になる時期であるため，その時間を短縮させるとともに，その時期における重心移動を極力抑える（図4）などの方策を示す[8]．

2 運搬動作における予測的姿勢調節

a. 予測的姿勢調節とは

運搬動作時においては，前述したような姿勢や速度，各歩行周期時間および重心移動などを変化させることで，動的バランスが維持されている．こうした，姿勢を安定させ，重心移動を円滑に行わせるために，予測的姿勢調節（anticipatory postural adjustment; APA）が働くとされている．

Belen'kii ら[9]は，立位で上肢を素早く挙上するときに，上肢の筋活動に先行して大腿二頭筋や対側脊柱起立筋の筋活動が出現することから，運動によって生じる重心動揺を抑制するために予測的に姿勢が調節されていると報告した．このように，**運動や外乱によってもたらされる姿勢変化を予測し，前もって調節すること，またはそのための筋収縮を予測的姿勢調節と呼んでいる**．こうした予測的姿勢調節は，運動前野や補足運動野，大脳基底核，小脳，脳幹網様体などの上位中枢からの指令によるものと考えられているが，その機能的意義やメカニズムの詳細に関しては，十分に解明されていない．

b. 運搬動作時にはどのように予測的姿勢調節が働いているか

たとえば，片手で重い荷物を持ち運ぶ際には重心が荷物側に動くため，場合によっては基底面を越えて姿勢を崩す可能性がある．そのために，荷物を持つ前に，あらかじめ体幹筋や下肢筋を働かせて重心位置を荷物と反対方向に移動させる，あるいは固定を強固にすることで姿勢の崩れをおこさないようにする．歩行中においても，内側方向の床反力を時間的あるいは量的に調節することで，

重心が基底面に収まるように調整していることが推測される．

B 運搬動作時に筋や関節に加わる負荷
―――安全な持ち方と危険な持ち方

運搬動作時には，荷物の重さや大きさ，保持する位置により，平衡を保つための筋活動や各関節への負荷が変化する．荷物が重くなれば，それだけ筋や関節への負荷も大きくなると考えがちであるが，そうとは限らない．筋や関節によっては逆に負荷が軽減する場合もある．

1 運搬動作における筋や関節への負荷

a. 荷物の大きさや身体との距離は筋や関節への負荷量に大きく関与する

図5は，重さが200N（約20kg）と等しく，大きさの異なる荷物を前方で抱えたときの，第5腰椎に生じる外的トルクを比べたものである[10]．第5腰椎の回転中心と腹部前面までの距離を20cmと仮定し，Aの立方体の前後幅を20cm，Bの前後幅を40cmとすると，Aでは第5腰椎から荷物までの距離が30cmとなるため，荷物による外的トルク（体幹を前方に倒そうとする回転トルク）は200N×0.3m＝60N mとなる．Bでは同様に，200N×0.4m＝80N mとなり，Aの場合より，30％程度増大する．このように同じ重さの荷物でも大きさが変わると，荷物による外的トルクが変化し，それに伴って，第5腰椎への負荷も変化する．同様に，荷物は身体に近づけて持ったほうが，腰椎に対する荷物の外的トルクが減少するため，それだけ腰椎への負荷も少なくなることがわかる．

b. 運搬方法による筋や関節への影響

体幹や下肢の筋や関節への負荷が最も少なく，

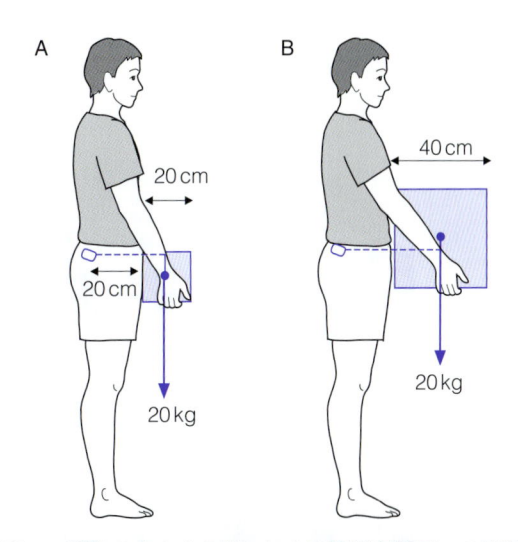

図5 荷物の大きさの違いによる腰椎負荷量への影響
〔Nordin, M.: Basic Biomechanics of the Musculoskeletal System. 3rd ed., pp.256–284, Lippincott Williams & Wilkins, 2001 より一部改変〕

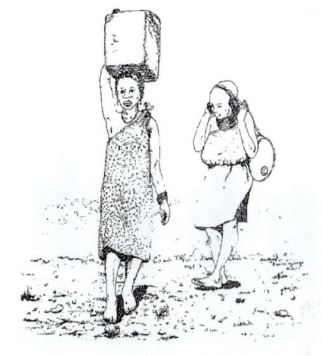

図6 頭上，あるいは前頭部に革ひもを通して荷物を運ぶ東アフリカに住むルオ族，キクユ族の女性
通常，体重の70％程度までの重さの水や食料を運んでいる．
〔Maloiy, G.M., et al.: Energetic cost of carrying loads: Have African women discovered an economic way? Nature, 319:668–669, 1986 より〕

エネルギー消費の少ない持ち方は，重心線上に近い頭上での運搬方法と考えられる．この運搬方法は，実際にアフリカのケニア周辺に住む部族で用いられている（図6）が，重心位置が高く，頸椎の傷害や体幹伸筋群の筋疲労，傷害をまねく危険性があるため推奨はされていない[11,12]．

図7および表1は，体重の20％に相当する重量物を，「両肩で背負う」，「（前方で）両手で抱え

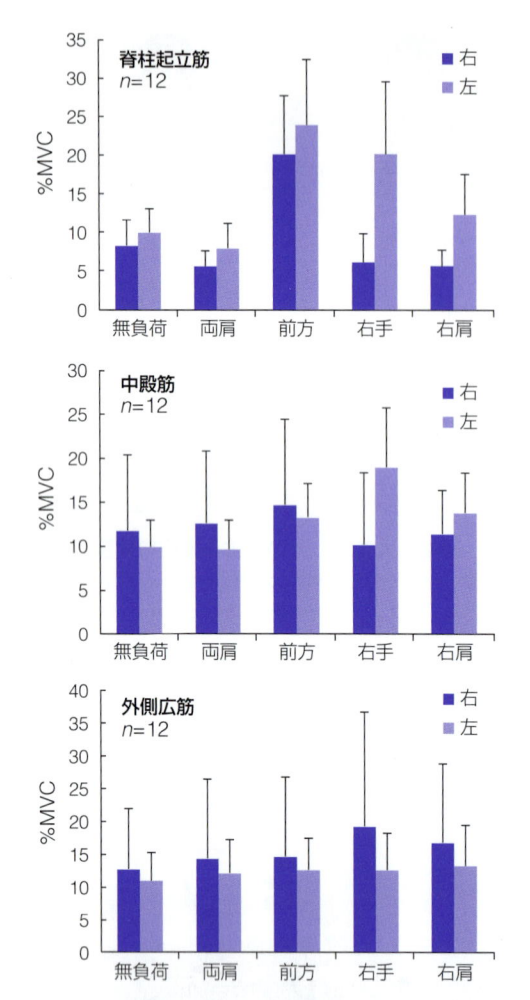

図7 種々の運搬方法における体幹と下肢の筋活動
体重の20%に相当する重量物を，「両肩で背負う」，「両手で抱える（前方）」，「右手で提げる」，「右肩に掛ける」の4種類の方法で運搬したときの，左右の脊柱起立筋，中殿筋，外側広筋の筋活動．

表1 種々の運搬方法における筋活動の特徴と推測される関節への影響（体重の20%負荷）

運搬方法	主な筋活動の変化	推測される関節への負荷
前方で抱える	両側の脊柱起立筋，中殿筋の活動増大	腰椎や股関節への負荷の増大
一側の手で提げる	荷物と反対側の脊柱起立筋，中殿筋，同側の外側広筋の筋活動が増大	対側股関節，同側膝関節への負荷の増大，腰椎部への左右不均衡な負荷
一側の肩に掛ける	荷物と反対側の中殿筋，両側の外側広筋の筋活動が増大	対側股関節，両側膝関節への負荷の増大
両肩で背負う	無負荷時と比べて有意な増加はなし	体幹や下肢への負荷は少ない

る」，「右手で提げる」，「右肩に掛ける」の4種類の方法で運搬したときの，左右の脊柱起立筋，中殿筋，外側広筋の筋活動の変化を調べた実験結果[13]である．これらの結果から，両手で抱える方法では，両側の脊柱起立筋に無負荷時の約2倍の筋活動を生じさせ，脊柱に大きな負荷が加わること，片手で持つ運搬方法では，対側の股関節のみではなく，対側脊柱や同側膝関節への大きな負荷が加わることなどが示唆された．また，今回の運搬方法のなかでは，両肩で背負う方法が，腰椎や下肢関節への負荷が少ない最も安全な運搬方法と考えられた．

しかし，学童児が通学時に背負うランドセルの重さに関しての報告[1]では，15%を超えると体幹の前傾が顕著になるため，腰痛や骨関節疾患の原因になる可能性が示唆されている．したがって，重量物を同じ姿勢パターンで高頻度に持ち続けることは，長期的にみると脊柱や四肢の関節に悪影響を及ぼす可能性がある．逆に，前方や片手で持つ方法でも，比較的軽く，運搬する頻度が少なければ，危険性は少ないといえる．

2 安全な運搬方法と危険な運搬方法

これまで述べてきたように，筋や関節への負荷が少ない安全な運搬方法は，① 荷物と身体との距離をできるだけ短くする，② 体幹をできるだけ直立位に保つ，③ 左右対称的な持ち方のほうが好ましい，④ 荷物の重量は軽く，大きさは持ち方に合わせて，前後径や横径を短くする，⑤ 前方や片手での運搬は下肢関節や腰部への負荷が大きいため，重い場合には運搬時間や頻度，期間を考慮する，⑥ 片手や肩に掛けての運搬など非対称姿勢をとる場合には，同じ側だけで持たずに時々左右を代え

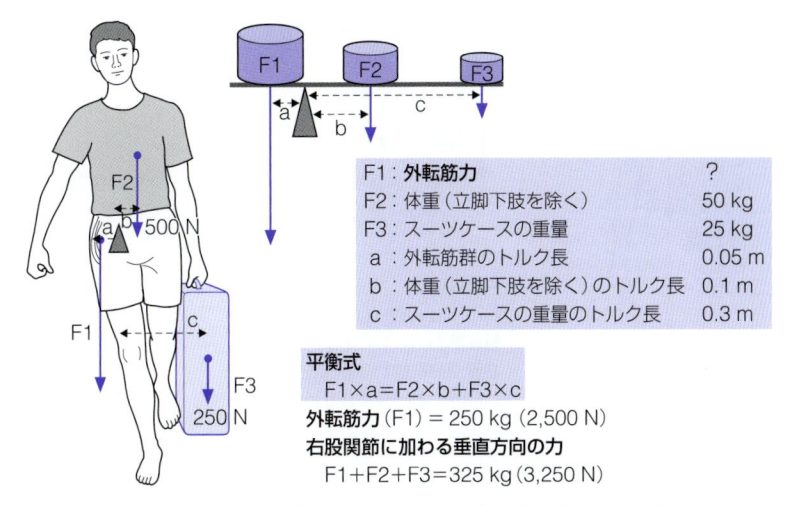

F1: 外転筋力 ?
F2: 体重（立脚下肢を除く） 50 kg
F3: スーツケースの重量 25 kg
 a：外転筋群のトルク長 0.05 m
 b：体重（立脚下肢を除く）のトルク長 0.1 m
 c：スーツケースの重量のトルク長 0.3 m

平衡式
$F1 \times a = F2 \times b + F3 \times c$
外転筋力（F1）＝ 250 kg（2,500 N）
右股関節に加わる垂直方向の力
 $F1 + F2 + F3 = 325$ kg（3,250 N）

図 8　荷物を健側（左側）手で提げたときの患側股関節への荷重
荷物の重さは股関節に対して外転筋と反対方向（時計回り）に働き，股関節からの距離（c）も長い．平衡を保つために，右側の大きな外転筋力が働き，股関節への負荷も大きくなる．
〔Christina, V.: Introduction to Problem Solving in Biomechanics. pp.58-86, Lea & Febiger, 1985 より一部改変〕

るなどの配慮が必要で，比較的重量が重い場合には，両肩で持つ方法が推奨される．ただし，キャリーバッグのように，車輪付きのバッグなどを平地での移動に利用することのほうがより望ましいことはいうまでもない．

　危険な運搬方法は，安全な運搬方法と逆の持ち方ということができるが，特に注意すべき点は，前方で持つ場合には，体幹前屈姿勢も過度な伸展姿勢も，ともに腰椎に危険な負荷が加わりうるということである．すなわち，体幹前屈姿勢での姿勢は，腰椎に対する荷物および上体のトルク長が著しく長くなり，両者により前屈方向の大きな外的トルクが生じる．これに対し，トルク長が5cm程度しかない脊柱起立筋によって平衡を保つためには，非常に大きな力を発揮する必要がある．この増加した脊柱起立筋の張力は腰椎や椎間板への過剰な負荷となりうる．逆に体幹を過度に反らすような姿勢での運搬は，椎関関節を損傷する可能性があるため回避する必要がある．

C 運搬にかかわる運動障害の例

　臨床場面での指導例として，人工股関節置換術を受けた症例が，どちら側の手で荷物を持てばよいかを考える．図8および図9は，一側の手で荷物を持って歩いたときの股関節外転筋に要求される筋力と股関節に加わる力を単純化したモデルを用いて算出したものである．図からわかるように，非術側で荷物を持ったときには，術側の立脚中期に生じる股外転筋力は約250 kgで，股関節に加わる力は約325 kgに達する．一方，術側に持った場合の外転筋力は約50 kgであり，非術側で持った場合と比較して1/5に低下する．その結果，股関節に加わる力も125 kgと非常に小さくなる．

　これらのことから，人工股関節置換術を受けた症例や股関節に痛みを持つ症例が荷物を持つ場合には，非術側の手で持つよりも術側の手で持つほうが推奨されるということがわかる．また，注目すべき点として，下肢や体幹筋により生み出される力は体重よりはるかに大きく，その力が関節への過剰な負荷になることを理解する必要がある．

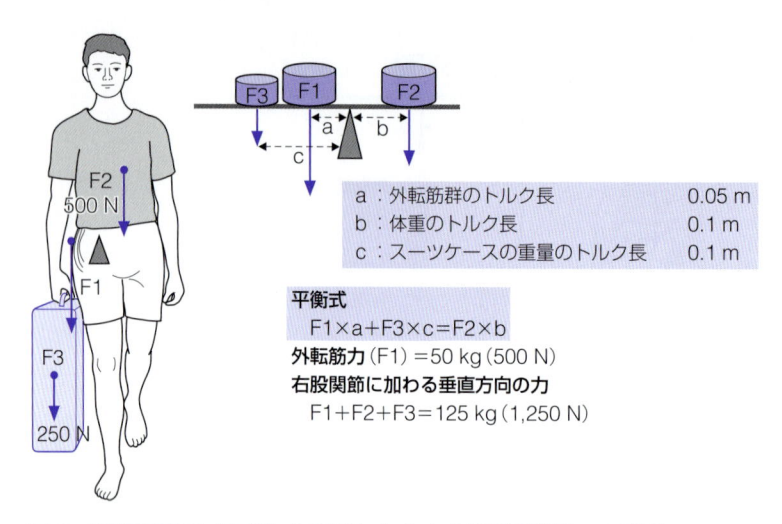

a：外転筋群のトルク長　　　　　0.05 m
b：体重のトルク長　　　　　　　0.1 m
c：スーツケースの重量のトルク長　0.1 m

平衡式
　F1×a+F3×c=F2×b
外転筋力（F1）=50 kg（500 N）
右股関節に加わる垂直方向の力
　F1+F2+F3=125 kg（1,250 N）

図9　荷物を患側（右側）に把持したときの患側股関節への荷重
荷物の重さは股関節に対して外転筋と同じ方向（反時計回り）に働くため，外転筋力は小さい値をとり，股関節への負荷も比較的小さい．
〔Christina, V.: Introduction to Problem Solving in Biomechanics. pp.58–86, Lea & Febiger, 1985 より一部改変〕

●引用文献

1) Hong, Y., et al.: Gait and posture responses to backpack load during level walking in children. *Gait Posture*, 17:28–33, 2003.
2) Pascoe, D.D., et al.: Influence of carrying book bags on gait cycle and posture of youths. *Ergonomics*, 40:631–640, 1997.
3) Zhang, X.A., et al.: Effect of unilateral load carriage on postures and gait symmetry in ground reaction force during walking. *Computer Methods in Biomechanics and Biomedical Engineering*, 13:339–344, 2010.
4) Fowler, N.E., et al.: Changes in stature and spine kinematics during a loaded walking task. *Gait Posture*, 23:133–141, 2006.
5) Smith, B., et al.: Influence of carrying a backpack on pelvic tilt, rotation, and obliquity in female college students. *Gait Posture*, 23:263–267, 2006.
6) Xu, X., et al.: The effects of a suspended-load backpack on gait. *Gait Posture*, 29:151–153, 2009.
7) Kim, S., et al.: The Effects of 10% Front Load Carriage on the Likelihood of Slips and Falls. *Ind. Health*, 46:32–33, 2008.
8) 神先秀人ほか：一側上肢への重錘負荷が歩行中の重心移動に与える影響．日本臨床バイオメカニクス学会誌 21, 2000.
9) Belen'kii, V.Y., et al.: Elements of control of voluntary movements. *Biofizika*, 12:135–141, 1967.
10) Nordin, M.: Basic Biomechanics of the Musculoskeletal System. 3rd ed., pp.256–284, Lippincott Williams & Wilkins, 2001.
11) Maloiy, G.M., et al.: Energetic cost of carrying loads: Have African women discovered an economic way? *Nature*, 319:668–669, 1986.
12) Beaucage-Gauvreau, E., et al.: Head load carriage and pregnancy in West Africa. *Clinical Biomechanics*, 26:889–894, 2011.
13) Kanzaki, H., et al.: Effects of carrying position on the muscle activities of the spine and lower limb during walking. 16th International Congress of the World Confederation for Physical Therapy, *Physiotherapy*, 97(Suppl S1), 2011.

●参考文献

1) Shumway-Cook, A.：第7章 正常な姿勢制御．田中 繁ほか（監訳）：モーターコントロール——運動制御の理論から臨床実践へ，第3版，pp.152–182, 医歯薬出版, 2009.
2) 大築立志：第7章 姿勢研究の視点．大築立志ほか（編）：姿勢の脳・神経科学——その基礎から臨床まで，pp.1–20, 市村出版, 2011.
3) 藤原勝夫：予測的姿勢制御と頚部前屈姿勢の脳賦活作用．*The Journal of Clinical Physical Therapy*, 9:1–14, 2006.
4) 東 隆史：先行随伴性姿勢調節の基礎的研究について．四天王寺国際仏教大学紀, 44:357–366, 2007.

第7章
活動レベル

> ■学習目標
> ●運動行動の記録は，ICFモデルにおける各レベルにより記録方法に相違があることを理解する．
> ●活動レベルの記録は，日常生活において実際に遂行している結果の記録であることを理解する．
> ●活動レベルの分析結果は，機能障害の改善と環境調整の2方向性の対策の根拠となることを理解する．

A ICF活動レベルの視点

国際生活機能分類（International Classification of Functioning, Disability and Health; ICF）[1]は，人間のあらゆる健康状態に関係した生活機能状態から，その人間をとりまく社会資源や社会制度までを表現しようとするものであり，単なる分類ではない．生活機能，すなわち生きること，あるいは，生きることの困難さ（生活機能障害）をどのようにとらえるか，さらには生活機能障害をどう解決すべきか，というものの見方や考え方を示している．そのため，生活機能モデルともいわれ，リハビリテーションの実践における指針となる．

リハビリテーションの対象者の日常生活をよりよく理解するためには，特に活動レベルの視点が役に立つ．まずは，生活機能の3つのレベルを説明し，日常生活を活動レベルでとらえる意味を考える．

1 生活機能の3つのレベル

生活機能は，心身機能・身体構造，活動，参加の3つが階層構造をなしている．階層構造は，ある事象や認識の対象構造が，低次の層（単純なもの）から高次の層（複雑なもの）へと順に積み重なって構成されるものである．その特徴として，高次の階層は，低次の階層が備える性質をすべてもっているということにある．これをICFに当てはめると，心身機能・構造が最も低次の層にあり，その上に活動という，より複雑な階層があり，さらにその上に参加がある．1つの活動は，多数の心身機能・構造から成り立ち，参加は多数の活動か

ら成り立っている（図1）．

また，生活機能モデルは相互作用をもつため，おのおのの階層がすべてに影響する．これは隣り合ったものの間だけとは限らない．離れた階層の間でもおこりうる．生活機能の3つのレベルを，それぞれを正確に分析・把握したうえで，階層構造に沿って相互作用を提示していくと理解しやすい．

a．心身機能・身体構造

生活機能は心身機能と身体構造の2つに分類されている．心身機能とは，身体の動き，精神の働き，視覚・聴覚，内臓の働きなど，身体系の生理的機能である．ここには心理的機能も含まれる．身体構造とは，器官・肢体とそれを構成する身体の解剖学的な部分をいう．そのため，生理学，心理学，および解剖学で扱うものが指標となる．

b．活動

人間が必要性や目的に応じて行う課題や，あるまとまりをもった具体的な行為の個人による遂行のことをいう．日常生活活動（ADL）は活動の最もよい例であるが，家事，職業上の行為，余暇活動など，およそ人間が行う実際的な行為のすべてを含む．活動レベルでは，遂行の能力や実行状況が指標となる．

c．参加

社会のなかで他人や組織にかかわり，そのなかでなんらかの役割を果たす生活・人生へのかかわりのことである．そのため，就労，家事・育児，趣味・スポーツ，文化，交友，地域参加などさまざまなかたちをとる．背景因子を把握したうえで，活

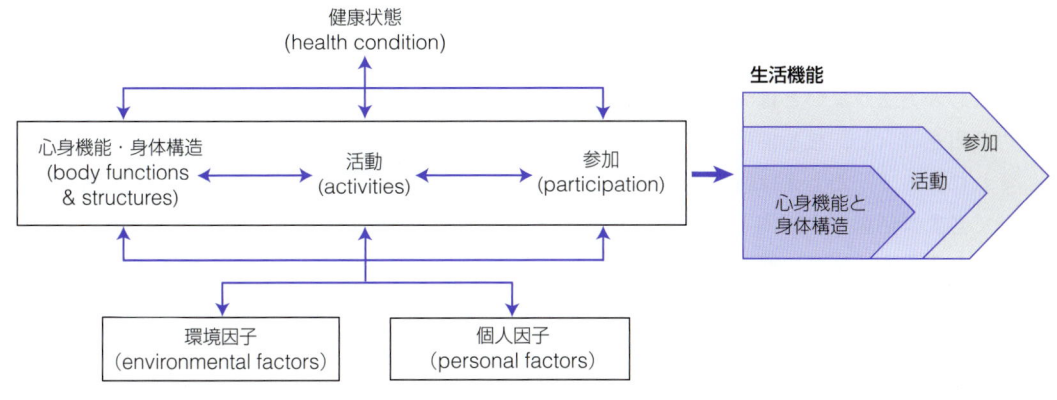

図1 ICFと生活機能の階層性

動と同様に遂行の能力と実行状況，役割を果たすための習慣などが指標となる．

2 2つの背景因子

　生活機能に大きな影響を与える要因に背景因子があり，個々人の人生と生活に関する背景を表す．背景因子は，環境因子と個人因子の2つの構成要素からなる．

a. 環境因子

　人が生活し，人生を送る物理的環境や人的環境，社会制度など，生活機能に影響を与えるものである．物理的環境には福祉用具なども含まれる．環境が生活機能や障害に与える影響が大きいことはいうまでもない．

b. 個人因子

　生活機能に対する内的な影響を与えるものである．すなわち，その個人の特徴であり，年齢，性別，民族，生活歴，教育歴，職歴，過去の経験などの社会的背景や，困難への対処方法，価値観，好み，ライフスタイルなどの例があげられている．個人因子が環境因子に劣らず重要なのは，これが"個性"を示すものといえるからであり，具体的な個人の特徴の把握が必要となる．

3 活動レベルの視点

　運動学に基づいて実践を考えると，個人レベルの技能の改善を目標としていることには間違いない．しかし，技能は個人にとって生活や社会のなかで意味をもつものである．患者中心の考え方，あるいは目標指向的アプローチの背景ともなり，トップダウンアプローチにその意味を見出すことができる．

　生活機能，もしくはADLを的確にとらえるためには，"生きること"の全体像をとらえなければならない．ICFの活動レベルに注目することは，障害の問題が個人に起因するだけではないことを明言し，すべての人間の健康のために環境や社会参加の問題を考える必要性を示すこととなる．そのため，ICFは疾病や障害そのものではなく，生活上の困難さに焦点を当てているので，問題の原因を特定することに慣れているセラピストには，大きな視点の転換が要求される．活動レベルの視点に立つということは，生活上の困難である生活機能障害の類似性を分類することである．

　人間は生活し社会生活を営む個人であり，きわめて複雑なものである．たとえば，脳卒中を例として考えると，脳卒中によって身体の半身に麻痺がおこり，歩行が不可能となったとする．一般的には麻痺を治すことが先決で，麻痺が改善しない限り歩行の回復はありえないという判断に陥りや

すい．しかし，リハビリテーションの考え方はそうではない．麻痺の回復に対しても当然努力はするが，それしか方法がないとは考えない．下肢には装具の利用を導入し，杖を併用して歩行を可能にし，それによって，たとえば復職をはかる．人間にとって必要な活動を直接向上させることにより，人間らしく生きる権利の回復を実現することにつながる．したがって，活動の評価にはその能力だけではなく，背景因子との関連のなかでの実行状況を把握する必要がある．

B 活動の評価（記録）

1 能力と実行状況

活動の評価は，先に述べたとおり能力と実行状況の2つの視点で行われる．リハビリテーションの実践では，これらの両者を向上させ，高いレベルの活動の達成を目指すこととなる．

a. 能力

ある課題や行為を遂行する個人の能力を表すものである．ある領域についてある時点で達成することができる最高の生活機能レベルを示すことを目的としている．環境のなかで運動技能を遂行することに焦点を当てるため，環境により調整された個人の能力を示す．典型的には，支援なしの状態で発揮される能力であり，福祉用具や人的支援によって高められていない個人の真の能力を示す．この状態での自立は普遍的自立である．これに対して，福祉用具や人的支援を用いての自立状態は，限定的自立といわれる．

b. 実行状況

個人が現在の環境のもとで行っている活動の状況を示すものである．環境には社会的状況も含まれるため，実行状況は実際の生活の背景における生活環境へのかかわり，あるいは，生活経験としても理解することができる．つまり，この背景には物理的側面，社会的側面，人々の社会的な態度の側面などの影響を受ける．

2 具体的評価方法

活動の評価法は多岐にわたっており，各評価法により評価の指標も活動量，熱エネルギー，時間，頻度，その他任意の単位と多様である．評価の用途はその目的に応じたものであるが，能力と実行状況を評価する場合には，質問紙法や活動記録を用いることが一般的である．また，加速度計や姿勢計測は入浴などを除き，基本的には機器の装着のみで活動量を測定できるため，幅広く用いることが可能である．ここでは，これらの例を紹介する．

a. 日課の評価：活動記録の例

対象者に自分が平日に行った活動を示すように求める自己報告形式のものを示す（表1）．1日のうち起床から30分ごとに行った活動を報告してもらう．その時の場所，一緒にいた人，活動の遂

表1　1日の活動記録の例

氏名：Aさん，年齢：70歳，日付：2011年9月，
ID：

時間	活動	場所	人	遂行度(%)	満足度(%)
起床6:00	身づくろい洗顔，更衣	寝室洗面所	1人	70	50
6:30	新聞を読む	居間	1人	90	100
7:00	朝食	居間	妻と2人	80	100
7:30	新聞を読む	居間	1人	90	100
8:00	テレビを見る	居間	妻と2人	100	80
8:30	散歩	屋外	1人	70	80
9:00	散歩	公園まで	友人	70	90
9:30	散歩	屋外	途中まで友人	70	90
10:00	お茶	居間	妻と2人	100	100
10:30	昼寝	居間	1人	100	50

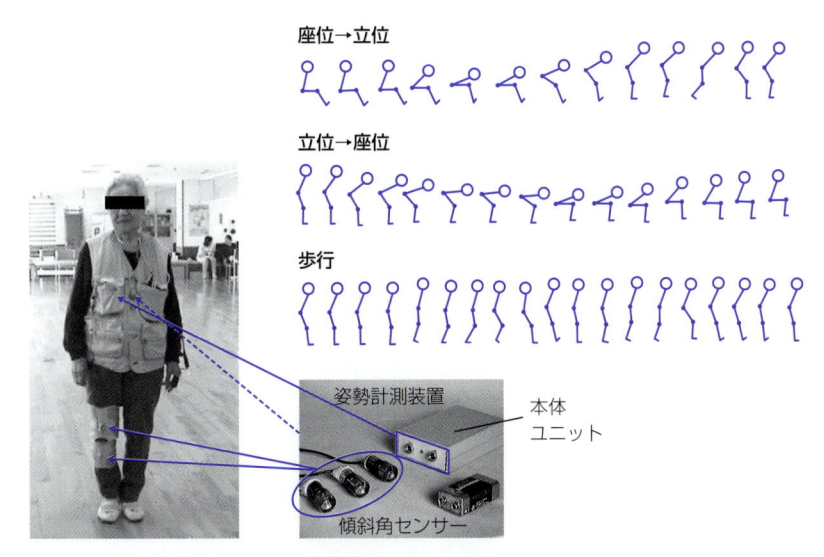

図2 姿勢計測装置外観と結果例（静止画表示）

行度，活動の満足度を記す．日課の中で，特に満足していない時間や活動がわかるため，その後の半構成的面接としても活用できる．

b. 姿勢計測装置による姿勢変化からの評価

◉無拘束姿勢計測装置

対象者の姿勢状態を無拘束に長時間計測・記録する装置の概要を示したものである（図2）[2,3]．計測の原理は体幹，大腿，下腿の各部の重力方向に対する角度がわかれば，日常生活でとりうる姿勢のほとんどが分類可能であるというきわめてシンプルなものである．そのため，超小型磁気式角度センサーを取り付け，無拘束に長時間計測・記録する．得られたデータはマイクロコンピュータによりヒト姿勢状態としてグラフィック表示（静止画および動画表示）されるとともに，姿勢状態の出現頻度や総積算時間などのデータが演算処理され，ヒストグラム表示される（図3）[4,5]．

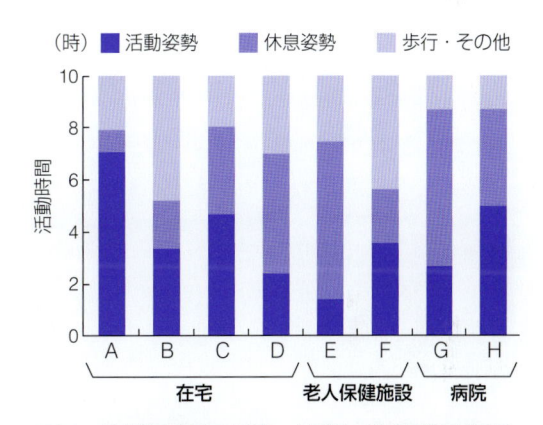

図3 生活環境別の活動・休息など時間測定結果
10時間の活動時間中の姿勢の変化.
A〜Dは在宅生活者，E，Fは老人保健施設入所者，G，Hは入院患者

●引用文献

1) World Health Organization: International Classification of Functioning, Disability and Health (ICF). World Health Organization, Geneva, 1980〔世界保健機関（WHO）障害者福祉研究会（編）：ICF国際生活機能分類—国際障害分類改訂版. 中央法規出版, 2002〕.
2) Motoi, K., et al.: Evaluation of a wearable sensor system monitoring posture changes and activities for use in rehabilitation. *J. Robotics and Mechatronics*, 19:656–666, 2007.
3) 本井幸介ほか：姿勢・歩行速度の無拘束同時計測法に関する基礎的検討. 生体医工学, 41:273–279, 2003.
4) 田中志信, 村田和香ほか：ヒト姿勢状態の無拘束計測と行動様式評価への応用. 特集「身体の運動・行動計測と応用」, 運動・物理療法, 12:284–293, 2001.
5) 和田龍彦, 村田和香ほか：高齢者介護への応用. ミニ特集：人間の運動計測とその応用, 計測と制御, 36:635–638, 1997.

臨床応用編:運動障害特性

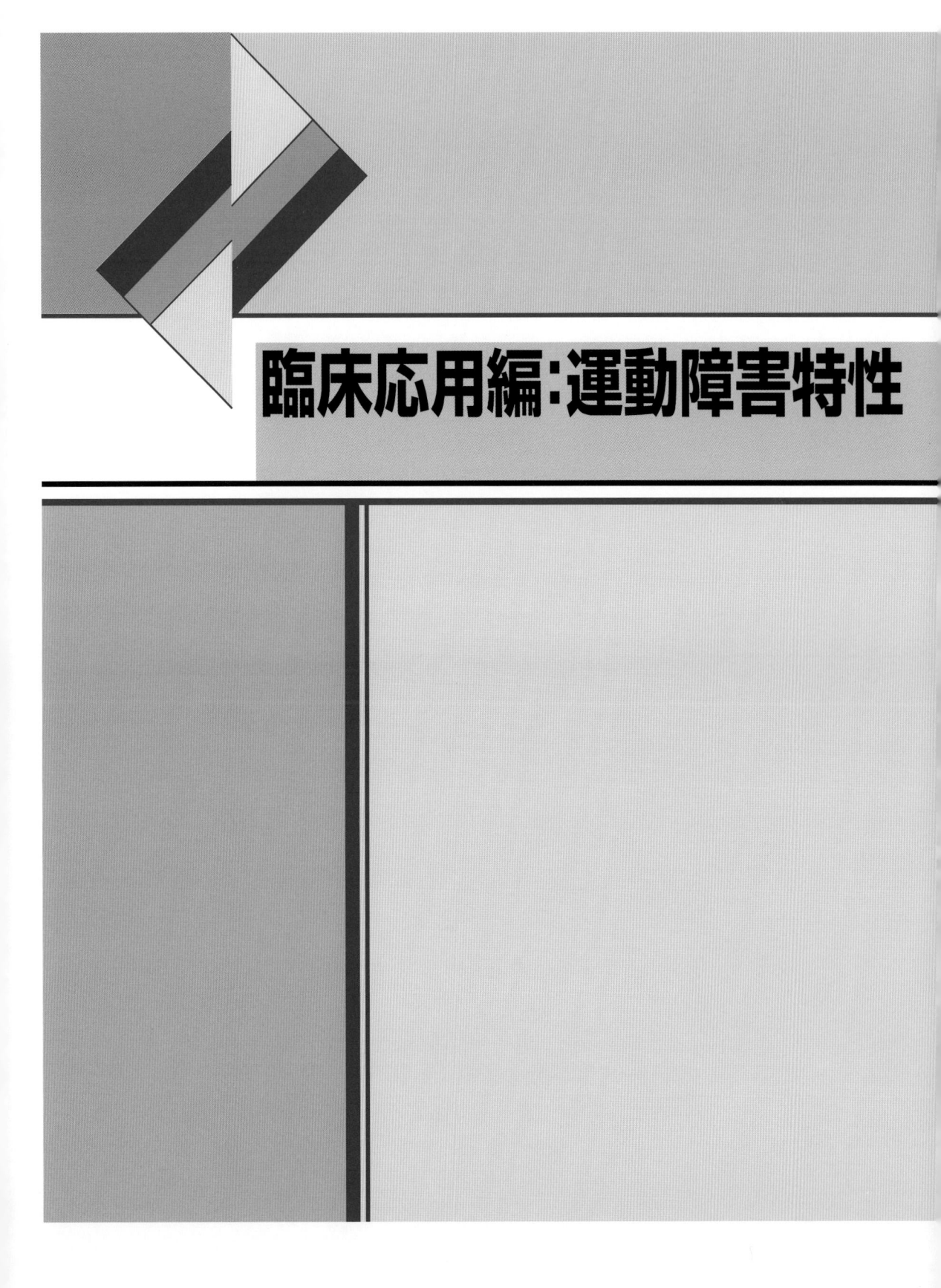

第8章
運動器障害

I 肩関節の運動障害

■学習目標
- 肩関節疾患の異常運動と動作障害，代償運動を理解する．
- 疾患が肩関節以外に及ぼす筋緊張，姿勢を理解する．
- 筋の共同作用を理解する．

肩関節は肩甲骨とセットで動き，その肩甲骨は鎖骨を介して体幹と連結し，たわむことができる胸郭上を滑動する．関節がその周辺の別の関節の影響を受けることは当然のことだが，肩の場合は，上腕骨の土台である肩甲骨の自由度が高いことが特徴である．さらに胸郭は大きな運動自由度を有する脊柱に連結する．肩甲上腕関節以外にこれらのどこかに破綻（運動連鎖の乱れ）を生じると「腕を大きく動かせない」という障害がおこる．肩の障害を考えるとき，肩甲上腕関節の病態以外に，これらの構成要素の機能低下や病態も評価しなければならないが，本項では運動連鎖という視点でとらえる．

A 運動を制限する症状・徴候

1 肩甲上腕関節の拘縮

短時間のストレッチに反応するこわばり程度の硬さから，線維性強直を思わせるほどの硬さまでさまざまである．こわばり程度の硬さを放置すると必要最小限の可動域しか使わないことが習慣化され，可動域制限があることに本人が気づいていないということになりかねない．本人が気づいていない肩の可動域制限を無意識に腰が代償するといった，運動連鎖の乱れをまねくおそれもある．

拘縮を主症状とする代表的疾患に肩関節周囲炎がある．拘縮の背景には，炎症反応の結果形成された瘢痕組織（一次性変化）と防御反応や不動の結果生じた二次性変化があり，いずれも組織学的な変化が生じている．二次性拘縮は筋や副靱帯のみではなく炎症反応がおこっていた組織にも生じるはずで，拘縮は肩全体に及び，最悪の場合，狭義の"凍結肩"となる．その凍結肩の手術所見では，麻酔下においても伸張性はなく，**肩峰下滑液包や烏口下滑液包の癒着，腱板疎部の瘢痕形成，烏口上腕靱帯の肥厚・瘢痕形成，関節包の滑膜増生と伸張性の欠如**などが観察される．可動域を再獲得するには，滑液包の癒着剥離，腱板疎部の離開，烏口上腕靱帯の起始部での切離，下部関節包の剥離が必要である．

炎症反応は外傷や手術によって損傷した組織を修復するために必要な反応であるが，安静にするべき時期に無用の運動を行ったり，不適切な物理的刺激を加え続けると，炎症反応が適切に進まず難治性炎症となる．その結果形成された過剰な瘢痕組織が可動域改善に多大な影響を及ぼすことになる．逆に過度の安静は二次性拘縮の重症化をまねく[1]．

2 筋力低下

痛みによる防御反応を除けば，筋力低下を主症状とする疾患には腱板断裂，頸髄・頸椎疾患，末

表1 肩の不安定性の種類と運動障害

不安定性の種類	運動障害
外傷（初回脱臼）による関節唇，骨の損傷 →脱臼の道	瞬間的な外力によって構造的に破壊がおこった結果であり，ある特定の肢位のみで脱臼がおこるのであって，ゆるい状態とは明らかに異なる．前方脱臼の場合は脱臼と同時に上肢は使えなくなるが，後方脱臼は亜脱臼程度であることが多く，上肢機能はなんとか果たせる．
繰り返し負荷 →腱板疎部や靱帯が弛緩	オーバーヘッド動作の過外旋の反復でおこるスポーツ障害が中心である．日常生活ではまず支障はない．
関節唇の未熟さ，臼蓋形成不全，関節包の脆弱性 →誘因がなくても生じる	スポーツ歴などとは関係なく，生来の関節のゆるさがある．重症例では安静下垂位で亜脱臼がおこる．肩甲上腕関節がゆるいため，肩甲骨をあまり使わず上肢を使うことが習慣化され，肩甲骨周囲筋に短縮がおこっていることがある．

梢神経麻痺などがある．筋力低下のおこり方から責任病巣の見当がつく．肩関節不安定症では運動連鎖の乱れが原因と思われる機能低下として筋力低下がおこるが，個々の筋力は正常であることが多い．

3 不安定性

肩の不安定性には，①外傷（初回脱臼）により関節唇や骨に損傷が生じ"脱臼の道"ができることで生じる不安定性，②繰り返しの負荷により腱板疎部や靱帯が弛緩したことで生じる不安定性，③関節唇の未熟さや臼蓋形成不全，関節包の脆弱性のため誘因がなくても生じる不安定性の3つがある（表1）．また，もともと臼蓋形成不全があったものが特定のスポーツを継続することで腱板疎部のゆるみが増悪し，日常生活に支障をきたすほどの不安定性が生じるなど，複数の病態が重複し，1つの病態が別の病態に拍車をかけている場合がある．臨床上はこのケースのほうが多い．個々人のゆるさを理解するにはこれらは分けて考えたほうが混乱が少ない．

4 運動連鎖の乱れ

自分より少し右にぎりぎり届く高さにある物に手を伸ばそうとするときの動作を見ると，右足に体重が乗る，骨盤は前傾して右側がやや上がる，脊柱は伸展・右凸の側屈，右の胸郭が広がる，肩甲骨は上方回旋と上方移動する，肩甲上腕関節は最大挙上するといった動作が無意識におこる．ところがたとえば肩鎖関節に痛みがあると，それを回避しようとして肩甲骨の上方回旋をおこさないための連鎖がおこる．つまり，脊柱の側屈と肩甲骨の上方回旋，上方移動にブレーキがかかり，肩甲上腕関節も最大挙上しない．一方，肩甲上腕関節に痛みを伴わない拘縮があるときはどうか．脊柱の側屈と肩甲骨の上方回旋・上方移動が大きくなり代償動作という連鎖がおこる．このように，**病態（原因）によって乱れ方（結果）に違いが出る**．

B 運動障害の分析

1 機能障害

a．可動域制限と靱帯・関節包

筋が可動域の制限因子になっているかどうかは，防御収縮をおこさなければ触診によって判断できるが，深部にある靱帯や関節包はそれができない．そこで，関節包がより引き伸ばされる運動を骨モデルを使って検討してみると表2のようになる．

同様に靱帯の起始停止の距離が大きく離れる運動を検討すると表3のようになる．

これらの運動制限の組み合わせをみることで，関節包や靱帯のどこがより強く制限に影響してい

るかを探ることができる．

b．可動域制限と筋

1）肩甲骨周囲の筋

　肩甲骨周囲筋が本来の意味での拘縮にまで至ることは稀であるが，こわばりによる可動域制限はたびたび生じる．スポーツ選手の偏ったトレーニング，スポーツ特性による偏った動作の反復，動揺性肩関節症などは肩甲骨周囲筋のこわばりをまねきやすい．肩甲骨の動きが制限されると肩甲上腕関節に過剰な動きが要求されることになるため，種々の外傷をまねきやすくなるだけでなく不安定性も増悪する．

　また，肩がゆるい症例のなかにはこわばりや筋力低下がないのに，動作に伴って**肩甲骨を十分に動かしきれない例**が多くあり，これに介入するには，可動域制限や筋力低下などの直接的な原因だけではなく**運動連鎖をチェックする**観点も必要である．

2）肩甲上腕関節の筋

　肩甲骨周囲筋と違って，肩甲上腕関節の筋には二次性拘縮として非常に強い短縮がおこりやすい．大円筋，大胸筋，腱板筋群は好発部位である．時には上腕三頭筋長頭や烏口腕筋にも短縮がおこる．大円筋の短縮は外転より屈曲で，大胸筋の短縮は屈曲より外転での影響が強い．肩関節を広範囲に包む三角筋は，前部線維の前方は外旋，後部線維の後方は内旋の制限因子となる．三角筋中部線維と棘上筋は内転の制限因子となる．内転制限は見落とされがちだが，結帯動作や肩すくめの支障になる．

　凍結肩の手術で関節内の処置をしたあとでも，麻酔から覚醒して筋緊張が戻った途端に可動域が術前の状態に戻ろうとする．長時間短縮した状態に置かれた筋は筋トーヌスだけでもそれほどの制限因子となりうる．

c．肩の機能と滑液包

　関節が動くことによって隣どうしの組織の間でずれ（滑り運動）がおこるが，そのとき摩擦がおきないように**滑液包**が存在している．同じ動作が過度に繰り返されると，その運動に関与していた滑液包に炎症がおこり機能障害に直結する．肩に

表2　関節包と関連する運動

部位	関連する運動
上方関節包	過内転
前方関節包	体側位外旋，外転位外旋，屈曲位外旋，水平外転
後方関節包	体側位内旋，外転位内旋，屈曲位内旋，水平内転
下方関節包	挙上，挙上位での内外旋

※解剖頸軸回旋（後述）では全体が均等にストレッチされる．

表3　靱帯と関連する運動

部位	関連する運動
上臼蓋上腕靱帯	過内転，体側位外旋，屈曲位外旋，外転位内旋，解剖頸軸外旋，解剖頸軸内旋，伸展
中臼蓋上腕靱帯	水平外転，体側位外旋，解剖頸軸外旋，解剖頸軸内旋，伸展．外転に関しては 60°〜90° の間で伸張位になるが，それ以上の挙上では起始停止は近づくとされる[2]．
下臼蓋上腕靱帯	体側位外旋，外転位外旋，外転位内旋，解剖頸軸内旋，水平外転，伸展．外転に関しては挙上に伴って起始停止が離れていくとされる[2]．臼蓋からせり出してくる骨頭を包み込むように支える形になる．
烏口上腕靱帯大結節付着線維	過内転，屈曲位外旋，解剖頸軸外旋
烏口上腕靱帯小結節付着線維	体側位外旋，解剖頸軸外旋，解剖頸軸内旋，伸展

は下記の滑液包がある．

1) 肩甲胸郭間の動きを滑らかにするもの[3]

肩甲胸郭滑液包（scapulothoracic bursa）は前鋸筋と肩甲下筋との間，前鋸筋と肋骨面との間の2か所（前鋸筋の表側と裏側という位置関係）にある．前者を supraserratus bursa，後者を infraserratus bursa という．infraserratus bursa は菱形筋，肩甲挙筋の下にも一部がはみ出している．肩甲骨轢音症（snapping scapula）はこれらの滑液包の炎症が原因の1つとされ，轢音は内上角と下角でよく触れる（内上角周辺と下角周辺で infraserratus bursa が異常に肥厚した状態）．

2) 烏口肩峰アーチと上腕骨頭間の動きを滑らかにするもの

烏口下滑液包（subcoracoid bursa），肩峰下滑液包（subacromial bursa），三角筋下滑液包（subdeltoid bursa）があり，3者はもともと同一のものとする意見もある．

烏口下滑液包は烏口突起周辺（烏口突起と同部に起始停止する腱）と小結節周辺（小結節と肩甲下筋腱）の間にあり，小結節の可動範囲を守備範囲とする．小結節が烏口突起下に入るときの摩擦を解消する．

肩峰下滑液包は肩峰周辺（鎖骨遠位端・肩峰）と大結節周辺（大結節・棘上筋腱）の間にあり，大結節の可動範囲を守備範囲とする．大結節が肩峰下に入るときの摩擦を解消する．烏口下滑液包との境界は烏口肩峰間の中央あたりである．

三角筋下滑液包は三角筋と上腕骨の間にあって，上腕骨が回旋や挙上をしても停止部以外では三角筋が上腕骨の動きに引っ張られないようになっている．

3) 関節腔と交通があるもの（関節包滑膜の延長と考えられるもの）

肩甲下滑液包（subscapularis bursa）は肩甲下筋腱と肩甲骨頸部の間にあり，両者の摩擦を解消するとともに，関節包との連絡口である Weitbrecht（ヴァイトブレヒト）孔から関節液が出入りし，関節内圧の過上昇を防いでいる．肩に痛みを訴える患者に関節造影（動態撮影）を行うと，多くの例でこの滑液包への関節液の出入りができなくなっている．Weitbrecht 孔が閉鎖しているのか滑液包自体が閉塞しているのかは不明だが，関節造影の際に**挙上内旋方向へのマニピュレーション**を行うと，この閉鎖（閉塞）が解消され（distention），**内圧が下がり痛みが激減する**．このことから肩甲下滑液包の閉塞によって関節内圧を陰圧に保てなくなっていることが痛みの強さと関係しているといわれている．肩甲下筋腱は表の烏口下滑液包と裏の肩甲下滑液包にガードされた形になっている．

上腕二頭筋長頭腱腱鞘（tendon sheath of longhead of biceps）は，結節間溝内を長頭腱が相対的に動く際の摩擦を解消する．

4) 肩甲骨と皮膚間の動きを滑らかにするもの

肩峰上滑液包（supraacromial bursa）は肩峰と皮膚の間，烏口上滑液包（supracoracoid bursa）は烏口突起と皮膚の間にあって，動作によって生じる骨（肩峰周辺，烏口突起周辺）と皮膚の間のずれに対応する．

d. インピンジメントという概念

インピンジメントとは，「～に当たる，衝突する」という意味だが，肩においてはもっぱら肩峰と大結節周辺との接触・衝突を指し，impingement syndrome[4] として固有名詞化している．肩峰と大結節周辺の間には肩峰下滑液包があるため接触する程接近していても摩擦はおきないようになっているが，大結節の変形治癒，腱板断裂による面の不整，肩峰下滑液包炎，石灰沈着，拘縮によって骨頭の下方への関節包内運動が不十分になるなどの理由で摩擦や衝突がおこる．肩関節の痛みをとらえるうえで大変重要な概念だが，あくまでも**結果であって原因ではない**ことを銘記すべきである．

小結節と烏口突起との間でも同じ現象がおこる（subcoracoid impingement）．

なお，最大挙上を行うには，外旋をすることで大結節が肩峰に衝突するのを避ける必要がある（別の言い方をすれば，大結節はまっすぐ肩峰下には

入ることができない）という通説[5]には根拠があるとは思えない．最大挙上に必要なのは衝突を避けるために外旋することではなく，大結節が肩峰下に入り込むことである．内旋位で最大挙上できないのは軟部組織の緊張のためであり大結節が衝突するためではない．当然，強い外旋位でも同じ状況がおこる．

上記とはまったく異なる概念でインターナルインピンジメント（internal impingement）がある．これは投球動作の加速期において肩が最大外旋・水平外転位になったときに，棘上筋腱や棘下筋腱が本来の最終域を越えて臼蓋後方関節唇に乗り上げる現象がおこるというもの[6]（関節内での現象なので"internal"）で，滑動機構の問題を表すものではない．

e. 原因別の筋力低下の分析

1) 腱板断裂

前方挙上，側方挙上の筋力低下が顕著になるが，水平外転や水平内転の筋力は，たとえ棘下筋や肩甲下筋が断裂していても低下しない．断裂による機能低下を無意識に代償する三角筋や上腕二頭筋は異常に強く収縮し，自動挙上が維持されている患者のなかには三角筋の異常肥厚がみられることがある．

腱板機能テスト（後述）では，必ずしも機能低下と当該筋の主働作が適合するわけではない．つまり，棘上筋や棘下筋が断裂しているのに，断裂していない肩甲下筋の機能低下が同時に認められたり，肩甲下筋しか断裂していないのに棘上筋や棘下筋に機能低下が認められたりする．しかも筋力低下のおこり方はパターン化できない．腱板筋は腱板全体で骨頭を臼蓋に引きつけつつそれぞれの主働作も同時に行っており，一部に断裂が生じることで安定性が損なわれると，**断裂をおこしている当該筋の主働作以外の方向にも機能低下が生じる．**

腱板断裂では，挙上や回旋の主働作筋としての筋力が低下することと同じくらいに，腱板特有の

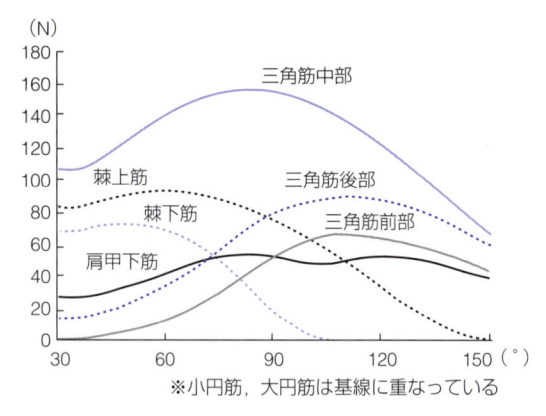

図1 抗重力挙上時の各筋の出力シミュレーション
あらかじめ得た挙上動作の画像データどおりに挙上動作を行うには，起始停止を直線的に結んだ架空の筋肉に必要な出力がどの程度かをシミュレーションしたもの．

機能が低下することが大きな問題になる．

1つ目は骨頭に作用する剪断力を押さえ込み，骨頭の下方回旋を誘導するという働きである．懸垂関節[7]の範囲ではアウターマッスルの筋力は大きな剪断力を生み出すので，それに対抗するために腱板の機能がより重要になる．一方，要支持関節[7]の範囲では，腱板の機能が弱くてもアウターマッスルの筋力は挙上方向に効率よく働く．断裂があっても120°程度まであらかじめ挙上しておくと強い挙上筋力が発揮できるのはそのためである．

2つ目は4つの筋が共同して働くということである．たとえば，肩甲下筋は単独では肩関節を挙上方向に動かせないが，棘下筋との共同作業で挙上方向の力を生み出すことができると想像でき，前後の力のバランスを取りながら棘上筋の作用を強力に補助しうる．これらの機能は，不足した力を腱板筋以外の筋で補うだけでは代償できない．幸運にも断裂範囲が狭い場合は，その前後の腱板機能を動員することである程度は代償できる．図1は肩を挙上したときの肩周辺の筋がどの程度の筋力を出しているかをコンピュータでシミュレーションしたものである[8]．腱板筋の作用の大きさに驚くが，骨頭を求心位に保つためにこれだけの筋力を使っていることを考えると，アウターマッスル

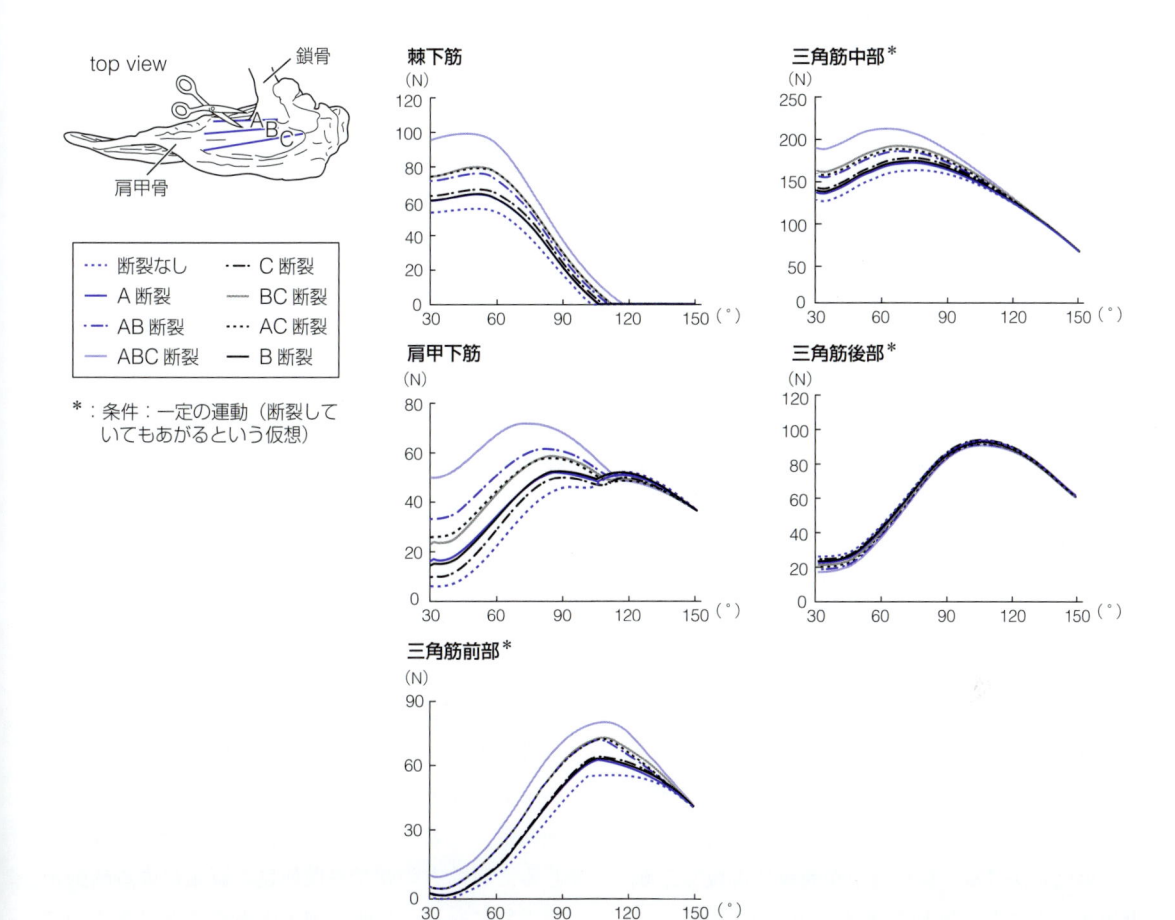

図2 棘上筋断裂のシミュレーション
切断した棘上筋を補うために他の筋の出力がどの程度増加するかをシミュレーションした．各グラフとも最も下にある線が切断していないとき，最も上にある線が全線維を切断したときの線である．

が強くても挙上できなくなることもうなずける．

また，**図2**は棘上筋をいろいろなパターンで切断したとき，それを補うためにほかの筋の出力がどの程度増加するかをシミュレーションしたものである．挙上初期における棘下筋と肩甲下筋の増加率が著しく高い．

2）腋窩神経麻痺

三角筋と小円筋の2筋のみに限局した麻痺がみられる場合は腋窩神経麻痺が疑われる．肩関節前方脱臼後などに散見される．完全麻痺であっても，残存する腱板筋によって挙上，外旋が維持できる例があり，触診や視診で確認しないと見落とすことがある．固有知覚領域（三角筋部）の知覚鈍麻も参考になるが，教科書どおりの広さで障害されていることは少なく，せいぜい硬貨1枚程度の範囲である．知覚鈍麻は本人も気づいていないことが多いので，注意深く確認する必要がある．

3）肩甲上神経麻痺

この神経は棘上筋，棘下筋への筋枝と肩鎖関節包，肩関節包後方に知覚枝を出すが，皮神経は存在しない．広い可動域が災いして，この神経が伸張されたときに肩甲切痕（肩甲横靱帯下）や肩甲棘基部で絞扼が生じることがあり，前者では棘上筋と棘下筋の両方が，後者では棘下筋が麻痺・萎縮するといわれている．バレーボール選手に多くみられることが知られている．関節造影などで腱

板断裂との鑑別を行う必要がある．

4）副神経麻痺

副神経（第11脳神経）は胸鎖乳突筋に枝を出したのち，第3～5頸神経と合流し僧帽筋を支配する．リュックサック麻痺の一症状として知られるが，頸部リンパ節の生検や郭清術の際に切断されたり，術後の癒着で麻痺するケースのほうが多い．僧帽筋の麻痺によって肩甲骨の胸郭への安定性（肩甲骨内転方向）と上方回旋が障害され，結果として上肢の前方挙上より側方挙上機能が強く障害される．前鋸筋ほどではないが翼状肩甲もみられる．

5）長胸神経麻痺

前鋸筋が麻痺する．これもリュックサック麻痺の一症状として知られるが，それ以外に胸郭出口症候群を誘発するような肢位をスポーツで反復したり長時間持続すると，この神経の過伸張や絞扼が生じ麻痺がおこる．肩甲骨の胸郭への安定性（肩甲骨外転方向）と上方回旋が障害され，側方挙上より前方挙上機能が強く障害される．上肢前方挙上に抵抗をかけると翼状肩甲が簡単に再現できる．再現テストとして壁押しテストが有名だが，こちらは小胸筋の代償作用のため顕著に現れないことがある．

僧帽筋は肩甲骨を内転方向に，**前鋸筋**は外転方向に引き，その共同作業で肩甲骨を目的の方向に向け，かつ胸郭上に安定させる．ともに上方回旋を強力に行う．

f．不安定性の分析

1）反復性前方脱臼と後方脱臼

外傷性前方脱臼は，転倒や激突，かばい手などで肩関節が外転・外旋位を強制され，その前方剪断力に耐えきれなかったときにおこる．初回脱臼時に接触していた臼蓋前下方と上腕骨頭の後上方に生じた損傷〔前者がBankart（バンカート）損傷（Bankart's lesion），後者が後上方骨欠損（P-L notch）〕が脱臼の道となり，外転・外旋位になっただけで簡単に再脱臼をおこす（反復性肩関節前方脱臼）．投動作が代表的な脱臼肢位だが，睡眠中に無意識に挙上位になったときに脱臼し，起床時に気がつくという症例もある．臼蓋と骨頭の脱臼の道が合ったとき（外転・外旋位）だけ脱臼し，それ以外ではゆるさはない．

一方，外傷性後方脱臼は，肩屈曲位で手を強く着いたときなどの後方への剪断力に負けて後方に脱臼・亜脱臼状態になるもので，後方の関節唇を損傷する．反復性になると，上肢を90°～120°前方挙上したとき骨頭が後方にずれる．亜脱臼では，注意深く触診しないと他覚的に触知しにくい．脱臼が顕著な例では，水平内・外転を行うと水平内転時に静かに脱臼し，水平外転時に大きなスナッピングと同時に整復される．後述する動揺性肩関節症のなかで骨頭が後方へ滑るものがあるが，こちらは外傷の既往がない．

2）腱板疎部や靱帯が弛緩したことで生じるもの

投動作やバレーボールのアタックなどのオーバーヘッド動作を繰り返すことで，腱板疎部，烏口上腕靱帯，臼蓋上腕靱帯が過伸張され不安定性が生じる．肩前方の靱帯や関節包の緊張による制動が不十分になり，骨頭は前方へ滑ることになるので前方の臼蓋が損傷される．そのとき後方ではインターナルインピンジメントがおこっているという説もある（前述）．フォーム的に投動作中の最大外旋位を水平外転位のまま迎える傾向にある場合，**前方への大きな剪断力によって前方の組織がより伸張される**ので，この不安定性をまねく危険性が高くなる．オーバーヘッド動作の最大外旋位という極限の肢位でおこる現象であり，日常生活での支障はほとんどない．安静下垂位で上肢を下方へ牽引して亜脱臼を再現するテストでは，内旋位でのみ陽性となる（dimple sign）（図3A）．外旋位では烏口上腕靱帯などの前方組織が緊張して，骨頭が臼蓋に押し付けられるので亜脱臼はおこらない．

3）関節唇や臼蓋の形成不全のために誘因なくおこるもの（動揺性肩関節症）

動揺性肩関節症では，生来の関節包の組織学的脆弱性（過伸張性）や臼蓋の形成不全があるため誘

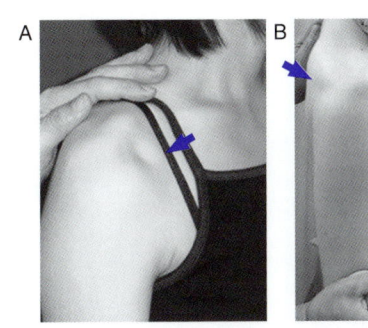

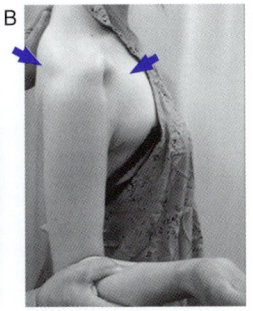

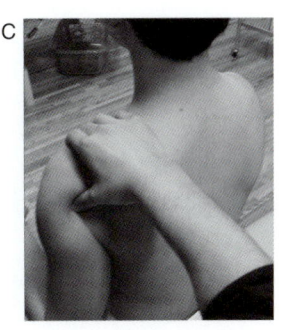

図3 不安定性のテスト
A：dimple sign，B：sulcus sign，C：load and shift test

因がなくても前方，後方，下方に不安定性が出る．安静下垂位で上肢を下方へ牽引して亜脱臼を再現するテストでは，外旋位でも陽性となる（sulcus sign）（**図3B**）．重症例では無負荷安静下垂位でさえ亜脱臼がおこる．また，肩甲骨を固定して上腕骨頭を他動的に前後に操作すると簡単に亜脱臼がおこる（load and shift test）（**図3C**）．関節内は**陰圧**に保持されており，関節が引き離されるとさらに陰圧になるため，もとに戻ろうとする力が生じる．しかし，関節包の組織学的脆弱性や過伸張性があるともとに戻る力が不十分になり亜脱臼が生じる．

本来，肩甲骨は上腕骨頭の土台となるべく，上腕骨の動きに合わせて位置と向きを変えるが，本疾患の場合，関節包がゆるいため肩甲骨の動きが乏しくても肩甲上腕関節のみで動いてしまう．黒田はこの状態を**機能的関節窩**が狭い状態と表現している[9]．挙上位でのX線像では，肩甲骨の上方回旋の不足と骨頭が外側に滑った像として観察される（slipping）（**図4**）．常に振幅の大きい包内運動にさらされ，その結果さらに関節包が伸張されて不安定性が増すという悪循環がおこる．異常な包内運動が関節唇や滑膜を刺激し激しい炎症がおこることがある．

4）最終域での安定性（安全な最終域）

肩関節運動の最終域は，上腕骨頭と関節包付着部とでできるアングルが臼蓋関節唇に衝突することで迎えるわけだが，それとタイミングを合わせ

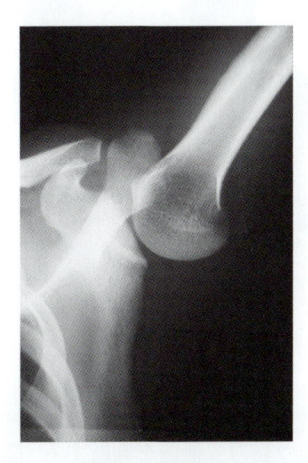

図4 slipping

て拮抗する関節包や靱帯が緊張すること，ならびに肩甲骨が上腕骨の動きに追随して動くことで，ターミナルインパクトを軽減していると思われる．緩い肩の場合はこの関節包や靱帯の緊張が十分ではないうえに肩甲骨の動きが少ないことで，**本来の最終域を越えて肩甲上腕関節が動いてしまう**ためさまざまな問題がおこると考えられる．

2 機能的制限

a. 腱板機能と運動連鎖

腱板機能テストは，棘上筋は初期外転，棘下筋は上腕体側位での外旋，小円筋は上腕外転位での外旋，肩甲下筋はbelly press testなど，それぞ

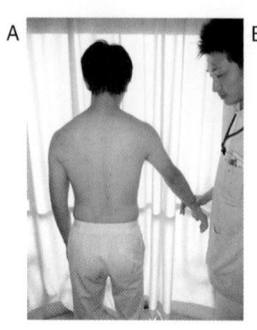

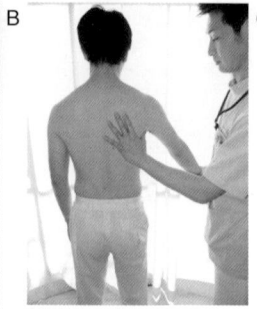

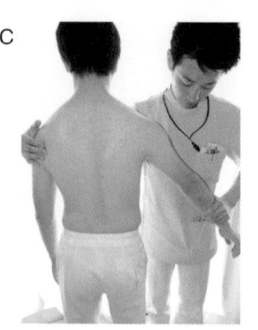

図5 棘上筋機能テスト
A：固定なし，B：肩甲骨を固定，C：体幹を固定

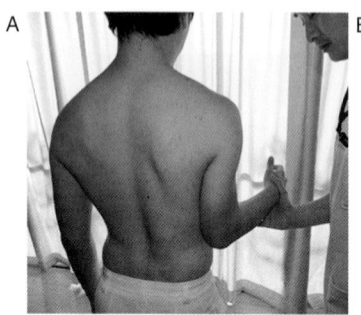

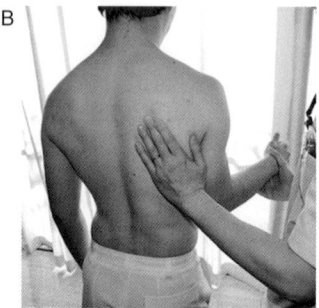

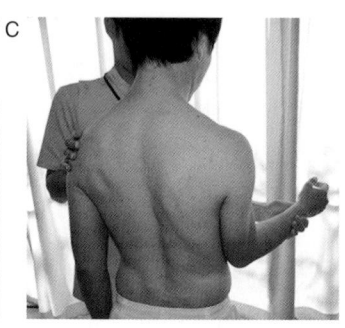

図6 棘下筋機能テスト
A：固定なし，B：肩甲骨を固定，C：体幹を固定

れの主働作の筋力で機能を判断する（図5～7）．肩甲下筋のテストは数多く報告されているが，belly press testは大円筋が作用しないことに大きな意味がある（背臥位で行うことを推奨）．

腱板断裂の特徴は先に述べた．

動揺性肩関節症では，いわゆる徒手筋力検査では個々の筋力には低下がないにもかかわらず，腱板機能テストで筋力低下が観察される．この現象は必ずしも腱板筋自体の筋力低下を表しているとは限らない．上肢・肩甲骨・体幹の，場合によっては骨盤も含めた運動連鎖の乱れが原因であることが多い．たとえば，棘上筋テストで筋力低下がある症例に対して，肩甲骨下角を固定して同様のテストを行うとまったく低下を認めないことが多々ある．肩甲骨を安定させれば筋力を発揮できるのだから棘上筋の筋力には問題がないということになる．右棘上筋テストで肩を外転する動作には，①右肩甲骨が胸郭上に安定する，②脊柱が左に側屈

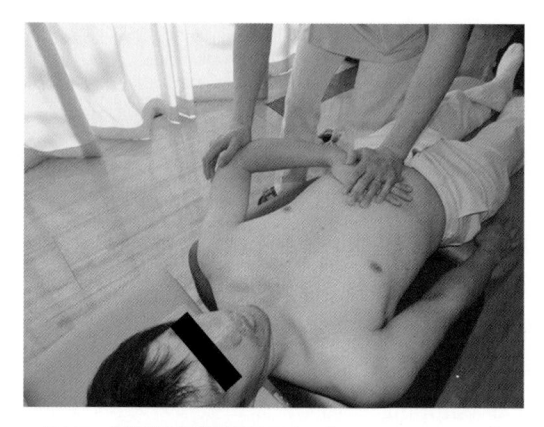

図7 肩甲下筋機能テスト（belly press test）

する（右の胸郭が拡張する），③骨盤帯，体幹が安定する，などの運動連鎖が無意識におこる．棘上筋の筋力以外にもこれらのうちのどれかが不十分だと，テストは陽性になる．

次に述べる肩甲上腕リズムは，全身におこる運

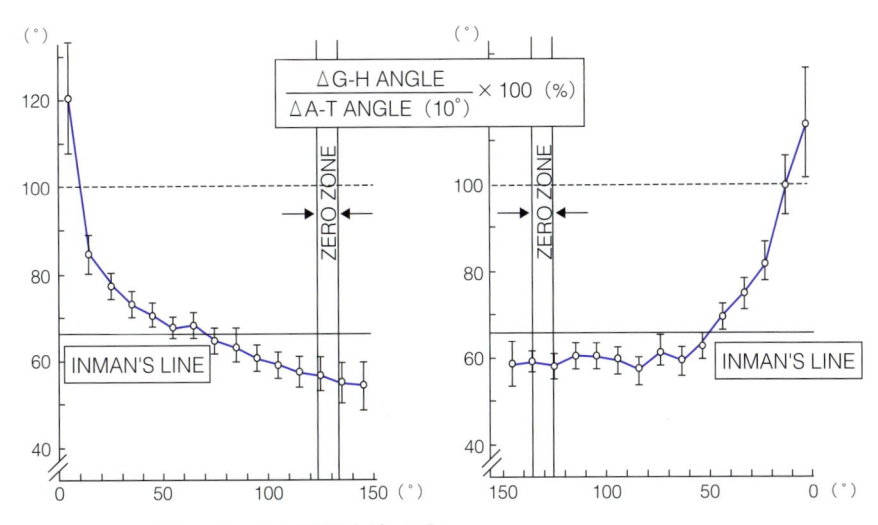

図8 10°間隔ごとにみた肩甲上腕リズム
0°～10°の10°の間，10°～20°の10°の間，…という具合に，各10°の間における肩甲上腕リズムを算出した．
〔信原克哉：肩―その機能と臨床．第4版，p.62，医学書院，2012より〕

動連鎖のうち，肩甲骨と上腕骨の連鎖のみに焦点を当てた概念といえる．

b. 肩甲上腕リズム

1) 従来の研究

Codman[10]は，上肢を挙上したとき，90°までは肩甲上腕関節でそれ以降は肩甲骨で動く，というそれまでいわれてきた見解は間違いであると指摘した．体表から観察すると，途中で運動が切り替わるようなことはなく，肩甲骨はある規律に従って淀みなく動いているというもので，その規律を肩甲上腕リズム（scapulo-humeral rhythm）と呼んだ．

Inman[11]は，挙上初期にセッティングフェイズ（setting phase）が存在すること，外転30°～170°の間では肩甲上腕関節と肩甲骨回旋の比は2：1であることなどを報告し，Codmanのいうリズムを具体的な数値で示した．挙上初期に関しては，後述するとおり肩甲骨が下方回旋するものがあったり個人差が大きかったりするためセッティングフェイズととらえられたと思われる．

以後，ある一定のリズムが存在することは認めつつ，一律に2：1であることを否定する報告が多く出されているが[12,13]，Codmanの概念とInmanの「2：1」が1つになって通説となっている．

2) 最近の研究

筆者らは発光ダイオードを使用した2次元運動解析装置を用いて体表から観察し，以下の所見を得ている[14]．挙上においては，①挙上0°～10°間は肩甲骨は下方回旋する．②10°以降は挙上するにつれて最大5.7：1から最小1.2：1へと肩甲上腕関節の割合が徐々に減少し，70°～80°間でInmanの2：1を下回る．③60°～70°間でリズムに乱れがある．下垂においては，①最大挙上位から60°までは1.5：1．②60°以降は下垂するにつれて急峻に肩甲上腕関節の率が増し，10°ではほぼ100％となる．③10°～0°間は肩甲骨が上方回旋する．④80°～70°間でリズムの乱れがある（図8）．

この肩甲上腕リズムは障害によって特異的なパターンを示す．

動揺性肩関節症では肩甲骨の上方回旋が少ないにもかかわらず，上肢は異常に高く挙上するパターンが多く，肩甲骨の動きが少なくてもゆるさのために肩甲上腕関節のみで挙上ができてしまうこと

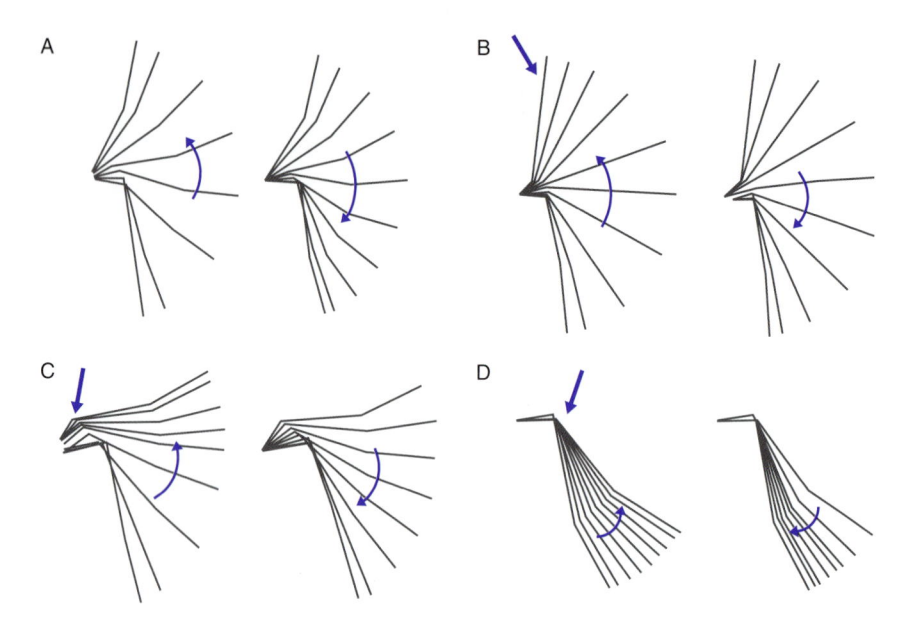

図9 スティック画像でみた肩甲上腕リズム
A：正常，B：動揺性肩関節症（肩甲骨の上方回旋が少なく肩甲上腕関節が過外転），C：肩関節周囲炎（肩甲上腕関節の拘縮を代償するため肩甲骨が過上方回旋），D：腱板完全断裂（過剰な努力をしていない症例）
〔信原克哉：肩その機能と臨床. 第4版, pp.61-68, 医学書院, 2012 より改変〕

を表している．動揺性肩関節症のなかには後方脱臼の傾向があるものがあり，その場合はこの過外転がより顕著にみられる．

拘縮肩では肩甲骨が大きく動き肩の可動域制限を代償するパターンになる．

腱板断裂では，自動挙上不能例では肩甲骨が大きく挙上する（shrug sign）．自動挙上可能例では，骨頭の求心位を保持できなくなったときにリズムが乱れる（図9）．

c. 円背と肩の機能

円背があるとそれとバランスを取るために骨盤後傾，見かけの股関節屈曲，膝関節屈曲，頸部伸展などの姿勢変化が生じる．肩甲骨も胸郭の変化に合わせて下方に向きを変えるため，肩の解剖学的可動域は変わらないが，機能的可動域が低下する．前方を見るためには常に頸部を過伸展していなければならず，項頸部から肩にかけての筋が常に緊張した状態になることも肩の機能に影響を与える．

C 治療への示唆

1 解剖頸軸回旋[15]（インピンジメントを回避して最終可動域を得るには）

先にも述べたとおり，ある条件下では第二肩関節にインピンジメントが生じ，その痛みが運動の阻害因子になる．このインピンジメントを避けて最終可動域を得る方法として，解剖頸軸回旋を提唱したい．「上腕骨頭の解剖頸が作る面の中心を通る垂直軸」を上腕骨解剖頸軸（＝骨頭が向く方向）ということができる．この軸を肩甲骨臼蓋面に垂直に立てて（＝解剖頸の面と臼蓋面は平行）軸回旋を行うと，大小結節は烏口肩峰アーチの下に入ることなくアーチと平行に移動する．したがって，インピンジメントを回避できる．上肢を操作して肩関節の中でこの解剖頸軸回旋を再現するには，上腕骨の頸体角（135°）と後捻角（30°）の両方を打ち消す必要がある．頂角が90°の直円錐を臼蓋面に直角に突き立てた状態をイメージし，上腕骨

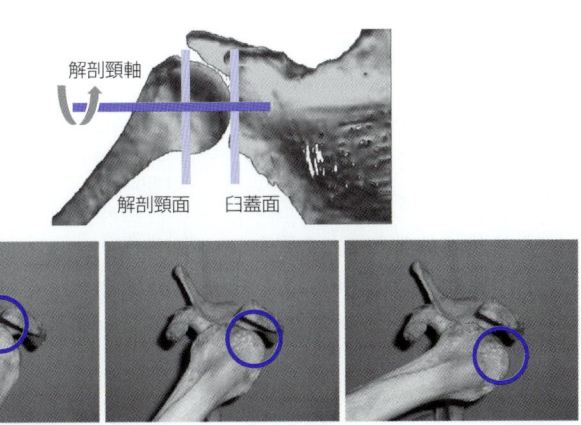

図10 解剖頸軸回旋
臼蓋に対して垂直に立てた上腕骨解剖頸軸をスピンさせると，大小結節は烏口肩峰アーチと平行に動き，インピンジメントを回避できる．

はこの円錐の側面上を動き，前腕は底面の円の接線より常に30°外旋位にすれば，解剖頸軸回旋が再現できている．仮に，45°外転かつ30°外旋位（135°の頸体角と30°の後捻角がある骨頭の向きを臼蓋に垂直に向けるとこの肢位になる）を開始肢位とすると外旋方向へは約75°，内旋方向へは約55°の正常可動域である（図10）．

この運動では，インピンジメントのための痛みによって引き起こされる逃避性の筋収縮をおこさず最終可動域を迎えることができるので，拘縮肩に対して触診による正確な制限因子の検索とストレッチが可能になる．また，骨頭からラッシュピンなどを刺入して骨接合術を行った患者の可動域運動にも適している．

2 運動連鎖への介入

凍結肩の患者に対しては，拘縮を代償するためにおこしている連鎖（肩甲骨の過剰な上方回旋や体幹の過剰な側屈）を抑制しても上肢を使える範囲が狭くなるだけで，肩の可動域改善には結びつかない．あくまでも肩甲上腕関節の拘縮（原因）を改善することに主眼を置くべきである．一方，動揺性肩関節症に対しては上腕骨長軸方向からかかる力を臼蓋が正面に近い方向から受けることが必

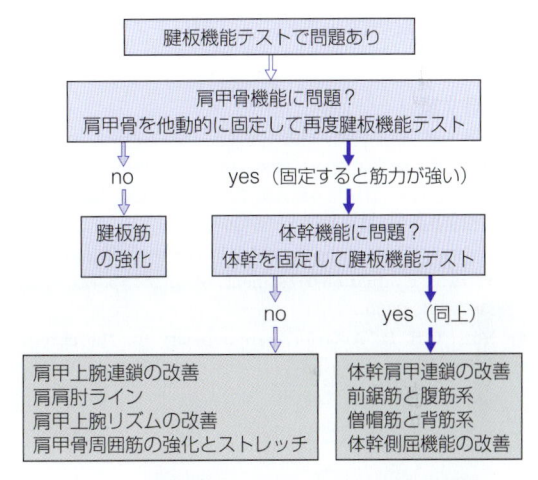

図11 腱板機能に影響を及ぼす問題の整理

要であり，そのためには肩甲骨が上腕の動きに追従できるようにすることを念頭に置く．したがって，体幹側屈・肩甲骨上方回旋・肩関節挙上を一連のもの，体幹屈曲・肩甲骨前方突出・前方へのリーチ動作を一連のもの，体幹伸展・肩甲骨内転・肩関節水平外転を一連のものとして行えるよう学習する．肩甲上腕関節が過運動にならないように注意する．

3 腱板機能の改善と運動連鎖

　腱板筋の機能は，腱板筋の筋力のみではなく肩甲骨や体幹の機能の影響を受けることは先に述べた．固定する場所や身体のアライメントを変えてテストすることで，どこに問題があるのかを明らかにする必要がある（**図11**）．肩甲骨や体幹に問題がある患者に腱板筋の強化を行っても変化はおこらない．

4 円背への対応

　可撓性がない円背を有する患者の可動域運動を行う際は，過運動にならないように肩甲骨の向きに合わせた最終域を設定しなければならない．

● 引用文献

1) 石井光昭：関節拘縮．細田多穂ほか（編）：理学療法ハンドブック，第3版第1巻，pp.333-349，協同医書出版社，2000.
2) 後藤 晃ほか：肩関節外転運動での生体3次元，関節上腕靱帯の機能長評価．肩関節，34:305-308，2010.
3) Meister, K.: 1 of the shoulder in the throwing athlete: Part two: Evaluation/treatment. Am. J. Sports Med., 28:587-601, 2000.
4) Neer, C.S. II: Anterior acromioplasty for the chronic impingement syndrome in the shoulder. J. Bone and Joint Surg., 54-A:41-50, 1972.
5) Cailliet, R.: Shoulder pain. pp.13-19, FA Davis, 1966.
6) Walch, G., et al.: Posterior-superior impingement, another shoulder impingement, J. Orthop. Surg., 6:78-81, 1992.
7) 信原克哉：肩—その機能と臨床．第4版，pp.61-68，医学書院，2012.
8) 田中 洋ほか：腱板のバイオメカニクス．立花 孝ほか（編）：肩関節運動機能障害 何を考えどう対処するか，pp.88-90，文光堂，2009.
9) 黒田重史：非外傷性肩関節不安定症の治療方針と保存的治療．高岸憲二（編）：肩関節外科の要点と盲点，pp.235-249，文光堂，2008.
10) Codman, E.A.: The shoulder. p.202, Thomas Todd, 1934.
11) Inman, V.T., et al.: Observations on the function of the shoulder joint, J. Bone and Joint Surg., 26:1-30, 1944.
12) Freedman, L., et al.: Abduction of the arm in the scapular plane: Scapular and glenohumeral movements—A roentgenographic study. J. Bone Joint Surg. Am., 48:1503-1510, 1966.
13) Doody, S.G., et al.: Shoulder movements during abduction in the scapular plane. Arch. Phys. Med. Rehabil., 51:595-604, 1970.
14) 池田 均ほか：肩診療マニュアル．第2版，pp.29-32，医歯薬出版，1991.
15) 立花 孝：肩関節痛の運動療法．吉尾雅春（編）：標準理学療法学 専門分野 運動療法学 各論，第3版，pp.330-347，医学書院，2010.

II 肘関節の運動障害

■学習目標
- 肘関節障害を，肘関節の解剖学から理解する．
- 反復される負荷と肘関節障害との関連を理解する．
- 肘関節障害と運動・動作障害との関連を理解する．

肘関節は，肩で大まかな方向づけをされた"手"が，十分に機能できる肢位がとれるように微調整を行う役目を果たしている．運動自由度は2度であり，屈曲・伸展運動と下橈尺関節と共同しての回内・回外運動を可能にしている．肘関節の屈曲・伸展運動は対象物に"手"を近づけるためのリーチ動作を可能にしている．回内・回外運動は，対象物を"手"が操作するために必要なピンチ動作や握り動作を行いやすい位置をつくり出している．

A 運動を制限する症状・徴候

肘関節の運動を制限する症状・徴候には，関節可動域制限，関節不安定性，疼痛，筋力低下があげられる．肘関節は肩関節と手関節の中間にあるため，関節運動メカニズムの破綻は両関節に影響を及ぼす．また，肩関節や手関節の機能異常は肘関節の運動を制限する症状・徴候を導く．

肘関節運動メカニズムにかかわるものとして，①肘関節を構成する上腕骨遠位部および橈骨，尺骨近位部の骨形態，②関節包や靱帯などの静的安定機構，③筋による動的安定機構があげられる．

1 骨形態

肘関節は上腕骨遠位端と橈骨近位端，尺骨近位端の3つの骨からなる蝶番関節である．上腕骨は橈骨と腕橈関節を尺骨と腕尺関節を形成し，橈骨と尺骨の近位で上橈尺関節を形成する複合関節の形態をなしている．さらに橈骨と尺骨は遠位で下橈尺関節をつくり，上橈尺関節と協調して前腕の回旋動作を可能にしている（図1）．また尺骨と橈骨の間には骨間膜が存在し前腕の機能に関与している．

肘関節を構成する上腕骨の遠位端は扁平で，両端が内・外上顆に相当する．この内・外上顆を結んだ軸に串刺しにされた状態で橈骨と尺骨の近位端が並んで上腕骨遠位端に2つの関節面を構成している[1]．上腕骨遠位端の外側面が上腕骨小頭，内側が上腕骨滑車である．関節面は上腕骨滑車側（内側）が上腕骨小頭側（外側）より遠位にあり傾斜している．加えて外側に比べ内側の径が大きく，螺旋構造をしているため肘伸展位では上腕骨体部に対して5°〜20°の外反を示しcarrying angleを形成する[1,2]．carrying angleには個人差がかなりあるが一般に女性で外反角度が大きい（図2）．

逆に，肘関節が最大屈曲した場合には，前腕軸が上腕軸と一致するもの（type I），橈側に変位するもの（type II），尺側に変位するもの（type III）の3つに，Kapandji[3]は分類している．また，正常肘関節における内・外反のない条件下の屈曲運動では，肘関節屈曲0°〜60°程度までは若干外反を呈し，90°〜120°までやや内反傾向を示したあと，さらに屈曲すると再び外反するとされる[4]．

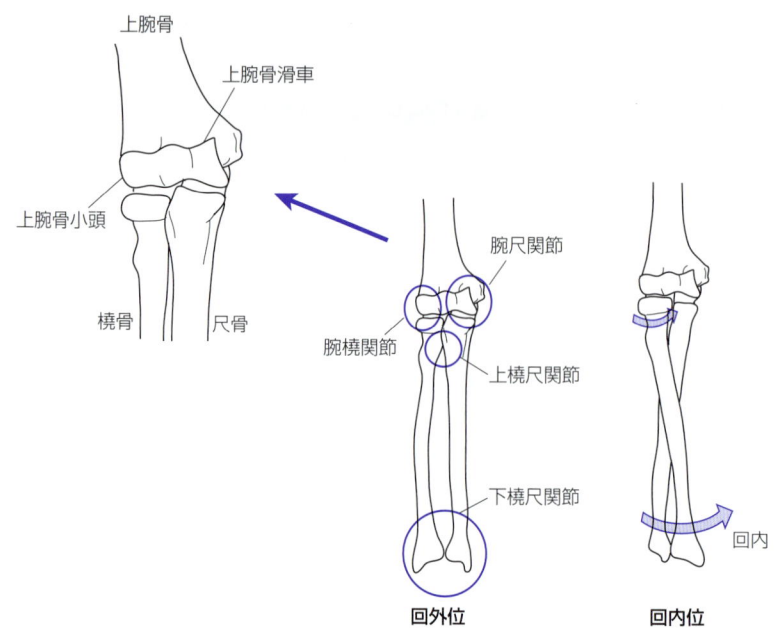

図1 肘の関節と回旋運動
非荷重位の状態での回旋運動では上橈尺関節では橈骨頭が橈骨切痕と輪状靱帯で構成される線維骨性輪内で軸回旋運動をおこし，下橈尺関節では橈骨が尺骨の上を転がる．

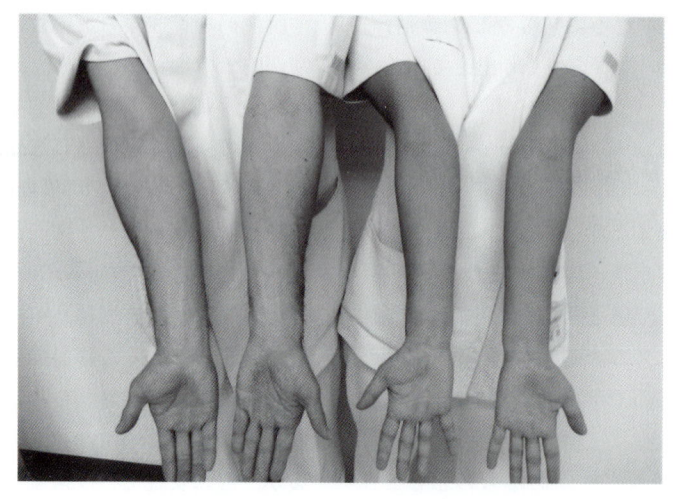

図2 carrying angle
肘関節の可動域制限などで，明確に angle を知ることができない場合は反対側と比較する．

　尺骨近位端は，上腕骨滑車を包み込むよう深い切れ込み（滑車切痕）をつくって上腕骨と接続する．切痕の上方を肘頭，下方を鉤状突起と呼ぶ．近年，肘関節の安定性に関節の中央に位置する尺骨鉤状突起の重要性が認識されている．尺骨鉤状突起は前後方向の安定性に寄与するだけでなく橈骨頭との関節面を有し，基部は上腕筋の付着部である．後外側回旋メカニズムによる脱臼モデルでは尺骨鉤状突起が primary stabilizer であり，外側側副靱帯（LCL）と橈骨頭が secondary stabilizer で

あるために鈎状突起が粉砕し骨接合できない場合は，肘の安定性は得られないとされる．

一方，橈骨近位端の橈骨頭は外反の安定性を担っており橈骨折などでは肘の不安定要素となる[4]．さらに橈骨頭は一定の筋力下では回内時に中枢側へ，回外時には若干末梢外側へシフトし，屈曲に伴い前方に滑り，伸展に伴い後方に滑る．この動きが制限されると肘の可動制限が生じる[2,4]．

2　静的安定機構

肘関節の静的安定機構には肘内側側副靱帯（MCL）を代表とする側副靱帯（UCL）と関節軟骨を代表とする関節構成体が内・外反の肘安定化に約50％ずつ寄与している．肘の脱臼や骨折，野球肘に代表される慢性反復ストレスなどで，これらの構成体に機能障害が生じた場合に肘不安定症が生じる[3]．

静的安定機構のなかでも内側側副靱帯は，肘外反ストレスに対する primary stabilizer としての役割を果たす重要な靱帯である．内側側副靱帯は前斜走線維（AMCL），後斜走線維（POL），横走靱帯（Cooper靱帯）の3部分に分けられる複合体である．外反ストレスに対しては上腕骨内上顆の1/3から起始し尺骨中枢端内側結節に停止する強靱な AMCL が主たる機能を発揮する．POL は屈曲時にゆるみ伸展時に緊張する．**外傷による肘関節拘縮の原因要素は MCL と前方関節包であるが，MCL では POL の靱帯の一部またはすべてが拘縮の原因となる**[4]．

一方，外側側副靱帯（LCL）は，扇形靱帯であり上腕骨外側上顆より起始する橈側側副靱帯（RCL），外側尺側側副靱帯（LUCL）と輪状靱帯（AL），副靱帯（ACL）からなる靱帯複合体である．LCL は MCL と異なり解剖学上個体差がある．内反ストレスに対し機能を発揮し，橈骨頭の移転を防止している[1,3,4]．正常肘関節に外反ストレスおよび内反ストレスを加えた状態での肘関節屈曲・伸展運動では成人肘は次の4つのタイプに分類される．

① type 1，肘屈曲20°～45°で最も laxity が大きくなる，② type 2，肘屈曲60°～75°で最も laxity が大きくなる，③ type 3，肘屈曲90°以上で最も laxity が大きくなる，④ type 4，すべての角度で laxity が均等である．靱帯縫合の際 laxity が少ない角度で縫合すると，laxity が大きい位部分でたるむ危険があると指摘されている[4]．靱帯損傷後の運動療法やテーピング固定などで考慮すべき点である．

3　動的安定機構

肘関節の動的安定機構には，前方に筋皮神経支配の上腕筋と上腕二頭筋，後方には橈骨神経支配の上腕三頭筋，肘筋が存在する．さらに内方に正中神経支配の円回内筋，橈側手根屈筋，浅指屈筋，長掌筋と尺骨神経支配の尺側手根屈筋が，外方には橈骨神経支配の円回外筋，手・指伸筋群が存在する．肘関節の屈曲は，上腕二頭筋，上腕筋，腕橈骨筋が主に行っている．

上腕二頭筋は二関節筋であるために筋が機能する場合には少なからず肩の肢位に影響される．しかし単関節筋の上腕筋は停止部が尺骨付近のため前腕や肩の肢位の影響を受けず機能する．

腕橈骨筋は停止部が橈骨遠位であり肘の安定化に関与する．肘の伸展は上腕三頭筋と肘筋が行っている．上腕三頭筋は長頭，外側頭，内側頭の3つの筋頭がある複雑な構造である．長頭は肩甲骨の関節下結節に付着しているため肩の内転が可能となる．

肘筋は伸展の補助と回内，回外時に肘の安定作用に関与している．前腕の回外は回外筋と上腕二頭筋が作用する．回外筋は輪状靱帯および外側側副靱帯への近位付着部が肘の外側面の安定化にも寄与している．回内は，円回内筋，方形回内筋が行う．円回内筋は近位橈尺関節の回内と安定化に寄与している[1,2,4]．**肘の外反ストレスに対する一時的な動的安定化因子は肘の屈筋・回内筋群であり，機能が低下すると UCL へのストレスを増大**

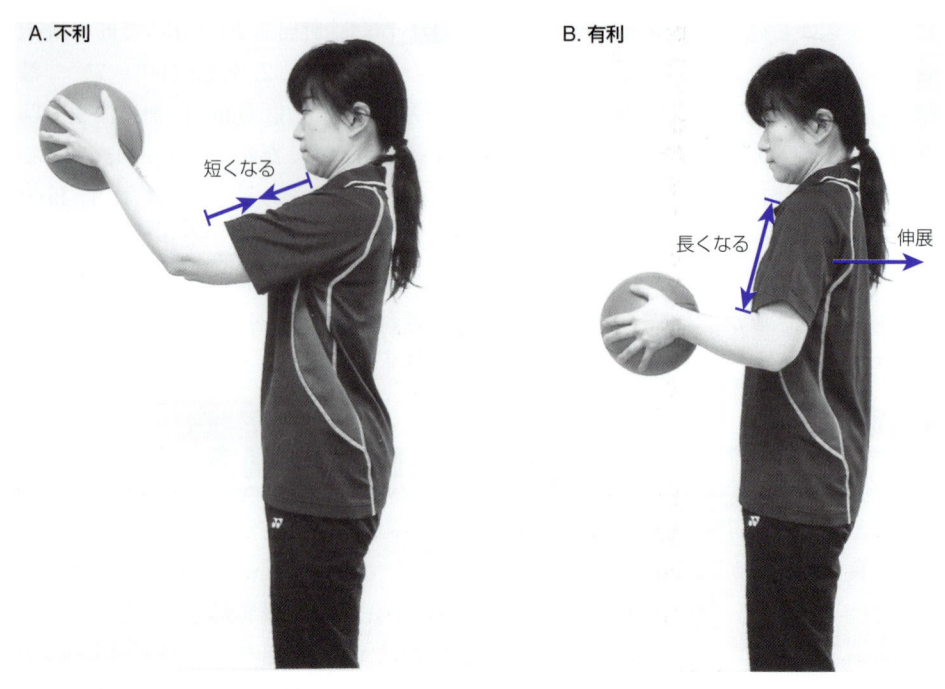

図3 筋の長さと張力の関係
上腕二頭筋の場合，肘の屈筋としては肘屈曲 80°〜100° の間で最も効果的に機能する．この関係を維持するためには肩を伸展させることで筋長を伸ばす．筋の長さが長くなる B のほうが張力を発揮しやすい．

させる．逆に UCL にゆるみがあると動的要素へ負担が増大し，UCL 損傷のみならず内上顆炎や骨端炎，骨端線損傷の原因にもなる．

一方，上腕骨の遠位端（上顆）は，手関節および手指の運動に関係する多くの筋が付着している．この解剖学的特徴により「手」および手関節は前腕の肢位（回内，回外）に影響されることなく自由に動くことが可能となっている[1]．反面，肘の肢位と手関節および「手」の運動においては，筋の「長さ-張力」の関係から，前腕筋の起始部は過剰な負荷を受けやすく，スポーツ障害の好発部位となっている．

また，肘関節は筋皮神経，橈骨神経，正中神経，尺骨神経の通過点であり関節周辺には神経の絞扼点が存在する．橈骨神経では肘関節より末梢の Frohseのアーケード，正中神経は上腕二頭筋腱膜，円回内筋浅頭および浅指屈筋腱アーチ，尺骨神経では尺骨神経溝がある内上顆と肘頭の間を通る滑車上靱帯や尺側手根屈筋の二頭間に張る腱様のアーチ〔Osborne（オズボーン）靱帯〕の下を通る部分がそれである[5]．特に肘後方の肘部管を通過する尺骨神経は，肘関節の屈曲・伸展で繰り返される圧迫や神経脱臼による摩擦でおきるスポーツによる**肘部管症候群**や上腕骨顆上骨折後の内反肘での骨折部のねじれや上腕三頭筋による後方からの圧迫による**遅発生神経麻痺**をおこしやすい．

B 運動障害の分析

1 運動連鎖からみた機能障害

肘関節は，中枢側では体幹につながる肩甲帯・肩関節と連結し，末梢側に手関節を有していることより，肘関節の運動や機能は体幹や肩関節および手関節の機能と相互に関連している．また運動連鎖により機能的変化の影響を相互に受ける可能性がある．

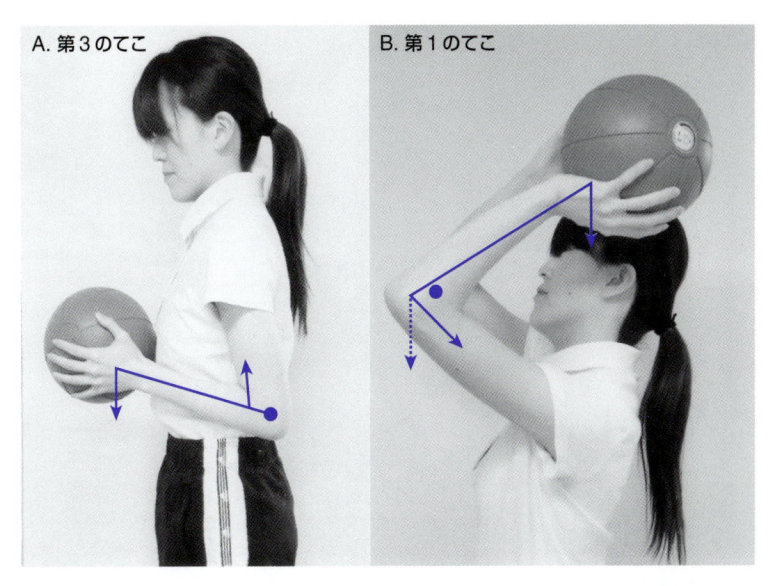

図4 肘関節のてこ
身体運動の多くはてこの原理で考えることができる．Aは肘屈曲運動，Bは肘伸展運動の場合である．

a. 肩関節と肘関節の運動連鎖

　肘関節は伸展位では，前腕の回内・回外が肩の内・外旋と機能的に連結することで「手」をほぼ360°回旋することを可能にしている．一方，前腕の回旋制限に対しては肩関節の外転・内転運動と連動することで機能の代償を可能にしている．また身体の前面で重量物を持つ場合などで上腕二頭筋が強く収縮させて肘と前腕を働かせる場合や「手」を長時間使用する場合には，**「筋の長さ−張力の関係」**を維持するためには，肩を伸展させ筋を伸ばしたほうが有利になる（図3）[2]．この連鎖が不十分な場合には，動的安定機構に過度に負荷がかかり**前腕部の疲労や肘関節の疼痛**などの機能障害の一要因となる．肘関節伸展運動での上腕三頭筋の長頭と肩関節屈曲運動においても同様の関係が存在する．

　また肘関節完全伸展位・前腕回外位における静的な状態で，上腕骨側から軸圧をかけた実験では60％が橈骨に，40％が尺骨に軸圧がかかるとされる[4]．しかし実際に体重を支える際には，軸圧は手関節側から伝わること，前腕は回内位で支えるなど肘の動的条件を加味した軸圧比は正確には不明である．

b. 手関節と肘関節の運動連鎖

　肘関節は上腕二頭筋による屈曲運動では力点が支点と荷重点との間にある"第3のてこ"ととらえることができる．速い動きに対しては有利であるものの，力に対しては不利な構造となっている．

　また上腕三頭筋による伸展運動では安定型の"第1のてこ"の形態をとるものの，力点と支点の距離が短いため，肘にかかる荷重が大きくなる（図4）[6]．さらに屈筋（伸筋）筋力と前腕・手の荷重の合力として前腕筋の収縮力を加えると肘への負荷はさらに大きくなる．この構造が，農林業，建築業などで重量物を持ち上げる動作が繰り返される人に生じる変形性肘関節症の一要因となっている．

　また手関節と肘関節においても肩関節と肘関節と同様の筋の長さ−張力関係が成立しており，**前腕筋の起始部は肘のスポーツ障害の発生しやすい部位となっている**．

　一方，手で体重を支えるなどの荷重動作で生じる圧迫力の約80％は，手根骨外側と橈骨との間で

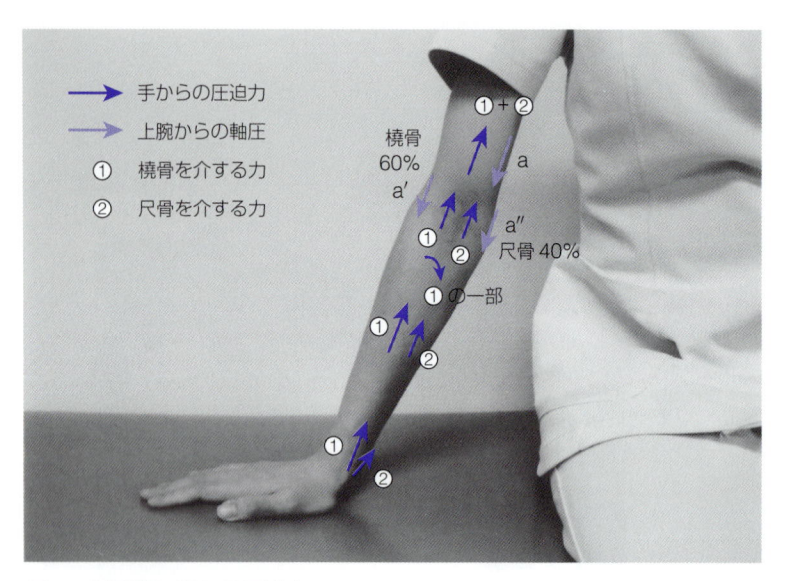

図5 肘関節に加わる圧迫力
手に加わった圧迫力は主に橈骨手根関節を介して橈骨に伝わる．この後骨間膜を伝わり尺骨と腕尺関節に伝達され肘を越える．一方上腕骨側からの軸圧は橈骨に60％分配される．

手根を越え前腕に伝わり，残り20％の圧迫は手根骨の内側と外側との間の尺骨手根間隙を越えて伝わるとされる（図5）．さらに圧迫力は橈骨を介して近位方向に向かうが，骨間膜の線維方向により一部は尺骨に伝わるとされる[1]．この**手関節からの圧迫力を橈骨と尺骨の2つの関節に分散させるメカニズムが肘関節への負担を軽減させている**．腕立て伏せ，物を移動する動作などで関節面の長期にわたる摩耗や断傷を減じているとされる．

c．下肢，体幹と肘関節の運動連鎖

身体に懸垂されている上肢は土台となる体幹の安定性や可動性，さらに体幹を支える下肢の安定性や可動性の影響を強く受ける（図6）．

陸上（下肢が地面に接地して行う）でのスポーツ動作では，一般的に大きい下半身（足，膝，股関節）が始動し，その後小さい上半身（肩，肘，手）が動くことで下肢の運動エネルギーが上肢に伝達される．また投球動作やテニスなど，道具を使用する動作では，ボールやラケットに効率よく身体から力が伝達されるためには**肩・肘・手・指関節**

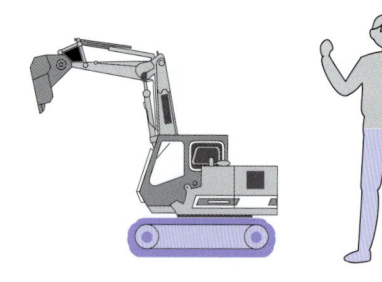

図6 下肢・体幹と上肢の関係
建築用の重機を想像すると関係が理解しやすい．キャタピラーが下肢，ボディが体幹に相当する．静的な場合，安定しているが，下肢が動くことで上肢の安定性が低下する．

が鞭のようにしなやかに動くための上肢全体の運動を必要とする．上肢のスポーツ傷害を考えるうえでこの円滑な運動連鎖の理解が重要となる．

2 運動連鎖からみた機能的制限

立位では上肢全体が重力に抗して牽引されている．肩と手関節の中間に位置している肘の伸展制限は上肢重心線に変化を与え，重力に対する肩甲

骨のアライメントに影響を与える．肩甲骨のアライメント異常は二次的に体幹のアライメントを変化させることがある．また肘関節の屈曲・伸展や回旋運動の制限は，整容動作やリーチ動作などを行う際に肩や肩甲帯での代償を必要とし，さらに運動連鎖により体幹・骨盤の運動異常をおこす．

a. リーチ動作

リーチ動作にとって肘関節の十分な伸展可動性は必要不可欠な要素である．肘完全伸展位での前方リーチ領域を基準にした場合，**肘関節の伸展制限が30°以下であれば，前方リーチ動作に与える影響はきわめて少ないものの（6%以下），30°以上を超えるとリーチの喪失がより大きくなり，90°以上になるとリーチ全体の50%が喪失する**とされる[1]．

前方リーチ動作では，多少の制限は肩甲骨の外転などで代償が可能であるが運動連鎖により体幹の回旋・屈曲運動が動員されることが必要になる場合がある．肩機能や体幹機能に過度なストレスがかかり，エネルギー消費の点でも不利である．

b. 持ち上げ動作

重量物の持ち上げ動作では，対象物をより体重心に近づけることで腰や肩に対する負担を少なくさせ，動作を容易にさせる．肘関節の屈曲制限は，持ち上げ動作を容易にさせる対象物との適切な距離関係の調整を困難にする．また**肩の伸展運動による肘関節での上腕二頭筋の筋長−張力の関係に影響を与え，持ち上げ動作をより困難にさせる．また肩や前腕筋，脊柱への代償的な負担を増加させる．**

c. 投球動作

投球動作は，並進運動と回旋運動のなかで下肢から生じた運動エネルギーを指，そしてボールに伝える動作である．その過程にはいくつかの分類がある．信原[7]は，構えた状態から投球動作に入り，振り上げた膝が最高点に達した時点を示す，wind-up phase（第1相），投球方向への移動が始まり踏み込んだ足が完全に接地し，投球側の上肢は振り上げた最高点を指しトップポジションがみられる cocking phase（第2相），トップポジションからボールを離す瞬間までを指す acceleration phase（第3相），動作が終了するまでを指す follow-through phase（第4相）に分類している．

通常の投球動作では下肢，体幹と連動しながら，肘関節は肩関節の動きと協調し，外反しながら速く，強く伸展し，前腕は回外から回内する．運動連鎖が破綻した状態での投球による acceleration phase での肘の内・外側への回旋ストレスや外反ストレスが肘 MCL や上腕骨小頭に剪断力を加え，内側型野球肘や離断性骨軟骨炎などの機能障害を導くことはよく知られている．

肘が生理的に外反をしていることも投球時に肘内側に外反力が加わりやすい要因とされる[6]．さらに，cocking 後期から acceleration 前期にかけて，尺骨神経への圧迫力が肘屈曲90°・手関節伸展位で通常の3倍となる．これは神経が伸張されることと尺側手根屈筋の緊張により圧迫が加わることによる．肘をさらに屈曲し肩を外転すると圧は最大で6倍になるとされる[8]．**投球動作における手関節や肩関節の肢位の違いが肘に対する負担に大きく関与していることを示唆するものである．**

d. テニスでのストローク動作

効率的なストロークには，いくつかの共通した基本的な動きがある．強力で瞬発的なストロークでは，準備期に腹部，肩，上腕および前腕の筋肉が伸張しエネルギーを蓄積し，その後伸張した筋肉が収縮し蓄積されたエネルギーの一部を加速期でのラケットの前方移動に用いる（**図7**）．ストロークにおけるフォアハンド，バックハンドの2つの基本的な動作は，準備期，加速期，フォロースルー期の3つの phase に分けられる．

フォアハンドでは加速期とボールインパクト時に，特にウエスタングリップでは外反ストレスが増加し，肘の痛みの原因となる．身体正面でボー

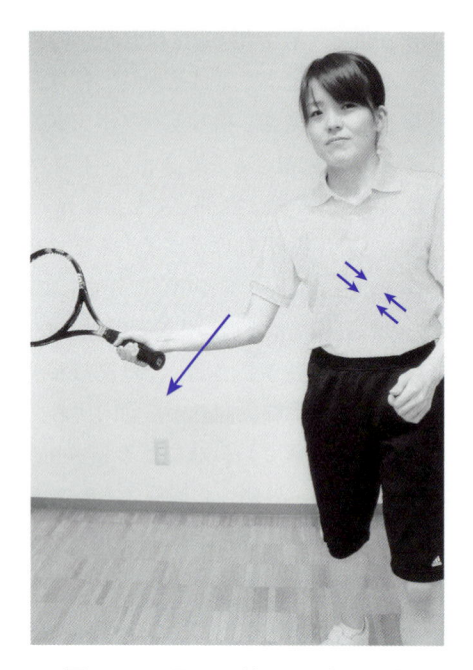

図7 フォアハンドでのストローク
体幹の力でラケットを前方に移動する．

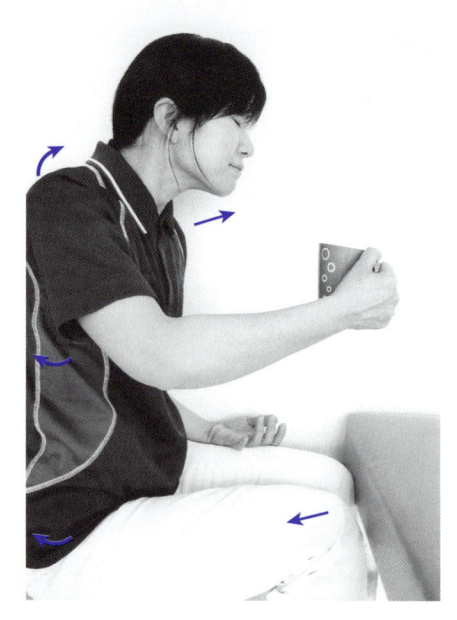

図8 肘関節の屈曲制限がある場合での食事動作
頸部の屈曲，肩甲骨の内転，体幹の回旋，骨盤の後方移動が生じる．

ルを力強く打つことを可能にしている準備期での体幹回旋と前方移動，インパクト直前の前腕屈筋群の伸張，手関節の屈筋群の完全な運動連鎖が肘外反ストレスに対抗する．

バックハンドでは，インパクト時に肘外側の痛み（テニス肘）が初心者に多く生じる．上級者は手関節をインパクト直前に平均20°〜25°に手関節を伸展させ[9]，インパクト後にはさらに手関節を伸展させることでインパクト時の衝撃に耐えている．しかし，初心者では手関節は10°〜15°の屈曲位からさらに屈曲させてボールを打つ[9]，加えて肩の筋肉を十分使用せず肘の筋肉のみを使いラケットを操作し，傷害をおこしやすくしている．

e. 日常生活動作

一般に日常生活動作での肘関節は，利き手では回内位，非利き手は回外位で使用されることが多く，伸展 屈曲可動域は−30°〜130°，回内〜回外は50°〜50°程度必要とされる．正常な日常生活動作の獲得には必要な肘関節の可動範囲である．

一方，肘関節の伸展可動域制限は肩関節の屈曲や体幹の回旋や屈曲動作で，回内，回外は肩の内外転で代償がある程度可能であるが，**屈曲可動域制限は機能の代償が困難な場合が多い．食事や整容動作などでは頸部の過剰な屈曲動作などにより肩甲骨周囲筋や頸部周囲筋のへの負担が増える結果となる**（図8）．

C 治療への示唆

上肢の各関節は，運動に際して下肢・体幹の土台の上で，肩関節，肘関節，手関節が密接に関連して機能している．また上肢の中間に位置する肘関節は肩関節の動きや下肢から生じた運動エネルギーを円滑に手関節に伝える役割をもつ．機能障害の発生や病態進行の防止のためには，関節への有害な負荷を軽減し，しなやかな肘の動きを獲得させる必要がある．

治療の前には，上肢全体の動きのなかで肘関節がどのように機能しているかを観察し，機能障害の原因を把握することが大切である．そして解剖学・運動学の視点から関連性を探り有害な負荷が少ない動作を獲得し，機能する肘関節を目指すことが望ましい．

●引用文献

1) Neumann, D.A.（著），嶋田智明ほか（訳）：筋骨格系のキネシオロジー. pp.145–185, 医歯薬出版, 2008.
2) Kisner, C., et al.（著），渡邉 晶ほか（監）：運動療法大全—"基礎と実践"＆"エビデンス情報". pp.557–585, ガイアブックス, 2008.
3) Kapandji, A.I.（著），塩田悦仁（訳）；カラー版 カパンジー関節の生理学 I 上肢. 原著第 6 版, pp.104–145, 医歯薬出版, 2006.
4) 別府諸兄：スキル関節鏡下手術アトラス—手・肘関節鏡下手術. pp.26–30, 文光堂, 2011.
5) 内西兼一朗（編）：末梢神経損傷診療マニュアル. pp.87–116, 金原出版, 1991.
6) 中村隆一ほか：第 2 章 生体力学の基礎, 基礎運動学. 第 6 版, pp.17–42, 医歯薬出版, 2003.
7) 信原克哉：肩—その機能と臨床. 第 3 版, 医学書院, 2001.
8) Safran, M.: Ulnar Collateral Ligament of the Elbow. *Arthroscopy*, 21:1381–1395, 2005.
9) Pluim, B. ほか（著），別府諸兄（訳）：テニスパフォーマンスのための医学的実践ガイド. pp.3–14, エルゼビア・ジャパン, 2006.

●参考文献

1) 井上有美子：前腕の固定角度の違いによる日常生活動作の難易度について. 理学療法学, 22:433–436, 1995.

III 股関節の運動障害

■学習目標
- 股関節疾患による骨変形と筋力低下，関節可動域制限の与える運動・動作を理解する．
- 股関節と体幹，骨盤，膝関節，足関節との荷重関節としての運動連鎖を理解する．
- 股関節が下肢と骨盤・体幹を結びつける役割をもつことを運動学的な面から理解する．
- 歩行障害以外に出現するADL障害を理解する．

股関節は骨盤を介して体幹と下肢とを連結している唯一の関節である．股関節の運動により骨盤および大腿骨の運動がそれぞれ単独および同時に可能となる．また，運動の自由度は3度であり，屈曲・伸展，外転・内転，外旋・内旋，すべての方向に運動が可能である．このことが立位や歩行などの抗重力位での動作を可能にしている．

A 運動を制限する症状・徴候

股関節の運動を制限する症状・徴候として，疼痛，関節可動域制限，筋力低下があげられる．関節は環境に応じ，安定性の確保と適切な可動性との相反する機能が要求されるため，関節運動メカニズムの破綻が上記の症状・徴候および病態発生に関与してくる．股関節運動メカニズムにかかわる主たるものとして，①股関節を構成する骨盤の寛骨臼と大腿骨の大腿骨頭の形態，②関節唇や関節包，靱帯などの静的安定機構，③筋による動的安定機構があげられる[1]．

1 骨形態

股関節は凹側である寛骨臼と凸側である大腿骨頭によって構成されている．寛骨臼は半球面状のソケットで，深くほぼ完全な球体である大腿骨頭の2/3との間で関節面を構成する．これらの関節面の曲率は近似しているため，股関節は肩関節に比べ可動性よりも安定性が要求される人体最大の荷重関節として，関節合力の分散に優れた骨構造となっている．

しかし，先天性の骨形態異常や外傷などによる関節内骨折によって，骨形態の破綻をきたすことが多く，その代表として先天性股関節脱臼による臼蓋形成不全があげられる．臼蓋形成不全とは，寛骨臼の形状が適切に発育せず，大腿骨頭を十分被覆できていない状態である．臼蓋形成不全には先天性股関節脱臼に起因する先天的要因が強いものと，成長過程で正常な寛骨臼の形成が正常に進まない後天的要因によるものがある．前額面で寛骨臼が大腿骨頭を自然に覆う程度を表すパラメータとしてCE角（center-edge angle），Sharp（シャープ）角，AHI（acetabular head index）があり（図1）[2]，これらのパラメータの低下によって臼蓋形成不全と診断される．臼蓋形成不全では，寛骨臼が大腿骨頭を覆う部分が減少しているため，大腿骨頭との関節面の適合性が低くなり，その結果として大腿骨頭の外上方偏位を生じる．また，寛骨臼前方部の被覆が不十分であり，立位・歩行時では安定性を確保するために骨盤前傾にて補償しようとする機構が働く（図2A）．

大腿骨頸体角は前額面での大腿骨頸部と大腿骨

III. 股関節の運動障害　245

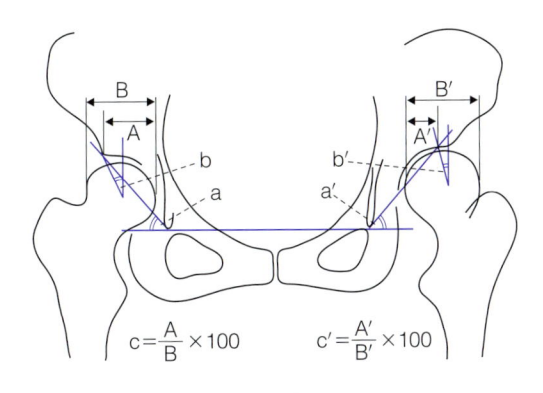

図1　寛骨臼の被覆を表すパラメータ

a, a'：Sharp 角，b, b'：CE 角，c, c'：AHI
前額面で寛骨臼が大腿骨頭を自然に覆う程度を表すパラメータであり，これらの低下によって臼蓋形成不全と診断される．右股（正常股），左股（亜脱臼股）．
〔松野丈夫：第 31 章 股関節．内田淳正（監）：標準整形外科学，第 11 版，pp.556-609，医学書院，2011 より〕

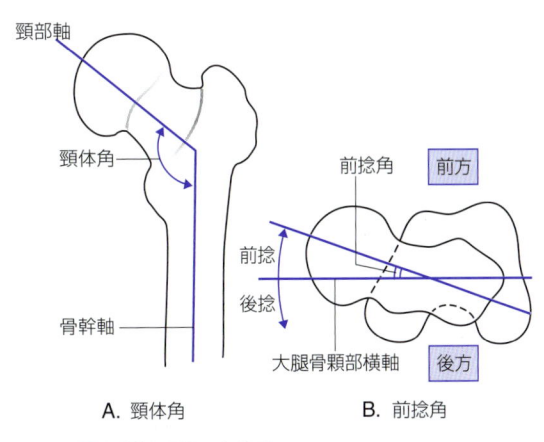

$$c = \frac{A}{B} \times 100 \qquad c' = \frac{A'}{B'} \times 100$$

図3　骨形態を現わす角度

A：大腿骨頸体角は前額面での大腿骨頸部と大腿骨体内側のなす角度
B：大腿骨前捻角は大腿骨体と大腿骨頸部の間に存在する相対的な回転角度
〔松野丈夫：第 31 章 股関節．内田淳正（監）：標準整形外科学，第 11 版，pp.556-609，医学書院，2011 より〕

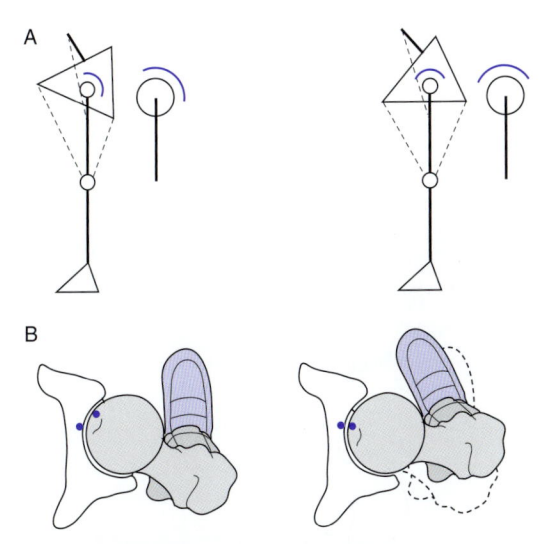

図2　臼蓋形成不全および大腿骨頸部の過前捻に対する補償機構

A：矢状面では，臼蓋形成不全により寛骨臼前方部の被覆が不十分のため，骨盤前傾にて補償し，股関節の適合性を高める．
B：水平面では，大腿骨頸部の過前捻により関節面の適合性が保たれないため，大腿骨内旋にて補償し，股関節の適合性を高める．
〔Neumann, D.A.（著），嶋田智明ほか（監訳）：第 12 章 股関節，筋骨格系のキネシオロジー．原著第 2 版，p.518，医歯薬出版，2012 より改変〕

体内側のなす角度であり，乳幼児期が平均 143° であるが，正常な発達を遂げた成人では 125°～130° に減少する[3]．大腿骨前捻角は大腿骨体と大腿骨頸部の間に存在する相対的な回転角度である．正常では，上方からみると，大腿骨頸部は大腿骨内外側顆を通る内外軸に対して約 14° 前方に位置しており（図3），出生後から幼少児では成人の値より大きい[3]．正常な大腿骨頸体角と大腿骨前捻角は立位・歩行時での股関節の安定性維持にきわめて重要であり，より適切な関節面の適合性を与える．しかし，大腿骨頭や大腿骨頸部の骨形態異常である外反股や過前捻の存在は股関節の安定性に影響をもたらす．生下時では大腿骨は外反股および過前捻となっているが，成長に伴い小さくなる．それによって大腿骨頭はより求心位に保たれるため，関節の発達を正常に促進する性質をもつとされている．しかし，過度の大腿骨前捻角の残存は臼蓋形成不全とも関連し，関節面の適合性が保たれないため，安定性を確保するために大腿骨内旋にて補償しようとする機構が働く（図2B）．

これらの骨形態異常により関節面の適合性低下が続くと，大腿骨頭との間に適切な応力の分布が得られず，寛骨臼の上外側縁に高い圧縮応力が集中する（図4）．関節面に働く圧縮応力はその定義から荷重量/接触面積となるため，接触面積の縮小

は荷重量が同じでも関節面に働く圧縮応力を上昇させることになる．このため，寛骨臼に対する大腿骨頭の不安定性や運動軸の変位から力学的不均衡が生じ，慢性的に病変が進展する．その結果，関節軟骨の退行変性や摩耗により関節面破壊が生じ，これに対し生体は反応性の骨過形成（骨硬化，骨棘）や大腿骨頭の扁平化によって，接触面積を増加させ，圧縮応力の減少をはかろうとする．最終的に疼痛，滑膜炎，関節裂隙狭小化，筋萎縮，骨過形成，関節可動域制限，跛行などを臨床徴候とする変形性股関節症が発症する．変形性股関節症にてみられるX線画像上における骨形態変化として，関節裂隙狭小化，骨棘（roof osteophyte, capital drop）や骨硬化，大腿骨骨頭の扁平化，外上方移動偏位，骨嚢包，大転子高位が観察される（図5）[3]．末期の変形性股関節症などでは軟骨下骨層の破壊や硬化によって疼痛が生じる．

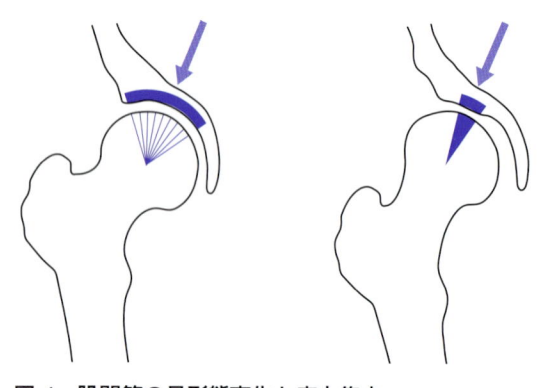

2 静的安定機構

股関節の骨形態による安定性を補償する組織として，軟部組織である関節唇，関節包，靱帯がある．関節唇は柔軟で強靱であり，寛骨臼の深さを補い，関節の安定性をさらに増大させる．関節包とその外面には腸骨大腿靱帯，恥骨大腿靱帯，坐骨大腿

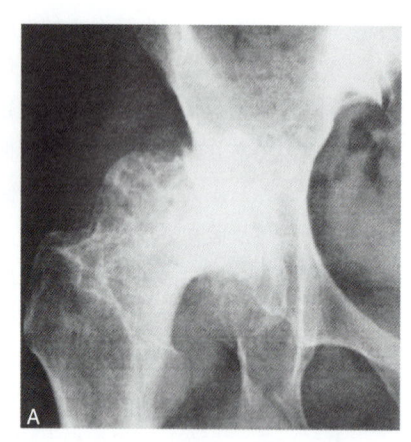

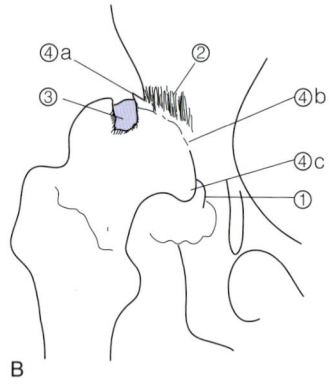

図4　股関節の骨形態変化と応力集中
骨形態変化により寛骨臼と大腿骨骨頭の適合性が低下し，接触面積が縮小される．その結果，圧縮応力が増大する．

①関節裂隙の狭小化（消失）
②臼蓋荷重部の骨硬化
③骨嚢胞（骨頭内）
④骨棘形成（Bombelli 分類）
　a. roof osteophyte
　b. capital drop：骨頭部下垂骨棘
　　（大腿骨頭内側の）
　c. tent osteophyte（二重底）

図5　変形性股関節症のX線写真像
関節裂隙狭小化，骨棘（roof osteophyte, capital drop）や骨硬化，大腿骨骨頭の扁平化，外上方移動偏位，骨嚢包，大転子高位が観察される．
〔松野丈夫：第31章 股関節．内田淳正（監）：標準整形外科学，第11版，pp.556-609，医学書院，2011 より〕

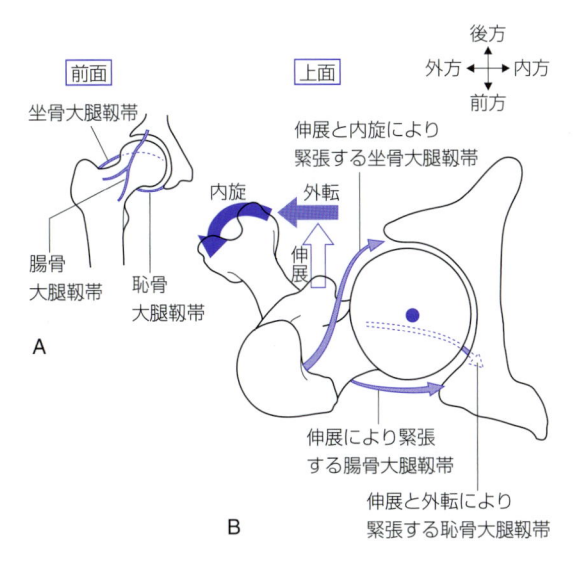

図6 靱帯による関節の安定性
A：股関節中間位での3つの靱帯を表す．
B：股関節伸展・外転・内旋位では3つの靱帯を伸張するため，股関節の適合性が高まる．
〔Neumann, D.A.（著），嶋田智明ほか（監訳）：第12章 股関節，筋骨格系のキネシオロジー．原著第2版，p.523，医歯薬出版，2012 より〕

靱帯によって覆われ，安定性と制動性が補強されている．これらの役割は股関節伸展・内旋・外転を制限すること，股関節屈筋群の働きを効果的に補助することである．股関節伸展・内旋・外転時では，これらの3つの靱帯はねじれて緊張し，関節面の適合性を増大させる．反対に股関節屈曲・外旋・内転時では弛緩し，関節面はゆるくなる（図6）[4]．変形性股関節症では，骨形態変化により股関節屈曲，外旋，内転位をとりやすくなる．これは関節内圧の上昇による疼痛を回避させるためであり，その結果，**拘縮による股関節伸展，内旋，外転方向に関節可動域制限がおこりやすくなる．**

股関節の軟部組織の異常として，関節唇損傷や滑膜炎がある．関節唇は関節窩を構成する重要な構成体であり，損傷により股関節の不安定性が出現する．また，臼蓋形成不全においては関節唇の幅が増大し，正常関節唇と比較して関節唇への荷重負荷が大きくなる．そのため，臼蓋形成不全において，関節唇損傷は変形性股関節症の早期から

大部分の症例において観察される．また，滑膜には侵害受容器である自由神経終末が存在するため，**摩耗した関節軟骨粉や機械的刺激によって滑膜炎が誘発される．**そのため，主として**鼠径部の疼痛が観察**される．

3 動的安定機構

股関節は球（臼）関節であるので，股関節運動にかかわる筋が多数存在する．筋は関節運動をおこすだけではなく，股関節の安定性にも重要な役割を果たしている．特に大腿骨頸部と平行に走行している筋である梨状筋，外閉鎖筋，小殿筋，中殿筋は股関節の適合性を高める強力な成分を備えている[5]．

しかし，股関節は運動の自由度が高く，巧みな動きをつくり出すことができる反面，運動の力源となる筋にバランス不均衡が生じた場合，即座に動的な関節運動では安定性が失われる．骨形態に問題が生じた場合，関節の適合性が低下し，生理的な運動が障害される．関節がゆるく不安定性が強い場合には，関節周囲の筋で補強しようとする．股関節面の適合性低下を補うために，梨状筋や大腿方形筋，内外閉鎖筋などの回旋筋である深層筋は活動性を増す．その結果，筋の柔軟性低下が生じ，筋肉の緊張が増加している状態であるスパズム（攣縮）がおき，股関節の生理的な運動がさらに困難となる．また，骨形態の異常は筋長などのアライメントも変化させるため，筋の発揮効率が低下する．具体的には，大腿骨頸体角の減少である外反股は股関節中心である大腿骨頭から股関節外転筋である中殿筋までのモーメントアームが短縮するため，中殿筋の筋効率は低下する．大転子高位は，股関節外転筋である中殿筋の起始と停止間の距離を短縮させ，また股関節屈曲拘縮は股関節屈曲筋である腸腰筋の起始と停止間を短縮させるため，筋効率が低下する．また，立位・歩行時では，常に大殿筋や大腿四頭筋などには大きな張力が要求され，その分，エネルギー消費が大きく

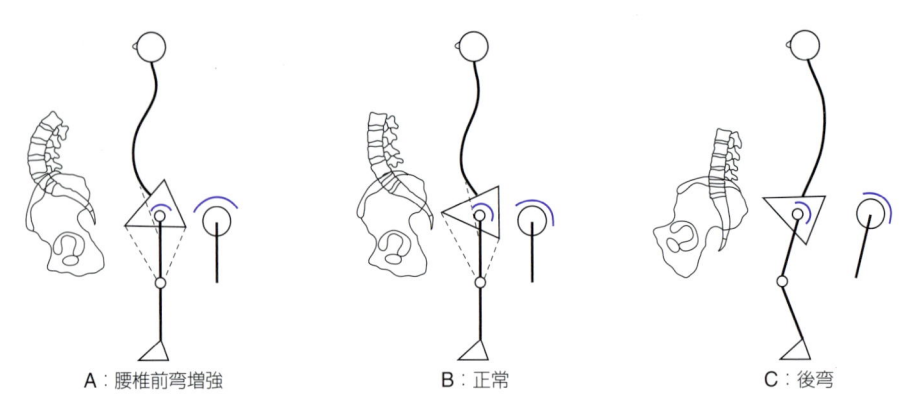

図7 骨盤の前後傾と寛骨臼被覆との関係
A：臼蓋形成不全では寛骨臼前方部の被覆が不十分であるため，安定性を確保するために骨盤前傾にて補償しようとする機構が働く．
C：加齢などにより胸椎後弯の増大により腰椎前弯の消失にまで至ると，上半身の前方変位を代償するために骨盤は後傾する．
〔Magee, D.J.: Orthopedic Physical Assessment. 3rd ed., pp.1-52, W.B. Saunders Company, 1997 より〕

なるため，筋疲労によるだるさや痛み（殿部痛や大腿部痛）が生じやすく，結果として大殿筋や大腿四頭筋の筋力低下につながる．

B 運動障害の分析

1 運動連鎖からみた機能障害

股関節のアライメント異常による，なんらかの機能的変化が運動連鎖により脊柱や膝関節および足関節などの下肢関節だけではなく全身に及ぶ可能性がある．

a．股関節と脊柱との運動連鎖

臼蓋形成不全では寛骨臼前方部の被覆が不十分であるため，安定性を確保するために骨盤前傾によって補償しようとする機構が働く．そのため，股関節屈曲拘縮が生じる．しかし，このままでは上半身が前方に変位するため，その代償として腰椎前弯を増大させる．この結果として腰椎の椎間関節の圧縮応力増大や椎間孔の狭小化をまねく．このことが腰痛出現の原因となり，変形性股関節症においても腰背部痛の訴えが多い．

逆に，脊柱の変化が股関節に影響を及ぼすこともある．加齢などにより胸椎後弯の増大により腰椎前弯の消失にまで至ると，上半身の前方変位を代償するために骨盤は後傾する．このため，寛骨臼の前方被覆が減少し，圧縮応力が増加し変形を助長する結果，骨盤後傾位の姿勢が長期にわたった症例でも変形性股関節症が発症する[6]（図7）．

b．股関節と膝，足関節との運動連鎖

寛骨臼と大腿骨頭の構造学的変化によるアライメント異常は，膝関節や足関節にも影響を及ぼす．特に大腿骨前捻角が大きいと股関節の安定性を補償するために，大腿骨を内旋させる．その結果，膝関節は外反位となり，歩行ではいわゆる内股歩行を呈する．

また，変形性股関節症では骨形態変化がおこると，同側に脚長差を生じてくる．この場合，脚長差を補うために立位・歩行では反対側が膝関節屈曲位となったり，同側の足関節の底屈位にしたり，同側の伸び上がりのような代償が観察される．このような代償が長期にわたって繰り返されると，膝関節伸展制限や足関節背屈制限を生じ，変形性膝関節症を発症させる可能性もある．

2 運動連鎖からみた機能的制限

股関節は人体最大の荷重関節であり,直立位では少なくとも重力により補助され,寛骨臼が下方を向くことにより大腿骨頭との適合性を向上させ,荷重負荷に対応している.適度な関節荷重は,骨や軟骨の代謝機能にとって欠かすことのできない重要な機械的刺激であり,軟骨に適度な圧迫と除圧がかかることにより正常な関節裂隙が保たれ,関節機能を果たしている.しかし,不適切な荷重配分,すなわち局所に大きな圧縮応力が加わる危険性が存在するという問題もはらんでいる.局所に集中する大きな圧縮応力は,関節軟骨の摩耗や破壊をきたし,さらには骨硬化や骨棘形成などの関節変形をもたらす.また,圧縮応力は面積に反比例するため,接触面を大きくすることにより,圧縮応力を減少させることができる.

a. 立位姿勢

正常な立位姿勢を矢状面で考えると,股関節より上部の身体重心からの鉛直線(重心線)が股関節中心よりもわずか後方を通る[5].これにより,骨盤を後傾させるモーメントが生じるが,前方の関節包や腸骨大腿靱帯などのもつ他動的前傾モーメントが骨盤後傾を防ぎ,筋活動を最小限にすることができる.しかし,骨盤および大腿骨の骨形態異常による股関節の適合性低下によって圧縮応力の集中,接触面の低下に対し骨盤前傾で補償しようとする機構が働く.そのため,臼蓋形成不全を伴う二次性の変形性股関節症では,股関節伸展制限を認め,骨盤は前傾位を呈している.つまり,**股関節適合性を高めるために,股関節屈曲位にて寛骨臼との位置関係を安定化させ,立位での不安定性を無意識に補償している**.その結果,骨盤前傾位で補償している場合の立位姿勢では,重心線が股関節中心の前方にあり,骨盤を前傾させるモーメントが生じる.

これを防ぐためには,大殿筋などの股関節伸展筋による伸展モーメントを発揮する必要がある.

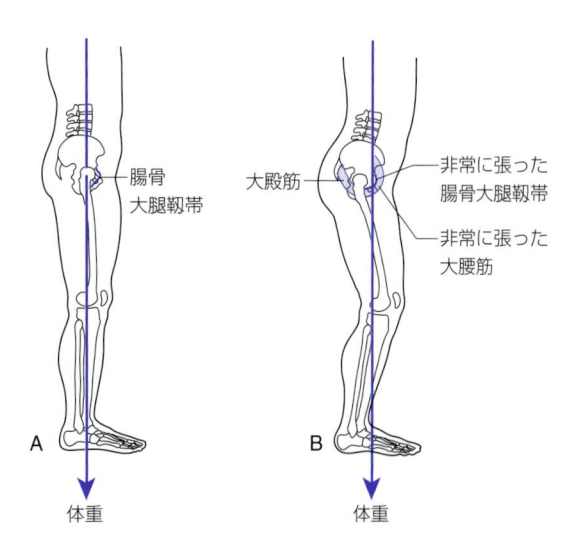

図8 立位姿勢
A:正常な立位姿勢では股関節より上部の身体重心からの鉛直線は股関節中心よりもわずか後方を通るため,骨盤を後傾させるモーメントが生じるが,前方の関節包や腸骨大腿靱帯などのもつ他動的前傾モーメントが骨盤後傾を防ぎ,筋活動を最小限にすることができる.
B:骨盤前傾位で補償している場合の立位姿勢では,重心線が股関節中心の前方にあり,骨盤を前傾させるモーメントが生じる.これを防ぐためには,大殿筋などの股関節伸展筋による伸展モーメントを発揮する必要がある.
〔Neumann, D.A.(著),嶋田智明ほか(監訳):第12章 股関節,筋骨格系のキネシオロジー.原著第2版, pp.407-454, 医歯薬出版, 2012より〕

また,股関節に屈曲拘縮があると,重心線を支持基底面内に確保するために,同時に膝関節屈曲をも誘導する.この状況に行き着くと,重心線は股関節の前方を通り,膝関節では逆に後方を通る.このため,股関節と膝関節では屈曲モーメントが生じ,屈曲角度が大きくなるほどモーメントアームが延長し屈曲モーメントは上昇する.これらの屈曲モーメントに打ち勝つためには,股関節伸展モーメントと膝関節伸展モーメントがそれぞれの関節にまたがる筋で産生されねばならない.つまり股関節伸展筋と膝関節伸展筋にはより大きな張力が要求され,その分,エネルギー消費の点でもストレスが大きいことになる(図8).

b. 片脚立位,歩行

歩行時に股関節に求められる機能は,立脚期に

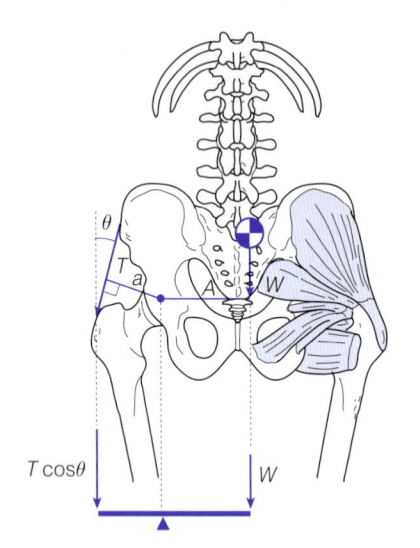

図9　片脚立位時の前額面における骨盤が水平となるための条件

左側で片脚立位をとった状態を後方から観察．
W：体重から左側の股関節以下の下肢重量を減じた値
T：中殿筋に代表される股関節外転筋の張力
A：股関節からWまでの垂直距離（モーメントアーム）
a：股関節から中殿筋の張力線までの距離（モーメントアーム）
θ：Tの走行線と鉛直線のなす角
▲：モーメントの釣り合いを考えた支点（股関節相当）
●：Wを構成する身体部分の重心
以上から，モーメント（＝荷重×モーメントアーム）の釣り合いを，骨盤水平位条件に適応すると，$T \times a = W \times A$，$T = A/a \times W$
〔新小田幸一ほか：変形性股関節症のバイオメカニクスとADL指導．理学療法ジャーナル，44:1073–1081, 2010 より〕

おける体幹部を安定させること，そして遊脚期において下肢の制御を行うことである[7]．このことから，片脚立位や歩行の単脚支持期に生じている力学的状況を把握することが重要となる．片脚立位の力学的特性を考えるとき，Pauwelsの理論を参考にするとよい（図9）．Pauwelsの理論とは，片脚立位や歩行の単脚支持期における身体重心位置と股関節モーメントとの関係を説明したものであり，この理論から骨盤を水平位保持に必要とされる股関節外転筋の張力の大きさを理解することができる[4,8]．図9は左側での片脚立位時の前額面での状況を後方から観察したもので，支点は左股関節にあたる．左股関節で支えるべき荷重Wは，体重から左下肢の重量を減じた大きさとなる．このWの作用する鉛直線から支点までのモーメ

ントアームをA，中殿筋の張力走行線までの距離をa，中殿筋の張力をT，Tの走行方向と鉛直線のなす角をθとする．骨盤が水平位に保たれるように力のモーメントが釣り合うとき，以下の式が成り立つ．

$$T \times a = W \times A \quad (1)$$

式(1)から中殿筋の筋は

$$T = A/a \times W \quad (2)$$

となる．

　人体ではモーメントアームの長さに$A>a$の関係があるため$A/a>1$となり，張力TはWよりも大きな値となる．また，股関節面が受ける圧縮応力の大きさを容易に計算することも可能であり，片脚立位時，股関節には体重をはるかに超えるきわめて高い圧縮応力が加わっていることが容易に理解できる．

　臼蓋形成不全では，骨盤および大腿骨の骨形態異常による股関節のアライメント異常により適合性が低下する．その結果，接触面積の低下や圧縮応力の集中がおこる．これに対応するために，**骨盤および上部の身体（身体上部）を支持脚側へ傾斜させて身体重心をさらに側方に移動させ，大腿骨頭との接触面積を増加させ，圧縮応力を減少させる**．これによって，モーメントアームAが短くなるので，股関節外転筋の張力Tの発揮は低くても，同側への骨盤の過度の傾斜を防ぐことができる．このような身体の動きをDuchenne（デュシェンヌ）現象という．筋力低下などによって外転筋の張力Tの発揮がさらに困難な場合では，上体部の荷重Wによって生じる力のモーメントが相対的に大きくなるため，骨盤は遊脚側へ傾斜してしまう．これがTrendelenburg（トレンデレンブルグ）歩行であり，筋長の長い大腿筋膜張筋，腸脛靭帯などの股関節の外側支持組織への負荷が増加するために股関節への負荷も増加してしまう．これらの対応はともに体幹を安定させることができず，身体重心位置が立脚期のたびに左右に大きく揺れるため，身体重心制御に必要なエネルギー消

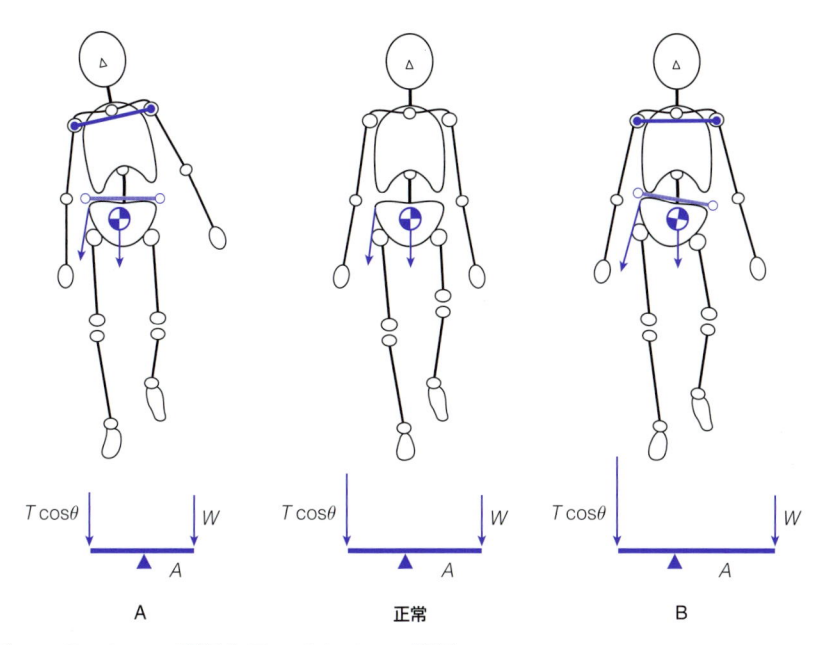

図 10　Duchenne 現象と Trendelenburg 歩行
A：上体の重心位置を股関節中心に近づけることで，モーメントアーム A を減少させ，拮抗する外転筋力 $T\cos\theta$ を減少させるとともに，大腿骨を外転位に位置させることで臼蓋と大腿骨頭との接触面積を広げ，局所への圧力を軽減させている．
B：筋力低下などによって外転筋力 $T\cos\theta$ の発揮が困難な場合，骨盤は遊脚側へ傾斜しモーメントアーム A が増大する．その結果股関節の外側支持組織への負荷が増加するために股関節への負荷も増加する．

費の面からも不利である（図 10）．

c. 立ち上がり動作・しゃがみ込み動作

　椅子からの立ち上がり動作やしゃがみ込み動作は身体重心の鉛直方向の動きが大きく，下肢と体幹の広い関節運動と，下肢関節への荷重を要求する動的要素の強い動作である．また，これらの動作の際，股関節には体重の数倍の力がかかる．股関節の関節運動メカニズムの破綻により股関節運動時痛や可動域制限，筋力低下があると，骨盤前傾による体幹前傾を起こすことができず，股関節より上部の身体重心を前方へ移動させるために，胸腰椎部の屈曲による代償が出現する．そのため，腰背部に加わる力のモーメントが増大するため，腰背部筋の負担が増大する．また，それでも体幹部の前方移動が少ないと，膝関節と身体重心との水平距離が増大し，膝関節に加わる力のモーメントが増大するため，膝関節伸展筋の負担が増大する（図 11）．

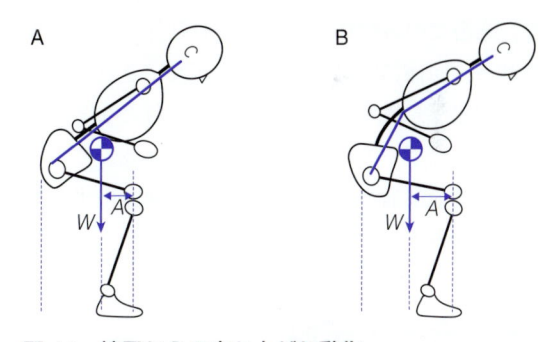

図 11　椅子からの立ち上がり動作
A：正常な椅子からの立ち上がり動作では，骨盤前傾による体幹前傾を起こすことができるため，股関節伸展モーメントを発揮しやすい．
B：股関節疾患では骨盤前傾による体幹前傾を起こすことができず，代償として胸腰椎部の屈曲による代償が出現する．また，それでも体幹部の前方移動が少ないため，膝関節と重心との水平距離 A が増大する．

d. 日常生活動作（表 1）

　股関節疾患では基本動作だけでなく，日常生活

表1 股関節疾患によって制限を受けやすいADL

活動	内容
更衣動作	靴下や履物の脱着，ズボンや下着の脱ぎはき
整容動作	足の爪切り
入浴動作	浴槽への出入りでのまたぎ動作，立ち座り動作，足の洗体動作
座位姿勢	椅子座位，正座，横座り，胡座
立位姿勢	立ち仕事，屋外歩行

〔対馬栄輝：第4章 多関節運動連鎖からみた骨股関節疾患における日常動作の障害．井原秀俊ほか（編）：多関節運動連鎖からみた変形性関節症の保存療法，pp.48–64，全日本病院出版会，2008より〕

動作（ADL）にも影響を及ぼす．ADLは体幹を前屈位にして，それらのほとんどが体幹の前方にて作業を行う姿勢で行われる．正常なADLの獲得には，股関節の十分な屈曲運動が必要となるが，股関節の関節運動メカニズムの破綻により，適切な股関節屈曲運動ができなくなる．そのため，股関節疾患に侵された者では，更衣動作である靴下や履物，ズボンや下着などの脱ぎはき，足の爪切り，入浴での各動作，和式トイレ動作などが制限される．同様に股関節の可動性が要求される椅子座位や正座，横座りや胡座などが困難となる．また，立ち仕事や屋外歩行など長時間同肢位での活動は股関節部痛や股関節周囲筋の筋疲労によるだるさや痛みのために制限されてくる[9]．

C 治療への示唆

実際に行われる治療の前に，安定性の破綻がなぜ生じているのかを各側面から把握し，その原因を突き止めることが重要である．そして，関節面の圧縮応力を軽減させるために，適切な筋出力による生理的な関節運動を獲得させる必要がある．これにより，安定性の破綻から生じる疼痛を軽減させ，病態進行を防止させることが期待できる．特に股関節は荷重関節であるため，荷重位での姿勢制御において股関節が適切な機能を発揮し，体幹の安定性の獲得に貢献しているか否かを把握し，解剖学・運動学の視点から脊柱と骨盤との関連性を熟慮し，最終的には姿勢制御において機能する股関節の獲得を目指すことが望ましい．

●引用文献

1) 木藤伸宏ほか：関節病態運動のメカニズム．理学療法，23:1403–1413, 2006.
2) 日本整形外科学会診療ガイドライン委員会：変形性股関節症診療ガイドライン．pp.63–65, 南江堂, 2008.
3) 松野丈夫：第31章 股関節．内田淳正（監）：標準整形外科学，第11版，pp.556–609, 医学書院, 2011.
4) Neumann, D.A.（著），嶋田智明ほか（監訳）：第12章 股関節，筋骨格系のキネシオロジー．pp.407–454, 医歯薬出版, 2005.
5) Kapandji, A.I.（著），荻島秀男（監訳）：第1章 股関節，カパンジー機能解剖学 II 下股．pp.2–65, 医歯薬出版, 2010.
6) Magee, D.J.: Orthopedic Physical Assessment 3rd ed, pp.1–52, W.B. Saunders Company, 1997.
7) Perry, J., et al.: Chapter 6 Hip, Gait analysis normal and pathological function. pp.103–120, Slack Inc., 2010.
8) 新小田幸一ほか：変形性股関節症のバイオメカニクスとADL指導．理学療法ジャーナル，44:1073–1081, 2010.
9) 対馬栄輝：第4章 多関節運動連鎖からみた骨股関節疾患における日常動作の障害．井原秀俊ほか（編）：多関節運動連鎖からみた変形性関節症の保存療法，pp.48–64, 全日本病院出版会, 2008.

●参考文献

1) 田中貴広ほか：股関節の運動学．理学療法，23:1642–1650, 2006.
2) 永井 聡：股関節の病態運動学と理学療法 I．理学療法，24:362–374, 2007.
3) 建内宏重：股関節の病態運動学と理学療法 II—関節運動・動作の捉え方．理学療法，24:474–482, 2007.
4) Castaing, J., et al.（著），井原秀俊ほか（共訳）：第I部 股関節，関節・運動器の機能解剖 下肢編．pp.3–59, 協同医書出版社, 1986.

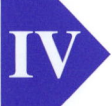

IV 膝関節の運動障害

■学習目標
- 膝関節疾患のもつ変形と筋力低下，関節可動域制限，靱帯損傷の与える運動・動作への影響を理解する．
- 膝関節と股関節，足関節との荷重関節としての運動連鎖を理解する．
- 膝関節が股関節と足関節を結びつける役割を有することを運動学的な面から理解する．
- 歩行障害以外に出現するADL障害を理解する．

膝関節は内側と外側の脛骨大腿関節，膝蓋大腿関節の3つの関節より構成される関節である．膝関節面の適合性は弱いため，半月板などの関節構成体，4つの大きな靱帯，さらに関節をまたがる多くの筋が関節の可動性と安定性を提供している．そのため，人間の身体のなかで最も損傷を受けやすい関節の1つである[1]．

A 運動を制限する症状・徴候

1 大腿脛骨関節

大腿脛骨関節の運動を制限する症状・徴候として，疼痛，不安定性，関節可動域制限，筋機能低下があげられる．膝関節には相反する機能である可動性と安定性が要求され，環境に応じて対応している．大腿脛骨関節は構造学的弱点ゆえに，半月板や靱帯の損傷，膝関節周囲筋の筋機能低下が生じると関節運動の破綻が生じやすい．それは，疼痛，不安定性，関節可動域制限などの症状・徴候につながり，経過とともに変形性関節症などの病態発生に関与してくる．大腿脛骨関節の運動メカニズムにかかわる主たるものとして，①膝関節を構成する大腿骨顆部と脛骨近位関節窩の関節形態，②半月板，靱帯などの静的安定機構，③膝関節周囲筋による動的安定機構があげられる．

a. 骨形態

膝関節は平面に近い脛骨関節窩の上に螺旋形の大腿骨顆部が乗っている状態であり，関節面の適合性は少ない関節である．大腿骨内側顆と外側顆，脛骨内側関節窩と外側関節窩の形状はそれぞれ非対称である．大腿骨内側顆と外側顆ともに前方から後方にかけて凸の形状をしているが，内側顆は下方から観察すると水平面上で弯曲している．内側顆と外側顆ともに顆部の曲率半径は一定ではなく，顆部の形状は外側顆のほうが大きいが，顆部関節面は内側顆のほうが大きい．脛骨内側関節窩は，上方に向かって凹形態を有し，脛骨外側関節窩は上方に向かって凸形態を有している．内側と外側ともに，関節面の骨形態特性と大腿骨顆部と対応する脛骨関節窩の曲率半径は異なるために関節面の不一致が存在する．そのため，骨形態による安定性は期待できない[2]（図1）．

大腿脛骨関節の重要な機能は，荷重伝達である．大腿と下腿のアライメントは，荷重伝達に影響する因子である．身体重心は膝関節よりも内側に位置する．よって，内側は外側よりも多くの荷重が加わる（図2）．文献により異なるが，内側には膝関節に加わる荷重量の60〜80%が加わると報告され

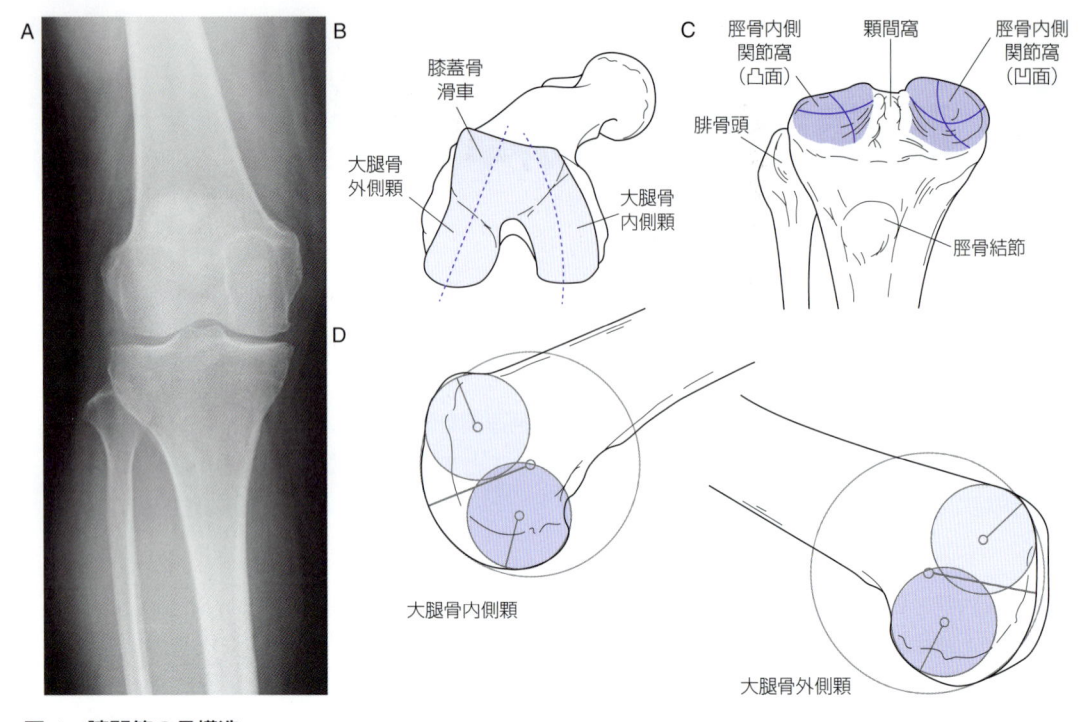

図1 膝関節の骨構造
A：膝関節前後X線画像
B：大腿骨を遠位下方からみた状態．大腿骨内側顆関節面は，大きくカーブを描いている．
C, D：脛骨内側関節窩は，上方に向かって凹形態，脛骨外側関節窩は上方に向かって凸形態である．内側と外側ともに，関節面の骨形態特性と大腿骨顆部と対応する脛骨関節窩の曲率半径は異なるために関節面の不一致が存在する．

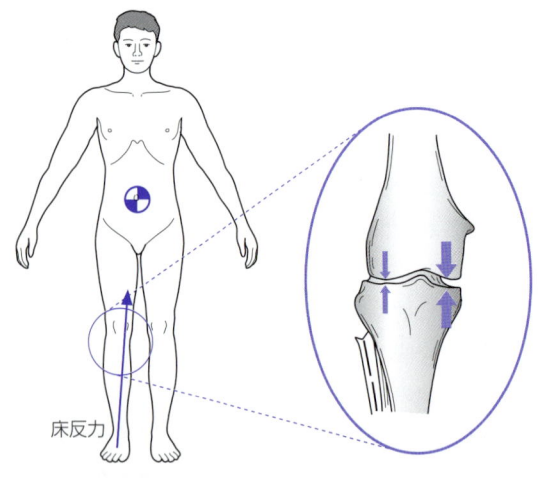

図2 身体重心の位置と膝関節内側と外側の荷重
身体重心は膝関節よりも内側に位置するため，内側は外側よりも多くの荷重が加わる．

ている．それゆえに，内側は外側に比較して変形性関節症の発症が多い．股関節の変形性関節症は，臼蓋形成不全など関節形態の異常に伴う二次性のものが多いが，膝関節の変形性関節症は，原因不明の一次性のものが多い．膝関節の変形性関節症は，関節軟骨の退行変性を主病態とし，すべての膝関節構成体（半月板，滑膜，関節包，靱帯，軟骨下骨，膝関節周囲筋など）に影響が及ぶ疾患である．診断は，荷重位で前方から撮影したX線画像所見より行われる．重症度分類としてKellgren-Lawrence（ケルグレン-ローレンス）grading scale（K/L分類）が使われる（図3）．MRI検査が行われることも多く，骨嚢包，軟骨下骨の変化，半月板変性断裂などが確認できる（図4）．

臨床症状の代表的なものとして，荷重時や運動時の疼痛，関節水症，滑膜炎，骨棘形成，関節裂隙狭小化，筋萎縮，関節可動域制限，歩行障害が

	Grade 0	Grade 1	Grade 2	Grade 3	Grade 4
関節裂隙狭小化	(−)	(−)	(+), 1/2以上残存	(+), 1/2以下残存	関節裂隙閉鎖
骨棘形成 軟骨下骨の硬化像	(−)	(+)	(+)	(+)	(+)
X線所見					

図3 膝OAの前後X線画像による重症度分類（Kellgren-Lawrence grading scale）
〔木藤伸宏：変形性膝関節症の理学療法. 奈良 勲（監）：標準理学療法学 専門分野 骨関節理学療法学, p.131, 医学書院, 2013より〕

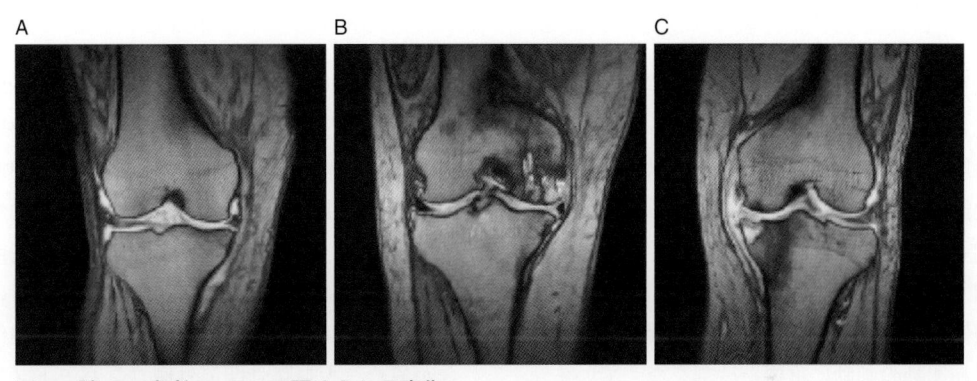

図4 膝OA患者のMRIで認められる変化
A：内側半月板の内側への飛び出し（medial extrusion）
B：大腿骨内側顆の変化と内側半月板の内側への飛び出し（medial extrusion）
C：脛骨内側の骨嚢胞，軟骨下骨の変化，内側半月板の内側への飛び出し（medial extrusion）
〔木藤伸宏：変形性膝関節症の理学療法. 奈良 勲（監）：標準理学療法学 専門分野 骨関節理学療法学, p.131, 医学書院, 2013より〕

認められる．病期が進行すると著明な内反変形を呈する．

b. 静的安定機構

大腿脛骨関節の骨形態による安定性を補償する組織として，半月板，関節包，靱帯がある．

半月板は楔状の形態を有し，大腿骨顆部と脛骨関節窩の関節面の不一致を補償することで安定性を与える．内側半月板はC字状の形状を呈し，周囲の関節包に強固に付着している．一方，外側半月板は不完全なO字状の形態を有し，周囲の関節包との付着は弱い．内側半月板は，外側半月板よりも大きい[2]（図5）．半月板は荷重位膝関節屈曲位にて過度の回旋力が加わると損傷されやすい．損傷部位は内側と外側ともに中節から後節に多い．損傷が小さい範囲では，特徴的な症状は認められないが，損傷範囲が大きくなり，損傷部位が膝関節内で浮遊すると，膝関節運動時に引っ掛かり（catching）や挟み込み（locking）が生じる．それらが生じた際は，膝関節の弾力性遮断を伴う関節可動域制限，痛みを伴う場合は筋スパズムの更新を伴う関節可動域制限の原因となる[3]．近年，変形性膝

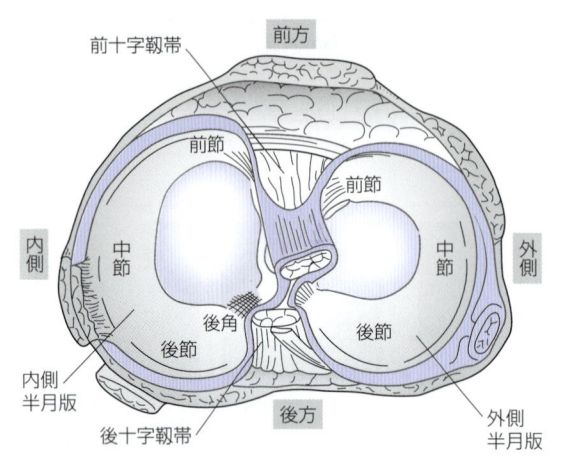

図5 脛骨近位関節面における半月板の位置と形状
内側半月板はC字状の形状を呈し，外側半月板は不完全なO字状の形態を有している．

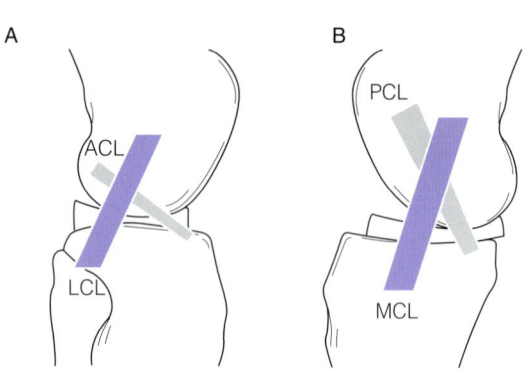

図6 ACLとLCL，PCLとMCLの関係
大腿骨外側顆は，ACLとLCLによって脛骨プラトー上の安定性が保証されている．大腿骨内側顆は，PCLとMCLによって脛骨プラトー上の安定性が保証されている．

関節症罹患者の多くに内側半月板後角の変性断裂の所見が認められると報告された[4]．内側半月板後角は膝関節の安定性に寄与するため，この損傷は膝関節の不安定性をまねく．

大腿脛骨関節は関節面形状による構造的安定性は期待できない．そのため4つの主要な靱帯（内側と外側側副靱帯，前十字靱帯，後十字靱帯）が安定性と関節運動の制動に重要な役割をなしている[2]．

内側側副靱帯は前縦走線維と後斜走線維に分けられる表層線維と，前縦走線維の下層で関節中央1/3の関節包が比較的厚くなっている部位である深層線維から構成される．深層線維は，関節包と明確に区別することは困難である．内側側副靱帯は膝関節外反に抗するため，損傷した場合，過度な外反運動が認められる．

外側側副靱帯は束状の靱帯でありMCLと比較すると強度も強い．また，内側側副靱帯と比較して，損傷も少ない．外側側副靱帯は膝関節内反に抗するため，損傷した場合は，過度な内反運動が認められる[2]．

前十字靱帯は前内側線維束と後外側線維束から構成され，脛骨上の大腿骨外側顆の後方移動を制動している（図6A）．実験的に前十字靱帯を切断すると，大腿骨外側顆が2～4mm程度の後方移動が生じる．このときに膝回旋中心は不安定となり，回旋軸は後内側にわずかに移動する．この移動は，大腿骨外側顆の不安定化が原因である．内側靱帯損傷を合併する前十字靱帯損傷は，回旋軸が後外側に移動し，脛骨過度外旋が生じる．膝関節外側支持機構損傷を合併する前十字靱帯損傷では，回旋軸が後内側に移動する．これは重篤な損傷の場合が多く，大腿脛骨関節外側コンパートメントの異常弛緩性と内反運動のため，高度な不安定が生じる．

後十字靱帯は，前外側束と後内側束より構成され，脛骨上の大腿骨の前方移動（大腿骨に対する脛骨の後方移動）を制動している（図6B）．死体膝にて後十字靱帯単独切離では脛骨後方移動量は約11mm，後外側支持機構単独の切離では脛骨後方移動量は約3mm以下，後十字靱帯と後外側支持機構を同時に切離すると脛骨後方移動量は約30mmとなると報告されている[5]．臨床において，脛骨が後方に落ち込むsagging現象が後十字靱帯損傷の重要な所見である．後十字靱帯単独損傷は，前十字靱帯損傷と比較すると，不安定性などの患者の愁訴が少なく，スポーツ活動も可能なことが多いために治療的関心は薄かった．しかしながら，後十字靱帯は回旋中心の役割を有していることや，後

十字靱帯損傷後に持続する膝窩部痛に関与していることが報告され，その機能の重要性は再認識されている[6]．また，斜走膝窩靱帯，弓状靱帯，ファベラ（fabella）膝窩靱帯，膝窩筋腱より構成される後外側支持機構は膝関節の安定性に重要な役割を有しており，その損傷は重篤な後外側回旋不安定性を生じさせる[5]．

膝関節の滑膜は静的安定性には寄与しないが，その異常は膝関節の運動に重大な影響を与える．滑膜は侵害受容器や固有受容器が豊富に存在する[7]．そのため，過度の侵害受容刺激や膝関節内の炎症前駆物質の増加により滑膜炎が誘発され，炎症症状（熱感と疼痛）による運動制限が生じる．また，滑液循環の障害により関節水症が生じると，膝関節内の内圧が亢進することで侵害受容器や固有受容器が刺激され疼痛が生じる[8]．

c. 動的安定機構

大腿四頭筋の筋機能障害は脛骨大腿関節の伸展運動にも影響を与える．大腿四頭筋の筋機能障害が生じた場合，縫工筋や腸脛靱帯を膝関節伸展補助機構として積極的に活用するようになる．縫工筋の過剰な使用は脛骨内側関節窩の前方弛緩性（joint play の増加），腸脛靱帯の過使用は脛骨外側関節窩の後方移動の減少（joint play の減少）につながることが多い[9]．

膝関節周囲筋は，膝関節運動をおこすのみではなく，半月板と靱帯による静的安定機構とともに大腿脛骨関節の安定性獲得に重要な役割を果たしている．大腿四頭筋全体，ハムストリングス全体，薄筋，縫工筋の筋作用方向は，大腿骨とほぼ平行に走行する．また腓腹筋の作用方向は脛骨とほぼ平行に走行する．そのため立位においては，それらの筋の収縮は屈曲伸展運動をおこすことよりも，強力な圧縮力を生じさせ関節の安定性に貢献する[10]．

大腿四頭筋は膝関節の主運動である屈曲と伸展を制御しながら，ハムストリングスと腓腹筋などと協調し膝関節の動的安定性に寄与する．この筋は膝関節の外傷や炎症などにより関節原性反射性筋萎縮や活動性低下に伴い廃用も生じやすい[11]．大腿四頭筋の筋機能障害が生じると，歩行時や立位動作時の膝関節屈曲運動の制御が難しくなる．歩行時に認められる所見として，初期接地から荷重応答期における膝関節屈曲運動の減少がある[12]．また，変形性膝関節症罹患者は，大腿四頭筋，ハムストリングス，腓腹筋が持続的に収縮した状態で弛緩ができない．そのために，関節面に生じる圧縮力の増加が報告されている[13]．

大腿脛骨関節の前額面と水平面の安定性は主に靱帯に依存しているが，大腿後部に存在する筋も安定性に寄与している．内側は鵞足（縫工筋，薄筋，半腱様筋）と半膜様筋が中心となり，下腿内旋に作用するとともに下腿外旋の制動に寄与している．外側は大腿二頭筋と膝窩筋が中心となり，下腿外旋に作用するとともに下腿内旋の制動に寄与している[2]．内側と外側筋性制御機構は大腿脛骨関節の前額面と水平面の安定性に寄与していることは事実であろうが，それらに機能障害が生じた場合，実際にどのような症状や徴候が認められているかについて明確なエビデンスは存在しない．ただし膝窩筋は外側筋性制御機構に含まれ，下腿外旋を制動すると同時に膝関節回旋中心軸を安定化させる役割を担う．そのため，膝窩筋を含む後外側支持機構損傷は膝関節の重大な回旋不安定性を生じさせる[5]．

2 膝蓋大腿関節

膝蓋大腿関節は構造学的弱点ゆえに，大腿四頭筋の筋張力のバランスが安定性に主に貢献している．よって大腿四頭筋緊張力のバランス不均衡が生じると関節運動の破綻が生じやすい．それは，疼痛，不安定性，関節可動域制限などの症状・徴候につながる[2]．膝蓋大腿関節の運動メカニズムにかかわる主たるものとして，① 膝蓋大腿関節を構成する大腿骨顆間溝と膝蓋骨の関節形態，② 膝蓋支帯などの静的安定機構，③ 大腿四頭筋による動的安定機構があげられる．

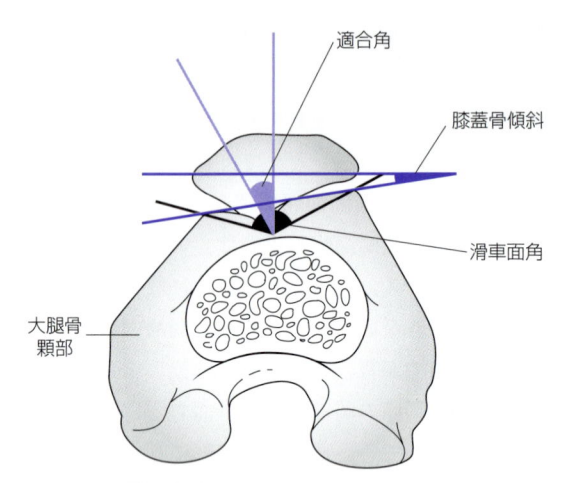

図7 大腿骨顆間溝と膝蓋骨の形状とアライメントを表す膝蓋骨軸写像のパラメータ

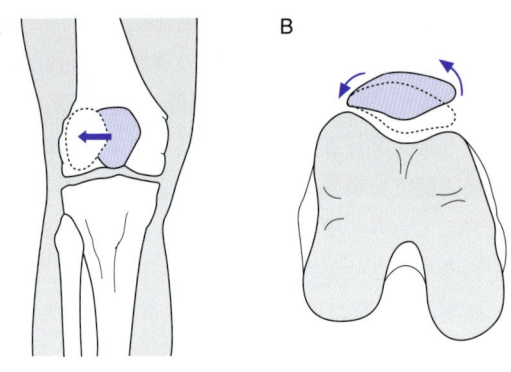

図8 膝蓋骨外側変位（A）と外側傾斜（B）

a. 骨形態

膝蓋骨の関節面は人体のなかで最も厚い関節軟骨を有し、関節面は楕円形で中央稜によって外側関節面と内側関節面に分けられる。外側関節面は平坦もしくは凹状であり、内側関節面は凸状である。大腿骨顆間溝は、膝蓋骨がはまり込むような形態を呈しているが、膝関節伸展位では膝蓋骨は大腿骨顆間溝より浮き上がり、膝蓋骨関節面の遠位部分のみ顆部と接触し、近位は上膝蓋脂肪体と接する。その状態では8〜20 mm外側へ移動することが可能である。屈曲するにつれて膝蓋骨の接触面は近位のほうへ移動し、大腿骨顆間溝にはまり込む。その状態では膝蓋骨周囲の支帯の緊張も強くなり左右への移動は制限される[2]。大腿骨顆間溝の形成不全は、膝蓋骨を十分に収めることができず、膝蓋骨脱臼や関節に加わる応力集中による膝蓋軟骨軟化症や変形性関節症の要因となる。大腿骨顆間溝と膝蓋骨の形状とアライメントを表す膝蓋骨軸写像のパラメータとして、滑車面角、膝蓋骨傾斜、適合角がある（図7）。一般的には膝蓋骨脱臼、前方膝痛、膝蓋軟骨軟化症、膝蓋大腿関節変形性関節症に罹患したものは、膝蓋骨の外側変位と外側傾斜が認められることが多い[2,14]。

b. 静的安定機構

大腿骨顆間溝における膝蓋骨の安定性を補償する組織として、内側と外側の膝蓋支帯があり、強固な組織である。内側膝蓋支帯は内側側副靱帯と、外側膝蓋支帯は腸脛靱帯に付着しており、伸展位では弛緩、屈曲位では緊張して、大腿骨顆間溝における膝蓋骨の安定性に寄与する。外側膝蓋支帯の伸張性低下や腸脛靱帯のスティフネスが認められる場合、膝関節屈曲とともに外側膝蓋支帯が伸張されず、膝蓋骨に対し牽引力となり外側変位や外側傾斜が生じる（図8）。膝蓋支帯には侵害受容器や固有受容器が存在するため、侵害刺激となり疼痛となる[2,15]。

膝蓋上嚢と膝蓋骨関節面周囲の滑膜は、大腿骨顆間溝における膝蓋骨の安定性には寄与は少ないが、滑走性を補償する組織として重要な役割をもっている。炎症、外傷、不動によって、それらは周辺組織と癒着し、膝関節可動域制限や疼痛につながる。

c. 動的安定機構

大腿四頭筋は大腿骨顆間溝における膝蓋骨の滑走に重要な役割をもっているが、安定性にも寄与している[2]。大腿骨と脛骨の間には生理的外反（大腿脛骨角約175°）が存在し、大腿四頭筋角（Q-angle）も存在するため、膝蓋骨は外側方向への力

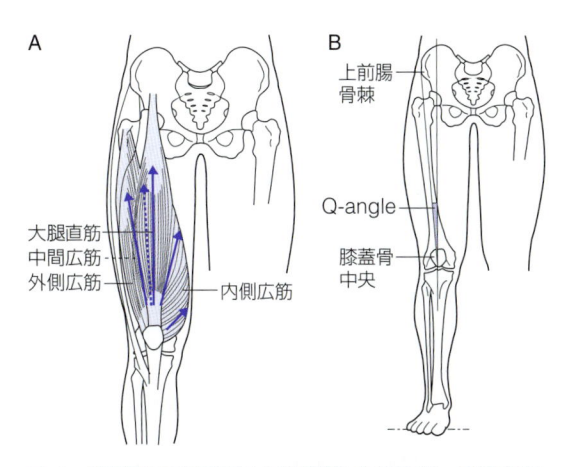

図9 膝蓋骨に作用する大腿直筋，中間広筋，外側広筋，内側広筋ベクトルの方向（A）とQ-angle（B）

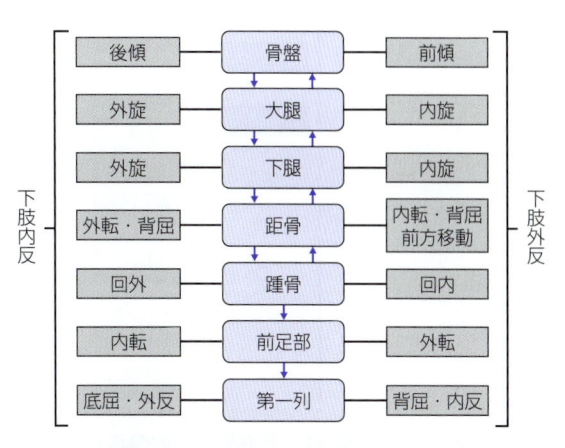

図10 骨盤前傾・後傾からの遠位方向への運動連鎖と踵骨回内・回外からの近位方向への運動連鎖

が働く．特に大腿骨顆間溝と膝蓋骨の形態から考慮すると，膝関節伸展位になるほど大腿四頭筋の筋張力による膝蓋骨の安定化が必要となる．大腿四頭筋を構成する大腿直筋，中間広筋，外側広筋，内側広筋は膝蓋骨に作用するベクトルの方向は異なる[2]（図9）．大腿直筋と外側広筋は強い膝関節伸展作用を有しており，それらが働くと膝蓋骨は外側の方向へ牽引される．それに抗するために内側広筋の斜走線維が重要な役割をもっている．近年の組織学と電気生理学的研究により，大腿直筋と外側広筋はType II線維が多く，膝伸展時に相動性の活動を行う．一方，内側広筋はType I線維が多く，膝伸展時に全般的に活動し膝蓋骨の安定性に寄与することが報告されている[2,16]．大腿骨顆間溝の形成不全や膝蓋支帯の伸張性低下が存在し，それに内側広筋の筋萎縮や機能不全が相まったときは，膝蓋骨の外側変位や外側傾斜が認められる．重度の場合は，膝蓋骨の亜脱臼となるが，亜脱臼をおこさないまでも，膝前面痛の原因となる[15]．

B 運動障害の分析

1 運動連鎖からみた機能障害

膝関節は体幹と頭部を支える股関節と地面と接触する足部と距腿関節の中間に位置するため，これらの関節の影響を受ける．逆に膝関節の問題は上記の関節に影響を与える．関節運動は隣接する体節・肢節の相対運動の結果として表出される．よって関節運動がどのようになされたかを観察するよりも，体節・肢節がどのような運動をしたかを観察したほうが理解しやすい．

a. 骨盤からの正常な肢節・体節の運動連鎖[17]

骨盤は体幹と下肢を機能的に連結する重要な役割を有しており，骨盤の矢状面，前額面，水平面における位置変化は，大腿，下腿，足部に影響を与える．骨盤の矢状面の変化として前傾と後傾がある（図10）．骨盤前傾は，大腿骨内旋→下腿の内旋→距骨の内転・背屈・前方移動→踵骨回内→前足部外転と第一列の背屈・内反をもたらす．骨盤後傾は，大腿骨外旋→下腿の外旋→距骨の外転・底屈→踵骨回外→前足部内転と第一列の底屈・外反をもたらす．骨盤の前額面変化は，側方移動と下降と挙上がある（図11）．骨盤外側移動（非観察肢側の骨盤の下降）は，大腿骨外側傾斜（股関節内転）→下腿外側傾斜→距骨の外転・底屈→踵骨回外→前足部内転と第一列の底屈・外反をもたらし，下肢を内反位とする．骨盤内側移動（非観察肢側の骨盤の挙上）は，大腿骨内側傾斜（股関節外転）→

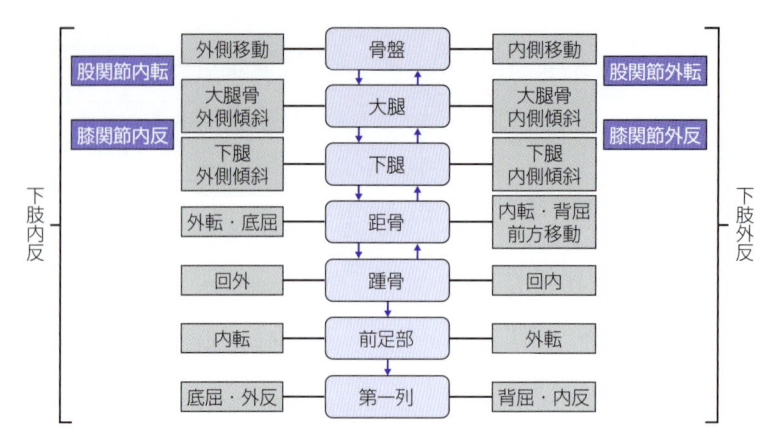

図11 骨盤外側・内側移動からの遠位方向への運動連鎖と踵骨回内・回外からの近位方向への運動連鎖

下腿内側傾斜・内旋→距骨の内転・背屈・前方移動→踵骨回内→前足部外転と第一列の背屈・内反をもたらし，下肢を外反位とする．骨盤の水平面の変化として後方回旋と前方回旋がある（図11）．骨盤後方回旋では大腿骨は後方傾斜（股関節屈曲）し，骨盤前方回旋では大腿骨は前方傾斜（股関節伸展）をおこす．

b. 足部からの正常な肢節・体節の運動連鎖[18]（図10）

足部は唯一地面と接地する部位であり，足部からの肢節・体節を機能的に連結する運動連鎖も重要である．足部の運動連鎖は踵骨を起点として観察していく．踵骨回内からの近位側への運動連鎖は，距骨の内転・背屈・前方移動→下腿の内旋→大腿骨内旋→骨盤前傾・低下である．遠位側へは前足部外転と第一列の背屈・内反をもたらす．踵骨回外からの近位側への運動連鎖は，距骨の外転・底屈・後方移動→下腿の外旋→大腿骨外旋→骨盤後傾・挙上である．遠位側へは前足部内転と第一列の底屈・外反をもたらす．

c. 運動連鎖不全

前述した肢節・体節の運動連鎖が行われている場合は問題ないが，運動連鎖がつながらない場合は，その部位で剪断力を生じさせ非生理的負荷となり，関節構成体の損傷や退行変化の要因となる．骨盤と大腿部，踵骨と距骨と脛骨の運動連鎖は保たれている場合が多いが，大腿部と下腿部に関してはさまざまなバリエーションがあり，膝関節構成体への非生理学的負荷となる場合が多い．膝関節は内反・外反と回旋可動性を有するが，その可動範囲は限られている．膝関節は大腿部と下腿部の位置関係の差を埋めるように運動することで，身体重心と足圧中心の位置関係の調整を担っている．膝関節の主運動である屈曲と伸展のみで調整できれば問題は少ないが，内外反と回旋が要求される場面が多い．また，股関節や足部・足関節の可動範囲が減少すると，膝関節の影響が増大する．非生理学的な内反と外反や回旋は，靱帯と関節包，半月板，関節軟骨などの膝関節構成体に非生理的負荷を生じさせるだけではなく，関節面接触面の変化に伴う応力増大をまねく危険性が高くなる[19]．

d. 大腿脛骨関節と膝蓋大腿関節の運動連鎖（図12）

膝蓋大腿関節障害も単に膝蓋骨の運動異常だけではなく，脛骨大腿関節の異常運動が関係している．大腿脛骨関節の外側関節面において，大腿骨外側顆が前方に変位した状態（脛骨外側関節窩が

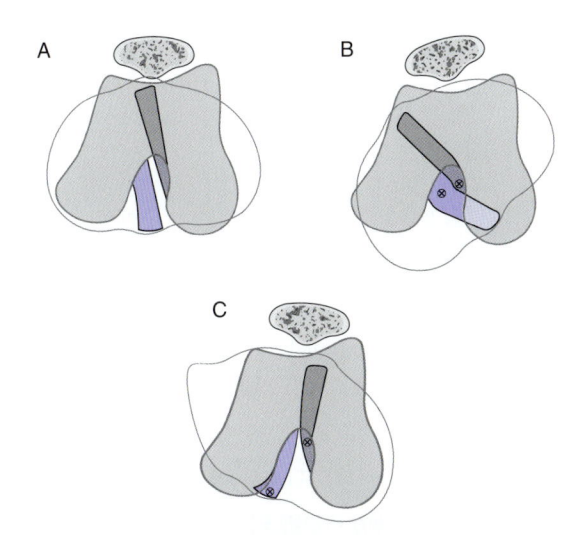

図12 水平面上の大腿骨顆部と膝蓋骨の位置
A：大腿骨顆部と脛骨プラトーは neutral position に位置する.
B：大腿骨外側顆が後方に変位（脛骨外側プラトーが前方に変位）すると，膝蓋大腿関節面軟骨の恒常性に必要なメカニカルストレスが減少する.
C：大腿骨外側顆が前方に変位（脛骨外側プラトーが後方に変位）すると，膝蓋大腿関節の外側面の接触圧増加と Q-angle が増加する.

後方変位）は，膝蓋関節外側面の圧縮ストレス増加や Q-angle 増加による膝蓋骨内側支帯の伸張ストレス増加につながる（図12C）．また，大腿骨外側顆が後方に変位した状態（脛骨外側関節窩の前方変位）は，膝蓋関節面の関節軟骨の恒常性維持に必要なメカニカルストレス減少につながる[9]（図12B）．

2 運動連鎖からみた機能的制限

膝関節は荷重関節であり，最も酷使される関節の1つである．それゆえに，ひとたび膝関節機能が障害されると，立位動作と歩行を中心とする移動動作が制限される．

a. 立位姿勢

変形性膝関節症患者の見かけ上の下肢内反は大腿部と下腿部の水平面・矢状面・前額面でさまざまに対応した結果であり，画一的な法則はないことを念頭に入れる必要がある．見かけ上の下肢内反を生じさせる組み合わせは，骨盤後傾・後方回旋・後方移動の運動連鎖から大腿骨外旋・後方傾斜（股関節屈曲）をおこし，それを打ち消すために踵骨回内と前足部外転と第一列の背屈・内反の運動連鎖から距骨の内転・背屈・前方移動→下腿の内旋と外側傾斜をおこし下肢内反を呈する場合がある．また，骨盤前傾・前方移動の運動連鎖から大腿骨内旋をおこし，それを打ち消すために踵骨回外と前足部内転と第一列の底屈・外反の運動連鎖から距骨の外転・底屈・後方移動→下腿の外旋外側傾斜をおこし下肢内反を呈する場合がある．いずれにしても半月板，関節軟骨などの膝関節に構成体に非生理的負荷を生じさせるだけではなく，内反による内側への荷重増大，関節面接触面の変化に伴う応力増大をまねく危険性が高くなる．

膝蓋大腿関節に問題を有する者は，下肢外反を呈する者が多い．これらの患者は骨盤前傾の運動連鎖に伴い，さらに骨盤に対し大腿骨の動的安定に問題を有している場合が多く，過度の大腿骨内旋・内転・股関節屈曲→下腿内側傾斜をおこし，それを打ち消すために踵骨回外と第一列の背屈・内反の運動連鎖から距骨の外転・底屈・後方移動→下腿の外旋をおこし下肢外反を呈する場合がある．この場合，下肢外反と下腿外旋に伴い Q-angle は増加し，膝蓋大腿関節の関節面の適合性不良，外側関節面への応力増大，膝蓋骨に対する外側牽引力の増加に伴う膝蓋骨滑走障害をまねく危険性が高まる．

b. 歩行

歩行における膝関節に求められる機能は，衝撃吸収，単脚支持期の支持（重心位置を上げる）である．膝関節での衝撃吸収は立脚初期の初期接地から荷重応答期にかけて，踵ロッカーと引き続きおこる足関節底屈に連動しておこる．この時期は最も体重を受け入れる時期であり，大腿四頭筋の遠心性収縮によって制御された膝関節屈曲によって，衝撃を吸収する[20]（図13）．大腿四頭筋の筋力低下や遠心性収縮による膝関節屈曲制動がうまく

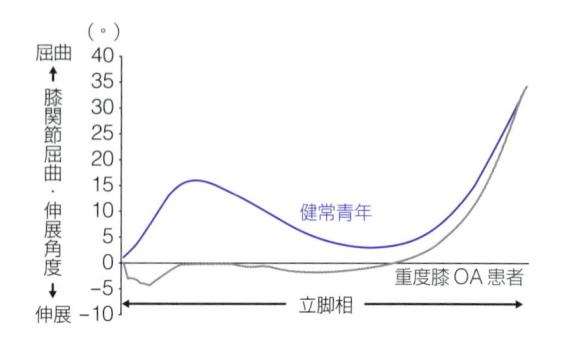

図13 膝OA患者と健常者の立脚相の膝関節運動
膝OA患者は立脚初期の膝関節屈曲がおきていない．
〔木藤伸宏：変形性膝関節症の理学療法. 奈良 勲 (監)：標準理学療法学 専門分野 骨関節理学療法学, p.143, 医学書院, 2013 より〕

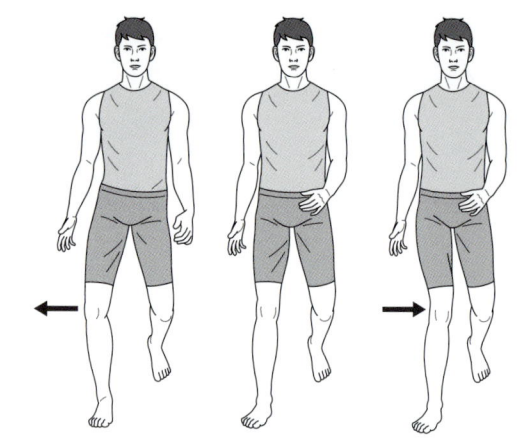

A．右膝外側スラスト　スラストなし　B．右膝内側スラスト

図14 荷重応答期から単脚支持相における右膝の外側スラスト（A）と内側スラスト（B）
〔木藤伸宏：変形性膝関節症の理学療法. 奈良 勲 (監)：標準理学療法学 専門分野 骨関節理学療法学, p.142, 医学書院, 2013 より〕

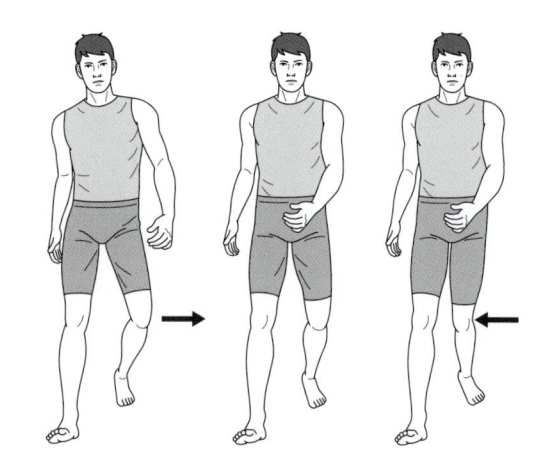

A．左膝外側スラスト　スラストなし　B．左膝内側スラスト

図15 立脚中期から前遊脚期における左膝の外側スラスト（A）と内側スラスト（B）
〔木藤伸宏：変形性膝関節症の理学療法. 奈良 勲 (監)：標準理学療法学 専門分野 骨関節理学療法学, p.143, 医学書院, 2013 より〕

できない者は，この時期に十分な衝撃吸収を行うことができない．この現象を大腿四頭筋回避歩行（quadriceps avoidance gait）と呼び，膝関節構成体と関節軟骨に加わる瞬間的衝撃負荷は大きくなる[21]．このことが膝関節軟骨変性に関与するか否かの明確なエビデンスは存在しないが，身体重心の上下移動の増加や推進力の減少をまねくため，エネルギー消費の面から不利である．

外側と内側スラストは，立脚初期の初期接地から荷重応答期（図14），立脚中期から前遊脚期におこる現象である（図15）．外側スラストは内反膝の者に，内側スラストは外反膝の者に認められることが多いが，健常者でも観察できることがある．外側・内側スラストをおこす要因として，膝関節の弛緩性は要因の1つである．確かに膝OA罹患者は健常者と比較して，膝関節内外反と前後弛緩性は大きい[22]．しかしながら，歩行時の身体重心の進行に対する身体全体の補償動作が，外側・内側スラスト現象に関与していると推測される[18]．観察肢の遊脚後半から立脚初期に身体重心は外側移動しやすい特徴がある．外側スラストは，それに対し体幹を非観察肢側に側屈する補償戦略を用いた場合，足部回外と下肢内反位となり，そのまま荷重の受け入れを行うことでおこる者もいる．また，股関節内転と骨盤の観察肢側への外側加速度の不足により，身体重心を観察肢の足底支持基底面内に収めることができない．そのために膝関節屈曲と内反を組み合わせる，身体重心を支持基底面内に収める補償戦略を用いることで外側スラストがおこる者もいる．さらに足部安定性が乏しい者は，初期接地から荷重応答期までに距骨の過度の内転と回内，それに引き続いて脛骨の外側傾斜

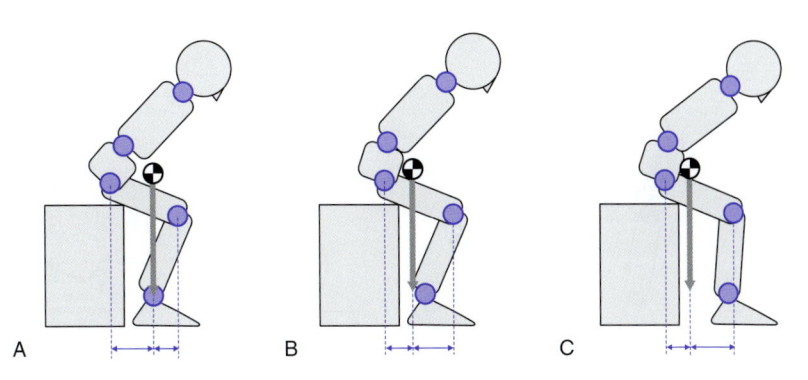

図16 椅子からの立ち上がり動作（矢状面からの観察）
A：骨盤前傾と足関節背屈がおこる場合.
B：骨盤前傾が不足している場合．身体重心と股関節中心までの水平距離が短くなり，身体重心と膝関節中心までの水平距離が長くなる．
C：骨盤前傾と足関節背屈が不足している場合．身体重心と股関節中心までの水平距離が短くなり，身体重心と膝関節中心までの水平距離が長くなる．

がおこり，外側スラストがおこる者もいる．観察肢の遊脚後半から立脚初期におこる身体重心の外側移動に対し，骨盤を非観察肢側に内側移動する補償戦略を用いた場合，足部回内で荷重応答を迎え下肢外反位のまま荷重の受け入れを行うことで内側スラストがおこる者もいる．また，股関節外転筋群の機能不全が認められる者は，初期接地から荷重応答期にかけて骨盤と股関節の安定ができず，骨盤の非観察肢側への落下，外側方移動，股関節内転がおき，大腿骨の内旋が加わり内側スラストがおこる者もいる．

観察肢の立脚中期から前遊脚期に身体重心は内側移動しやすい特徴がある．外側スラストは，それに対し骨盤を観察肢側に側方移動する補償戦略を用いた場合，足部回外と下肢内反位となりおこる者もいる．骨盤を観察肢側に回旋する補償戦略を用いた場合も，足部回外と下肢内反位となり外側スラストが生じやすい．内側スラストは，観察肢の立脚中期から遊脚相前半におこる身体重心の内側移動に対し，非観察肢の接地と荷重応答を早く行い，骨盤の内側移動と非観察肢側への回旋を早期かつ過度におこすことで，足部の回内と下肢外反を生じさせ，内側スラストをおこす者がいる．

c. 椅子からの立ち上がり動作

椅子からの立ち上がり動作は，身体重心を前方に運び，そこから上方に運ぶ動作である[23]．それは，下肢と体幹の広い関節運動と，下肢関節への荷重，下肢の動的支持性が要求される動作である．椅子からの立ち上がり動作時の膝関節に加わる力は，椅子の高さにも影響を受けるが，具体的数値は明らかではない．歩行では体重の 2.5〜2.8 倍，レッグプレス動作では体重の約 2.8 倍の力が加わることを考慮すると，同程度の力は加わっていると推測できる[24]．

椅子からの立ち上がり動作（図16）の矢状面の問題として，身体重心を前方に運ぶ相において，骨盤前傾と足関節背屈が不十分なことがあげられる．骨盤前傾による体幹前傾が不十分である場合，身体重心の前方移動が減少するため，膝関節と身体重心との水平距離が増大するために，膝関節伸展モーメントは大きくなり，股関節伸展モーメントは小さくなる（図16B）．また，足関節背屈制限がある場合も身体重心の前方移動が減少するため，身体重心を両足底でつくられる支持基底面に近づけることができない．その結果，膝関節と身体重心との水平距離が増大するために，膝関節伸展モーメン

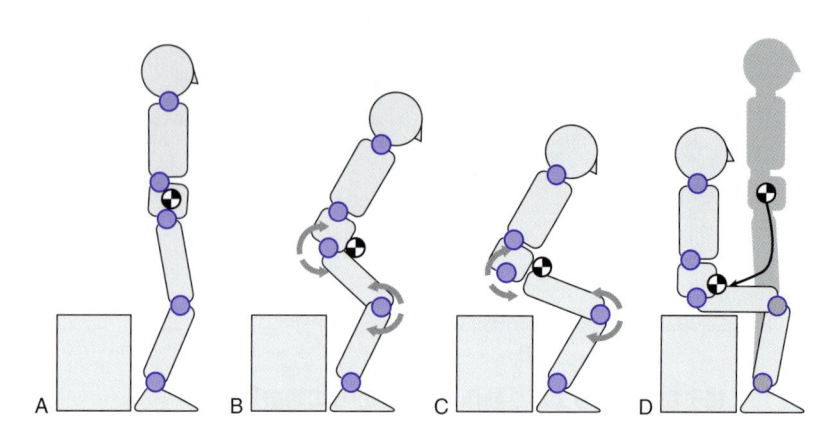

図17 立位からの座り動作
座り動作は身体重心を下方に降ろして，後方へ移動させる動作である．身体重心を降ろす相で，遠心性の股関節と膝関節の伸展モーメントを働かせて身体重心下降速度を制御して行う．

トは大きくなる．膝関節伸展モーメントは主に大腿四頭筋が発揮するため，このモーメントが大きくなることは筋による関節圧縮力の増加につながる（図16C）．前額面の問題は，骨盤に対する大腿骨の動的安定性と足部の安定性が得られてない場合におこる．このような場合，knee-in，knee-outとなり，膝蓋骨の滑走障害がおこる危険性が高くなる．

変形性膝関節症患者の椅子からの立ち上がり動作の特徴は，骨盤前傾が少なく，それを補償するために体幹屈曲がおこることである．同年代の健常者と比較すると身体重心の前方移動速度に有意差は認められなかった．しかし，身体重心を上方に移動する相は，膝関節伸展角速度と足関節底屈角速度の有意な低下が認められた[25]．

d．座り動作と降段動作

座り動作は身体重心を下方に降ろして，後方へ移動させる動作である（図17）．膝関節に疼痛や違和感がある場合，座り動作は困難な動作の1つである．その理由の1つとして，身体重心を降ろす相で，遠心性の股関節と膝関節の伸展モーメントを働かせて身体重心下降速度を制御して行う．そのために，膝関節に疼痛や違和感がある場合は，遠心性の膝関節伸展モーメントを発揮することが難しくなり，ドスンと座ることになる[24]．

降段動作も膝関節に疼痛や違和感がある場合，困難な動作である（図18）．座り動作と同様に身体重心を下降するために遠心性の膝関節伸展モーメントで制御している．そして足関節は等尺性底屈モーメントを発揮する．膝関節に疼痛や違和感がある場合や足関節背屈制限もしくは底屈モーメント発揮が難しい場合は，遠心性の膝関節伸展モーメントを発揮することが難しくなり，下段の下肢を急激に降ろすことになり，下段下肢の膝関節に加わる衝撃は大きくなる[26]．

C 治療への示唆

膝関節機能障害と機能的制限に対する治療を行うためには，膝関節構成体を形成する筋，神経，靱帯・関節包，骨の側面から原因を追求し，治療ターゲットを明確にして治療介入を行う必要がある．また，大腿脛骨関節は大腿骨と脛骨から構成される関節であるため，大腿骨運動を制御する股関節と脛骨運動を制御する距腿関節の関節機能の評価と治療も必要である．さらに股関節は骨盤・体幹・胸郭，距腿関節は足部からの影響は避けられないため，それらの評価と治療が必要になる症例が多い．

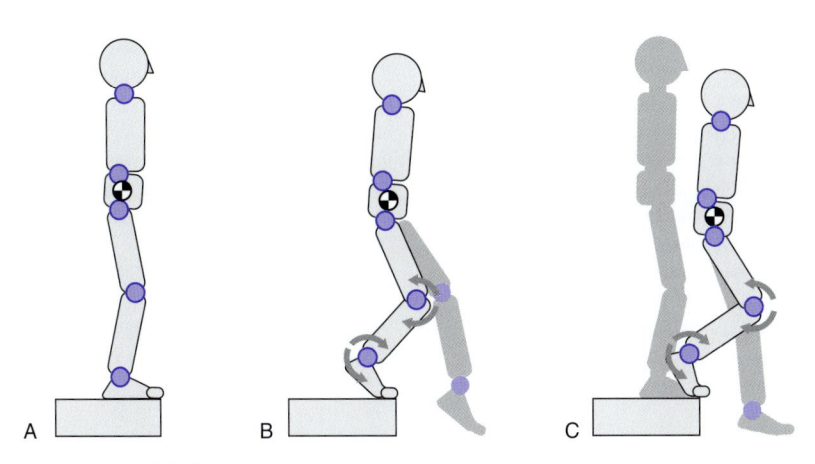

図18 降段動作
降段動作は，身体重心を下降するために遠心性の膝関節伸展モーメントで制御している．

　膝関節運動障害は単独の末梢要因でおこるというより，多くの末梢要因が複雑に絡み合い，中枢神経系プログラム自体が変化していることで生じる．よって，末梢の単一要因のみの治療や運動，動作指導のみで改善することは稀であり，中枢神経系に新たなプログラムを構築するために，運動学習が必要となる．

　膝関節に症状を有する患者に対する理学療法は，症状と膝関節運動障害の関係を明確にし，それにかかわる膝関節運動にかかわる組織と構成体の機能障害の仮説を立て，その仮説を立証するための意味のある検査・測定を選択し，仮説を立証する．そして，治療ターゲットを明確にし，末梢の組織と構成体の機能障害を改善するだけではなく，新たな中枢神経プログラムを構築する治療戦略と戦術を個々の症例に応じて対応することが望ましい．

● 引用文献

1) 井原秀俊：膝の危機管理機構．井原秀俊（著）：考える膝，pp.1-10, 全日本病院出版会, 2002.
2) Oatis, C.A.: Part IX Kinesiology of the lower extremity. Oatis, C.A. (ed): Kinesiology the Mechanics & Pathomechanics of Human Movement, 2nd ed., pp.685-872, Lippincott Williams & Wilkins, 2009.
3) Burr, D.B., et al.: Meniscal function and the importance of meniscal regeneration in preventing late medical compartment osteoarthrosis. Clin. Orthop. Relat. Res., 171:121-126, 1982.
4) Marzo, J.M.: Medial meniscus posterior horn avulsion. J. Am. Acad. Orthop. Surg., 17:276-283, 2009.
5) Bousquet, G., et al.: 第II部 靱帯損傷の病態生理学. 弓削大四郎ほか（監訳）：図解・膝の機能解剖と靱帯損傷, pp.92-119, 協同医書出版社, 1995.
6) Voos, J.E., et al.: Posterior cruciate ligament: Anatomy, biomechanics, and outcomes. Am. J. Sports Med., 40:222-231, 2012.
7) Saito, T., et al.: Distribution of neuropeptides in synovium of the knee with osteoarthritis. Clin. Orthop. Relat. Res., 376:172-182, 2000.
8) Rutherford, D.J., et al.: Knee effusion affects knee mechanics and muscle activity during gait in individuals with knee osteoarthritis. Osteoarthritis Cartilag., 20:974-981, 2012.
9) 木藤伸宏：真の膝関節回旋運動とは. 福井 勉（編）：ブラッシュアップ理学療法, pp.238-245, 三輪書店, 2012.
10) Pandy, M.G., et al.: Muscle and joint function in human locomotion. Annu. Rev. Biomed. Eng., 12:401-433, 2010.
11) Rice, D.A., et al.: Quadriceps arthrogenic muscle inhibition: Neural mechanisms and treatment perspectives. Semin. Arthritis. Rheum., 40:250-266, 2010.
12) 木藤伸宏ほか：運動療法による変形性関節症の予防 内側型変形性膝関節症の歩行時の運動学・運動力学的特徴. 別冊整形外科, 53:180-188, 2008.
13) Schmitt, L.C., et al.: Muscle stabilization strategies in people with medial knee osteoarthritis: The effect of instability. J. Orthop. Res., 26:1180-1185, 2008.
14) 小林龍生ほか：骨関節X線像のみかた 膝関節. J. Clin. Rehabil., 19:65-71, 2010.
15) 山口尚子ほか：膝蓋大腿関節症の機能解剖学的病態把握と理学療法. 理学療法, 29:184-197, 2012.
16) Alnahdi, A.H., et al.: Muscle impairments in patients with knee osteoarthritis. Sports Health, 4:284-292, 2012.
17) 福井 勉：体幹からみた動きと理学療法の展開. 山口光國ほか

(著):結果の出せる整形外科理学療法 運動連鎖から全身をみる, pp.76–177, メジカルビュー社, 2009.

18) 入谷 誠:足からみた動きと理学療法の展開. 山口光圀ほか(著):結果の出せる整形外科理学療法 運動連鎖から全身をみる, pp.178–281, メジカルビュー社, 2009.

19) Andriacchi, T.P., et al.: Gait mechanics influence healthy cartilage morphology and osteoarthritis of the knee. *J. Bone Joint Surg. Am.*, 91:95–101, 2009.

20) Perry, J.: Gait analysis normal and pathological function. pp.85–100, Slack Ind., 2010.

21) Shelburne, K.B., et al.: Muscle, ligament, and joint-contact forces at the knee during walking. *Med. Sci. Sports Exerc.*, 37:1948–1956, 2005.

22) Wada, M., et al.: Knee laxity in patients with osteoarthritis and rheumatoid arthritis. *Br. J. Rheumatol.*, 35:560–563, 1996.

23) 勝平純司ほか:立ち上がり/座り. 勝平純司ほか(著):介助にいかすバイオメカニクス, pp.53–85, 医学書院, 2011.

24) D'Lima, D.D., et al.: Knee joint forces: Prediction, measurement, and significance. *Proc. Inst. Mech. Eng.*, 226:95–102, 2012.

25) 阿南雅也ほか:変形性膝関節症における椅子からの立ち上がり動作の運動学的分析. 理療科, 25:755–760, 2010.

26) 勝平純司ほか:階段昇降動作. 勝平純司ほか(著):介助にいかすバイオメカニクス, pp.127–148, 医学書院, 2011.

V 足部・足関節の運動障害

■学習目標
- 足部・足関節の運動を解剖学との関係から理解する．
- 足部・足関節が衝撃を受ける荷重部位・関節としての重要性を理解する．
- 障害の与える姿勢，運動・動作への影響を理解する．

　二足直立歩行を獲得したヒトにとって，足はこれまでと異なる環境のなかで要求された機能に適合する形態へと変化し，現在あるような構造へと進化した．つまり歩行の効率化と安定した立位を得るための構造として，足特有のアーチと相対的に大きな後足部が形成されるに至った[1]．足は一般的に足関節と足部が含まれ，1つの機能ユニットとして考えられている．脛骨と腓骨，それに連なる7個の足根骨および5個の中足骨と数個の過剰骨からなる．

　足部は縦長の身体を二十数 cm で支え，二足直立肢位での動きに対して非常に複雑な機能が要求される．また地面に接する唯一の部位であることで，足より上位の異常な重心移動による偏位が足へ負担をかけ，常に破綻の危険を内蔵している．これが原因でおこる足のわずかな変形が上位へ異常な動きを連鎖させ，ひいては姿勢までも変化させる．このことから身体のさまざまな個所に負担をかけることになる．

　足関節は足部と下肢をつなぐ連結部分で，床反力を介した足部からの影響，そして上位からの荷重にかかわる近位分節からの影響を受けるつなぎ目の役割があると考えられる．そのために足関節を制御させると容易に下肢の安定性や姿勢を変化させることが可能になる．

　下腿には脛骨と腓骨の2本の骨があり，脛骨は体重を支える役割があり，近位では大腿骨と膝関節をつくり，遠位では距骨と足関節をつくる．腓骨は近位と遠位でそれぞれ脛腓関節をつくるが，荷重とは無関係で脛骨の副木のような役割があるといわれる[2]．

A 運動を制限する症状・徴候

　足部と足関節の運動を制限する症状と徴候は，疼痛・関節可動域の異常（制限あるいは過剰運動性）・骨形態の異常と変形・固有感覚障害・筋力低下などがある．足は唯一地面に接する部位であり，歩行の効率化と安定した立位保持が主要な機能として要求されている．そのために安定性と運動性という相反する機能が必要となる．足の運動メカニズムにかかわる主たるものとして，①距腿関節の関節適合および距腿関節での可動性の異常，②距骨下関節での関節適合および可動性の異常，③横足根関節での関節適合および可動性の異常，④その他の足部関節での関節適合と可動性の異常，⑤靱帯組織による安定化機構，⑥筋による安定化機能などがあげられる．

1 距腿関節

　距腿関節は脛骨内果関節面，脛骨下関節面，腓骨外果関節面とそれに対応する距骨滑車から構成される．距骨滑車と対応する屋根の部分で「ほぞ穴」

を形成している部分を**果間関節窩**(ankle mortice)と呼ぶ．距腿関節の運動は一般的に矢状面での底背屈運動を行うといわれているが，関節包内でわずかな三平面での動きがある．矢状面での距骨の前後の滑り運動，前額面での距骨の内外側傾斜，水平面での内外転運動がある．距骨の前後の滑り運動では果間関節内で距骨頭が前方に偏位して後方滑りが十分に可動性をもっていなければ，果間関節内に距骨滑車を押し込めないために背屈制限を呈し，足関節におけるインピンジメント障害を引き起こす原因にもなる．逆に果間関節内で距骨滑車が後方に偏位し，前方への滑り運動が不十分な場合は底屈制限の1つの要因になる（図1）．

側面足関節天蓋角が前方開きになると，距骨が前方に亜脱臼し，ストレスが前方に集中して変形性関節症への進展につながる[3]．前額面上での果間関節内での距骨滑車の内外側傾斜では，内側が狭く外側が広くなっている．外側傾斜が優位に可動性をもっている場合は内反方向に足部は動きやすく，内反ストレスを受けやすい．足関節天蓋角が内反位にあるとき，距骨下関節の回内での代償に限界があるために，距腿関節の内側面と内果関節面にストレスがかかり，変形性足関節症の発生機転になる（図2）[3]．逆に外側が狭く内側が広がっている内側傾斜が優位に可動性をもっている場合は外反方向へ足部は動きやすく，外反ストレスを受けやすい．

水平面での果間関節内での距骨の内外転では，距骨外転で距骨頭が外側に位置することからtoe-out接地しやすく，距骨内転で距骨頭が内側に位置しtoe-in接地しやすい．特にtoe-in接地では進行方向に対して足関節の背屈運動が制限されることからインピンジメント障害の要因や回外障害を引き起こすことになり，toe-out接地では内側に倒れ込みやすいために回内障害を引き起こしやすい．

足関節の安定性は主として靱帯組織による．外果に付着する外側靱帯（前・後の距腓靱帯，踵腓靱帯）と内果に付着する内側靱帯（三角靱帯）がある（図3）．さらに遠位の脛骨と腓骨を結合する

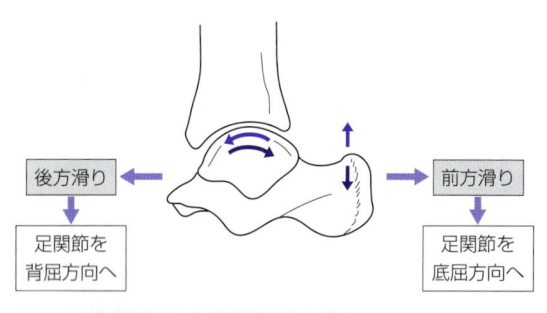

図1　距腿関節の矢状面形状と動き
〔入谷誠：下腿部・足関節・足部の構造と機能．福林徹ほか（監），小柳磨毅（編）：Skill-UP リハビリテーション&リコンディショニング 下肢スポーツ外傷のリハビリテーションとリコンディショニング―リスクマネジメントに基づいたアプローチ，文光堂, pp.15-25, 2011より〕

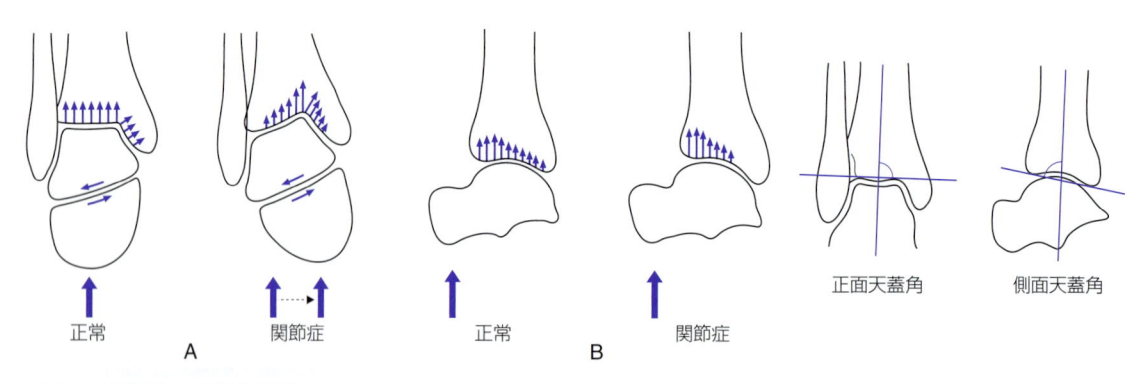

図2　関節症への発生機序
A：正面天蓋角が内反位にあると，距骨下関節での代償に限界があるために，内側および内果関節面にストレスが集中する．
B：側面天蓋角が前方開きになり，距骨が前方へ亜脱臼し，ストレスが前方に集中する．
〔高倉義典：変形性足関節症．越智光夫（総編集）：最新整形外科大系 18 下腿・足関節・足部, pp.246-252, 中山書店, 2007より〕

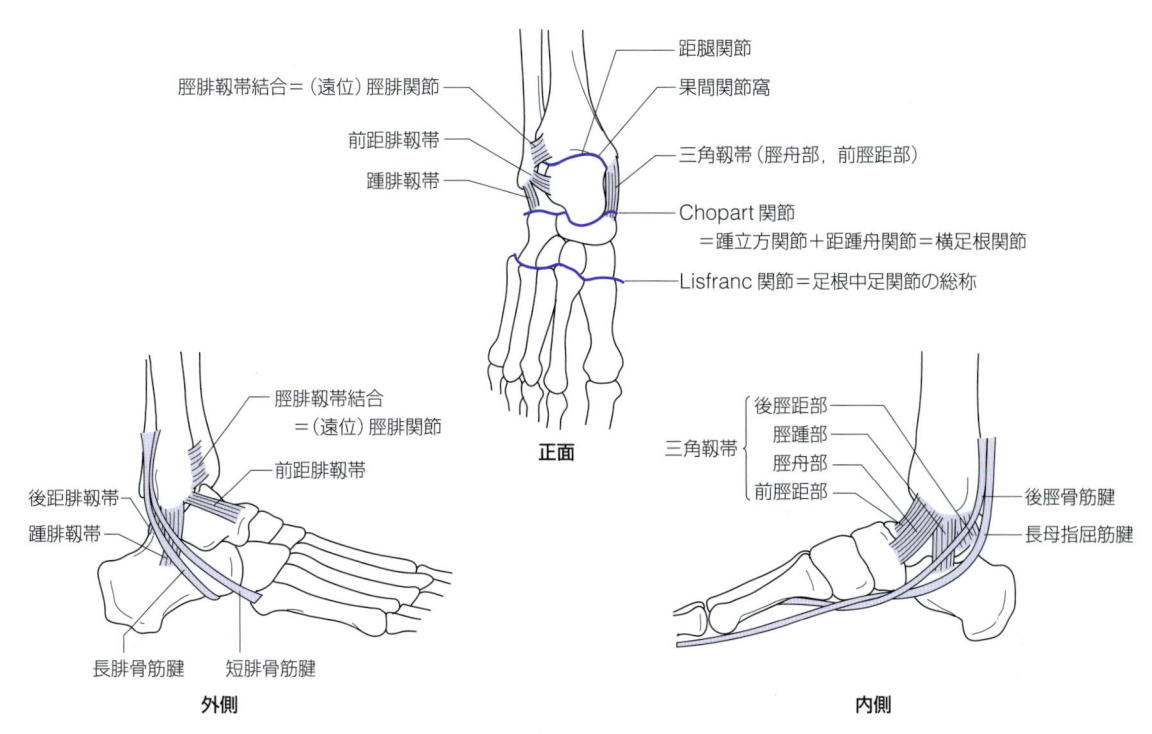

図3 距腿関節の靱帯

強固な前・後脛腓靱帯があり，これらによって足関節の安定性が保たれている[4]．一度大きな外力が加われば安定化機構として働く靱帯は大きな打撃をこうむることになる．内反外力により前距腓靱帯・踵腓靱帯損傷を，さらに大きな内反外力により遠位脛腓靱帯損傷を受ける．また遠位脛腓靱帯損傷では足関節の過度な背屈強制によっても脛腓結合が離解するために損傷を受ける．つま先が支点となって後足部が内反強制された場合は二分靱帯損傷を受ける．外反外力により内側の支持安定に働く三角靱帯の損傷を受ける．

2 距骨下関節

距骨下関節は前・中・後の距踵関節からなる．前と中関節面は非常に狭く平面関節で，後関節面は広く距腿関節同様に距骨関節面が凹面，踵骨関節面が凸面構造をしている．一般的に距骨下関節の運動は三平面運動といわれているが，距腿関節同様に関節包内でわずかな遊び運動があり，三平面単独の動きとしてとらえる必要がある．矢状面での前後の滑り運動，前額面での回内外運動，水平面での内外転運動がある．CKC（closed kinetic chain）において接地している踵骨に対して距骨が前方に位置すると，上位の重さが接地場所から前方に移動し，身体重心が前方に移動する（図4A）．一方距骨が後方に位置すると，上位の重さが接地場所から後方に位置し，身体重心が後方に移動する（図4B）．距骨下関節での回内は後足部を外反させるために荷重を内側に移動させ，回外は後足部を内反させるために外側に移動させる．水平面での距骨内転は距骨頭を内側に移動し足位をin方向に向け，距骨外転は距骨頭を外側に移動させ足位をout方向に向ける．距骨下関節での動きが消失すると，距腿関節で代償することになる．その現象をよく証明しているのが先天性足根骨癒合症である．胎生期から足根骨が骨性に癒合していると，胎内や出生後の内がえし・外がえし運動が距

呼ばれる．この関節は機能的に足部の柔軟性と固定性に関与し，ST（subtalar joint）関節肢位の影響による．ST 関節の回内位では前述の2つの関節軸が平行になり柔軟な足部を形成し，回外位では関節軸が交差した位置関係になり強固な足部を形成する．立脚初期でのST関節回内による足部の柔軟性獲得により衝撃を吸収し，立脚中期以降ではST関節を回外させ立脚後期直前に中間位に達し，推進てことして足部を機能させている[6]．

関節中央背側の踵骨前方突起と舟状骨と立方骨は二分靱帯で，底側は底側踵舟靱帯（スプリング靱帯）で連結され，可動域はきわめて小さいが，縦アーチ形成には重要となる．これらの靱帯は中足部と後足部をつなぐ部分で，いったん破綻をきたせば前足部への力の伝達が十分に行われなくなる．

4 足根中足関節

足根中足関節は別名 Lisfranc（リスフラン）関節とも呼ばれ，内側の3つの関節は楔状骨と中足骨がおのおの対応して関節をなし，外側の2つの関節は立方骨と第4・5中足骨が対応して関節をなす．また構造的特徴として第2中足骨底が内外側の楔状骨に挟まれた形態をし，動きが最も少ない（図5）．この形態のために足長軸は第2中足骨と踵後縁中央を結んだ線として定義される．またこの関節形態と足底の強力な靱帯と後脛骨筋腱の延長により，荷重に反応する背屈モーメントに抵抗している[4]．この背屈モーメントに身体が適合することができない大きな外力によって生じる外傷には，Lisfranc 関節捻挫がある．

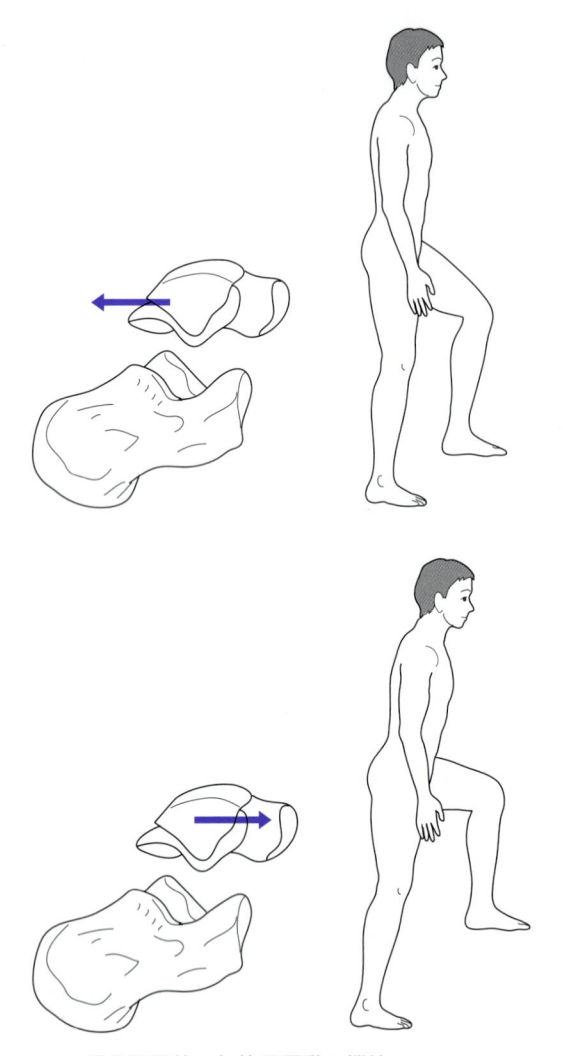

図4 距骨下関節の矢状面運動と機能
〔入谷 誠：下腿部・足関節・足部の構造と機能. 福林 徹ほか（監），小柳磨毅（編）：Skill-UP リハビリテーション&リコンディショニング 下肢スポーツ外傷のリハビリテーションとリコンディショニング―リスクマネジメントに基づいたアプローチ, pp.15-25, 文光堂, 2011 より〕

腿関節で代償され，可塑性の大きな乳幼児では距腿関節が成長とともに球状になり，内がえし・外がえしがこの関節で可能になる．

3 横足根関節

横足根関節は内側の距舟関節と外側の踵立方関節からなり，別名 Chopart（ショパール）関節と

5 中足趾節（metatarsal phalangeal; MP）関節

MP 関節の運動軸は水平軸と垂直軸からなり，水平軸まわりで屈曲・伸展，垂直軸まわりでわずかな内・外転運動を行う．MP 関節での重要な機能としてウィンドラスの巻き上げ機構がある．足

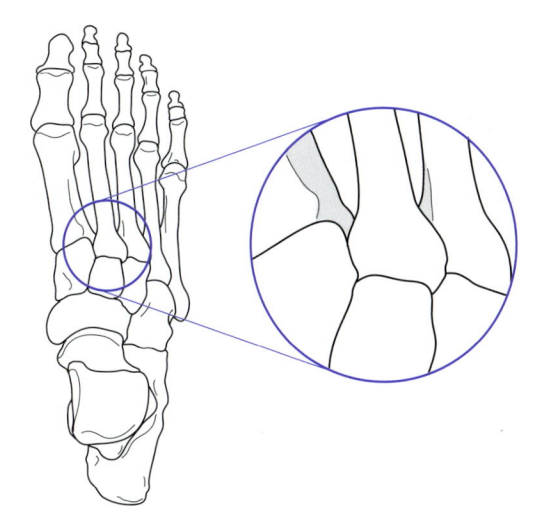

図5 Lisfranc関節の構造
〔入谷 誠：運動と医学の出版社の臨床家シリーズ 入谷式足底板
―基礎編. 運動と医学の出版社, 2011 より〕

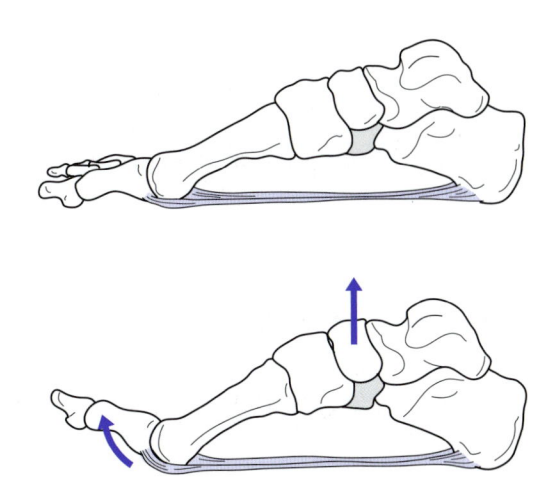

図6 ウィンドラスの巻き上げ機構
〔入谷 誠：運動と医学の出版社の臨床家シリーズ 入谷式足底板
―基礎編. 運動と医学の出版社, 2011 より〕

底筋膜は踵骨結節から起始し前足部へ扇状に広がり，MP関節を交通しておのおのの基節骨底に付着する．したがってMP関節を伸展することで足底筋膜は伸張され，足部が巻き上げられて挙上する（図6）．この現象をウィンドラスの巻き上げ機構といい，足部構造を強固にする機構である．歩行では踵離地によりこの機構は働いてくるが，この時期に最も足底筋膜には伸張ストレスが加わり，炎症を引き起こす要因になる．

6 趾節間関節

趾節間関節の動きは矢状面での屈曲・伸展運動で，伸展の可動性が大きい．足趾は長趾屈筋の土台として安定化し，安定した足趾は推進性を高め，不安定な足趾は低下させる．足圧中心が母趾先端近くまでいけば反対側の歩幅を伸ばし，その手前で止まれば当然反対側の歩幅を伸ばすことができない．特に歩行の推進性に大きな役割をもつのが母趾の機能である．近位趾節では屈筋・伸筋・外転筋・内転筋が上下と内外側に配置されており，靱帯による制限内ですべての方向へ母趾の運動が可能になっている．短母趾屈筋腱内に2つの種子骨

が存在し，その間を長母趾屈筋腱が近位に向かって走行し，牽引方向を決めている．したがって種子骨の回旋変形があるとFHL腱が種子骨内から逸脱し，牽引方向を変え外反母趾へと進展させる[7]（図7）．

7 足部アーチ

足部アーチは踵骨内外側突起と母趾球と小趾球の3点を支点として構成される骨性構造である．内側を内側縦アーチ，外側を外側縦アーチ，横アーチは前方から後方までのすべてをいう．

a. 内側縦アーチ

内側縦アーチは距骨下関節，距舟関節，楔舟関節，第1 Lisfranc関節から構成される．内側縦アーチは比較的柔軟性に富み衝撃の吸収や地面への適合性を高め，強固な足部を支点とした機能やてことしての機能を果たす．内側関節面の内側への偏位は足部を回内させ，外側への偏位は回外させる要因になる．たとえば有痛性外脛骨障害や足底内側の疼痛などは舟状骨が内側に突出し外脛骨部が靴に衝突し炎症を引き起こし，足底部の疼痛では足

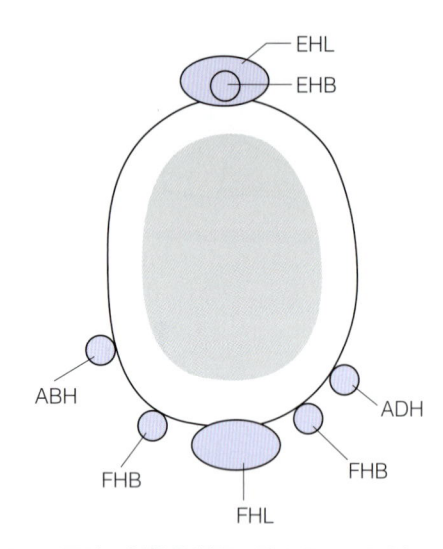

図7　母趾の基節骨断面，腱と骨との関係
EHL：extensor hallucis longus，長母趾伸筋
EHB：extensor hallucis brevis，短母趾伸筋
ABH：abductor hallucis，母趾外転筋
ADH：adductor hallucis，母趾内転筋
FHB：flexor hallucis brevis，短母趾屈筋
FHL：flexor hallucis longus，長母趾伸筋
〔Root, M.L., et al.: Normal and Abnormal Function of the Foot. *Clinical Biomechanics*, 12, 1977 より〕

底筋膜や後脛骨筋枝などに伸張ストレスをこうむることになる．

b. 外側縦アーチ

外側縦アーチは距骨下関節，踵立方関節，第5 Lisfranc関節から構成される．機能的には内側縦アーチに比して比較的強固な構造で，下肢の外側への安定性に寄与する．外側構成体の外側への偏位および下方への偏位は過度な外側荷重の要因になる．たとえばJones（ジョーンズ）骨折をおこす症例では第5中足骨底部が外底側に突出している場合が多く，上位を外側に偏位させ荷重によるストレスを増加させている．

c. 横アーチ

横アーチは前足部から後足部にかけて存在し，遠位から中足骨レベル前方部分，中足骨レベル後方部分，楔状骨レベル，後足部レベルから構成される[8]．横アーチは主として前後の体重移動に関与し，特に時間的因子と下肢各分節における前後のアライメント変化にかかわりをもつ．基本的な考え方は機能的に前方および後方へモーメントをかける境界線は第1 Lisfranc関節の水平線近辺にあると臨床経験から考えられる．それより前方に位置する前後の中足骨レベルの横アーチは後方へモーメントをかけ，それより後方へ位置する楔状骨レベルと後足部レベルの横アーチは前方にモーメントをかける．また第1 Lisfranc関節水平線からレバーアームが長い横アーチほど足部から離れた部位に影響し，中足骨レベル後方は下腿を後方へ，楔状骨レベルの横アーチは下腿を前方へ，中足骨レベル前方は大腿を後方へ，後足部レベルの横アーチは大腿を前方へ移動させる（図8）．

B 運動障害の分析

1 運動連鎖からみた機能障害

足部は唯一地面に接地する部分で，上位の肢位変化などの荷重による影響を直接的に受ける部位である．したがって身体の運動連鎖的なとらえ方は不可欠である．

a. 床反力ベクトルと歩行との関連

距腿関節まわりでの筋の緊張や弛緩は荷重位での床反力による影響が大きい．たとえば床反力ベクトルが足関節軸の後方を通ると，下腿は前方へ回転力を生み，足部を底屈方向へ導く．この底屈方向への動きを制動させるために背屈筋が働いてくる．立脚前半の動きが優位にある場合は下腿前面筋の緊張が上がる．一方床反力ベクトルが足関節軸の前方を通ると，下腿は後方へ回転力を生み，荷重が前方に移動していることから背屈方向へ動く．この背屈方向への動きを制動するために下腿三頭筋が働く．立脚後半の動きが優位にある場合は下腿後面筋の緊張が上がる．前者は下腿前面筋の障害を，後者は下腿後面筋の障害を惹起しやす

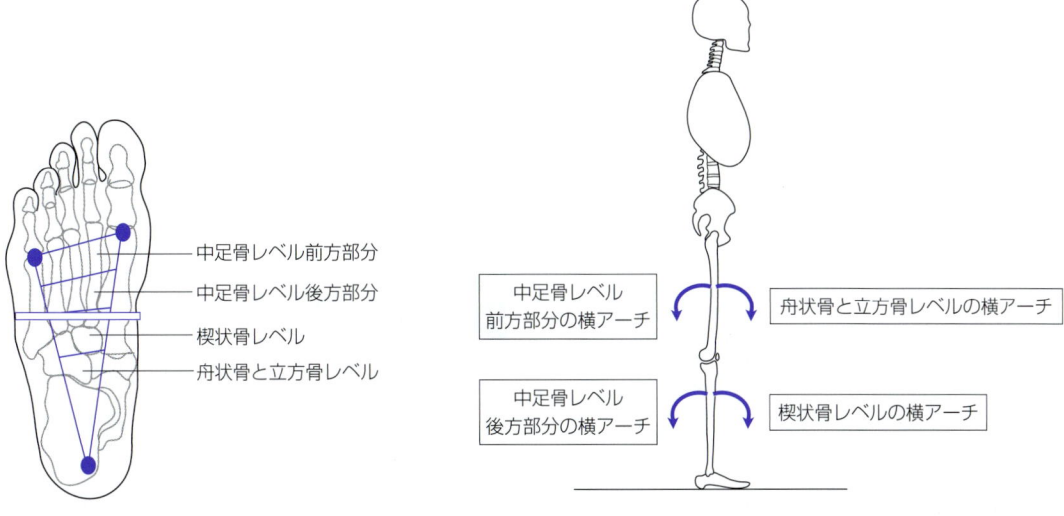

図8 横アーチ
〔入谷 誠：下肢からみた動きと理学療法の展開．山口光國ほか（著）：結果の出せる整形外科理学療法──運動連鎖から全身をみる，メジカルビュー社，pp.177-281, 2011 より〕

い（図9）．

急性アキレス腱断裂は，床を蹴ったとき，ジャンプ，ストップ，急激な方向転換，踏ん張ったときなどにみられる．また足関節背屈位で膝関節軽度屈曲位からの膝関節伸展や，遠心性収縮をしている下腿三頭筋に急激な伸展が加わったときなどに発生する[9]．床反力ベクトルが足関節の外側を通ると下腿は内側へ回転力を生み，下腿内側筋が働く．立脚前半の動きが優位にある場合は下腿内側筋の緊張を上げる．一方ベクトルが足関節の内方を通ると下腿は外側へ回転力を生み，下腿外側筋が働く．立脚後半の動きが優位にある場合は下腿外側筋の緊張が上がる（図10）．

このように床反力ベクトルは上位の荷重に深くかかわっており，上位の肢位および足部の動きを関連づけて動作を観察する必要がある．重心が後方に残っている立脚前半では床反力ベクトルは足関節では後方，膝関節では後方，股関節では前方を通り，骨盤は後傾位にある．重心が前方に移動する立脚後半では足関節前方，膝関節前方，股関節後方を通り，骨盤は前傾位になる．このようにCKCでの下肢関節は床反力ベクトルがおのおのの関節軸に対してどの位置を通過するかで動く方向が決まってくる．

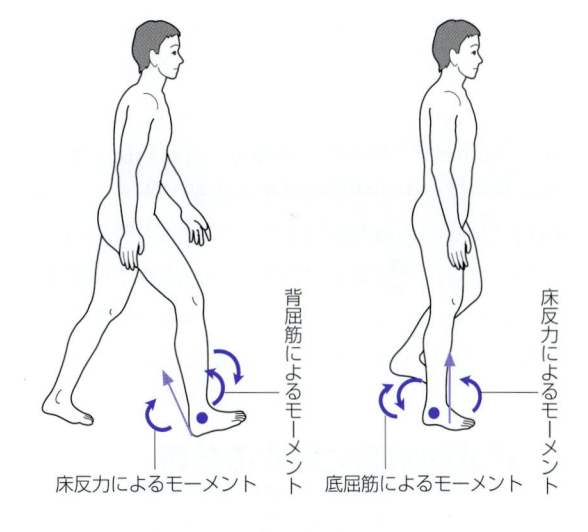

図9 立脚相における足関節に加わる力との釣り合い①

b．関節可動域制限と歩行

正常な歩行を行うためには距腿関節の可動域は

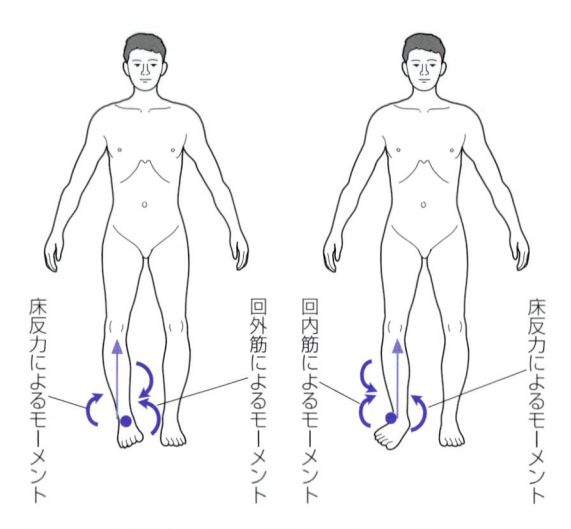

図10 立脚相における足関節に加わる力との釣り合い②

膝関節完全伸展位で背屈10°，底屈20°が必要とされている．それ以下の可動制限を有する場合はなんらかの代償運動が出現する．特に背屈制限については膝完全伸展位で背屈10°未満を機能的尖足（equinus）と呼ぶ[6]．立脚相で背屈角度が要求されるのは，中期終盤の踵離地直前である．この時期に足部の急激な回内を生じ，過回内障害の一要因になる．底屈制限では背屈位が距骨下関節を回内位にして下腿を内旋する．この内旋は膝伸展機構を阻害して膝屈曲位での荷重になる．

2 機能的制限に関する分析

日常生活で必要となる距腿関節の可動域は，歩行では底屈が約20°，背屈が約10°，階段昇降では底背屈がそれぞれ30°必要とされる．また日本人がよく行う正座においては底屈が50°，しゃがみ込みでは踵を床につけて可能な場合，背屈33°〜36°が必要である．いずれも参考可動域角度とされる底屈45°，背屈20°を超えるほどの十分な可動域が必要となる[12]．スポーツ活動での距腿関節の背屈制限は，骨性構造を不安定な肢位にするために，足関節捻挫や背屈制限の過回内補償のため

におこる足底筋膜や下腿内側骨膜へのストレスによる障害の起因になることもある．また足関節背屈と膝関節屈曲位の安定した構えをとることができないために，さまざまな外的ストレスが加わりやすく，下肢や腰部への負担を増強させる起因になることもある．

C 治療への示唆

実際の治療をする前に，可動性の問題が何が原因でおきているのか，筋を効率よく働かせるためにはどのような肢位で荷重させればよいのか，痛みがある場合は荷重位でのメカニカルストレスは何か，そしてその原因を探る必要がある．足関節・足部の障害は，荷重位でのメカニカルストレスを減ずることを治療の第1目標として理学療法プログラムを組む必要がある．

●引用文献

1) 熊井 誠：生体力学．越智光夫（総編集）：最新整形外科大系 18 下腿・足関節・足部，pp.7-19，中山書店，2007．
2) 横江清司：下腿部総論．黒澤 尚ほか（編）：スポーツ外傷学 IV 下肢，pp.264-267，医歯薬出版，2001．
3) 高倉義典：変形性足関節症．越智光夫（総編集）：最新整形外科大系 18 下腿・足関節・足部，pp.246-252，中山書店，2007．
4) 入谷 誠：下肢からみた動きと理学療法の展開．山口光國ほか（著）：結果の出せる整形外科理学療法—運動連鎖から全身をみる．メジカルビュー社，pp.177-281，2011．
5) 熊井 誠：足根骨癒合症．越智光夫（総編集）：最新整形外科大系 18 下腿・足関節・足部，pp.187-194，中山書店，2007．
6) Seibel, M.O.: Foot Function a programmed text. Williams & Wilkins, 1988.
7) Sammarco, G.J.：足のバイオメカニクス．Nordin, M.（著）：山本 真ほか（監訳）：整形外科バイオメカニクス入門，pp.171-195，南江堂，1983．
8) Root, M.L., et al.: Normal and Abnormal Function of the Foot. *Clinical Biomechanics*, 12, 1977.
9) 桜庭景植：腱損傷・脱臼．黒澤 尚ほか（編）：スポーツ外傷学 IV 下肢編，pp.370-375，医歯薬出版，2001．
10) 入谷 誠：下腿部・足関節・足部の構造と機能．福林 徹ほか（監），小柳磨毅（編）：Skill-UP リハビリテーション&リコンディショニング 下肢スポーツ外傷のリハビリテーションとリコンディショニング—リスクマネジメントに基づいたアプローチ，pp.15-25，文光堂，2011．
11) 入谷 誠：運動と医学の出版社の臨床家シリーズ 入谷式足底板—基礎編．運動と医学の出版社，2011．
12) 根地嶋誠：足部疾患と ROM．理学療法科学学会（監）：ザROM．pp.293-300，アイペック，2007．

VI 脊柱の運動障害

■学習目標
- 椎間関節の関節面の運動異常（関節機能異常）を知り脊柱の運動障害を理解する．
- 椎間板ヘルニア，OPLLなど脊柱靱帯骨化症，脊柱後弯・円背などの姿勢，運動，動作の障害を理解する．
- 重力や床反力による外的モーメントに対する関節モーメントの観点から姿勢や歩行の制限について理解する．
- 理学療法の方針について理解する．

脊柱は単に体幹の支柱としての役割にとどまらず，身体運動全域に大きな役割を果たしている．それは，① 体幹運動や呼吸運動の軸となる，② 四肢の運動の基点（支点）となる，③ 頭部，上肢，胸郭の荷重，四肢から伝播してくるさまざまな運動負荷を骨盤へ集める，そして，④ 脊髄を保護し，末梢神経への重要な経路となる，である．その機構により，脊柱の問題が四肢に波及することや，四肢の問題が脊柱に波及することは臨床でよくみられる．脊柱の運動障害を考えるとき，脊柱に問題があるのか，四肢にあるのかを判断することが重要といえる．

A 脊柱の構造と機能の制限による症状・徴候

脊柱（vertebral column）は，32～35個の椎骨（vertebrae）から形成されており，脊柱の動きは各椎骨間の動きの総和である．ある椎骨間の動きの制限が脊柱全体の動きの制限となり，場合によっては動きの制限が脊髄や脊髄神経に影響を及ぼすこともあり，運動障害の様相をさらに複雑にしている．

1 脊柱の構造と機能

脊柱は，頸椎7個，胸椎12個，腰椎5個と，5仙椎，3～6尾椎が癒合した仙骨，尾骨のすべてによって構成されており，環椎後頭関節を含んだ椎間関節（intervertebral joint）24対，仙骨と腸骨の仙腸関節（sacroiliac joint）1対，仙骨と尾骨の間の仙尾連結と，脊柱には25対の関節と1つの連結の動きが脊柱全体の動きとなっている．各椎骨の形態の違いが動きの差を生み，その形態と運動によりそれぞれの部位の違った役割を果たしている．

第1頸椎（環椎）は，大きな頭部を支える台座として環状になっており，後頭骨間では回旋は行えないが，その動きを補うために第2頸椎（軸椎）との間（環軸関節）では軸回旋しやすい構造になっている．頸椎は他の胸腰椎に比べて可動性に優れるが支持性には劣るため，鉤状突起（椎体鉤）や棘突起先端二又などにより支持性を補っている．また，横突起の横突孔は椎骨動脈を保護し，横突起の脊髄神経溝が頸髄神経を保護している．第3頸椎以下の椎間関節面では矢状面ではほぼ45°の傾きをもっており，その面の向きを上・下関節面が滑る（slide）ことでさまざまな方向へ動いている[1]．

胸椎には胸郭が吊り下がるために，椎体と横突起に肋骨との関節面である肋骨窩があり，かごのような胸郭を付けているために動きが制限される．また，胸椎椎間関節面の矢状面での傾きは約60°に増加し，その関節面の向きにより頸椎や腰椎に比べて屈曲・伸展方向が制限されるが，胸椎棘突起の傾斜も急激になり，伸展により棘突起どうしが衝突しさらに制限される．一方，水平面での胸椎の椎間関節面は約20°外側へ傾いている．頸椎，胸椎では矢状面での椎間関節の傾きにより，水平面での回旋は前額面では側屈（lateral bending）となり，両運動は常に同時におこる．側弯症（scoliosis）で異常な側弯と同時に異常な回旋（ねじれ）を生じるのはそのためである．

腰椎椎体は最も強大で前後径より横径が大きく，棘突起も平板で強大なものとなり支持性が重視された構造となっている．椎間関節面は頸椎，胸椎とはまったく違った様子を示し，矢状面で90°となり，水平面では45°内側に傾き，両側の上関節面が下関節面を挟む連結となり，屈曲・伸展運動は許されるが，回旋運動は制限されることになる．

仙骨と両寛骨の間の仙腸関節は，腸骨と仙骨双方にある耳の形をした関節面（耳状面）により形成される．半関節（平面関節）に分類されるが，双方の関節面には相補的な稜があり，硬い関節包と強い靱帯によって結合されているため，その可動域は著しく制限される．また，骨盤帯として両寛骨の前方は恥骨結合で軟骨性連結となり，骨盤輪全体として安定した構造となっている．しかし，仙腸関節の関節面は矢状面に近い垂直で，その面に従って滑りやすいが，上半身体重による下向きの重力は腰椎を通過し，仙腸関節中心部の前方を通り仙骨を前方へ回転させるモーメント（前屈，nutation）を生み，地面から身体が上方へ押す床反力は，足底を通じて両股関節圧迫力となり，仙骨を後方へ回転させるモーメント（後屈，counter-nutation）となる．その拮抗する回転方向のモーメントにより，互いにかみ合った2つの粗い関節面の間の摩擦力がより高まり関節が強固に固定される．静的

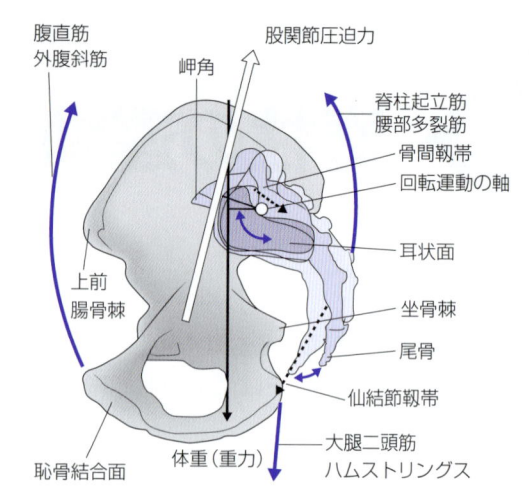

図1　仙腸関節の回転と安定性
〔伊東 元ほか（編）：標準理学療法学・作業療法学 専門基礎分野 運動学．p.170, 図160, 医学書院, 2012 より改変〕

な姿勢変換ではこの固定力で十分であるが，より大きな動的な負荷が加わる場合は，靱帯や筋が仙腸関節の安定性を補強する（**図1**）．仙結節靱帯や骨間靱帯など結合組織の多くは仙骨を前屈させるモーメントにより伸張され，より関節面は強く固定される[2]．

2　脊椎分節と運動

上下椎骨の連結の機能単位を脊椎分節（motion segment）と呼んでいる．脊椎分節の前部は椎体と椎間円板により支持性を分担し，後部の椎間関節は運動性にかかわっている．各椎骨の椎間関節の向きにより（**図2**）[3]，各椎骨の動きは誘導されている（**図3**）．環椎後頭関節では回旋はほとんどおこらない．環軸関節では50°程度回旋でき，脊柱中最大となっているが，側屈はほとんどできない．C2–C3以下の椎間関節では，各方向とも10°以上可能となり，胸椎，腰椎に比較してあらゆる方向へ動く．胸椎の椎間関節では前部に胸郭が付き，後部では棘突起が衝突することもあって屈曲・伸展が制限され4°程度となっているが，回旋はほかの動きに比べ最も大きく8°程度動く．側屈は6°

程度可能である．腰椎では椎間関節の向きにより回旋が最も制限され2°程度，屈曲・伸展は大きく15°程度可能で，側屈は6°以上動く．頸椎から胸椎，胸椎から腰椎と各椎骨へ移行する上部椎骨では，下部椎骨の形態に準じた様相を呈していき，椎間関節の動きも移行椎の動きに近づいていく．T10以降の胸椎では，上半身の荷重を支持する腰椎に形態が似てきてT10-T11から回旋がおこりにくくなり，おおよそ2°程度になっている．しかし，屈曲・伸展は12°と胸椎のなかでは大きくなっている．第5腰椎と仙骨との椎間関節は，屈曲・伸展が脊柱中最大となり20°程度可能となり，回旋も5°程度可能となるが，側屈は3°に制限されている[3]．

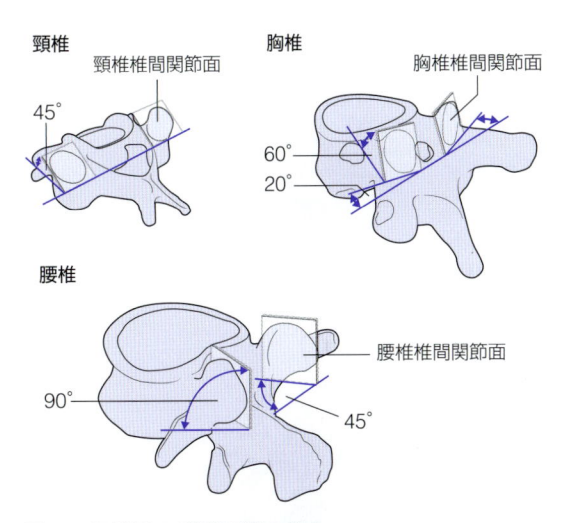

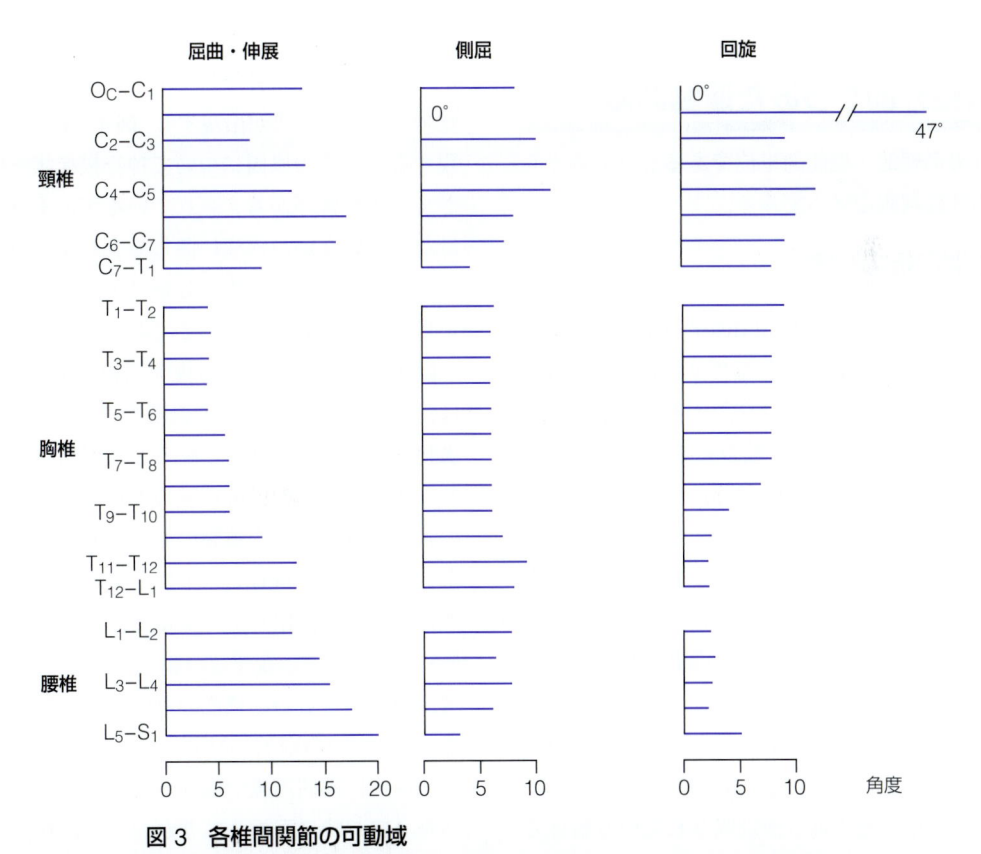

図2　各椎骨の椎間関節の向き
〔White, A.A., et al.: Clinical biomechanics of the spine. Lippincott, 1978 より〕

図3　各椎間関節の可動域
〔White, A.A., et al.: Clinical biomechanics of the spine. Lippincott, 1978 より〕

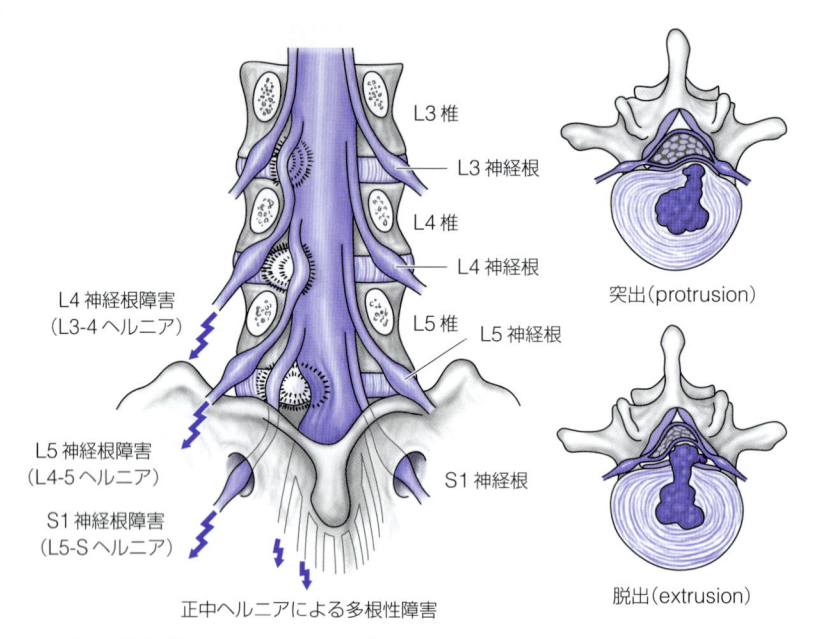

図4　腰椎椎間板ヘルニアの症状
〔内田淳正（監）：標準整形外科学. 第11版, p.525, 図30–38, 医学書院, 2011 より〕

3　脊椎分節からみた運動制限

　脊柱の形態的・機能的単位である脊椎分節から脊柱の運動制限を考えてみる．

a. 椎間円板の障害

　椎間円板（intervertebral disc）は椎体間にあって，水分が80％ほど含まれるゲル状の髄核がほぼ中心にあり，その周囲には交差する何層もの結合組織性線維層からなる線維輪がある．力学的には，さまざまな方向の荷重を吸収し，衝撃を和らげる緩衝作用（ショックアブソーバー）がある．交差する線維層をもつ線維輪はさまざまな方向の引く力に抵抗し，水風船のような弾力により髄核はあらゆる方向の押す力に抵抗する．椎間円板にみられる最も多い障害は椎間板ヘルニアで，椎間板の退行性変性に基づく線維輪断裂部からの髄核脱出である．頻発部位はL4–L5，L5–S1の下位腰椎で，次に下位頸椎，元来動きが制限されている胸椎では少ない．髄核の脱出する部位の脊髄神経や脊髄が圧迫され，その神経に支配されている部位の感覚障害や運動障害が出現する（図4〜6）．疼痛も出現するが，その原因について神経根症状をはじめさまざまな機序が考えられているがいまだ明確にはなっていない．疼痛に関して少しずつわかっていることは，従来の疾患分類に入らないことと想定以上に関連痛が多いことであり注目に値する．

　臨床でよく観察される椎間円板の変性の経過[4]は，正常な弾力性をもった髄核と線維輪から（図7），劣化や老化により変性に陥ると椎間間隙が狭くなり，同時に椎間関節も接触の不具合を生じる．この状態では関節包内運動の異常である関節機能異常（joint dysfunction）を生じている例が多いと考えられる．博田ら[5]によると，狭義の関節機能異常は「器質的病変を認めない正常関節において，関節面の動きという機能のみに異常をきたした状態」をいい，臨床的には相当の頻度が報告されている．さらに椎間円板の変性が進むと，時に椎間板ヘルニア，時に脊椎すべりがおこったりする．さらに変性が進むと椎骨のところどころに骨棘が形

VI. 脊柱の運動障害　279

支配神経根	L4	L5	S1
主な責任椎間高位	L3/L4	L4/L5	L5/S1
深部反射	膝蓋腱反射	—	アキレス腱反射
感覚領域			
支配筋	大腿四頭筋	前脛骨筋, 長母趾伸筋, 長趾伸筋	下腿三頭筋, 長母趾屈筋, 長趾屈筋

図5　L4 から S1 までの神経根症状高位診断
〔内田淳正（監）：標準整形外科学. 第 11 版, p.525, 図 30-37, 医学書院, 2011 より〕

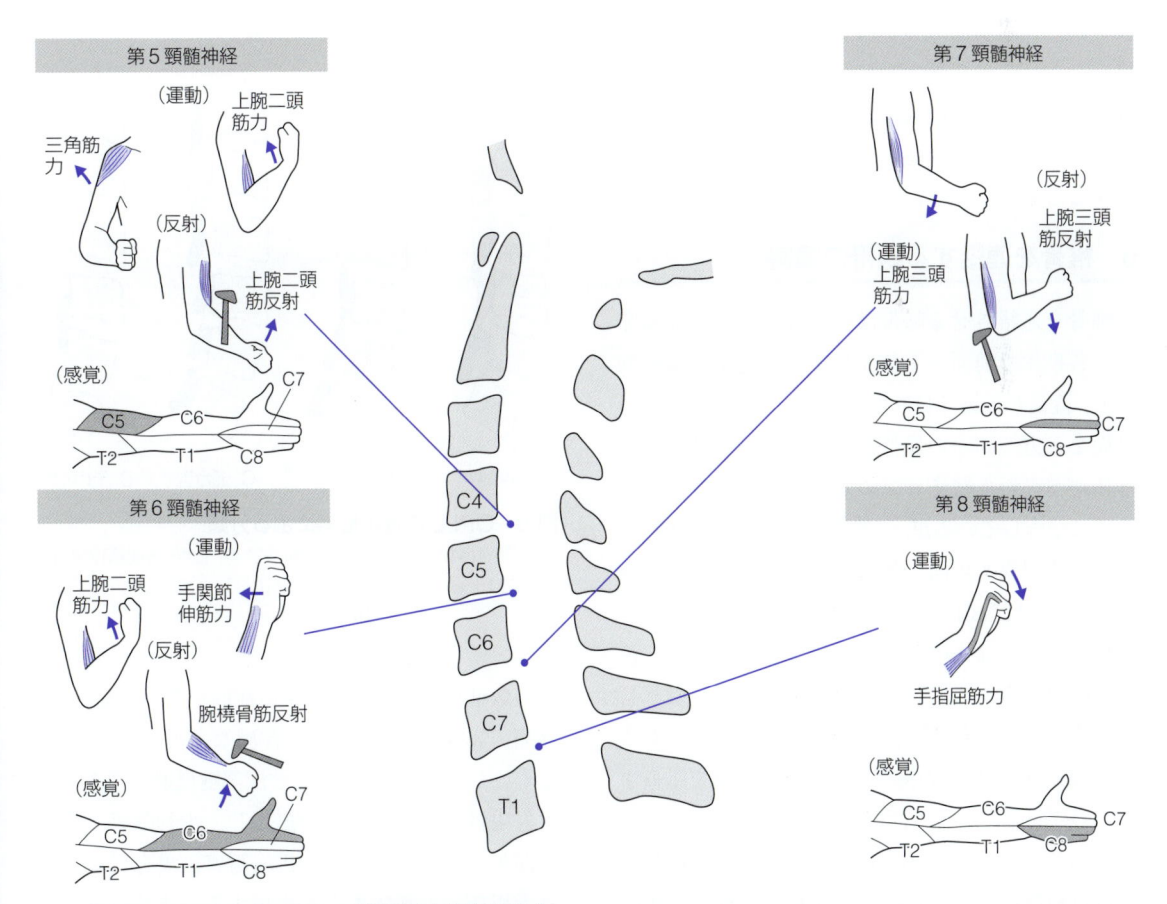

図6　C5 から T1 までの神経根症状高位診断
〔鳥巣岳彦ほか（総編集）, 中村利孝ほか（編）：標準整形外科学. 第 9 版, p.441, 図 26-19, 医学書院, 2005 より改変〕

時に椎間板ヘルニアになる
椎間関節も不安定
変性が進むと骨棘が形成され，椎間関節も変形肥大

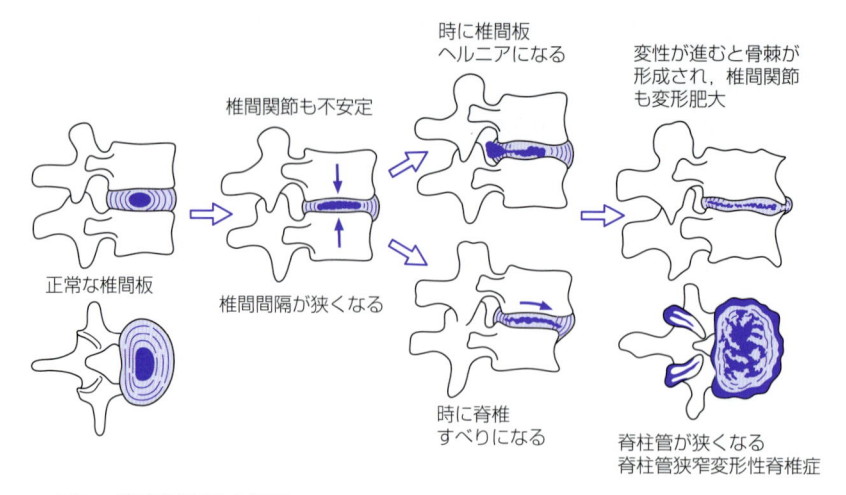

正常な椎間板
椎間間隔が狭くなる
時に脊椎すべりになる
脊柱管が狭くなる
脊柱管狭窄変形性脊椎症

図7 椎間板変性の経過
〔内田淳正（監）：標準整形外科学．第11版, p.522, 図34-34, 医学書院, 2011より改変〕

成され，椎間関節も塊状に変形肥大し，脊柱管は狭くなる．この状態が脊柱管狭窄を伴う変形性脊椎症である．この肥大は脊柱を安定化させると考えられているが，同時に腰椎の椎間関節の動きの異常とも考えられる．

b. 椎骨を連結する靱帯の障害

椎骨を連結させる靱帯は後頭骨と環椎の前結節から各椎体の前面を下り仙骨まで到達する前縦靱帯と，蓋膜から続く軸椎椎体からおこり，各椎体の後面を下方へ向かい仙骨に終わる後縦靱帯により椎体が前後から挟まれている．前縦靱帯は椎体と強固に結合しているが，後縦靱帯では特に椎体の上下と椎間円板との間に強固な連結がみられる．脊髄を通す脊柱管前面が椎体後面の後縦靱帯となり，脊柱管後面には椎弓間に分節状に張られている黄色靱帯がある．この三者の靱帯の骨化が疾患として認められたときに脊柱靱帯骨化症と総称することもあるが，脊柱管の狭窄につながり脊髄を圧迫するために問題になるのは後縦靱帯骨化症（ossification of posterior longitudinal ligament; OPLL）と黄色靱帯骨化症である．OPLLは頸椎数椎体にわたるものが多く，黄色靱帯骨化症は下部胸椎や胸腰椎移行部に多い．また，両靱帯骨化症が同時

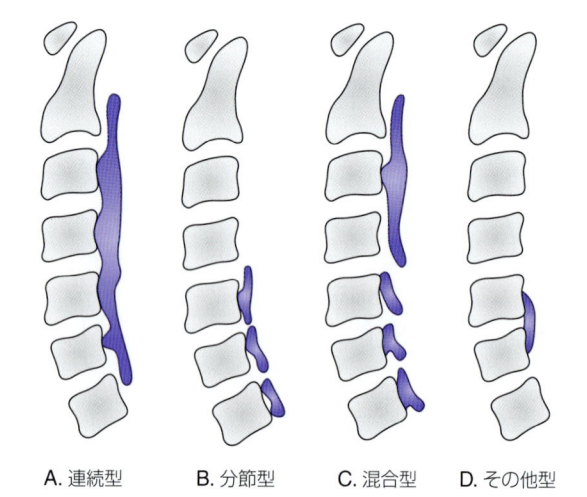

A. 連続型　B. 分節型　C. 混合型　D. その他型

図8 OPLLの骨化形態による分類
〔吉尾雅春ほか（編）：標準理学療法学 専門分野 骨関節理学療法学. p.218, 図17, 医学書院, 2013より〕

に複数椎体（図8）に発生する症例が多い．症状は，疼痛，知覚異常（しびれ，熱感など），筋力低下とともに，錐体路障害として，深部腱反射亢進や病的反射陽性など痙性麻痺が出現し，歩行障害（脊髄性間欠性跛行も含む）や排尿障害，場合によっては手指巧緻性障害なども出現する．また，黄色靱帯骨化が一側性に偏在すれば，稀に脊髄半側切断症候群としてBrown-Séquard（ブラウン-セカー

ル）症候群を示す場合もある[6]．

B 運動障害の分析

　脊柱の運動障害は，前節で解説したように脊柱の構造に基づく運動障害と，脊柱管に存在する脊髄障害およびその末梢神経である脊髄神経障害にある．しかし近年，博田らの関節機能異常による運動障害が注目を集めている．

1 機能障害に関する分析

a. 運動障害と理学療法

　椎間関節（facet joint）の運動障害に基づく脊柱の可動域障害は，正常可動域の大きい頸椎部，腰椎部で大きい．特に，回旋可動域制限は頸椎部で大きく腰椎部ではほとんどみられない（腰が回らないというのは実は股関節の回旋の問題）．しかし，頭部は頸椎，胸椎，腰椎，仙骨に積み上げられており，一部の椎間関節の可動域制限は，全脊柱の椎間関節の運動に大きく影響する．また，二足起立歩行をするヒトでは頭部などの荷重が脊柱の前方に落ち，足底を押し上げる床反力は両側の股関節を通じて両寛骨を締め付ける方向に作用し，両者の力の差により，わずかではあるが仙骨をあらゆる方向へ回転させる（図1）．この仙骨の位置や動きが仙骨底に積み上げられる脊柱の動きを決定づけているために，対象者の生活や活動に相応しい骨盤や仙骨の位置や運動を，再獲得させる運動療法が理学療法方針となる．

　一方，関節機能異常による放散痛や姿勢アライメント異常によるさまざまなストレス，神経障害による筋緊張異常などにより，脊柱の能動的な運動障害が生起する．臨床的には脊髄損傷や末梢神経麻痺による筋力低下はむしろ稀で，低運動症候群や疼痛による筋力低下や拮抗筋の筋緊張亢進による運動障害が多くみられる．

b. 疼痛と理学療法

　国際疼痛学会では，疼痛を「不快な感覚性・情動性の体験であり，それには組織損傷を伴うものと，そのような損傷があるように表現されるものとがある」と定義している[7]．理学療法の臨床においては，細胞や組織に損傷が顕在していないにもかかわらず痛みを訴える対象者が多く，解剖学的・生理学的診断に基づき治療するという立場にこだわると，有効な改善策が提供できないことが少なくなかった．筋，筋膜，靱帯，腱など軟部組織痛は，筋緊張亢進，血流低下，関節可動域制限につながり，急性期には物理療法や筋伸張など対処療法により症状を改善することで，疼痛の悪循環を遮断することが治療方針になる．慢性期には，それらに加えて姿勢や身体運動の再学習により，対象者自身が日常の活動に能動的にかかわることで症状の改善につなげることを理学療法で実施する．

　椎間関節面の運動は，関節面の変形，靱帯の短縮など器質的変化によるものと，器質的変化がみられない機能的変化（関節機能異常）によるものがあり，臨床的には後者が多くみられる．博田らは関節包内になんら器質的変化がみられないものを一次性関節機能異常と呼び，骨アライメントの異常や筋緊張の不均衡など関節包外のものを二次性関節機能異常と呼ぶ．これら関節機能異常では，疼痛，運動制限，しびれなどの感覚異常，筋緊張異常がおこるが，放散痛様のものが多くデルマトームとは一致しないのが特徴である[8]．

2 機能的制限に関する分析

a. 座位・立位姿勢維持の制限

　脊柱の運動障害により脊柱が担っているさまざまな役割に制限が加わるが，理学療法では姿勢の維持が大きな問題となる．矢状面における理想的な立位姿勢の重心線（line of gravity）は，乳様突起（耳垂のやや後方）−肩峰（肩関節前方）−大転子

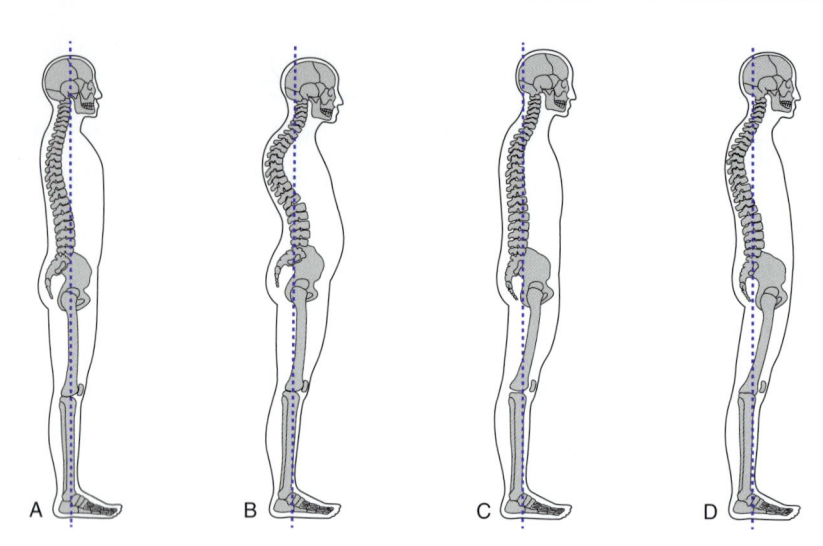

図9 4つのタイプの姿勢アライメント
A：理想的アライメント，B：脊柱後弯症，C：平背，D：凹円背

(時にやや後方)–膝関節中心より前方（膝蓋骨後面，膝前後径の前1/3）–外果の前方（足関節やや前方）を通り，身体背面の抗重力筋（antigravity muscle）が姿勢維持に活動している．

　姿勢のアライメント（alignment）はおおむね4つのタイプがよくみられ（図9），姿勢により重心線の位置の違いが活動する筋の差を生み，運動にも違いが生じる．脊柱の機能障害に起因するアライメントの違いが立位や座位の姿勢を不良にし，そのために通常使わない筋の活動を強要し身体活動にも制限を生む．高齢者では，脊柱を維持する椎間円板などに加齢変性が加わり（図7），靱帯や抗重力筋にも加齢による持久性低下が生じ後弯，平背，凹円背などになる．加えて膝関節や股関節に屈曲傾向みられ重心線がさらに前方へ落ちるために理想的なアライメントから大きくずれが生じ，抗重力筋の持久力低下や姿勢維持の神経制御の遅れが日常の活動で転倒をおこしやすくしていると考えられている．また，座位姿勢は骨盤を後傾させやすく（図10），脊柱から重心線が離れ重力のモーメントアームが長くなるために，脊柱を屈曲方向へ回転させるモーメントが大きくなり，抗重力筋のより大きな力が必要となり姿勢維持の持久性を制

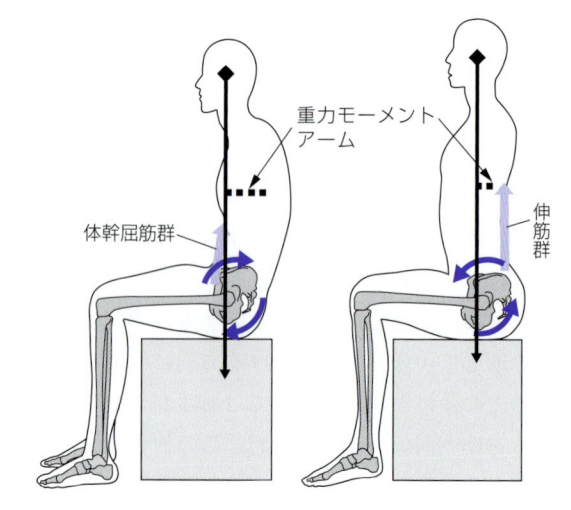

図10 座位姿勢による骨盤後傾傾向

限させている．それは同時に支点の支持力を大きくし脊柱自身の荷重を増大していることにもつながっている（図11）．

b. 歩行の制限

　正常な歩行は，身体を前方へ移動させようとしたときに床反力（floor reaction）が足底を通じて足関節，膝関節，股関節，脊柱に作用し，その外力

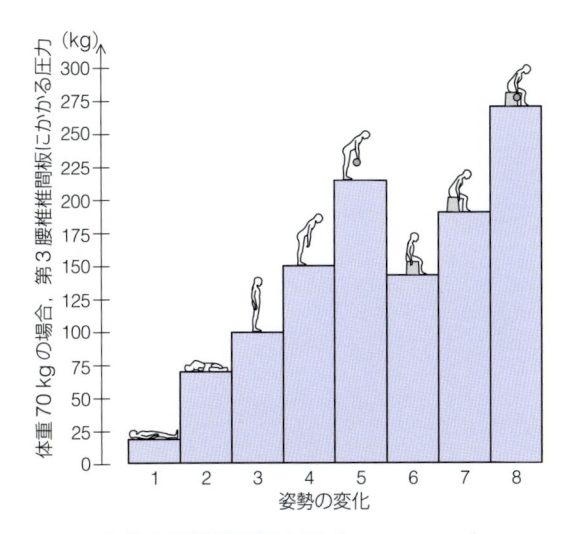

図11 姿勢と腰椎椎間板内圧（Nachemson）
〔伊東 元ほか（編）：標準理学療法学・作業療法学 専門基礎分野 運動学. p.193, 医学書院, 2012 より〕

による外的モーメントを制御するために骨格筋の活動による内的モーメント（関節モーメント）を生起することが実態で，まず骨格筋の収縮があって歩行が行われているのではない．脊柱の機能障害は各椎骨が担っている運動制限をおこし，他動的，自動的運動の制限が歩行の異常をおこしている．姿勢や歩行を制限している最大のものは疼痛で，歩行をはじめとして日常の活動で耐えがたい制限を生起している．その点では，姿勢維持や歩行において関節モーメントを小さくすることに努めるために，歩行速度は遅くなり，立脚期や歩幅（step length）は短くなり，ケイデンス（cadence）も減少させる．この変化は高齢者の歩行においてもよくみられる特徴である．

C 治療への示唆

脊柱の運動障害における理学療法は，脊柱の椎間関節の構造を理解し，その構造に基づく運動を理解することが肝要で，その点では構造が機能を決定づけており，ヒトを取り囲む環境変化に対応するように，外力による外的モーメントがどう作用し，それを制御するために内的モーメント（関節モーメント）を発生させる骨格筋の収縮を促す運動療法が基本となる．その点では，身体運動の解剖学と生理学を基礎として，物体の運動を科学的に取り扱う力学を理解することで，おのずと理学療法の方針が決まると考えられる．加えて，姿勢の維持に必要な他動的・自動的運動へ大きな影響を与える，筋緊張の不均衡，疼痛による防御的収縮異常などの因果分析を行い，それらの症状や機能障害を丹念に治療し，対象者自身による姿勢機構の理解を促し，日常の活動における対象者自身の姿勢や運動の再獲得に努めさせることこそ理学療法の基本的な方針になる．

●引用文献

1) 渡辺正仁ほか：第2章 骨格系. 渡辺正仁（監）：理学療法士・作業療法士・言語聴覚士のための解剖学, pp.108–115, 廣川書店, 2010.
2) Neumann, D.A.: Kinesiology of the musculoskeletal system—Foundation for Physical Rehabilitation. p.323, Mosby, 2002.
3) White, A.A., et al.: Clinical biomechanics of the spine. p.22, Lippincott, 1978.
4) 菊地臣一：28 胸椎, 腰椎, 4 腰椎変性疾患. 鳥巣岳彦ほか（総編集）：標準整形外科学, 第9版, p.478, 医学書院, 2005.
5) 博田節夫（編著）：AKA 関節運動学的アプローチ 博田法. p.149, 医薬薬出版, 2008.
6) 和田野安良：胸椎疾患 黄色靱帯骨化症. 井上 一ほか（編）：新図説臨床整形外科講座, 第3巻, pp.234–235, メディカルビュー社, 1995.
7) 鈴鴨よしみ：運動器の疼痛をどう捉えるか—局所の痛みから total pain へ. 痛みの治療から機能障害への克服へ. 菊地臣一（編）：運動器の痛み プライマリケア 腰背部の痛み, p.7, 南江堂, 2009.
8) 住田憲是：5 各種治療手技の実際と注意点 徒手療法1）AKA-博田法 痛みの治療から機能障害への克服へ. 菊地臣一（編）：運動器の痛み プライマリケア 腰背部の痛み, pp.76–82, 南江堂, 2009.

●参考文献

1) 寺田春水ほか：骨学実習の手引き. 南山堂, 1992.
2) 越智淳三（訳）：解剖学アトラス. 第3版, 文光堂, 2002.
3) 嶋田智明ほか（編）：実践 MOOK・理学療法プラクティス 脊柱機能の臨床的重要性と上下肢との連関. 文光堂, 2011.
4) Hakata, S., et al.: Wirksamkeit der AK-Hakata-Methode bei der Behandelung der akuten Lumbago. Manuelle Medizin, pp.19–25, Springer, 2005.
5) 住田憲是ほか：急性腰痛に対する関節運動学的アプローチ（AKA-博田法）. MB Orthop., 18:56–64, 2005.

第9章
中枢神経障害

I 随意運動障害・麻痺（脳卒中片麻痺）

■学習目標
- 脳卒中による随意運動障害を関節運動自由度の制限と筋張力発揮の視点から理解する．
- 随意運動障害と片側性障害が起居移動動作における生体力学的制限をもたらすことを理解する．
- 随意運動障害と片側性障害が起居移動動作における機能的制限の要因であることを理解する．

脳血管障害により，多くの場合片麻痺という片側上下肢の随意運動の障害（以下，片麻痺）を呈する．片麻痺患者からきかれる言葉として「麻痺側が重く自分の身体でないような感じ」，「身体が二分されたような感じ」というものがある．脳の障害に伴い陰性症候，陽性症候などが出現し，主に麻痺や痙縮により片麻痺側の上下肢は運動の自由度を失う．運動制限はこれらの患者自身の個体の要素のほかに，課題や環境の影響も受けることが知られている（図1）．たとえば，重力下という環境の中で片麻痺の身体を動かすには過剰な努力を強いられ，不効率で代償的な運動を学習して，筋の短縮，関節拘縮などの二次的な随意運動の障害をまねくことも少なくない．

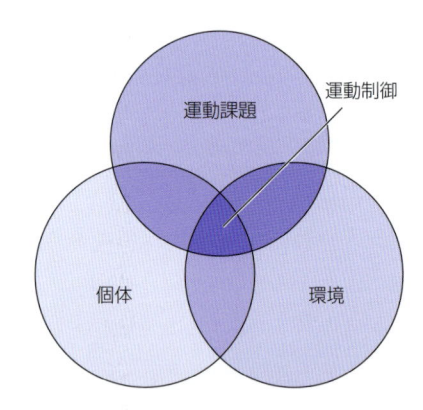

図1 運動の制御は個体，課題，環境の相互作用から生じる
〔Shumway-Cook, A., et al.（著），田中 繁ほか（監訳）：モーターコントロール―運動制御の理論から臨床実践へ．原著第3版，p.3, 医歯薬出版，2009 より〕

A 運動を制限する症状・徴候

1 中枢性麻痺のとらえ方

末梢性麻痺は脊髄の前角細胞から神経筋接合部への神経路のどこかに原因があるのに対して，中枢性麻痺は大脳皮質，大脳基底核，小脳をはじめとする上位中枢から脊髄前角細胞への神経路のどこかに原因があると疾病を引き起こし，それに伴い中枢性特有の複雑な運動制御システムの異常をきたすことが特徴である[1]．脳卒中の病巣で一番多いのは，CT所見により確認される放線冠，内包の錐体路の障害である．中枢神経系の随意運動のメカニズムを中野[2]は自動車に例えて説明している．錐体路はエンジン，骨格筋はタイヤ，小脳がハンドル，大脳基底核がアクセルとブレーキである．エンジン（錐体路）が故障して動かない現象が運動麻痺であるが，そのほかに種々の知覚情報で運動をモニタリングして運動を制御するハンドルの役割をしている小脳，アクセルブレーキ役の大脳基底核は中枢神経内部からの情報から記憶や予測に基づいて適切な運動を選択し，不適切な運動を抑制する役割がある．Kuypers[3]は大脳皮質からの下行路を体幹や近位関節の姿勢，運動制

御を主に受けもつ内側運動制御系（腹内側系）と手指や足部の随意的な精緻運動を制御する外側運動制御系（背外側系）に分類しているが，臨床的には内側運動制御系の皮質網様体脊髄路の影響による麻痺側体幹部の緊張の低下が問題とされることが多い．さらに，随意運動には課題による意欲や動機づけが必要であり，脳卒中片麻痺による麻痺はこのような脳全体の活動を概観しながら理解することが重要である．

2 片麻痺という身体の特徴

今まで普通に生活していた人が突然片側上下肢の麻痺になると，麻痺側の上下肢は弛緩してずっしりと重く，自由に動かすことができず，感覚障害も伴うことから，自分の身体であると認識することが困難となる．つまり，筋のインバランスにより身体は左右で二分された状況となり，身体の安定性や外部からの情報も左右でギャップが生じ，このような身体で患者は支持面や重力へ適応しようとする（図2）．体重心は非麻痺側へ偏位し，必要以上に支持面に身体を押しつけた圧力で支持面からの情報を得ようとする．動く場合は過剰な努力をして，これが姿勢筋緊張の異常や連合反応を助長させる．姿勢筋緊張は動作や環境，課題，文脈により刻々と変化する．片麻痺患者の特徴として動作時の姿勢の準備状態である姿勢セットが不十分であり，随意運動時に固定的，定型的な姿勢となり，代償運動も出現する．つまり，姿勢の定位も不十分なまま自由度の低い随意運動や活動を無理矢理行うため，環境から情報を得て効率のよい運動学習ができる身体とはいいがたい．

3 脳卒中片麻痺の主な障害像

脳卒中発症直後に認められる障害として典型的なものは，陰性徴候として①運動性の低下（麻痺，筋緊張低下など），②感覚・知覚障害，③姿勢反応の低下，欠如，④高次脳機能障害（失行，失認，

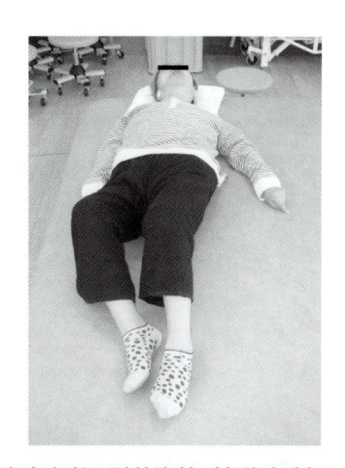

図2　片麻痺患者の臥位姿勢（左片麻痺）
左右非対称性で，身体は二分されたような状態となり，左右の身体から入ってくる情報の相違が生じる．

注意障害など），陽性徴候として①筋緊張亢進（痙縮，固縮など），②連合反応，連合運動の出現，③異常姿勢反応の出現，④病的反射の出現，⑤高次脳機能障害（多動，衝動性の亢進など）があげられる[3]．陰性徴候が改善されないと陽性徴候の発現を助長し，また陰性徴候を改善させるためには陽性徴候をコントロールする必要があり，その要として重要な要素が姿勢制御である．以下に特に随意運動に関係する要素をさらに詳しく説明する．

a. 運動麻痺

運動麻痺は運動野の運動ニューロンの活動が失われた結果，脊髄の運動ニューロンの変調，および筋収縮の不具合がおこることで，自分の意志によって正確で，十分な随意運動を行うことができない状態であり，症候学的には筋力の低下としてとらえられる．しかし，末梢神経障害麻痺による筋力の低下とは異なり，たとえば筋緊張（muscle tone）の異常などの質的な異常を伴うことが特徴である．運動麻痺には主に弛緩性麻痺と痙性麻痺があり，前者は特に発症直後にみられる場合が多く腱反射低下や筋緊張低下が特徴である．後者は運動麻痺の回復とともに弛緩性麻痺から移行することが多く，腱反射亢進や筋緊張の異常などが特

徴である．

　このような異常パターンを客観的に計測する方法として，3次元動作解析装置を用いての関節角度，関節モーメント，関節パワーの計測や，筋電図を用いての関節運動の分析などがある．これらは単純な関節運動の評価というより，たとえば下肢では歩行，上肢ではリーチ動作などの課題動作に対して測定されることが多い．その他，等速ダイナモメータで等速性の筋力測定や誘発筋電図を用いたH波，F波などの計測も行われる．

　脳卒中後の典型的な麻痺は解剖学的な錐体路の交叉性線維により，脳の病巣と反対側の片側上下肢に出現し，場合によっては同側の顔面麻痺を伴うこともある．上下肢の麻痺は，たとえば関節の運動を随意的に行って空間で保持してもらうと，麻痺が重度なほど十分に保持できない．体幹に関しては腹側皮質脊髄路が非交叉性で両側性の支配のため神経学的な運動麻痺はきたさないとされている．

b. 筋緊張の異常

　一般的に片麻痺の多くは痙性麻痺に移行し，上位運動ニューロン障害として伸張反射の過敏による腱反射の亢進，緊張性反射活動の速度依存により増強される痙縮と呼ばれる筋緊張の異常が認められる．筋緊張の異常の要因となる筋の痙縮は，ある筋や筋群を他動的に伸張したときの運動方向に対する抵抗としてその程度を評価される．

　Brunnstrom（ブルンストローム）は臨床的な観察から筋の弛緩から痙縮への変化を基準として，麻痺の回復を6段階のステージに区分した．簡単に要約すると，ステージⅠは発症直後で随意運動がまったくみられない状態，ステージⅡ，Ⅲは痙縮を伴った基本的共同運動が出現し，徐々に著明になる状態，ステージⅣ，Ⅴは痙縮が減少し，徐々に基本的共同運動パターンから脱して不十分ながら分離した運動が出現する状態，ステージⅥはさらに分離した関節運動が出現し，運動の協調性が増し，正常な運動に近くなる状態である．理想的な回復はステージⅠからⅥへ一定の期間で移行するが，脳の障害の部位や程度によっては回復が停滞し，共同運動パターンが残存することもある．

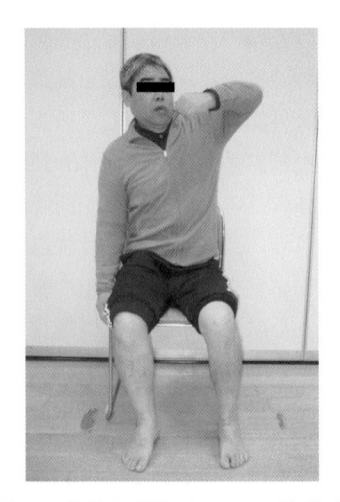

図3　上肢の屈曲共同運動パターン（左片麻痺）
左上肢を挙上すると肩甲帯後退，肩関節，肘関節，手関節，手指がすべて屈曲し，分離した運動ができない．

　筋レベルでみる筋緊張の異常のほかに，身体内外からの情報に対して抗重力的に身体軸を保持する姿勢制御のもととなる姿勢筋緊張というとらえ方も必要である．この姿勢制御を構成する要素として覚醒，筋原性の要素，固有感覚の問題，運動力学的な問題，フィードバック系，フィードフォワード系，自律神経，情動などの多くの要素が複雑に関与している．

　この姿勢筋緊張は安静時，運動時で内外の環境に適応して変容し，合目的的な活動を可能にしているが，一方で片側の麻痺した身体で重力に適応しようとすることで，姿勢筋緊張が準備されないまま努力的に動くことで連合反応（定型的な共同運動パターン：図3）が誘発され，結果として痙縮が増強されることも多い．

　このように片麻痺患者の麻痺側上下肢運動の自由度は，姿勢筋緊張の準備の程度や，筋緊張の異常，それに基づいて生じる基本的共同運動パターンにより制限され，運動や動作が阻害される．単

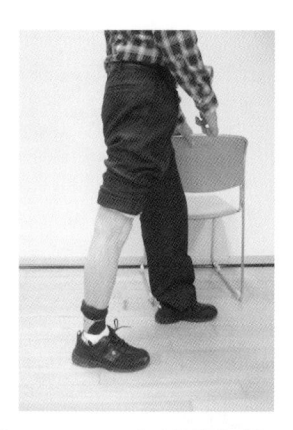

図4 膝関節のロッキング（右片麻痺）
非麻痺側下肢を前方に振り出すと，下肢の伸展パターンを背景とした膝のロッキングが出現し，これが過度になると膝過伸展を引き起こす．

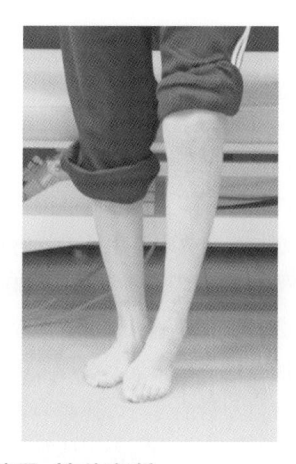

図5 内反尖足（左片麻痺）
左脚を振り出すと足部に内反および尖足の反応が出現し足部外側からの接地となる．

なる上下肢の運動でも共同運動パターンの影響でぎこちない，分離性のない運動となるが，歩行においても同様に共同運動パターンの影響により，たとえば麻痺側遊脚期での分廻し歩行や立脚期での膝関節のロッキング（図4）や足関節の内反，尖足（図5）などが出現する．

これら一連の筋緊張の異常には片麻痺患者の姿勢制御との関連が指摘されており，四肢の評価とともに全身的な姿勢の評価が不可欠である．また，非麻痺側の過剰な努力による筋の過緊張も麻痺の運動を制限することもあり，注意して観察する必要がある．

c. 筋の短縮などの障害

片麻痺症状である麻痺や痙縮による不動，また循環障害による浮腫などで筋の短縮をきたし運動制限やさらに痛みを生じることもある．このほか，定型的な運動パターンや非対称の姿勢により，身体で使う部位，使わない部位が生じ，二次的に筋や皮膚の短縮をおこす場合もある．筋が短縮すると，入力された情報が異常な筋感覚によって中枢に伝わり，誤学習の原因にもなる．また，発症前の姿勢や活動性も重要な情報であり，発症後の身体的な問題が原因の廃用性，誤用性の問題かなどをしっかり判断することも重要である．

d. 協調運動障害

運動の協調性は運動麻痺，痙縮などの原因でも生じるが，協調運動障害は小脳および小脳との連絡線維の障害に起因し，運動失調を主体とした現象で運動麻痺や痙縮がなくても協調性を欠く運動を示す．臨床症状としては四肢の協調運動障害，測定障害（dysmetria），運動の分解（decomposition of movement），交互反復運動障害（adiadochokinesia），終末時動揺（terminal oscillation）がある．

e. 姿勢制御障害

随意運動は意欲や動機づけによって左右されるといわれるが，日常生活のなかでたとえば瞬目，咀嚼，嚥下，歩行など特に意識せずに行われる運動もあり，随意性と自動性が混在し，さらに随意的な運動の表出の基盤として姿勢制御がある．

姿勢制御は安定と定位の2つの側面で空中に身体位置を制御するといわれている．姿勢の定位は運動課題に対する体節間どうしの関係性，身体を環境に適応させる能力といえる．姿勢の安定性はバランスともいわれ，支持基底面との関係性のなかで身体質量中心を制御する能力である．脳卒中片麻痺患者では前述した障害のほかに，a) 体性感

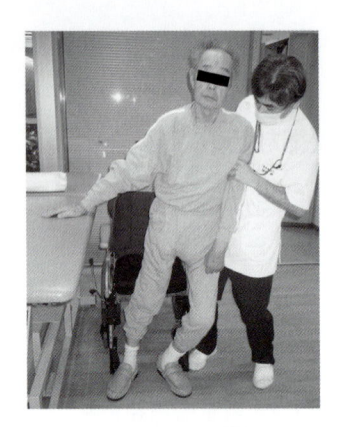

図6 ボディイメージ低下を背景とした立位姿勢（左片麻痺）
身体が定位できず，不安定な麻痺側へ荷重して倒れ込むような反応（プッシャー症候群）．

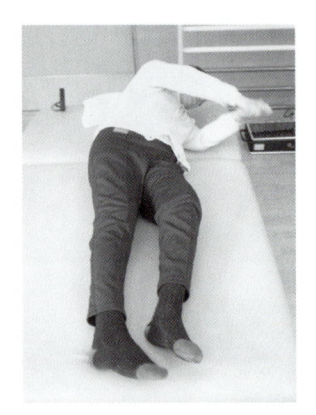

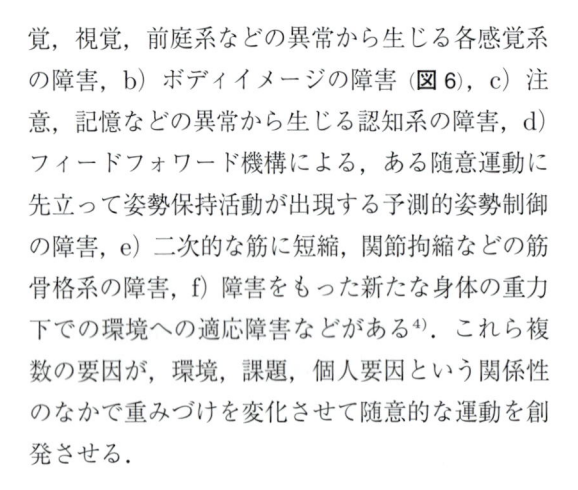

図7 腹部に活動が乏しい寝返り動作（右片麻痺）
非麻痺側への寝返りで，腹部の活動が乏しく，頭部は回旋しているが体幹，骨盤の運動連鎖が不十分で，寝返りを困難にしている．

覚，視覚，前庭系などの異常から生じる各感覚系の障害，b）ボディイメージの障害（図6），c）注意，記憶などの異常から生じる認知系の障害，d）フィードフォワード機構による，ある随意運動に先立って姿勢保持活動が出現する予測的姿勢制御の障害，e）二次的な筋に短縮，関節拘縮などの筋骨格系の障害，f）障害をもった新たな身体の重力下での環境への適応障害などがある[4]．これら複数の要因が，環境，課題，個人要因という関係性のなかで重みづけを変化させて随意的な運動を創発させる．

f. 腹部の問題

Davies[5] は「腹部の筋はその緊張と筋活動は著明に低下するため，背臥位ではリブケイジは上方に引かれ外側に広がる．臍は麻痺側へ引かれ，腹壁全体は低緊張を呈する」と述べている．これは普通の多くの筋が骨と骨に起始，停止があるのと違い，腹部の筋は骨に付着しているのは腹直筋のみで他の筋は骨と筋膜，筋膜と筋膜についており，片麻痺患者では左右両側で緊張が異なり，バランスがとれた協調した活動が困難となる．そのために腹部を介しての運動連鎖が分断され（図7），代償や連合反応などを助長する結果となる．

4 知覚循環と活動の制限

ある身体部位が位置の変化をすることを運動と呼ぶ．一般的に日常の身体活動は動作の連鎖からなるが，なかでも自立した生活の遂行に不可欠であり，頻度も多い動作を基本動作と呼んでいる．行為とは社会，個人の道徳，ニーズなどの文脈を含んで基本的な動作が背景となって行われる階層的で，より複雑な目的遂行の運動の組み合わせである．また，日常生活のなかで体験できる運動の組み合わせや判断・意思決定では不十分なこともあり，必要に応じては個人的，意図的な運動学習が必要である[6]．

人は行為をするときにただ空間に対して動いているのではなく，外部の環境や物に働きかけ，それらから情報を入手して動いている．われわれは自ら動くことで知覚し，知覚し情報を得ることでさらに動くことができ，また知覚できるという循環のなかで活動している[7]．さらに，この知覚循環という活動が身体に備わっている各種の知覚システムを統合し，合目的的に協調することを可能にする．

運動はほとんど随意的とはいっても課題は意識されるが運動は意識されていない．環境を察知し

てその環境に合わせて身体を自律的に調整することを下支えとするなら，その下支えが自由な動きを保証している．この下支えが障害されるのが障害をもつということである[8]．その意味では，片麻痺のような障害をもった場合，身体の感覚や運動の制限のため環境へ探索するという能動的な働きかけに制限をきたし，入手できる情報が制限され環境への不適応をおこす．このために，受け取る情報と身体機能に解離が生じて，動き方がわからなかったり，転倒などの失敗をしたり，過剰な努力で行為を行ったりすることが少なくない．

B 運動障害の分析

1 片麻痺患者の姿勢制御

a. 形態的な分析

人の身体は縦に長く，頭部や上下肢の身体の中心から離れた部位を動かすには体幹部の安定や合目的的な身体自体の重りの提供が不可欠となる．片麻痺患者では左右での身体の重さが異なり，麻痺側上，下肢が合目的的な重りとなることができずに，ときには動作を阻害する．腹部は前述した構造上の問題もあり筋緊張が低下することが多く，胸郭と骨盤の連結を失う場合が少なくない．胸郭は腹部の低緊張の影響で上方へ挙上した位置にあり，腰椎の前弯も強くなることが多く，体幹は不安定となり身体の運動連鎖も阻害し呼吸や頸部や四肢の運動を妨げる．このように基本的な人間の身体の構造上の問題や，病前からの姿勢の問題，片麻痺患者の身体的な構造からくる運動の制約を知り，問題を分析することが大切である．

b. 筋緊張の分析

Berstein[9] が述べている動作の構築レベル4段階の底辺をなしているものが筋緊張のレベルであり，これは体幹と頸部の動的平衡や四肢の緊張を示している．この筋緊張のレベルは運動制御の背景としての重要性が強調されている．

一般的には，筋緊張は背臥位の静的な状態を分析することから始める．発症初期で覚醒レベルの影響もあり，身体全体の緊張が低い状態で特に麻痺側の上，下肢では筋緊張が低く肩甲帯，骨盤帯ともにベッド面に沈み込むように，回旋や後退していることが多い．そして，徐々に覚醒レベルや活動性も向上し，自分でなんとか動こうとすると非麻痺側の過剰な努力的運動を用いるため，頸部，体幹，上下肢など身体を過剰に固定した状態で動こうとする．このような自由度が失われた定型的な運動により，徐々に痙縮は助長され筋緊張のインバランスが生じる．背臥位の典型的な筋緊張の異常として，頸部は枕を押しつけ，体幹は反り返るような伸筋の過緊張が出現し，腹部の低緊張とともに胸部の過緊張と上方への挙上，非麻痺側上下肢は過緊張，麻痺側上肢は屈筋の痙縮が強くなり，下肢では伸筋の痙性が強くなることが多い．ただし，個別の筋により拮抗筋，表在，深部筋などの関係性によっても筋緊張の状態が違い，痙縮のある筋，低緊張の筋が混在していることも多く，個人差も多いため患者の個別性を慎重に分析する必要がある．

典型的な筋緊張の異常に関しては**表1**にまとめて示す．これを参考にさらに，座位，立位などの姿勢保持しているときの筋緊張を確認し，各姿勢

表1 筋緊張の異常なパターン
(典型的なものを示すが，症例によって異なる場合も少なくない)

頭部	麻痺側へ側屈，非麻痺側へ顔が向くように回旋
上肢屈曲共同パターン	肩甲帯は下制，後退 肩関節は屈曲，内転，内旋 肘関節は屈曲，前腕は回内 手関節，手指は屈曲
下肢伸展共同パターン	骨盤は後方回旋，挙上 股関節は伸展，内転，内旋 膝関節は伸展 足関節は底屈，内反 足趾は屈曲，内転

や課題，環境での共通点，相違点を分析して，基本的な筋緊張とその姿勢特有の筋緊張を分析する必要もある．

c. 力学的な視点

地球上で活動するすべての物体には重力が作用しており，この重力の影響下のなかでわれわれは姿勢を制御しているため，脳卒中発症後の機能的な回復は片麻痺の状態の身体をこの重力へ適応させる過程を指しているといっても過言ではない．重力下で運動する場合は重心（質量中心）の移動を伴い，この重心の移動は筋活動を伴った身体の重さや床反力を利用する．

身体活動もこの原理で分析する必要もあり，力点，支点，作用点の位置関係によって身体の重みの提供や筋活動の違いが出てくるため注意が必要である．片麻痺患者では麻痺側上下肢の重さ，重心位置の偏り，重心の位置や慣性モーメントの変化が困難であり，動けない要因と考えられる．

また，運動をする場合は重心と支持基底面の関係が重要であり，安定性はこの関係性に依拠し，これは安定性の限界と表現される場合もある．つまり，安定に有利に働く要因として，重心の位置が低く，支持基底面が広いことがあげられ，さらに支持基底面の中心付近に重心の投影点を保つことがより安定性を保つ要素である．当然，安定性限界は姿勢により変化するが，片麻痺患者の場合は，麻痺側の感覚障害，下肢の支持性の低下，空間無視などの認知の障害などにより，本来の有効な安定性限界と実際の安定性限界に不一致が生じる（図8）．

d. 筋活動

筋活動は運動の方向により，求心性収縮（抗重力方向），遠心性収縮（重力方向）があり，また姿勢を保持する場合は等尺性収縮が必要となる．これらの筋収縮も含め，姿勢を保持して動くときには①重りを利用した活動（カウンターウエイト），②拮抗筋の活動を利用した活動（カウンターアク

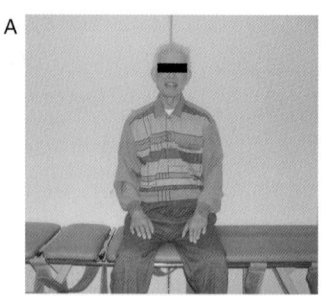

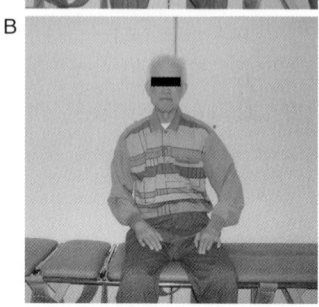

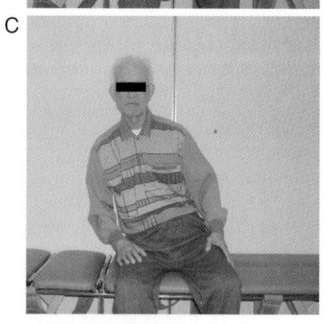

図8 安定性限界（左片麻痺）
A：安静座位，B：口頭指示による側方移動，C：誘導後の側方移動．自身の安定性限界の範囲はBのように狭く，実際に動ける範囲はCの範囲である．このように片麻痺患者には自己の認識と実際に可能な安定性限界に不一致が生じる．

ティビティ），③動きを利用した活動（カウンタームーブメント）がある．たとえば，座位での側方へのリーチ動作を考えた場合，非麻痺側へのリーチでは麻痺側体幹や下肢の重みや拮抗筋の活動の支援が必要であり（図9），片麻痺患者ではこの支援活動が不十分なため非麻痺側のリーチ範囲が狭くなる．これらの視点で分析すると，片麻痺患者の動きのなかで用いられる平衡反応は，ヤジロベエ型の重りを主に利用する戦略がとられることや側方への重心移動が前後方向へ置き換えられることが多い．運動の分析ではKlein-Vogelbach（ク

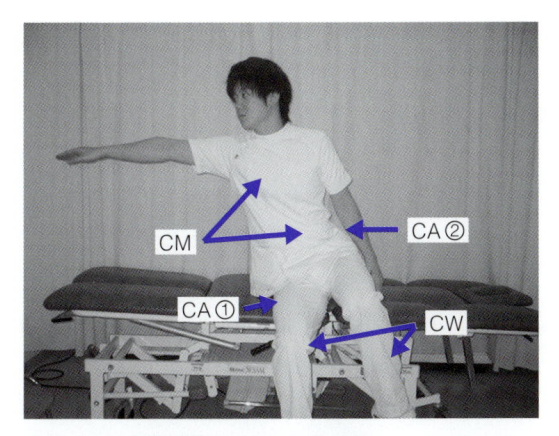

図9 リーチ動作での身体支援活動
右手を右側方へリーチした場合，左体幹側屈，骨盤が挙上し右側へ体幹が倒れることを制御（CA②），支持側の下肢を固定することで骨盤の傾きを制御（CA①）．重心が移動する方向と逆の方向へ下肢を移動させることで体幹が傾きを制御（CW），反対方向の2つの身体運動が同時におこり運動を制御する（CM）．
CA：カウンターアクティビティ，CW：カウンターウエイト，CM：カウンタームーブメント

ラインフォーゲルバッハ）の運動学[10]，ローカル筋やグローバル筋に分けられたコアマッスル[11]という概念や筋の連結からみて安定性や運動を運動連鎖という視点で分析することも注目されてきている．

e. 予測的姿勢制御

　人間の身体は，目的の動作に先行して姿勢の調整が行われていることはよく知られている．これは姿勢セットとも呼ばれ，目的動作が随意的に行われることに対して，姿勢制御は無自覚に出現し，フィードフォワード制御として予測的姿勢制御と呼ばれる．これは，安静立位状態から片方の上肢をできるだけ素早く前方へ挙上させたときに，上肢を挙上する前に同側の下肢や対側の体幹の筋活動が出現することで確認された．人の運動には運動制御が伴い，意図する運動に先行して予測的姿勢制御が出現しないと目的の運動を遂行できないことになる．予測的姿勢制御は上肢挙上動作，片脚立ち動作，歩行開始動作など日常動作のほとんどで認められる．片麻痺患者では，麻痺や筋緊張の異常，非麻痺側優位の定型的な身体の使い方などでこの予測的姿勢制御が不十分である．そのために運動の自由度を低下させた，バランス戦略では不利な定型的な姿勢制御となることが多い．

f. その他

　比較的軽視されがちなものとして不安や恐怖心，焦りなどの情動面の問題や，その人の知識や経験的な側面，痛みあるいは自律神経系の影響なども考慮する必要がある．片麻痺患者ではたとえば視覚的距離と身体で感じる距離間で解離が生じることもあり，視覚と触運動覚の協調や身体部位や，動きの認識や認知（ボディマッピング）[12]を背景としたボディイメージの再構築も重要な視点である．

2　機能的制限と臨床動作分析

　片麻痺の機能的制限は前述した脳血管障害に由来した多くの症状によるが，動作上の問題としては定型的な運動パターンでしか動くことができず，つまりその環境に合わせたより適切で効率のよい運動を選択できず，画一的な限定された運動で日常生活動作を行っているということである．起き上がりの異常に関しては，観察による分析が主でたとえば体幹の回旋程度でパターンを分類するものなどがある．フォースプレートと筋電図を用いて重心移動と筋活動のタイミングを計測したものが散見される．

　立ち上がりの異常を評価するパラメータとして，立ち上がりの時間，身体質量中心（center of mass）の変位，速度，加速度，圧中心（center of pressure），関節トルクまた筋電図などがあげられる．長田ら[13]によると3次元動作解析装置を用いた研究で，片麻痺患者の起立動作の評価指標として起立動作時間，離殿時麻痺側荷重率，圧中心の前後移動幅などが特に重要であるとしている．片麻痺の起き上がり，立ち上がり，歩行の特徴的な点について述べる．

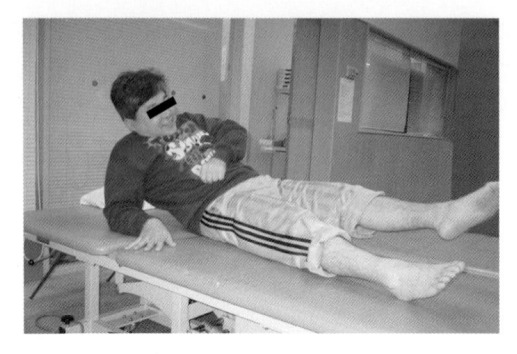

図10 左片麻痺患者の起き上がり
左肩甲帯はやや後退し，体幹は屈曲，回旋が乏しく，非麻痺側の前腕，殿部，下肢の支持面に十分に荷重されておらず，麻痺側下肢の連合反応が出現している．かなり，努力的な起き上がりとなっている．

肢が重く身体が回旋する方向と逆方向の重りとなり十分に体幹の回旋ができない．
④体幹の回旋はできても片肘立てになる場合や，肘立てからさらに起き上がる場合，麻痺側肩甲帯が後方へ引けて，麻痺側体幹や上肢が運動方向とは逆の重りとなり，体幹と下肢がヤジロベエのような関係になり動けない．
⑤起き上がるときに体幹屈筋を使わずに非麻痺側でベッドの端を引っ張り，麻痺側下肢が重りを利用した支援で空中に挙上された状態で，強引に力任せに起き上がる．また，体幹回旋と肘をつくタイミングや肘で床を押す力の量や方向を間違って，さらに動くことを困難にする場合がある．

a. 起き上がり（表2に動作分析の要点を示す）

背臥位からの起き上がりは，体幹の回旋に基づいて，まっすぐに起き上がる回旋なし（non rotation），片肘をついて起き上がる部分的回旋（partial rotation）と腹臥位に近い状態まで回旋（full rotation）の3つに分けられる．片麻痺患者の場合は，非麻痺側上肢を使った後者の2つの起き上がりパターンを用いることがほとんどである．ここでは特に非麻痺側への部分回旋で，肘立て位を経て行う起き上がりについて述べる．片麻痺はこの起き上がりは他の動作に比べて難しい場合が多い．その理由として，①背臥位という安定した，筋緊張の低下している状態からの抗重力活動である，②片麻痺患者がうまく使えない腹部をはじめとする屈筋群を使う動作である，③麻痺側上下肢の随意性の低下が回旋など運動を阻害する，④姿勢筋緊張の影響もあり視覚と支持基底面からの情報，身体の動きが解離する，などがあげられる．

1）片麻痺患者によくみられる起き上がり（図10）
①頭部を挙上しようとするときに，頭部，胸椎，胸郭の分節的な屈曲ができない．
②頸部，体幹の伸筋活動を使って体幹を回旋しようとするが全身に力が入ってしまい回旋できない．
③回旋動作はある程度可能であるが，麻痺側上下

b. 立ち上がり（表2に動作分析の要点を示す）

椅子からの立ち上がりを例に述べると，これは3相に運動区分され，第1相は体幹の前傾，第2相は殿部離床と体幹前傾，第3相は股，膝関節，体幹の伸展である．片麻痺患者の立ち上がる前の座位姿勢は，骨盤後傾で体幹は麻痺側方向へ側屈および前方へ屈曲傾向にあり，身体をヤジロベエ様に姿勢を保持している．支持基底面の殿部，下肢では非麻痺優位で荷重しており，このような座位姿勢から体幹の重心を前上方の高い位置に移動させ，広い支持面から狭い足部に支持基底面を移動する動作である．片麻痺で立ち上がりの大きな問題は，第1，2相の体幹の前傾位の姿勢を保持することが困難であり，骨盤，体幹前傾位での抗重力伸展位の保持，それに伴った下肢の支持性が不十分な場合が多い．また，非麻痺側への荷重が優位で麻痺側へ十分に荷重できない場合は，非対称性の強い姿勢での立ち上がりとなり，たとえば足部内反尖足のような麻痺側の連合反応を誘発しさらに立ち上がりを困難にする．反動や非麻痺側上肢を使って勢いよく立ち上がった場合，片麻痺患者の特徴である動きを制動することが困難で，立ち上がったあとの立位姿勢が不安定になることも多い．

表2 片麻痺患者の動作分析の要点

	起き上がり	立ち上がり
移動方向	矢状面での回転	上前方への移動
支持面の変化	身体の背部全体→前腕部, 殿部, 下肢→殿部, 下肢	殿部, 大腿部, 足部→足部
視覚	頭部の動きとともに視点も運動方向へ	頭部の動きとともに視点も運動方向へ
分析の要点	① 背臥位の姿勢, 筋緊張の非対称性 ② 頭部の動きと胸郭の可動性 ③ 運動連鎖を伴った頭部, 体幹, 骨盤の回旋 ④ 腹部の活動 ⑤ 特に下肢のバランス反応および連合反応 ⑤ 支持基底面の変化の知覚 ⑥ 運動のタイミング ⑦ 代償運動 ⑧ 場所などの環境要因	① 座位の姿勢, 筋緊張の非対称性 ② 運動連鎖を伴った体幹, 骨盤の前傾 ④ 腹部の活動 ⑤ 下肢の支持機能（両側） ⑥ 股関節の動き ⑦ 支持基底面の変化の知覚 ⑧ 視点と頭部の動き, 頸部の緊張 ⑨ 運動のタイミング ⑩ 代償運動 ⑪ 場所などの環境要因

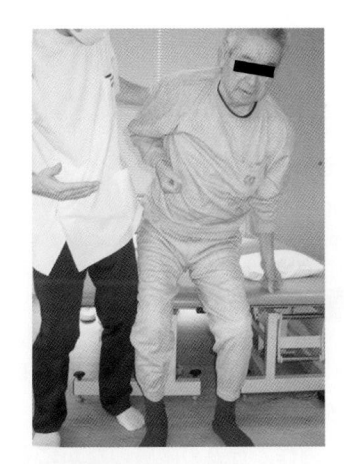

図 11 右片麻痺患者の立ち上がり
右肩甲帯, 骨盤は後方へ後退し, 下肢への荷重は非麻痺側優位であり, 非対称性の姿勢が著明である. 安定性, 抗重力伸展活動を代償するように非麻痺側上肢でベッドを支持している.

1) 片麻痺患者によくみられる立ち上がり（ベッドからの立ち上がり：図11）

① 骨盤後傾, 体幹屈曲している姿勢から骨盤, 体幹の前傾がおこらないまま立ち上がり, 重心が後方にあるため立ち上がれない.

② 非麻痺側優位で床への過剰な押しつけが強く, 反動をつけて非対称性の姿勢で立とうとするが, 麻痺側下肢が連合反応のため床から浮いて片脚立ちのような状態で不安定となり立ち上がれない.

③ 体幹の前方移動に体幹屈筋を過剰に使って行うが, 足部へ重心を移動させたところで体幹, 下肢の伸筋活動に切り替えることができず, 動きが止まってしまう.

④ 第2相で, 麻痺側下肢の支持機能が不十分であり, 体幹を機能的に固定するバランス保持能力が不十分で麻痺側に姿勢が崩れる.

⑤ 第3相では, 下肢の伸展活動のみが生じ, 体幹の伸展の抗重力伸展活動が不十分のため体幹が前倒れ屈曲した状態で困難となる. このように下肢と体幹の協調した運動連鎖が不十分で, 運動や筋活動のタイミングの問題もある.

⑥ 全身的には, 身体全体が過緊張となり脚はつっぱり, 体幹や肩甲帯は下方へ押しつけるような反応が生じ, 上下方向の運動が拮抗し立てない場合もある.

c. 歩行

正常歩行は頭部から体幹上部は正中位を保ち, 肩甲帯のリズミカルな交互運動と骨盤の回旋とそれに伴ったスムーズな交互の下肢の振り出しがみられる. 下肢は股, 膝, 足関節の機能的で協調した屈曲, 伸展, 股関節, 膝関節の回旋が観察され, 足部も底, 背屈運動がみられる. 前方への連続し

た支持面の移動は，重力による前方への傾斜と下肢による支持面のプッシュオフとこれらの動きを支える下肢の運動により達成される．

1）片麻痺患者によくみられる歩行

①頸部は過緊張状態で自由度が低下，視覚も固定し下を見て歩行することが多い．

②体幹は抗重力伸展が不十分で非麻痺側へ偏位していることが多く，特に麻痺側の立脚期では前傾する傾向（股関節屈曲）があり，麻痺側振り出し時には後傾する傾向がみられる．体幹は過剰に固定され，回旋はほとんどみられない．

③歩行のすべての相で麻痺側肩甲帯は後退，下制し，麻痺側骨盤も後退，麻痺側へ回旋偏位していることが多い．

④麻痺側の立脚期は，立脚時間が短く，体幹の前傾を伴った股関節屈曲，膝伸展（ロッキング），足底屈で伸展パターンをベースとした下肢全体を棒状にして突っ張った状態での支持することが多いが，逆に膝折れする場合もある．また，特に初期接地に内反尖足がみられることが多い．

⑤麻痺側の遊脚期は，体幹の後傾を伴って麻痺側下肢は屈曲パターンをベースとした股屈曲，膝屈曲，足背屈で過度に持ち上げる傾向がある．また，立脚期の非麻痺側への体重移動が不十分な場合や，下垂足がある場合は麻痺側下肢の引きずりや，分廻しがみられることがある（図12）．

⑥非麻痺側の立脚期は長くなり，麻痺側立脚期の支持が短い分，その後の非麻痺側の支持機能が早く求められる．また，全足底による接地で，立脚中期では麻痺側を持ち上げるため，非麻痺側下肢を過剰に固定する傾向がある．また，一見安定しているようにみえるが非麻痺側下肢の片脚立ちが不十分な場合も少なくない（図12）．

⑦全体として左右非対称性が強く，リズミカルではなく努力性の歩行を行うことが多い．そのために必要以上に疲労し長い距離歩行できない場合が少なくない．

2）分析の要点

歩行周期のなかで分析することが一般的である

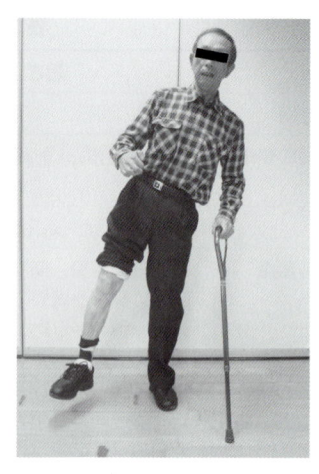

図12 右片麻痺患者の歩行
右下肢を大きく持ち上げ分廻し歩行で，体幹は非麻痺側方向へ傾け，非麻痺側下肢は床を強く押しつけ堅く突っ張って体重を支持している．安定しているはずの非麻痺側の片脚立ちも不安定な場合が多い．

が，その他，装具や杖の使用，環境や課題でパフォーマンスが違うことがあり，いろいろな場面での多角的な分析が必要である．

C 治療への示唆

システム理論のサブシステムにあるように，人の運動は多くの要素で成り立っており，片麻痺患者の運動，動作，行為の階層のなかにも各要素が複雑に影響している．単なる麻痺によって動かないという問題ではなく，片麻痺という身体のコンディション[14]，身体のボディイメージの問題，姿勢制御，環境への適応の問題，運動学習など多くの要因が絡み合って表出された運動や運動制限ととらえることが重要である．そのなかでも，人の運動は運動課題によって随意運動のパターンが決まり，動作や行為の背景として無自覚な姿勢筋緊張が存在することを理解することが必要である．最近ではfMRIの臨床応用で脳の活動と身体活動の研究が行われ[15]，片麻痺の随意運動の回復過程が脳の可塑性に依拠していることがわかってきている．このことにより，どのような課題や環境で

運動することがより脳の回復に貢献するかを考えて治療する，たとえば課題指向的アプローチがますます重要となる．また，動作分析を治療に結びつけるには，まずは正常な運動パターン[16]を十分に知り，それをもとに患者の異常なパターンを見極める．しかし，異常な部分や場面を切り取ってみるだけではなく，動作を一連の文脈としてとらえしっかりとクリニカルリーズニングを行いアプローチすることも大切である．

●引用文献

1) 上田 敏ほか（編）：リハビリテーション基礎医学. pp.123–133, 医学書院, 2002.
2) 中野 隆：随意運動のメカニズム. 中部リハ雑誌, 5:2–4, 2010.
3) Kuypers, H.G.: The descending pathways to the spinal cord, their anatomy and function. Prog. Brain Res., 11:178–200, 1964.
4) 福井圀彦ほか（編）：脳卒中最前線. pp.97–101, 医歯薬出版, 2009.
5) Davies, P.M.（著），冨田昌夫（監訳）：ステップス・トゥ・フォロー. 改訂第 2 版, シュプリンガー・フェアラーク東京, 2005.
6) 長崎 浩：動作の意味論. 雲母書房, 2004.
7) Neisser, U.（著），古崎 敬（訳）：認知の構図. サイエンス社, 1997.
8) 柏木正好：作業療法を活かす―環境適応の視点から. 北海道作業療法, 21:48–70, 2005.
9) Bernstein, N.A.（著），工藤和俊（訳）：デクステリティ 巧みさとその発達. pp.132–182, 金子書房, 2003.
10) Klein-Vogelbach, S.: Functional Kinetics. Springer-Verlag, 1990.
11) Richardson, C., et al.（著），齋藤昭彦（訳）：腰痛に対するモーターコントロールアプローチ―腰椎骨盤の安定性のための運動療法. 医学書院, 2009.
12) サンドラ・ブレイクスリーほか（著），小松淳子（訳）：脳の中の身体地図―ボディ・マップのおかげで，たいていのことがうまくいくわけ. インターシフト, 2009.
13) 長田悠路ほか：脳卒中片麻痺患者の起立動作における運動学的・運動力学的評価指標. 理学療法学, 39:149–158, 2012.
14) 高橋仁美ほか（編）：コンディショニング入門. 中山書店, 2010.
15) 森岡 周ほか：ニューロリハビリテーションとしての理学療法の展開. 理学療法, 24:1532–1539, 2007.
16) 對馬 均ほか（編）：理学療法テクニック―発達的アプローチ. 医歯薬出版, 2004.

II 姿勢制御障害（Parkinson 病）

■学習目標
- Parkinson 病に基づく病態として姿勢の障害を理解する．
- Parkinson 病に基づく病態として立ち直りや平衡反応，予測的姿勢調整などの姿勢調整の障害を理解する．
- Parkinson 病に基づく病態として，交互運動や寡動，運動緩慢，リズム形成障害などの協調障害を理解する．

　Parkinson（パーキンソン）病は中脳黒質緻密部のドパミン神経の変性によっておこる．ドパミン神経は黒質線条体ドパミン経路，中脳辺縁系ドパミン経路，中脳皮質ドパミン経路，漏斗下垂体ドパミン経路がある．なかでも黒質線条体ドパミン経路は大脳皮質からの運動指令を修飾し運動制御と筋緊張のコントロールに大きく関与している．Parkinson 病はドパミン神経の変性によりドパミンの放出が減少し前述した運動制御，筋緊張のコントロールに破綻をきたす．4 大徴候として無動（寡動），振戦，筋固縮，姿勢制御障害が出現する．その他精神症状（幻覚，妄想，抑うつ，認知機能障害，レム睡眠行動障害），自律神経症状（便秘，起立性低血圧，排尿障害，脂漏，睡眠期呼吸障害，性機能障害），睡眠障害（不眠，覚醒リズム障害，悪夢）も出現するが，本項では運動症状を中心に解説する．Parkinson 病の姿勢制御障害の理解には，姿勢制御にかかわる機能解剖学，神経回路の理解が不可欠である．以下に運動を制限する症状，徴候を述べ，なぜそのような症状や徴候が出現するのか，機能解剖学，神経回路を解説し発生メカニズムについて著述する．

A 運動を制限する症状・徴候

　運動制御には，大脳基底核，小脳による制御がある．Parkinson 病は，大脳基底核の運動制御の機能が破綻をきたしさまざまな運動を制限する症状や徴候が出現する．運動症状として無動（寡動），振戦，筋固縮，姿勢制御障害がある．
　無動と寡動は一般に寡動の重度なものが無動とされている．しかし，動作緩慢を寡動，動作開始の困難を無動と分ける場合もある．振戦は 4〜6 Hz で安静時に出現する．一般的には一側の遠位部より始まり，左右差があるのが特徴である．また精神的緊張が伴うと振戦が増強する．筋固縮は鉛の棒を曲げるように，関節を動かしたときに最初から最後まで一定の抵抗を感じる鉛管現象がみられる．鉛管現象に振戦が加わると歯車を動かすときのようにガクガクとした抵抗を感じる歯車現象がみられる．姿勢制御障害は無動や筋固縮が併せて存在する場合が多く，特に後方へのバランスが著明に障害される．

1 大脳基底核による運動制御にかかわる機能解剖（図 1）

　大脳基底核は，神経細胞体の集合である．狭義

の大脳基底核は尾状核，被殻，淡蒼球（内節・外節）を示す．尾状核と被殻を合わせて線条体と呼び，被殻と淡蒼球を合わせてレンズ核と呼ぶ．機能的に考えると広義に中脳の黒質緻密部・網様部，間脳の視床下核を含めることが多い．大脳基底核の入力核は線条体で，出力核は淡蒼球内節と黒質網様部である．

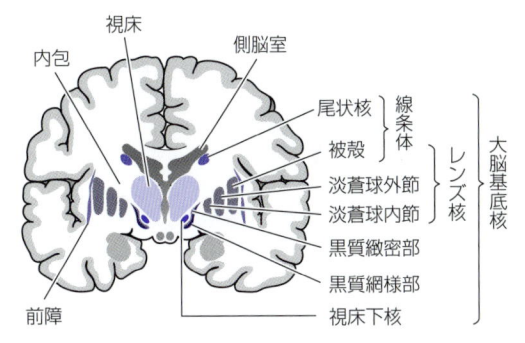

図1　大脳基底核による運動制御にかかわる機能解剖
大脳基底核の入力核は線条体で出力核は淡蒼球内節・黒質網様部である．

2　大脳基底核による運動制御にかかわる神経回路 (図2)

　大脳基底核は，小脳とともに大脳皮質運動関連領野からの運動指令を調節する．大脳基底核は主に運動のスピードを保ち，スムーズな動きを制御する．また運動の順序を制御し，新しい動きの獲得にも関与している．小脳は主に動きの保持や表現，運動のタイミングを制御している．そのことより人間は一定の姿勢を保持することが可能になり，状況に応じて反応し適切な運動を行い，運動の開始や停止を円滑にすることができる．

　大脳基底核による運動制御にかかわる神経回路には大脳皮質－基底核ループがある（**図2，3**）．大脳皮質から大脳基底核への投射を皮質線条体投射と呼び，①運動ループ，②前帯状回ループ，③眼球運動ループ，④前頭前野背外側ループ，⑤眼窩前頭皮質外側部ループがある．これらの入力は線

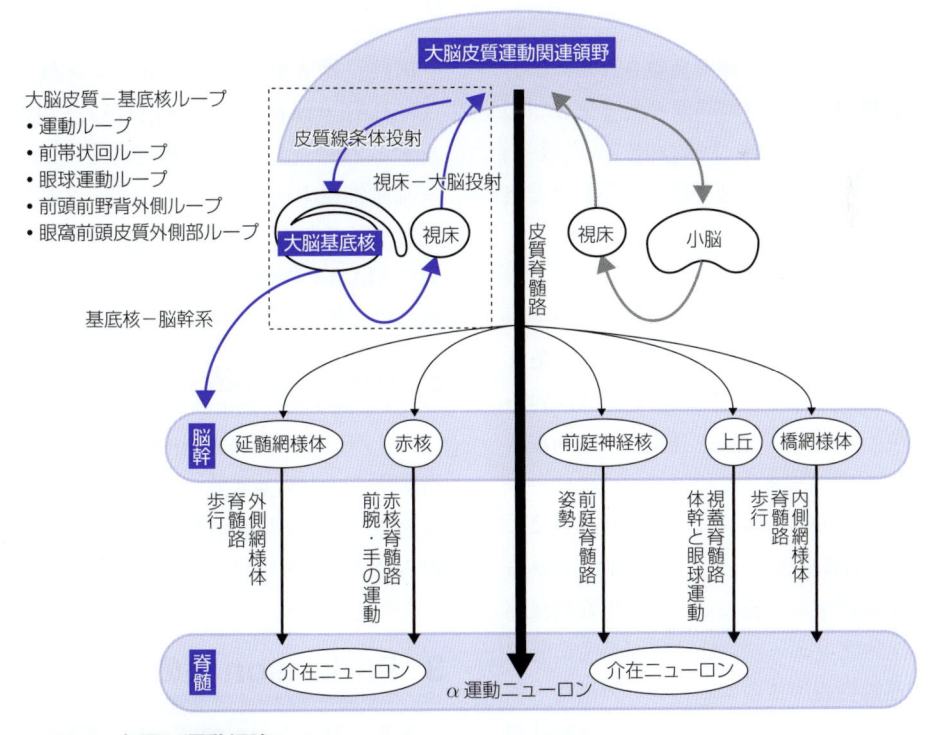

図2　主要な運動経路
〔山永裕明ほか：パーキンソン病の理解とリハビリテーション．pp.8-65, 三輪書店，2010 を一部改変〕

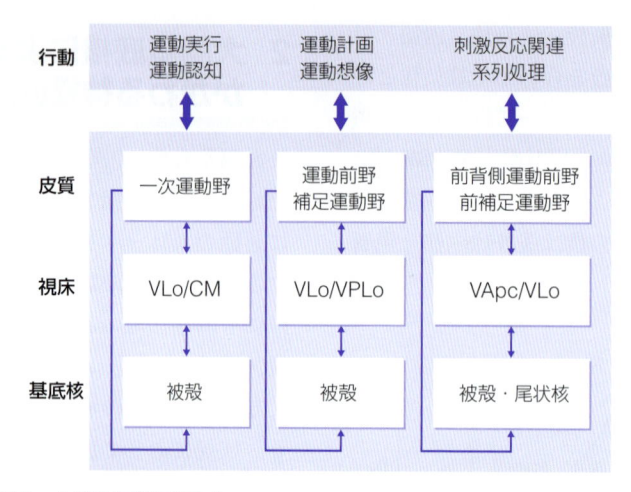

図3 基底核−視床−皮質多重並列回路
VLo：外側腹側核吻側部，CM：中心内側核，VPLo：後外側腹側核吻側部，VApc：前腹側核小細胞部
大脳皮質運動関連領域は，線条体の異なる部位に投射しており，視床との結合を介して，一部重複しながらも互いに独立したループ構造を形成している．運動制御もこれら多重並列回路の働きによって行われていると考えられる．
〔花川 隆：行動制御における大脳基底核−皮質系の役割：脳機能イメージングからの知見．ロボティクス・メカトロニクス講演会 2008, pp.1-4, 2008 を一部改変〕

条体で黒質緻密部から放出されたドパミンにより調整される．大脳基底核の出力は直接路，間接路，ハイパー直接路の3つの回路で調整される．出力核である淡蒼球内節，黒質網様部の興奮を3つの回路で制御することで視床−大脳投射，基底核−脳幹系を制御しスムーズな運動と適度な筋緊張を実現している．

a. 直接路（図4）

直接路は大脳皮質（グルタミン酸）→線条体（GABA）→淡蒼球内節・黒質網様部（GABA）→運動性視床核（グルタミン酸）→運動性大脳新皮質領野である．

直接路は線条体からのGABA作動性出力により淡蒼球内節・黒質網様部のGABA作動性ニューロンの興奮を抑制する．淡蒼球内節・黒質網様部のGABA作動性ニューロンは常時高頻度に発火し出力先の運動性視床核のニューロンの活動を強く抑制しているため，結果的に出力先の運動性視床核のニューロンの抑制がはずれ（脱抑制），発火頻度が増すことになる．

b. 間接路（図4）

間接路は大脳皮質（グルタミン酸）→線条体（GABA）→淡蒼球外節（GABA）→視床下核（グルタミン酸）→淡蒼球内節・黒質網様部（GABA）→運動性視床核（グルタミン酸）→運動性大脳新皮質領野である．間接路は淡蒼球内節・黒質網様部のGABA作動性ニューロンの興奮を高め，運動性視床核のニューロンを抑制する．

c. ハイパー直接路（図4）

ハイパー直接路は大脳皮質から視床下核へ直接投射する．大脳基底核の出力核の淡蒼球内節・黒質網様部への影響が直接路，間接路より速いことからハイパー直接路と呼ばれている．

3 Parkinson病のメカニズム

図5にParkinson病のメカニズムの模式図を示す．黒質緻密部のドパミン神経が変性しドパミンの放出が減少すると直接路では出力核である淡蒼

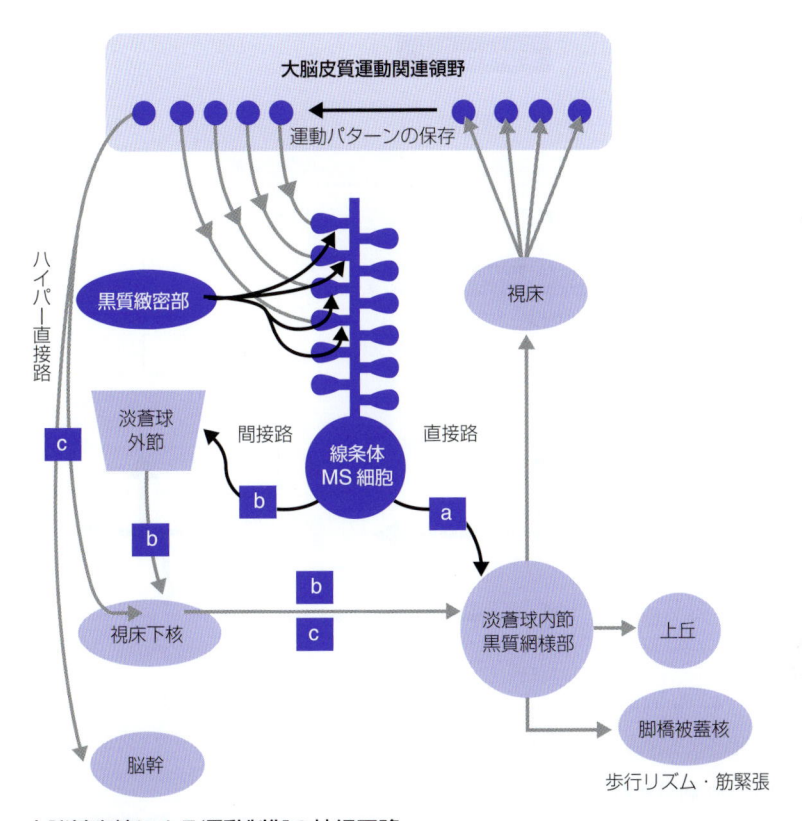

図4 大脳基底核による運動制御の神経回路
a：直接路は淡蒼球内節・黒質網様部が大脳皮質を抑制しすぎないようにする．b：間接路は淡蒼球内節・黒質網様部が大脳皮質の抑制を強めるようにする．c：ハイパー直接路．
〔山永裕明ほか：パーキンソン病の理解とリハビリテーション．pp.8-65，三輪書店，2010を一部改変〕

球内節・黒質網様部の働きを抑制できなくなる．間接路では淡蒼球内節・黒質網様部の働きを強力に促進する．すなわち視床-大脳投射に対する抑制のみが強力に働き，大脳皮質-基底核ループによる運動制御ができなくなる．また淡蒼球内節・黒質網様部の基底核-脳幹系に対する抑制の働きも増強され，急速眼球運動，咀嚼運動，歩行運動，姿勢筋緊張が障害される．そのためParkinson病では交互運動や寡動，運動緩慢，リズム形成障害などの協調障害，立ち直り反応（空間における頭部，頭部と体幹そして体幹に付随する四肢を適切なアライメントに維持する反応）や平衡反応（姿勢と運動の変化に対して高度に統合された自動的な反応），予測的姿勢調節（随意運動に先行して出現する姿勢反応）などの姿勢調整の障害の病態を呈する．

Parkinson病の4大徴候の1つである無動症，また動作開始困難と動作緩慢は，基底核からの強力な抑制出力により運動準備と運動遂行に関連する大脳皮質-基底核ループの活動が低下するためにおこる．振戦は視床Vim核の定位脳手術で止まることから振戦の発信源と考えられていたが，最近では間接路の異常が視床下核と淡蒼球外節の発振現象を誘発し，運動ループや脳幹からの下行路を介して手足の振戦を誘発すると考えられている．筋固縮はα運動ニューロンの興奮性の亢進によると考えられている．大脳基底核から脚橋被蓋核，さらに巨大細胞性網様核で中継され，網様体脊髄路を介して，脊髄固有ニューロンを興奮させること，抑制性のIb介在ニューロンを抑制するこ

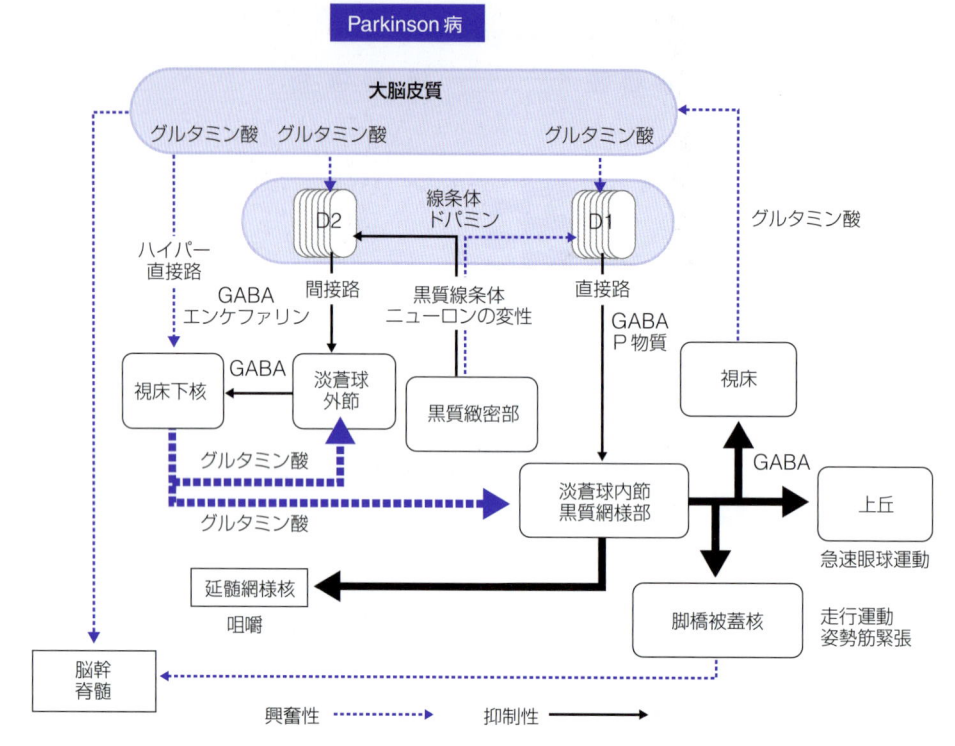

図5 Parkinson病のメカニズム
Parkinson病は直接路と間接路の淡蒼球内節・黒質網様部の制御のバランスが崩れ，運動指令が過剰に抑制される．
〔山永裕明ほか：パーキンソン病の理解とリハビリテーション．pp.8–65, 三輪書店, 2010 を一部改変〕

とによりおこると考えられている．

姿勢制御障害は視床を介して大脳皮質への過度の抑制を引き起こし，補足運動野・運動前野・一次運動野（大脳皮質運動関連領域）の活動性を低下させる．そのことは脊髄の $\alpha-\gamma$ 運動ニューロンを亢進させ筋伸張反射の亢進（相反神経支配，$\alpha-\gamma$ 連関の障害，持続的伸張反射の障害）を引き起こす．Parkinson病ではバランスを崩す程度によって長潜時伸張反射（大脳皮質を介した反射で姿勢保持の筋肉調整に重要な役割）および中潜時伸張反射（多シナプス反射）を調整できないものと考えられる．Parkinson病の姿勢制御障害は，寡動や筋固縮など相互の影響と姿勢調整の反応における順応性の欠如や不必要なプログラムを制御できないことによるものと考えられる．

B 運動障害の分析

Parkinson病の運動障害はその日の時間帯や服薬の調節具合により異なる．そのため調子のよいとき，悪いときの運動障害の程度を分析する必要がある．一般的に病態を把握するための統一スケールとして UPDRS（Unified Parkinson Disease Rating Scale）が用いられる．また重症度の分類には Hoehn-Yahr（ホーン-ヤール）のステージが用いられることが多い．

1 運動制御からみた機能障害

Parkinson病の機能障害は前述のようにさまざまな要因が絡み合って出現する．たとえば筋固縮は関節の動きの制限をおこす．また平衡反応の応答に対しては，同時収縮性を使う特徴があるとの

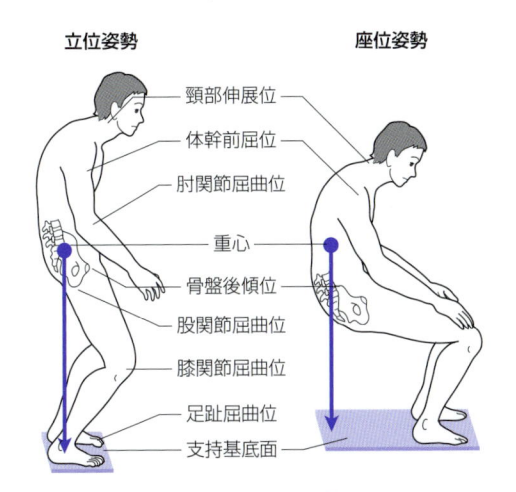

図6 Parkinson病の屈曲姿勢
立位，座位姿勢で支持基底面の後方に重心が位置する．

(突進現象)，手の振りの欠如，小股歩行がみられる．すくみ足は歩行開始時にみられるすくみ (start hesitation)，方向転換時にみられるすくみ (turning hesitation)，目標の直前でおきるすくみ (reaching hesitation)，狭いところでのすくみ (narrow space freezing)，突然おこるすくみ (spontaneous sudden transient freezing) のタイプがある．すくみ足や加速歩行は体の重心を前に移動する予測的な姿勢調節ができないとも考えられる．手の振りの欠如や小股歩行は運動の抑制，筋固縮，歩行誘発野やCPGの抑制が関与していると考えられる．すなわちParkinson病の歩行障害は，大脳皮質−基底核ループと基底核−脳幹系の双方の異常により誘発される．

筋電図学的報告があり[1]，姿勢や姿勢制御，歩行に大きな影響を与える．以下に異常姿勢，姿勢制御障害，歩行障害の分析のポイントを著述する．

a. 異常姿勢（図6）

Parkinson病の姿勢は図6のように立位，座位で特徴的な屈曲姿勢になる．立位，座位姿勢で支持基底面の後方に重心の垂線（圧中心点）が位置する．

b. 姿勢制御障害（図7）

姿勢制御は姿勢反射，立ち直り反応，平衡反応により支持基底面上に圧中心点を維持するようコントロールされている．図7はParkinson病の姿勢制御障害の特徴を表したものである．一般的に後方に押された場合，足関節背屈筋の力，股関節の動き，重心を低くする，足を一歩引くことで，後方への転倒を防ぐ．Parkinson病の姿勢制御障害はこれらの姿勢制御が破綻する．姿勢制御の分析はどの反応が障害されているのか分析することが大切である．

c. 歩行障害

Parkinson病の歩行障害にはすくみ足，加速歩行

2 運動制御からみた機能的制限

前述のように屈曲姿勢，姿勢制御障害，歩行障害によりさまざまな機能的制限を引き起こす．起き上がりはParkinson病では体幹の回旋が困難なため苦手な動作である．そのため寝返りし半腹臥位から両上肢で床面を押すか，両足を振り上げその反動を利用し上肢で背面の床を押す方法をとることが多い．立ち上がりは，股関節の屈曲と骨盤前傾による体幹重心の前方移動が不十分になりやすい．すなわち立ち上がり動作は，第1相の屈曲相が不十分な状態で，伸展相の膝関節と股関節，体幹の伸展を行うため立位のときに重心が後方に位置することになる．よくみられる立ち上がりは，体幹の反動を利用して立ったり，立とうとしても立てないことになる．

立位姿勢で行う日常生活動作は転倒を引き起こす．屈曲姿勢で物を持ち上げたり，高い所の物を取ろうとしたりすると骨盤後傾位のため後方に重心が移動しやすい．これに姿勢制御障害が加わると容易に後方に転倒する．また2つの動作を同時に行うことも障害されるため手に何かを持って歩行しようとするとすくみ足などの歩行障害が著明にみられる．

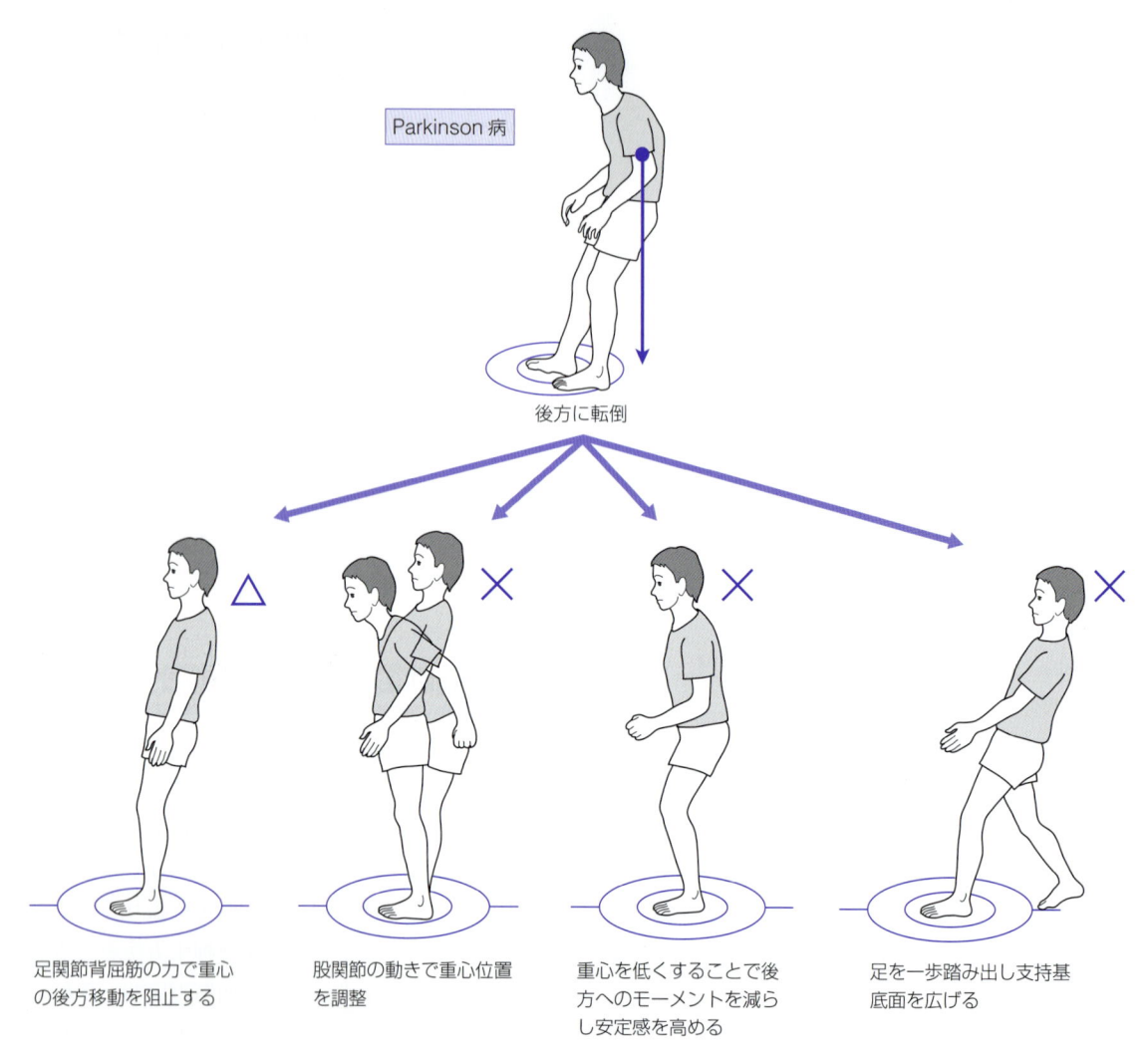

図7　Parkinson病の姿勢制御障害
予測的姿勢調節機能の障害のため，足圧中心を支持基底面内にコントロールすることが困難になる．
〔山永裕明ほか：パーキンソン病の理解とリハビリテーション．pp.8-65, 三輪書店, 2010を一部改変〕

　座位姿勢で行う日常生活動作は食事，排泄などで制限を受ける．屈曲姿勢で食事を行うと体幹に対して頸部が伸展し誤嚥しやすい．また胸椎の後弯が強くなると通過障害をおこし逆流性食道炎をおこしやすい．腹部も圧迫され消化不良になりやすい．排泄では骨盤後傾位のため腹圧をかけにくく，排泄の効率が落ちる．また屈曲姿勢のため座り続けるとすべり座になりやすい．車椅子駆動も筋固縮，リズムの障害によりこきざみな駆動になり駆動効率は低下する．このような機能的制限はHoehn-Yahrの重症度のステージIII以降に著明にみられるようになる．

C 治療への示唆

　Parkinson病の運動障害の治療は，①服薬のコントロールが適切にできている，②重症度に応じて実施する，③機能的制限に対しては残存能力を十分に発揮する，④運動学習の失敗体験を少なくし成功体験を増やしていくことである．

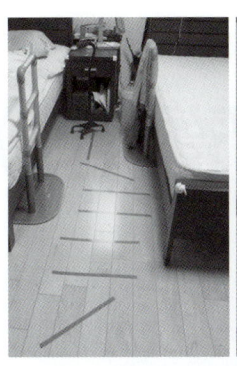

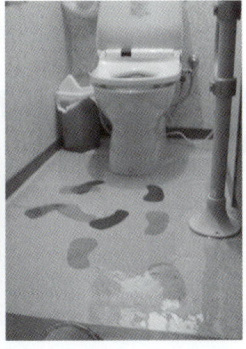

図8 視覚刺激を利用したすくみ足への対応

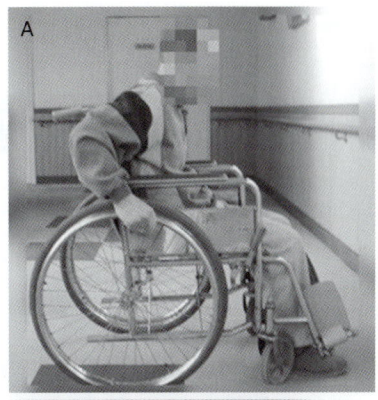

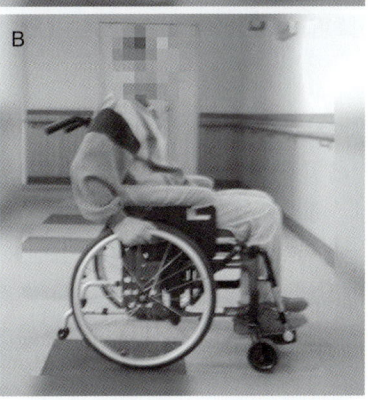

図9 シーティングによる姿勢調整
A：調整前，B：調整後

内的な手がかり刺激によりおこる運動には補足運動野が活動し，外部からの感覚によりおこる運動には外側運動前野が活動するといわれている．視覚野，聴覚刺激などによる運動は大脳基底核を通らないルートで運動を行うためParkinson病では運動の開始がうまくいく．歩行が困難でも階段や床の線などをまたぐことは容易に行うことができる（逆説歩行）．歩行障害には運動プログラミングの異常があり，特定の視覚入力が外側運動前野を賦活することにより歩行のプログラムが促通されて歩行しやすくなることを治療には利用する（図8）．また，椅子，車椅子環境を調整することにより姿勢矯正を行うことが大切である（図9）．日常生活はドパミンの特徴である期待する報酬からのずれに反応することを利用する．すなわち報酬予測誤差（実際の報酬－予測された報酬）が大きく得られるような日常生活を提案し支援することが病気の進行，生活の質の改善につながり，Parkinson病の運動障害の改善によい影響を与えることが考えられる．

●引用文献

1) 三苫 博：Parkinson病の「歩行障害」の力学的，筋電図学的特徴．日本臨牀，55:163-167, 1997.

●参考文献

1) Carlson, N.R.（著），泰羅雅登ほか（監訳）：第3版 カールソン神経科学テキスト―脳と行動．原著第10版, pp.265-297, 丸善出版, 2010.
2) Umphred, D.A.（編），乗松尋道（監訳）：アンフレッド脳・神経リハビリテーション大辞典．pp.678-700, 西村書店, 2007.
3) 高草木薫：大脳基底核の機能；パーキンソン病との関連において．日生理誌, 65:113-129, 2003.
4) 奈良 勲（監），松尾善美（編）：パーキンソン病の理学療法．p.37, 医歯薬出版, 2012.

III 協調運動障害（小脳性/脊髄性）

■学習目標
- 小脳性障害と脊髄性障害に基づく病態として協調運動障害を理解する．
- 協調障害における小脳性障害と脊髄性障害の運動障害の相違を理解する．
- 協調障害が要因となる機能的制限としてのバランス障害を理解する．

　協調性とはシステムを構成する複数の要素間の関係性が適切であることを意味している．運動に関しては，運動に参加する筋群の筋活動が空間的（活動する筋の組み合わせ），時間的（活動のタイミングや位相差），量的（筋活動の程度）に適切にコントロールされ，正確でスムーズな運動が遂行されているとき，協調性がよいと表現する．筋の活動をコントロールしているのは神経系であり，感覚機能も含めて神経系のどの部位が損傷を受けても広い意味での協調運動障害が生じる．

　小脳は運動学習によって獲得した運動の内部モデル（運動記憶），視覚・体性感覚・平衡感覚の情報を用いて，筋活動を適切にコントロールする役割を担っている．脊髄を上行性に伝わり小脳に入力する体性感覚は，小脳による筋活動のコントロールに重要な情報を提供している．そのため，**小脳自体や脊髄の感覚路に病変が及ぶと筋活動のコントロールが乱れ，狭義の協調運動障害である運動失調がおこる**．本項では協調運動障害として小脳性協調運動障害（小脳性運動失調）を中心に述べ，脊髄の感覚路が侵されることに起因する脊髄性協調運動障害（脊髄性運動失調）については付加的に述べる．

A 運動を制限する症状・徴候

　随意運動発現にかかわる情報の流れやそれに関連する神経部位の役割を知っていると，神経系の損傷により生じる運動を制限する症状・徴候を理解しやすい．ここでは，随意運動発現における小脳の役割を説明したあとに，具体的な症状・徴候について述べる．

1 随意運動発現における小脳の位置づけ

　随意運動は，外部環境の変化や身体の欲求，意志の発動などが動機となり，運動関連領野（運動前野，補足運動野，一次運動野）→脊髄→末梢神経→骨格筋へと情報が伝達されて，最終的に骨格筋が収縮し関節が動くことで実行される．随意運動の結果，身体や環境に変化が生じ，その変化が感覚系によりフィードバックされる．その情報により運動の結果や実行状態が判断され，必要があれば運動の修正が行われる．

　運動発現の主要な神経路は皮質脊髄路と脊髄から筋に至る脊髄運動神経である．この経路が損傷すると運動の企図はあっても運動が実行できない状態である運動麻痺が生じる．小脳は運動発現の主要神経路に対して並列に位置し，運動プログラムの計画段階における運動のフィードフォワードコントロール（feed-forward control），および運動実行中の体性感覚・平衡感覚・視覚情報によるフィードバックコントロール（feed-back control）によ

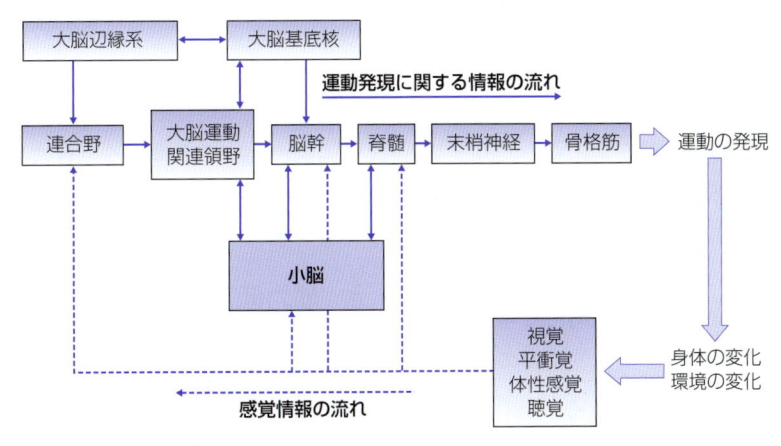

図1 随意運動における小脳の位置づけ
〔久保田競:随意運動の特集にあたって.神経進歩, 28:3-25, 1984 より改変〕

表1 小脳の機能的区分

機能的区分	解剖学的区分	主な機能
前庭小脳	片葉小節葉	姿勢調節 眼球運動
脊髄小脳	虫部	運動の実行 姿勢調節
	小脳半球中間部	運動の実行 四肢の粗大運動
大脳小脳	小脳半球外側部	運動の計画 巧緻運動

〔Lundy-Ekman, L.: Neuroscience: Fundamentals for Rehabilitation. 4th ed., pp.249-253, Elsevier, 2012 より改変〕

り,運動の安定性,円滑性,正確性を保証している(図1).小脳は構造的に中央部の虫部,その両側の小脳半球,下面の片葉小節葉に分けられる.また,小脳は機能的に,虫部から小脳半球の中央付近は脊髄小脳,外側の小脳半球は大脳小脳,片葉小節葉は前庭小脳に分けられる.小脳の機能的区分は,小脳に入出力する神経経路との関係に基づいている(表1).

小脳が損傷されても運動自体は実行できるが,運動の安定性,円滑性,正確性が乱れた状態である小脳性協調運動障害が生じる.脊髄(主に後索)の損傷により体性感覚情報(主に固有感覚情報)が小脳にフィードバックされないために,小脳による適切な運動のコントロールができず,運動の安定性,円滑性,正確性が乱れた状態が脊髄性協調運動障害である.

2 小脳性協調運動障害の症状・徴候

小脳性協調運動障害を示す症状・徴候には,体幹の運動失調,四肢の運動失調,共同運動障害,筋緊張の低下,筋力低下,企図振戦,運動学習能力の低下などがある.

小脳性運動障害に現れる症状や徴候の基本的な運動学的パラメータの異常は,筋活動量の時間的,量的なコントロールの乱れである.時間的には,筋活動の開始が遅れ,量的には適切な筋活動量のコントロールができず,急激に活動量が増加しやすい.それによって,関節運動の開始が遅れ,開始した関節運動が過大になる.それを修正するための筋活動も時間的,量的に適切にコントロールされないため,円滑で正確な運動が実行できなくなる.以下に述べるa〜cの小脳性協調運動障害もこの筋活動のコントロールの乱れが,症状や徴候として現れていると考えられる.

a. 体幹運動失調（truncal ataxia）

座位や立位保持，立ち上がり，歩行中などに体幹部の動揺が増し，姿勢が不安定になったり，スムーズな運動ができなかったりする状態を体幹運動失調という．小脳虫部を含む病変で生じやすく，座位よりも立位，開脚立位よりも閉脚立位など，不安定な条件ほど体幹部の動揺が著明になる．体幹の運動失調は体幹部を中心とする筋活動の協調性の低下によると考えられる．

b. 四肢の運動失調（limb ataxia）

体幹部の動揺は少ないが，四肢の運動の円滑性や正確性が低下した状態を四肢の運動失調という．小脳中間部の病変では四肢近位部，小脳半球外側部では四肢遠位部の協調性や巧緻性が低下する．神経学的には，身体部位を目標の位置に静止できない測定障害（dysmetria），身体運動の方向が定まらず，運動軌跡がジグザグする運動の分解（decomposition of movement），反対方向に交互に反復する運動の運動範囲やリズムが乱れる変換運動障害（adiadochokinesis）などに分類される．

c. 共同運動不能，共同運動障害（asynergia, dyssynergia）

起き上がり，立ち上がりなどの身体全体に及ぶ動作を実行するためには，その動作に関連する筋群が共同して順序よく協調して活動する必要がある．この共同して働く筋群の筋活動の協調性が乱れると，動作が不安定になったり，できなくなったりする．小脳性協調運動障害を呈する患者では，両腕を胸の前で組んで背臥位から長座位に起き上るとき，両下肢が大きく挙上してしまい，起き上がりができないことがあるが，これも共同運動障害の1つである．

d. 筋緊張の低下（hypotonia）

小脳半球の損傷では，関節の他動運動に対する抵抗感の減少である筋緊張の低下がみられる．上部体幹を回旋するように患者の肩を揺すると，上肢の大きな振れがおこる現象（振り子運動検査）も筋緊張低下の現れである．筋緊張の低下は，小脳性協調運動障害を呈する患者の歩行中にみられる支持脚の不意な脱力（collapse）や運動開始の遅れにも関連している．

e. 筋力低下（muscle weakness）

小脳性協調運動障害を呈する患者では特定の筋群の筋力が低下する傾向がある．筋力低下の生じやすい筋群は，腹筋群，中殿筋，大殿筋，ハムストリングス，下腿三頭筋などである．この筋力の低下には，筋緊張の低下や筋収縮のコントロール能力の低下による一次的な筋力低下と，協調運動障害に対する動作の代償や易転倒性による不活動性などに起因する二次的な筋力低下が考えられる．

f. 企図振戦（intention tremor）

身体部位を目標物に近づけようとすると目標物の周囲で大きく動揺する現象を企図振戦または終末期動揺（terminal oscillation）という．目標物に近づきその位置で身体部位を静止するためには，拮抗筋間の協調性のある同時収縮が必要になる．小脳に病変があると拮抗筋間の筋収縮の協調性がとれず，目標付近で身体部位が静止できず大きく動揺すると考えられる．企図振戦は歯状核から上小脳脚を通る小脳遠心路の障害とされる．

g. 運動学習能力の低下

小脳は，小脳内に運動の内部モデルを記憶することで運動学習を可能にしている．運動学習には課題運動の繰り返しが欠かせないが，小脳半球に損傷があると内部モデルの形成が阻害され，新しい運動課題の獲得が困難になる傾向がある．

3 脊髄性協調運動障害の症状・徴候

脊髄性協調運動障害は脊髄の病変により，脊髄後索などを経由する体性感覚が小脳に入力できず

表2 小脳性協調運動障害と脊髄性協調運動障害の比較

		小脳性運動失調	脊髄性運動失調
基本的な概念の相違		運動をコントロールする小脳自体の損傷による運動失調	小脳に入力する体性感覚情報の欠如による運動失調
症状・徴候の相違	感覚障害（主に固有感覚）	（−）	（＋）
	閉眼による症状・徴候の増悪	比較的少ない	著明
	企図振戦	（＋）	（−）
	歩行の特徴	動揺性歩行で不安定な歩行（酩酊歩行）	常に足元を見て踵を床に強く打ちつける歩行
	構音障害	（＋）	（−）

〔田崎義昭ほか：ベッドサイドの神経の診かた. 改訂第17版, pp.157–158, 南山堂, 2010 より改変〕

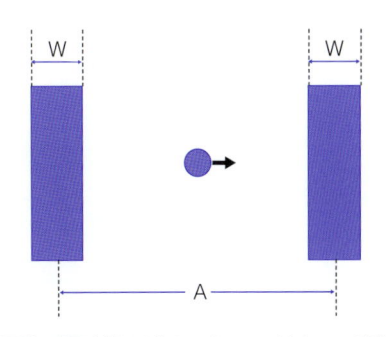

図2 運動の正確性と速さのトレードオフの関係：Fittsの法則

MT（運動時間）＝a＋b[$\log_2(2A/W)$]

距離 A：離れた幅 W の長方形の目標の中に交互にペンで点を打つ．中央から開始して一定の回数を正確に打つのに要した時間が運動時間（MT）である．このとき，運動時間と目標間の距離，目標の幅との関係を示したのが Fitts の法則である．目標の幅 W が小さくなると，運動時間 MT は長くなる．

〔Schmidt, R.A., et al.: Motor control and learning. 4th ed., pp.208–214, Human Kinetics, 2005 より改変〕

運動が拙劣になる．そのため，**脊髄性協調運動障害の判別には体性感覚の検査が不可欠になる**．体性感覚情報の欠如を視覚情報によって補うため常に足元を見て歩行したり，体性感覚情報を強めたり聴覚情報を利用するために踵から強く床を叩くように接地する歩行をしたりする．閉眼すると視覚情報による代償が得られないため，協調運動障害が著明になる．患者に開眼と閉眼で立位を保持させて，立位保持の可否や身体の動揺の程度を比較する Romberg（ロンベルグ）試験が陽性になる．表2に小脳性協調運動障害と脊髄性協調運動障害の特徴をまとめた．

B 運動障害の分析

1 機能障害に関する分析

a. 巧緻性の低下

協調運動障害は臨床的に主に上肢が関与する巧緻性の障害と身体全体が関与するバランス能力の低下の2つの側面に分けることができる．

巧緻性の低下は，主に上肢による作業能力の低下を意味し，協調運動障害のために作業の正確性や速度が低下する現象を指す．巧緻性に関する有名な法則に Fitts（フィッツ）の法則がある（図2）．Fitts の法則とは，協調運動においては正確性と速度が重要なパラメータになり，正確性と速度はトレードオフの関係にあることを示したものである．協調性運動障害を呈する患者は，代償的に正確性を下げるか，速度を下げて動作を実行しようとする．

巧緻性を考える際に重要なもう1つの視点として運動の自由度がある．上肢の手関節までの運動で考えると，肩関節は屈曲−伸展，内転−外転，内旋−外旋の3つの自由度，肘関節は屈曲−伸展の1つの自由度，前腕は回内−回外の1つの自由度，手関節は掌屈−背屈，橈屈−尺屈の2つの自由度をもつので，合計で7つの関節運動の自由度をもつことになる．手先の作業では，中手指節間関節，指節間関節などの自由度が加わるので，運動の自由度はさらに増加する．

小脳はこれらの関節運動を筋活動によってコントロールしているので，筋活動の最小ユニットである運動単位の数を考えると膨大な変数をコントロールすることになる．つまり，細かい作業を正

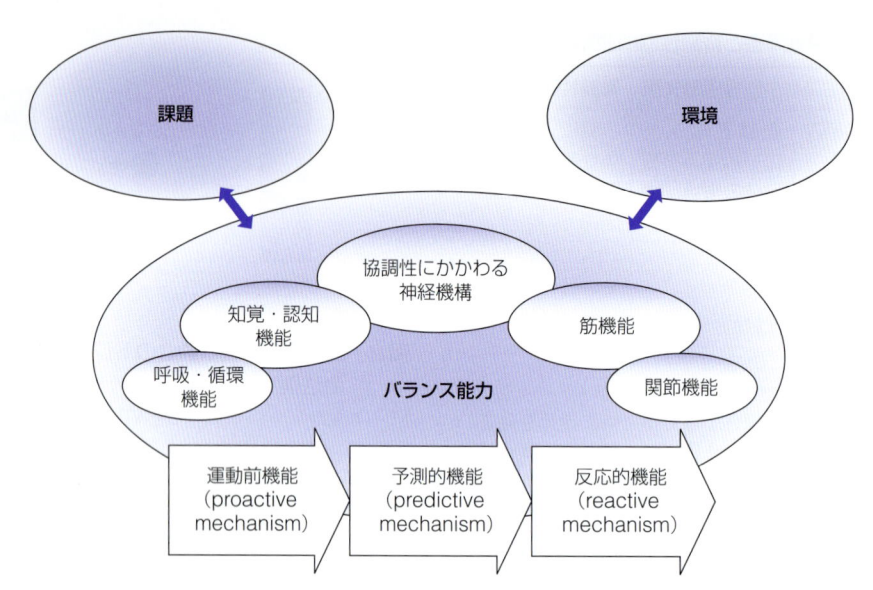

図3 バランスの全体像
バランスは姿勢保持や動作時の安定性を示す用語であり，個人のバランス能力，動作課題，動作環境に影響を受ける．バランス能力は，協調性や平衡機能にかかわる神経機能を中心に知覚・認知機能，骨・関節機能なども含む複合的な身体機能（能力）である．バランス機能を時間軸でみると，運動前機能，予測的機能，反応的機能に分けられる．
〔Huxham, F.E., et al.: Theoretical considerations in balance assessment. Aust. J. Physiother., 47:402–406, 2001；望月 久：バランストレーニングの基本. PTジャーナル, 42:231–239, 2008 より改変〕

確に速く行うためには，膨大な情報量を同時に処理しなければならなくなり，小脳にかかる負担も大きくなる．そのため，小脳が損傷を受けると巧緻性が低下しやすくなる．協調運動障害を呈する患者では，関節の動きを固定して動作や作業をすることがあるが，これは関節の自由度を減らして小脳にかかる負荷を軽減させる代償的な方法とも解釈できる．

b. バランス能力の低下

協調運動障害によるもう1つの機能障害はバランス能力の低下である．バランス能力は姿勢の保持や運動に際して，支持基底面と身体重心線の関係を適切に保つ身体能力である．姿勢を安定に保つためには，支持基底面と身体重心線との関係を適切に調節するために，抗重力筋を中心に多くの筋の協調的な筋活動が要求される．バランス能力は，小脳をはじめとする協調運動にかかわる神経系の機能だけでなく，骨関節機能，知覚・認知機能，呼吸・循環機能にも影響されるので，バランス能力低下の原因が小脳性協調運動障害のみによるものかどうか評価する必要がある（図3）．

バランス能力にかかわる機能を時間軸でみると，周囲の状況や自身の状態を把握して，これから実行する動作のバランス保持を含む運動戦略を予測する段階（運動前機能；proactive mechanism），実際に運動が実行される直前にバランス保持のために先行して筋を活動させる段階（予測的機能；predictive mechanism），運動実行直後の姿勢の乱れをただちに修正する段階（反応的機能；reactive mechanism）の3つの段階に分けることができる．動作は連続しており，ある時刻の筋活動は1つに決定されるので，上記の3つの段階において計画される筋活動の最適値が，ある時刻の筋活動として実現されているのであろう（図3）．

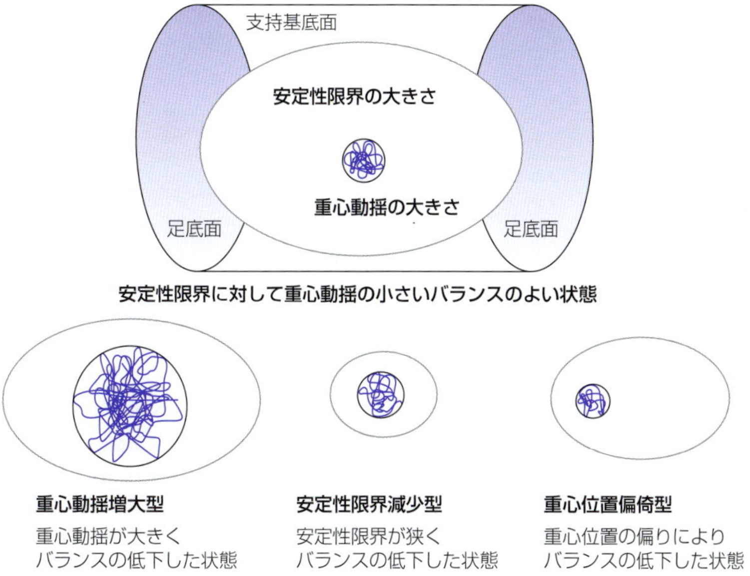

図4 安定性限界と重心動揺からみたバランス障害の分類
〔望月 久：バランストレーニングの基本．PTジャーナル，42：231-239，2008 より一部改変〕

2 機能的制限に関する分析

a. 機能的制限としてのバランス障害

ここでは，協調運動障害による機能的制限のなかで理学療法士とって最も重要と思われるバランス障害について述べる．機能的制限としてのバランス障害は姿勢の保持や動作時に観察される安定性の低下を示す用語である．バランスは，身体能力としてのバランス能力，実行課題としての種々の動作条件，そして課題を実行する環境によって変化するので，バランスを評価するときはこれら3つの要素を考慮する必要がある．

姿勢保持に関してバランスを保つための条件は，身体重心線が支持基底面内に収まっていることである．支持基底面のなかでも実用的に身体重心線を移動できる範囲を安定性限界と呼び，安定性限界が大きく，安定性限界の範囲に比べて身体重心線の動揺範囲（いわゆる重心動揺面積）が小さいほど，外乱に対する余裕が大きく，姿勢保持には有利になる．安定性限界の範囲と身体重心の動揺範囲の2つのパラメータで姿勢保持におけるバランスの低下した状態を分類すると，① 重心動揺増大型，② 安定性限界減少型，③ 重心位置偏倚型に分けることができる（図4）．協調運動障害によるバランスの低下は，協調性障害によって重心動揺が増加するため，重心動揺増大型に相当する．

b. 代表的な姿勢，動作におけるバランス障害

バランスは姿勢や動作の実行状態に関する特性であり，バランス障害を分析することは姿勢や動作を分析することと重なる．動作は姿勢が連続して変化したものである．連続する姿勢のなかに動作を実行するうえで重要な姿勢があり，それを中間姿勢という．中間姿勢付近では支持基底面の形状，運動の方向が大きく変化する．バランス障害の分析では，患者に支持基底面が変化しても身体重心は常に支持基底面内にあるようなゆっくりした動作（このような動作を準静的動作という）を行わせ，動作の開始姿勢，中間姿勢，終了姿勢をもとに動作をいくつかの相（phase）に分けて分析するとよい．しかし，本来の動作は連続してい

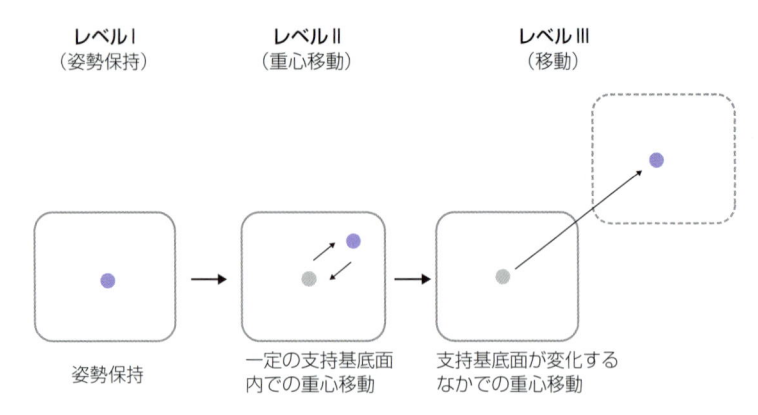

図5 支持基底面と身体重心線の関係からみたバランスの3つのレベル
支持基底面と身体重心線との関係から，バランスを3つのレベルに分けることができる．レベルIIIの移動のなかで，支持基底面も身体重心線も変化するが，常に身体重心線が支持基底面内に収まっている遅い動作（ゆっくりとした立ち上がりなど）を準静的動作という．準静的動作はバランス障害の動作分析において有用である．
〔星 文彦：失調症の運動療法. 理学療法, 5:109-117, 1988より改変〕

るので，最終的には動作全体を観察して実際に実行している動作における問題点を再確認する必要がある．

支持基底面と身体重心線の関係から，姿勢保持や動作に必要なバランスのレベルを姿勢保持（レベルI），重心移動（レベルII），移動（レベルIII）の3つに分けることができる（図5）．この関係はバランス障害を分析したり，バランス障害に対する理学療法を検討したりする際に有用な枠組みとなる．

バランス障害を分析する視点は，① 身体の動揺の程度，② 支持基底面と重心線の関係，③ 静的・動的アライメント，④ 動作方法（動作の工程），⑤ 運動の開始・停止のタイミング，⑥ 運動の方向と加速・減速の適切さである．これらについて，バランスの3つのレベルに沿って分析するとよい．患者は不安定性を代償するために特徴的な姿勢や動作方法をみせる．これらの特徴的な姿勢や動作方法を注意深く分析することで，患者のもつ問題点を推測できる．

1) 座位バランス（椅子座位）

姿勢保持のレベルでは身体の動揺の程度，座位姿勢を分析する．座位で明らかな身体動揺がみられたり，両手で椅子の縁を握ったりしていれば，中等度以上のバランス障害が示唆される．座位では支持基底面を後方に広げるために骨盤を後傾し，身体重心を支持基底面の中央部近くにするために体幹を屈曲させていることが多い．

重心移動のレベルでは，患者に前後左右および斜め方向に身体重心を移動させ，重心移動幅，移動動作中の身体の揺れ，重心移動位置でのアライメントを分析する．前方への重心移動では，身体重心は足部に移動し，骨盤の前傾，体幹の伸展がおこる．後方への重心移動では，身体重心は坐骨から仙骨部に移動し，骨盤の後傾，体幹の屈曲がおこる．側方移動では，重心移動側の坐骨と大腿部へ身体重心が移動し，重心移動側と反対側の骨盤の挙上，重心移動側と反対側への体幹の側屈がおこる．両肩峰はほぼ水平で頭部は重力方向に立ち直る．斜め方向の重心移動では回旋運動が加わる（図6）．

協調運動障害を呈する患者では，重心移動幅が少ない（支持基底面の周辺まで重心を移動できない），重心移動中や身体重心を移動した位置で身体が動揺する，重心移動がスムーズにできない，健常者とは異なる静的・動的アライメントをとる，などの現象が観察される．

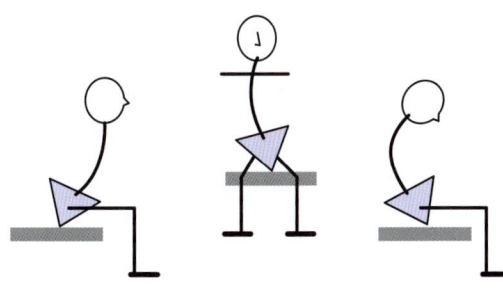

前方への重心移動　側方への重心移動　後方への重心移動

図6　座位での前後左右方向の重心移動
健常者では，座位での重心移動の際の骨盤，体幹などのアライメントに一定の傾向性がある．健常者のアライメントや重心の移動幅をイメージしながら患者の動作を観察すると，異常な点が見つけやすい．

2) 立位バランス

　立位は重心位置が高く，支持基底面も狭いため不安定な姿勢である．立位でのバランスの検査方法として，開脚位→閉脚位→片脚位へと徐々に支持基底面を小さくして，一定時間の立位保持の可不可をみる直立検査がある．安定性限界と重心動揺との関係からみると，一定時間やっと立位を保てる条件では安定性限界と重心動揺の大きさがほぼ等しくなる．つまり，直立検査により安定性限界に対する相対的な重心動揺の大きさを推測することができる．

　姿勢保持のレベルでは，座位と同様に身体の動揺の程度，立位姿勢を分析する．立位での重心動揺は支持基底面によって変化するので，身体の動揺の大きさを比較するためには支持基底面を一定にして観察する必要がある．協調運動障害を呈する患者では，関節を中間位に保持することが困難になり，患者に両膝関節を軽度屈曲した半スクワット姿勢をとらせると，上下方向を含む身体の動揺がみられる．これは重力に抗しつつ，一定の関節位置を保つために必要な下肢の伸筋と屈筋の協調的な筋活動が乱れた状態である．

　重心移動のレベルでは，患者に前後左右への重心移動，体幹の前後屈や回旋，その場での下肢の屈伸運動などを行わせ，重心移動幅，移動動作中の身体の揺れ，重心移動位置でのアライメントを分析する．立位での姿勢保持の戦略には，足関節戦略（ankle strategy），股関節戦略（hip strategy），ステップ戦略（stepping strategy）がある．協調運動障害を呈する患者では，重心の移動に伴って股関節戦略やステップ戦略が生じやすい．

　移動のレベルでは，歩行の前段階やステップ反応の確認として，片側の下肢を支持脚としてもう一方の下肢を前後左右に踏み出すステップ動作を観察する．健常者では一歩踏み出して再びもとの立位姿勢に戻ることが安定してできるが，協調運動障害を呈する患者では踏み出し幅が小さかったり，踏み出す方向や距離が一定しなかったり，一歩踏み出した際に身体が動揺したりする．片側の下肢を一歩踏み出すためには，もう一方の下肢を支持脚とした片脚立ち姿勢での安定性が要求される．

c. 立ち上がり（椅子座位から立位）

　立ち上がりは座位から立位への姿勢変換動作である．立ち上がりの際には，まず重心を足部に移動するために体幹を前屈する．次いで足部に重心を収めながら体幹，股関節，膝関節を伸展し，重心を上方に移動して立位となる．座面から殿部がわずかに浮いた姿勢が中間姿勢になり，準静的動作ではこの中間姿勢での安定性が重要になる．協調運動障害を呈する患者では，重心が足部に移動する前に立ち上がろうとして後方に倒れる，前方向への重心移動が大きすぎて前方向に倒れる，中間姿勢から立位になる過程で支持基底面から重心が逸脱し姿勢を崩したりする（図7）．立位から椅子座位になる着座動作は，下肢の抗重力筋の遠心性活動を伴う．遠心性の筋活動はコントロールが難しいとされており，患者はゆっくりと着座することができず，急激にドタンと座面に腰を落としたりする．

　床から立ち上がる場合は，安定性を保つために四つ這いから高這いを経て立ち上がることが多い．このときも，最後の高這いから両手を離して立位になる段階で不安定になりやすい．

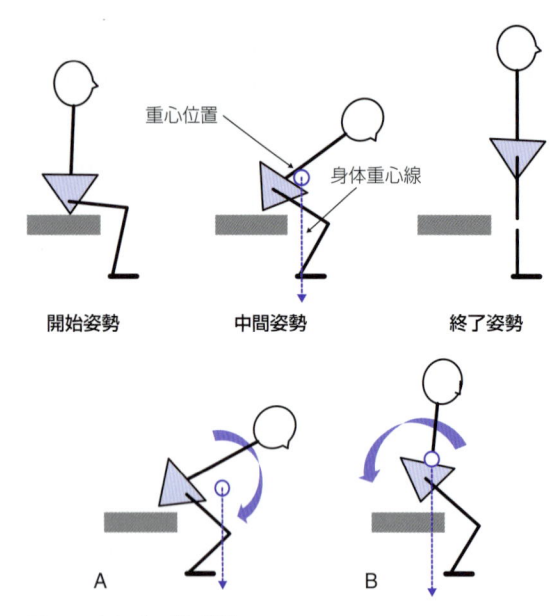

図7 立ち上がり動作
中間姿勢で足部からなる支持基底面に身体重心線が収まることがポイント．バランス障害があると（A）体幹を前傾しすぎて前方にバランスを崩したり，（B）身体重心が足部に移る前に立ち上がり，後方にバランスを崩したりする．

d. 歩行

歩行では，歩隔を広げて歩く（wide base），踵接地期に足関節が過度に背屈する，身体が動揺する，立脚期にスムーズな二重膝機構がみられない，立脚後期に蹴り出しが少なく十分に股関節が伸展しない，立脚期に不意に膝折れをおこす，肩甲帯から上肢が過緊張し肩甲帯が挙上し上肢が外転する，などの現象がみられる．これらは協調運動障害による身体の動揺に対する代償動作，不意な脱力に備えるための下肢の過剰な筋活動，身体の不安性からくる精神的な筋緊張の増加，立脚期に十分な安定性が得られず次のステップが乱れることなどが原因となっている．

C 治療への示唆

小脳性協調運動障害による機能的制限について，バランス障害を中心に述べてきた．中枢神経系疾患の理学療法においては，運動と認知を含む課題を実行するなかで神経系の再組織化または新たな運動学習が生じることが1つの前提となっている．そこでは，目標として獲得する動作の選択と運動療法として実施する課題の条件設定が重要になる．理学療法士は患者の動作を分析し，適切な動作練習が実施できるように介助，誘導，指示を行う役割を担っている．

小脳性協調運動障害の動作障害の核は筋活動の協調性の乱れであり，観察されるのは身体の動揺や運動のタイミングの乱れである．小脳性協調運動障害の理学療法では，身体の重心位置やアライメントを調整しつつ，適切なタイミングで動作課題を繰り返し練習し，適切な動作の運動学習を促すことが基本になる．患者は協調運動障害に対して代償的に対応し，そのことがよりバランス障害を助長していることもある．それを見極め，修正することも理学療法士の役割である．

しかしこの方法では，進行性の疾患や重度な小脳の損傷がある場合には限界がある．バランスは転倒しないこと，作業をするための安定した姿勢を提供することなど，生活における安全性や効率性に必要な機能である．協調運動障害のみに着目せずに，バランスやバランス能力にかかわるほかの要素を考慮して代償的にバランス能力やバランスを改善または維持する方法を考えることも重要である．

●参考文献

1) Shumway-Cook, A., et al.（著），田中 繁ほか（監訳）：モーターコントロール―運動制御の理論から臨床実践へ．原著第3版，医歯薬出版，2009．
2) 奈良 勲ほか（編）：姿勢調節障害の理学療法．医歯薬出版，2004．
3) 柳澤 健（編）：運動療法学．改訂第2版，pp.47-96，金原出版，2011．
4) 望月 久：バランストレーニングの基本．PTジャーナル，42:231-239, 2008．

第10章
末梢神経障害（筋出力障害）

I 腓骨神経麻痺，橈骨・尺骨・正中神経麻痺

■学習目標
- 腓骨神経麻痺，橈骨・尺骨・正中神経麻痺の主な症状・徴候を理解できる．
- 腓骨神経麻痺，橈骨・尺骨・正中神経麻痺の機能障害を理解できる．
- 腓骨神経麻痺，橈骨・尺骨・正中神経麻痺の機能的制限を理解できる．
- 腓骨神経麻痺，橈骨・尺骨・正中神経麻痺の機能障害と機能的制限の関係を理解できる．

末梢神経と骨格筋の関係は解剖書に詳細に記述されており，末梢神経障害の診断名から麻痺の病態を説明し，さらに筋機能や知覚障害の状態によって病巣部位・障害の程度を推定することもできる．末梢神経障害（筋出力障害）によって四肢の効果器である手足は特徴的な変形や病態を呈するが，神経の損傷の程度や治療経過によってさまざまなバリエーションを有する．さらに骨折や筋腱損傷は末梢神経障害の病態をさらに複雑にする．

しかし解剖学的知識と病態運動学的な視点をもつことで，複雑多岐にわたる病態の原因を理解し，各個体に応じた的確な治療を行うことができる．

本項では複合的な神経損傷ではなく，単一神経麻痺を運動学的な視点でとらえ，その病態を正確に理解することを通して，人体構造と運動機能の妙を感じていただきたい（表1）．

A 運動を制限する症状・徴候

1 腓骨神経麻痺

解剖学的には，坐骨神経は膝窩で脛骨神経と総腓骨神経に分岐し，さらに総腓骨神経は腓骨小頭レベルで深腓骨神経と浅腓骨神経に分かれる．深腓骨神経は足関節および足趾の伸展にかかわる前脛骨筋，長母趾伸筋，長趾伸筋などを支配し，浅腓骨神経の運動枝は長・短腓骨筋を支配する．

腓骨小頭部が後面から長時間圧迫されたときに（深）腓骨神経麻痺を発生する．この腓骨神経麻痺では足・足趾の伸展筋群が麻痺し，つま先が下がった状態"下垂足"を呈する（図1）．

腓骨神経麻痺の歩行は，遊脚期にはつま先が重力に従って鉛直方向に垂れ下がり，接地期はつま先から床に接地してから踵を床に下ろす．その歩容が鶏（にわとり）の歩く姿に似ていることから"鶏歩（steppage gait）"と称される．

歩容は特徴的であるが，腓骨神経完全麻痺であっても骨性支持によって荷重は可能であり，高齢や足底の感覚障害を伴わなければ，平地は不安定ながらも歩行可能である．また靴や靴下をはくときには，足趾が屈曲位となり中で引っかかる．深腓骨神経麻痺の感覚障害は通常，足背部の母指基部の足背から下腿外側にかけて認めるが，日常生活で支障となることはあまりない．

2 橈骨神経麻痺

橈骨神経は，上腕三頭筋，上腕筋，腕橈骨筋，長橈側手根伸筋，肘筋，さらに前腕部の短橈側手根伸筋，総指伸筋，固有小指伸筋，尺側手根伸筋，長母指外転筋，短母指伸筋，長母指伸筋，固有示指伸筋を支配する．

表 1　麻痺と徴候の一覧

	徴候	筋
腓骨神経麻痺	下垂足	前脛骨筋，長母趾伸筋，長趾伸筋，長・短腓骨筋，短趾伸筋
橈骨神経麻痺	下垂手 握力低下	上腕三頭筋，上腕筋，腕橈骨筋，長橈側手根伸筋，肘筋，短橈側手根伸筋，総指伸筋，固有小指伸筋，尺側手根伸筋，長母指外転筋，短母指伸筋，長母指伸筋，固有示指伸筋
尺骨神経麻痺	鷲手 小指知覚障害 Froment 徴候 指離れ徴候	尺側手根屈筋，深指屈筋（環小指），短掌筋，小指外転筋，小指対立筋，短小指屈筋，骨間筋，虫様筋，母指内転筋，短母指屈筋（深頭）
正中神経麻痺	猿手 示指知覚障害	円回内筋，長掌筋，橈側手根屈筋，深指屈筋（示中指），浅指屈筋，長母指屈筋，方形回内筋，短母指外転筋，母指対立筋，短母指屈筋（浅頭），虫様筋（I, II）

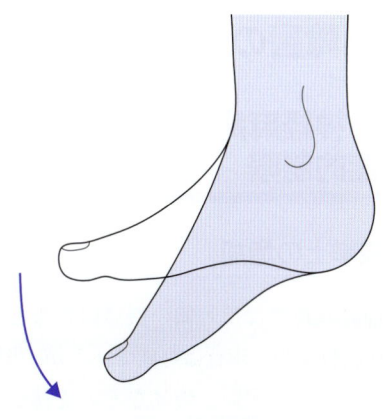

図 1　下垂足

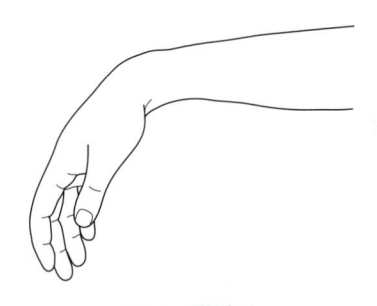

図 2　下垂手

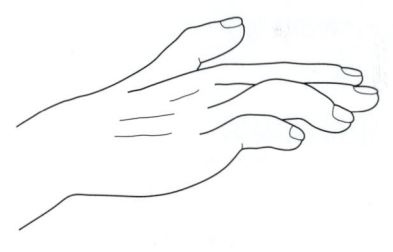

図 3　鷲手

橈骨神経麻痺は上腕骨骨折に伴う神経損傷，あるいは泥酔時に上腕部の後外側を長時間圧迫した際に生じることが多い．神経損傷の形態や程度によって完全麻痺あるいは不完全麻痺となる．完全麻痺では前腕回内位にすると手部が垂れ下がった状態のいわゆる"下垂手"となる（図2）．橈骨神経麻痺の手で物をつかむことは可能だが，手関節が掌屈位となり指伸展も不十分なため大きなものはつかみにくい．

また橈骨神経麻痺は損傷部位によって高位麻痺と低位麻痺に分けられる．低位麻痺では，長橈側手根伸筋が機能するため典型的な下垂手とはならない．

3　尺骨神経麻痺

尺骨神経は，尺側手根屈筋，深指屈筋（環小指），短掌筋，小指外転筋，小指対立筋，短小指屈筋，骨間筋，虫様筋，母指内転筋，短母指屈筋（深頭）を支配する．

尺骨神経麻痺では中手指節関節（以下，MP 関節）の過伸展を生じる．この手を鷲手（わして）変形という（図3）．そのほか母指と示指橈側面で

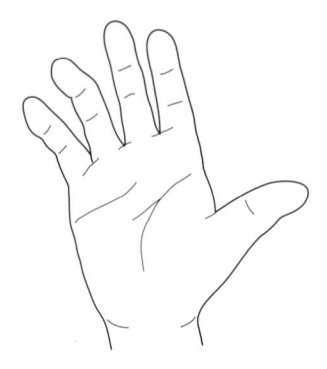

図4 猿手

つまみ動作をした際に出現するFroment（フロマン）徴候（Froment sign），指を内転した際に小指だけが離れて逃げているような状態の指離れ徴候（finger escape sign, フィンガーエスケイプ徴候）を認める．麻痺後の経過が長くなると，MP関節伸展拘縮や第1背側骨間筋の萎縮により同部の著明な陥凹なども生じる．

尺骨神経麻痺は外傷により急性発症するほか，外傷後に数年〜数十年が経過したあとで遅発性に発症する場合も多い．遅発性尺骨神経麻痺やGuyon（ギヨン）管症候群では，知覚障害，巧緻性低下，筋力低下は緩徐に進行する．

4 正中神経麻痺

正中神経は，円回内筋，長掌筋，橈側手根屈筋，深指屈筋（示中指），浅指屈筋，長母指屈筋，方形回内筋，さらに手内筋の短母指外転筋，母指対立筋，短母指屈筋（浅頭），虫様筋（I，II）を支配する．

正中神経麻痺では把持動作が困難となり，母指球筋は平坦化し手の対立運動が困難ないわゆる"猿手"となる（図4）．母指球筋の萎縮は手掌を合わせるように近づけて橈側から左右を比較するように観察すると容易に確認できる．

正中神経麻痺では，母指，示指，中指に知覚脱失（または鈍麻）が機能的な障害としては重要になる．運動麻痺としては，高位麻痺では前述の筋がすべて麻痺するため把持動作は困難となる．しかし手根管症候群のような低位麻痺では長母指屈筋，浅指屈筋，深指屈筋に麻痺を生じないため，把持動作は不十分ながら可能である．

正中神経麻痺の病態も原因や経過によって異なり，手根管症候群初期のように比較的軽度な麻痺から神経断裂といった完全麻痺まで多様である．

比較的稀であるが，正中神経の分岐である前骨間神経に限定した麻痺を生じることがある（前骨間神経症候群）．母指示指の指先で対立運動検査（perfect O test；パーフェクト・オー・テスト）を行うと，涙のしずく様のteardrop outlineを呈するが，知覚障害は伴わないのが特徴である．

B 運動障害の分析

1 腓骨神経麻痺の機能障害と機能的制限

a. 下肢挙上の増加

腓骨神経麻痺では反対側の機能障害など合併症がなければ暫定的に歩行は可能であるが，当然つま先は引っかかりやすい．装具などの支持がなければ足関節は底屈位となり，膝からつま先までの見かけ上の長さが長くなる．そのため遊脚期のトゥクリアランス（toe clearance；つま先と床面との距離）を確保するため膝関節の位置は高くなる（図5）．

立脚期はつま先接地からはじまり足底全体の接地へ移行する．足関節は下腿を垂直に保つことで骨性支持が得られ（図6），下腿三頭筋の収縮によって立脚中期が保持される．発症後比較的早期にはゆっくりと足を膝下に降ろすように接地する．麻痺状態に慣れると下腿を前方にやや大きく振り出し，落下するタイミングでつま先から足底へ接地させる．正常歩行では踵接地期から足底接地までの間に前脛骨筋は遠心性収縮して踵接地期の床からの衝撃を緩衝するが，腓骨神経麻痺では困難となり，踵で床を踏みならすため足音は左右で異なる．

立脚中期での足関節制御が不十分なため患側単

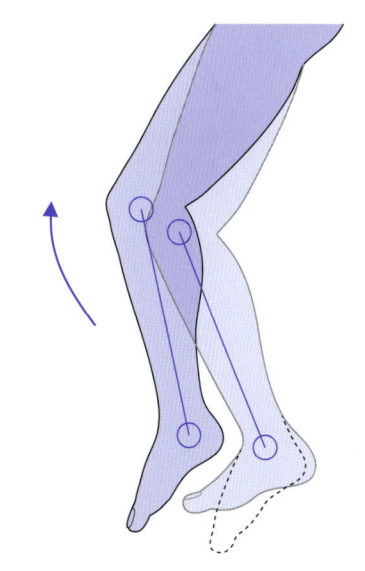

図5　下垂足のトゥクリアランス確保

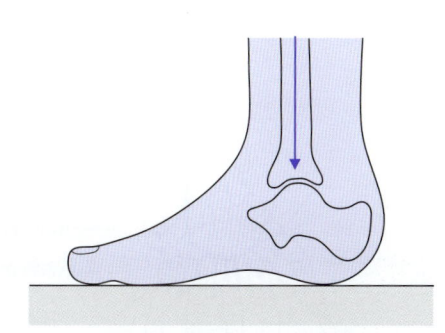

図6　足底接地時の荷重線

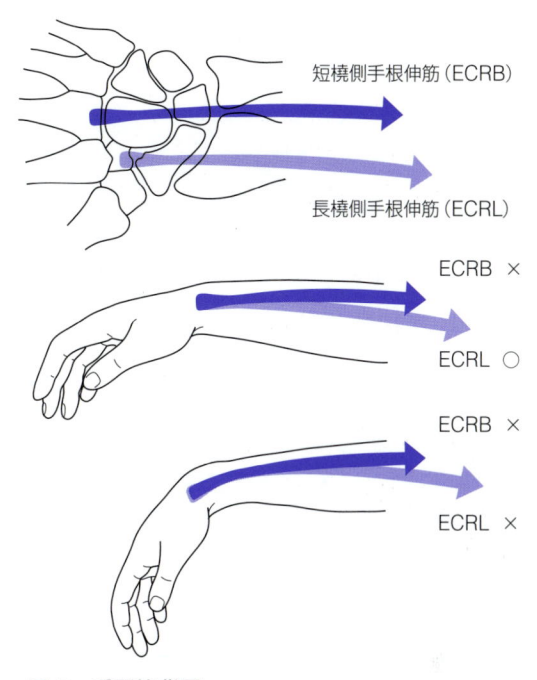

図7　手関節背屈
長橈側手根伸筋の麻痺の有無で手関節背屈の角度が変わる．

独の立脚時間短縮や荷重量の抑制を伴う．杖・松葉杖の使用は支持基底面を拡張させ，高齢者などのバランス機能の不足を補助する．

2　橈骨神経麻痺の機能障害と機能的制限

a．下垂手の発生機序

　手関節背屈の主動作筋は長橈側手根伸筋（**図7**うす紫矢印）と短橈側手根伸筋（**図7**紫矢印）である．橈骨神経の高位麻痺では，両者が麻痺するため完全な下垂手となるが，肘・前腕部で神経障害となる低位麻痺の場合，長橈側手根伸筋の随意収縮が可能なため典型的な下垂手とはならない．当然ながら，神経は中枢から末梢へ回復するため，その過程（どこまで回復したか）によって手関節の自動伸展可動域は変化する．

b．握力の低下

　手関節屈曲位では浅指屈筋，深指屈筋がすでに短縮位となり（**図8**），筋収縮力が末梢まで伝わりにくく握力の低下を認める．橈骨神経ブロックで手関節伸筋を一時的に麻痺させると握力は50％まで低下する[1]．また手関節が掌屈20°の場合では最大握力の80％程度に低下する[2]．
　手関節屈曲位において浅指屈筋は相対的にゆるむ肢位となるため，筋収縮力が手部で効果的に発揮できない．

c．MP関節は伸展できないが，PIP関節は伸展できる

　橈骨神経麻痺では下垂手に加えてMP関節の伸展障害も認めるが，PIP関節とDIP関節は伸展が

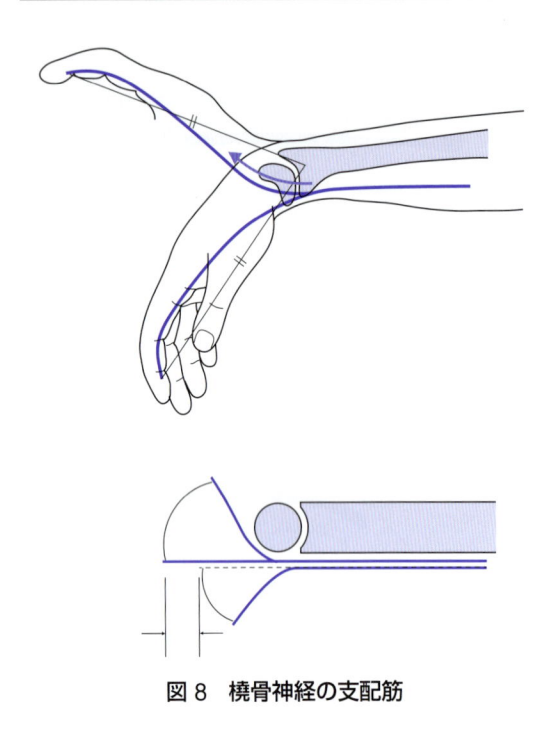

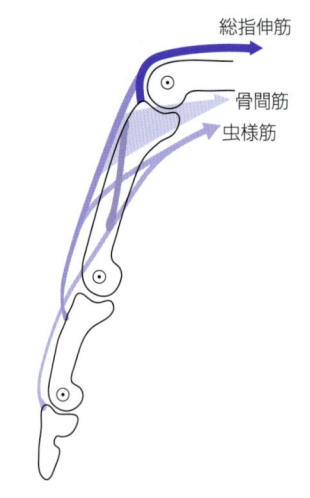

図 9　PIP・DIP 関節の伸展
〔荻島秀男（監訳）：カパンディ関節の生理学Ⅰ上肢.
医歯薬出版, 1986 より改変〕

図 8　橈骨神経の支配筋

可能である（図9）．
　MP関節を直接的に伸展する筋は基節骨基部背側に付着する総指伸筋のみである．したがって，橈骨神経麻痺によってMP関節の伸展は困難となる．
　しかし，正中尺骨神経支配の骨間筋と虫様筋がPIP関節とDIP関節の軸中心よりも背側を通過するため伸展運動が可能である．骨間筋と虫様筋はMP関節の運動軸中心の掌側を通過するため，MP関節においては屈曲に作用する（図9）．

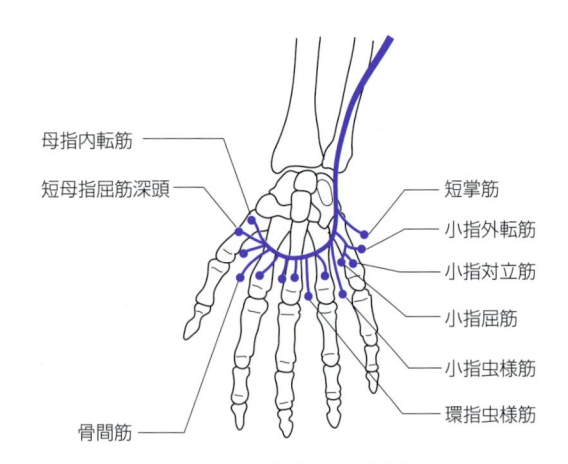

3　尺骨神経麻痺の機能障害と機能的制限

a. 鷲手の発生機序

　尺骨神経は図10のように母指から小指までの手内筋を支配しているが，MP関節過伸展とPIP関節屈曲という鷲手特有の変形は，環指と小指に特に顕在化する（図3）．
　環指MP関節の屈伸運動に関与する筋は総指伸筋，浅指屈筋，深指屈筋，骨間筋，虫様筋の5つ

図 10　尺骨神経と手内筋

である．そのうちMP関節の伸展に作用する筋は総指伸筋のみで，ほかの4つはすべて屈曲に作用する．正常な手の安静肢位はこの5つの筋の安静時筋緊張のバランスで保持されている（図11A）．
　尺骨神経麻痺になると，骨間筋と虫様筋が機能しないため筋緊張のバランスが崩れ，MP関節の過伸展を認めるようになる（図11B）．PIP関節とDIP関節においては，骨間筋と虫様筋は伸展筋として作用するため，尺骨神経麻痺ではPIP関節とDIP関節の随意的な伸展が困難となり軽度屈曲位となる．

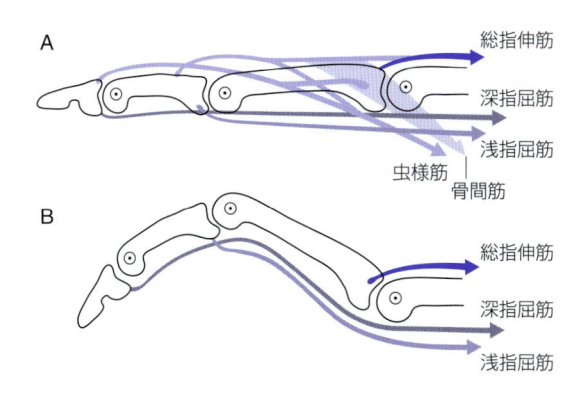

図11 鷲手（MP関節過伸展）の発生機序

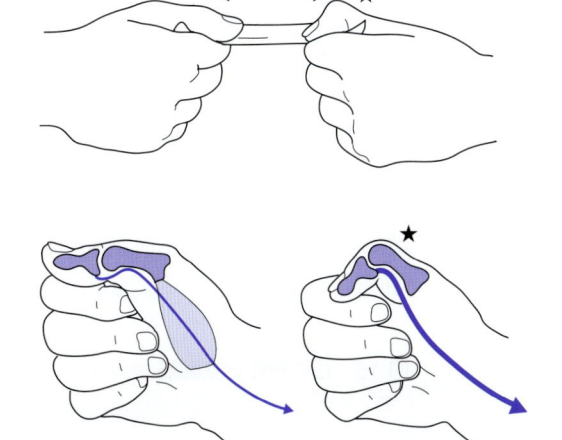

図12 Froment徴候の発生機序

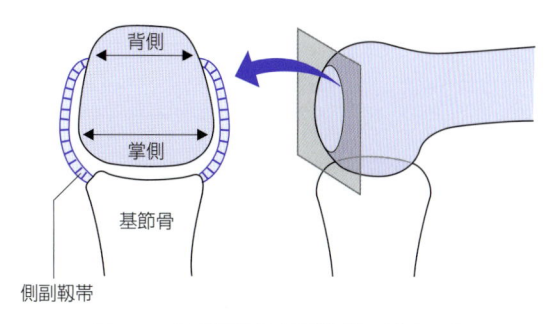

図13 中手骨頭と側副靱帯（水平面）

ただし示指・中指は虫様筋が正中神経支配のため環指・小指と比較してMP関節の過伸展を認めにくい（図3）．したがって，尺骨神経と正中神経の両方が麻痺した場合には，示指から小指までのMP関節が過伸展となり典型的な鷲手となる．

b. Froment徴候

Froment徴候は母指と示指の橈側で横つまみ動作（side pinch）を行った際に，母指IP関節が強く屈曲する代償的なつまみ動作である（図12）．

この横つまみ動作に関与する筋は示指を固定する第1背側骨間筋，母指を押しつける母指内転筋，短母指屈筋（浅頭・深頭），第1掌側骨間筋である[3]．そのうち短母指屈筋浅頭を除きすべて尺骨神経によって支配されている．したがって，図12左のような横つまみ動作で紙の引っ張りに耐えられないときに，長母指屈筋による母指IP屈曲（★）が顕著となる．この検査のコツはしっかりと示指橈側面で行わせることと，母指先端で押さえ込みやすい，やや薄手の紙を使うことである．

c. MP関節の伸展拘縮

MP関節は中手骨頭の解剖学的特徴と側副靱帯の走行のため伸展拘縮を生じやすい．中手骨頭を長軸と直交した水平面でとらえてみると背側で細く，掌側でやや幅広くなっている（図13）．MP関節が伸展位では側副靱帯は中手骨頭の背側に位置するが，屈曲とともにその末梢は掌側に移動する．そのためMP関節の側副靱帯や副靱帯は伸展位のときよりも屈曲位において緊張状態となる．

さらに矢状面でみると，曲率半径の違いから伸展位よりも屈曲位のほうが基節骨は運動軸中心から遠くなる（図14）．

d. 手内筋拘縮

PIP・DIP関節の関節構造自体に障害がなくても，手内筋（骨間筋・虫様筋）に筋拘縮が発生することにより関節運動の制限を生じることがある．これがいわゆる手内筋拘縮である．骨間筋・虫様筋は図11Aのようにに MP関節伸展位では伸張された状態にある．その肢位で，さらにPIP・DIP関節を伸展させると，骨間筋・虫様筋は一層強い

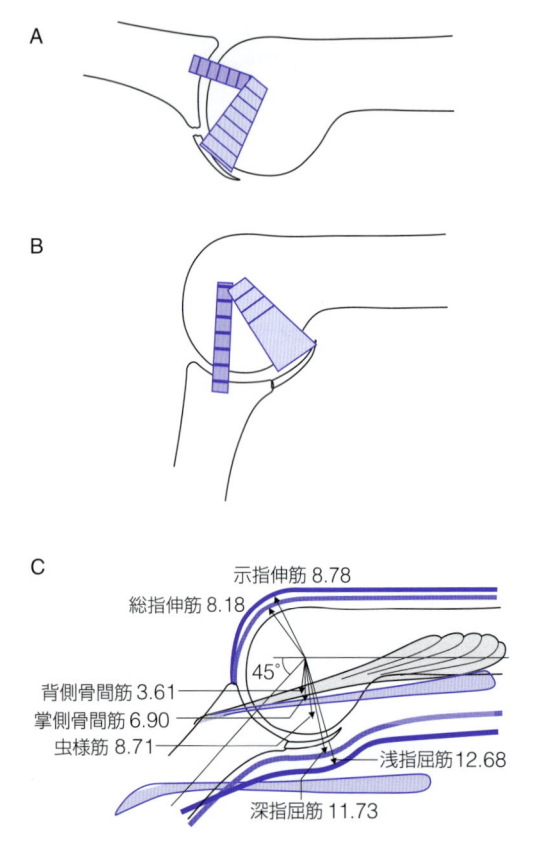

図14 中手骨頭と側副靭帯（矢状面）
側副靭帯と副靭帯はAよりもBで伸張されている．C：MP関節45°屈曲位における関節中心からの距離（mm）．浅・深指屈筋は骨間筋・虫様筋よりも遠いところを通過する．

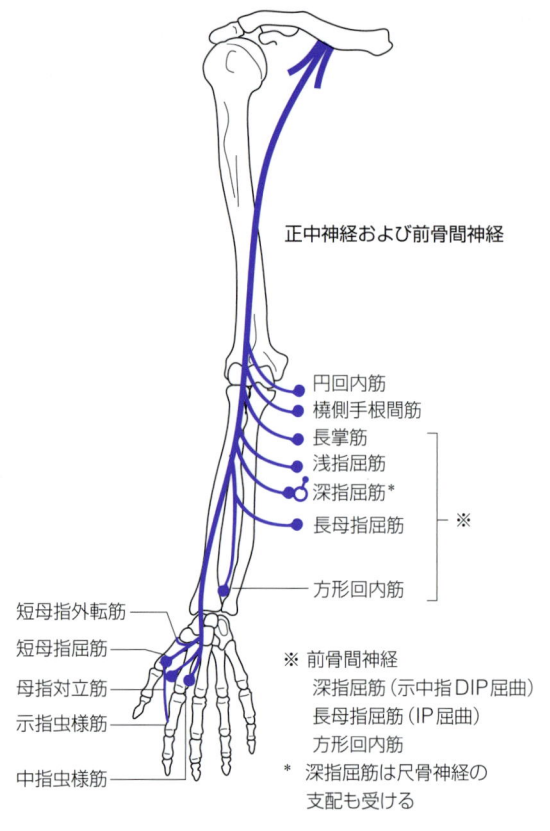

図15 正中神経と支配筋

伸張状態となる．したがって，手内筋拘縮が発生するとMP関節伸展位でPIP・DIP関節屈曲が制限され，MP関節を屈曲するとPIP・DIP関節屈曲も可能となる．

4 正中神経麻痺の機能障害と機能的制限

a. 猿手

正中神経麻痺による猿手は，母指球筋が平坦化し母指と手指の指先つまみ動作（対立運動）が困難な状態である．

母指の対立運動に関与する筋は，長母指外転筋，短母指外転筋，母指対立筋，短母指屈筋である．そのうち正中神経は短母指外転筋，母指対立筋，短母指屈筋（浅頭）を支配しているため，筋萎縮が進むと母指球筋の平坦が顕著になる（図15）．

b. teardrop outline 形成の機序

手関節レベルでは麻痺がなく前骨間神経に限局した麻痺が発生すると，母指示指の対立運動検査（perfect O test）で，涙のしずく様のteardrop outlineを認める（図16）．

前骨間神経は深指屈筋（示中指DIP屈曲），長母指屈筋（IP屈曲），方形回内筋を支配している．したがって，前骨間神経麻痺では長母指屈筋の脱力（母指IPが曲げられない）と示指深指屈筋の脱

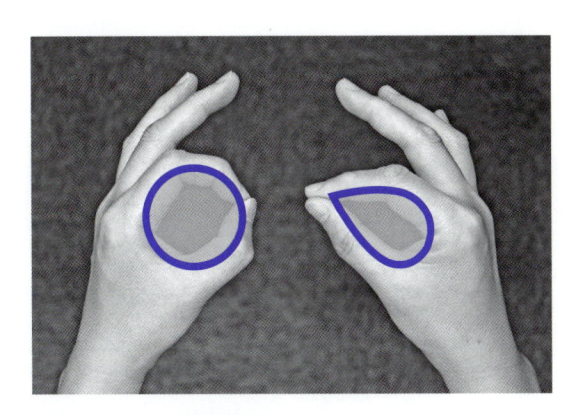

図16　涙のしずく徴候
図左のように母指と示指で対立運動動作（パーフェクト・オー・テスト）をすると，右手は母指IPと示指DIP屈曲が困難なため左のような正円形にならず，涙のしずく様の形となる．

力（示指のPIP関節は曲げられるがDIP関節が曲げられない）を呈する．

C 治療への示唆

　神経麻痺（障害）の原因は，外傷性，絞扼性，代謝性，薬剤性などがある．外傷性神経損傷はSeddon（セドン）分類で，ニューラプラキシア（neurapraxia），アクソノトメーシス（軸索断裂；axonotmesis），ニューロトメーシス（神経断裂；neurotmesis）に分類される．この分類に応じて臨床症状，臨床経過，治療方針や予後が異なる．神経断裂であれば神経縫合が不可欠であり，絞扼性神経障害であれば神経の除圧や保存療法が選択される．また高齢であれば神経再生の期待値も下がり，糖尿病などの基礎疾患もマイナス要因になることは周知のとおりである．

　末梢神経麻痺の治療においてはまず神経機能が回復する可能性が高いのか，低いのか，そして回復の見込みは不明なのかを判断して治療を始めることが大切である．

1　腓骨神経麻痺

　持続性圧迫に起因する腓骨神経麻痺は通常ニューラプラキシアに分類され，回復は良好なことが多い．回復の可能性が高い（予後良好）と判断される場合は，歩行練習や障害部位以外の強化，あるいは経過観察のみとなる．当然，転倒予防と二次的障害（麻痺筋の過伸張や皮膚損傷）の予防は重要である．下垂足には装具療法が有用である．活動性の低い患者にはOMCのような簡便なもの，強い支持性が必要な場合には，shoe hornのように剛性の高いものを適用し，歩行活動の多い場合はクレンザック継ぎ手やドリームブレース®のようなアシスト機能のあるもの，といった具合に目的に応じた装具を選択する．臥床安静を要する患者であれば良肢位の保持と病巣部位の除圧を行う．

　経過中はTinel（チネル）徴候などによって回復所見を早期に把握し，徒手筋力検査の2の段階から積極的な筋力増強運動を追加する．発症後長期経過のために予後不良と予測される場合は，機能再建術を考慮しつつ，日常活動や就労状況に合わせた代償的な手段も検討する．

2　橈骨・尺骨・正中神経麻痺

　上肢の神経麻痺では各種検査が特に重要となる．手指の知覚検査，関節拘縮の有無，手の運動機能検査，徒手筋力検査，電気生理学的検査などを行う．さらに熱傷などの二次的外傷予防や関節拘縮の予防について患者へ十分に指導しておく．筋力検査は単一筋ごとに行い，破格も考慮しつつ神経支配との整合性を検討する．定期的な評価は，回復経過を理解し治療計画の適否・見直しをするうえで重要な情報源となる．

　手関節を良肢位に保ちまた手指機能を有効に活用するために，各神経麻痺に適した装具を選択し適用する．随意収縮が認められる場合は筋電計バイオフィードバックや神経筋促通手技を用い筋疲労に注意しつつ適用する．

　神経縫合や神経移植では術部の安静と拘縮予防，合併症予防が重要である．また神経機能の再建が困難なときは腱移行などの機能再建術となる．さ

らに骨折や腱損傷を合併している場合は，固定や運動制限が必要なことも多く，治療計画の全体像の把握に努める．神経損傷に遅れてカウザルギア〔複合性局所疼痛症候群（CRPS）type 2〕を伴うこともあり，疼痛の訴えや症状の変化には十分な配慮が必要である．

正中神経麻痺のなかでも手根管症候群は臨床的によくみかける病態である．早期に薬物療法，装具療法，日常生活動作指導によって軽快することが多いが，症状の改善が十分でない場合は，装具療法や手術療法に移行する．また長期経過した麻痺の場合，筋や関節にも非可逆性の変化が生じ，機能的な回復は不十分となる．

このような全体的な治療経過を把握したうえで，個々の患者の経過ははたしてどこに位置し，今後どのように推移するのかを絶えず考えながら治療に当たることが重要である．

上記に限らず神経麻痺の回復見込み（可能性）に対応した治療計画の全体像を理解し，理学療法に求められる目的，成果（短期目標）を明確にする．そこに病態を理解する運動学の視点があることは，的確な治療をするためだけでなく患者自身で行うセルフトレーニングやオーバーストレッチなどの外傷予防といった患者指導（教育）にも有効である．

● 引用文献
1) 庄 智矢ほか：握力についての考察. 整形外科, 25:1259, 1975.
2) 鈴木 徹ほか：手関節肢位と握力の関係について. 理学療法学, 13:409, 1986.
3) 荻島秀男（監訳）：カパンディ関節の生理学 I 上肢. 医歯薬出版, p.258, 1986.

● 参考文献
1) 山内裕雄ほか（共訳）：手の診療マニュアル. 南江堂, 1991.
2) 上羽康夫：手──その機能と解剖. 第5版, 金芳堂, 2010.

II 腕神経叢麻痺

■学習目標
- 腕神経叢麻痺の主な症状・徴候を理解できる．
- 腕神経叢麻痺の機能障害を理解できる．
- 腕神経叢麻痺の機能的制限を理解できる．
- 腕神経叢麻痺の機能障害と機能的制限の関係を理解できる．

腕神経叢麻痺は，①オートバイの転倒事故，②スポーツでの転倒などにより，上腕が引き抜かれるような外力が働いた場合に生じやすい．その他，分娩麻痺，腕神経叢周囲の外科手術，鎖骨骨折，肩関節脱臼などが原因となる．

A 運動を制限する症状・徴候

腕神経叢は，第5頸髄神経（C5）から第1胸髄神経（Th1）の5本の神経根（root）から形成されている．この5本の神経根は，脊柱管を出て，鎖骨と第1肋骨の間を通り腋窩に到達するまでの間に神経線維が複雑に絡み合い，くさむら（叢）のようにみえるため，腕神経叢と呼ばれる．腕神経叢損傷に伴う症状は，神経損傷の部位，範囲，程度により大きく異なる．そのため，主要な症状である運動麻痺や感覚障害を理解するためには，腕神経叢の構造を十分に理解し，損傷されている神経の部位，範囲，程度を把握する必要がある．これらの把握は，予後や治療方法の決定にも重要な資料となる．

1 腕神経叢の構造を理解する

a. 運動・知覚ニューロン

細胞体とその突起である神経線維を合わせてニューロンという．細胞体には多くの樹状突起があり，その1つが神経線維である．神経線維には軸索とそれをとりまくようにSchwann（シュワン）細胞があり，神経鞘を形成している．細胞体は，軸索の機能と構造を維持する役割をもっている．そのため，神経線維が障害されるとその部位と細胞体の間の軸索には変性〔Waller（ワーラー）変性〕が生じず維持されるが，障害部位より末梢の軸索にはWaller変性が生じる．

運動ニューロンの細胞体は脊髄の前角にある細胞（前角細胞）で，神経線維は前根から出て末梢の骨格筋につながる．前角細胞で生じた遠心性インパルスは末梢の骨格筋に送られ筋活動が生じる．感覚ニューロンの細胞体は脊髄神経節にある．感覚ニューロンは，1本の突起をもつ単極細胞であり，その突起は，中枢枝と末梢枝に分かれ，末梢枝は皮膚，筋，腱などにある感覚受容器へ，中枢枝は後根から脊髄に入る．各受容器から生じた求心性インパルスを脊髄に送っている．

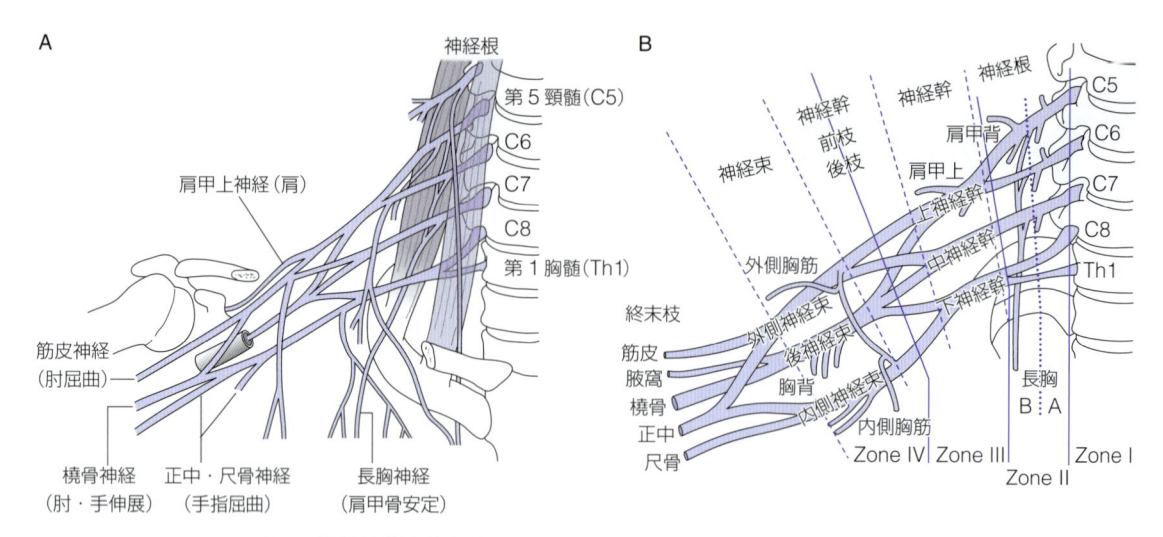

図1 腕神経叢損傷高位レベル分類
A：腕神経叢の解剖，B：Zone 分類
〔土井一輝：腕神経叢麻痺の診断と治療．日本医事新報，4491：54-61, 2010 より〕

b. 腕神経叢の解剖

図1Aは腕神経叢の解剖図である．C5からTh1の5本の神経根は，腕神経叢の中で**神経幹（trunk）**，**神経策（division）**，**神経束（cord）**，**神経（nerve）**へ移行していく．

神経幹には**上・中・下神経幹**がある．C5，第6頸髄神経（C6）で上神経幹を形成し，第7頸髄神経（C7）が単独で中神経幹を形成する．下神経幹は第8頸髄神経（C8）とTh1より形成される．これらの3つの神経幹はそれぞれが前枝，後枝に分かれる．

神経束には**外側・内側・後神経束**がある．上・中神経幹の前枝が外側神経束（C5～C7）を形成し，下神経幹の前枝が内側神経束（C8, Th1）を形成する．上・中・下神経幹の後枝が後神経束（C5～Th1）を形成する．

c. 神経根，神経幹，神経束レベルで分岐する神経を理解する

腕神経叢麻痺の機能障害を理解するためには，腕神経叢から直接分岐する神経とその支配筋も理解していく必要がある．神経根，神経幹，神経束レベル別に分岐する神経の神経名，髄節，支配筋をまとめると**表1**のようになる．

d. 神経レベルで分岐する神経を理解する

3つの神経束は最終的に以下の末梢神経となる．各末梢神経が生じる神経束，髄節，運動枝の支配筋・群筋，知覚終末枝の領域を**表2**に示す．

2 神経損傷の程度

神経損傷の程度は，Seddon（セドン）分類とSunderland（サンダーランド；Mackinnon, Dellon 改変）分類が用いられる[2]．

a. Seddon 分類

1）一過性伝導障害（neurapraxia）

圧迫などにより**神経線維に一過性に伝導障害が生じている状態**である．軸索の連続性は保たれているが，圧迫部には脱髄がみられることが多い．脱髄とは，Schwann（シュワン）細胞が軸索のまわりをとりまく際に層状の細胞膜が癒合して形成する髄鞘が変性，消失することをいう[3]．軸索が保たれているため機能回復は良好であり，伝導障

表1 神経根，神経幹，神経束別に分岐する神経名，髄節，支配筋

神経根レベルで分岐する神経

分岐神経根	神経名	髄節	支配筋
C5～7 神経根	長胸神経	C5～7	前鋸筋
C5, 6 神経根	肩甲背神経	C5, 6	大菱形筋，小菱形筋
C4, 5 神経根	横隔神経	C4, 5	横隔膜
C6～8 神経根		C6～8	斜角筋，頸長筋

神経幹レベルで分岐する神経

分岐神経根	神経名	髄節	支配筋
上神経幹	肩甲上神経	C5, 6	棘上筋，棘下筋

神経束レベルで分岐する神経

分岐神経根	神経名	髄節	支配筋
外側神経束	外側胸筋神経	C8, Th1	大胸筋，小胸筋
内側神経束	内側胸筋神経	C5～7	大胸筋，小胸筋
後神経束	肩甲下神経	C5, 6	肩甲下筋，大円筋，広背筋
	胸背神経	C7, 8	広背筋

表2 神経レベルで分岐する神経の神経束，髄節，運動枝の支配筋・筋群，知覚終末枝の領域

神経名	神経束	髄節	運動肢の支配筋・筋群	知覚終末枝の領域
筋皮神経	外側神経束外側	C5, 6	烏口腕筋，上腕二頭筋，上腕筋	前腕前外側面
腋窩神経	後神経束	C5, 6	三角筋，小円筋	三角筋下部
橈骨神経	後神経束	C6～8, Th1	上腕三頭筋，腕橈骨筋，肘筋，長・短橈側手根伸筋，尺側手根伸筋，指伸筋，回外筋，小指伸筋，長母指外転筋，長・短母指伸筋，示指伸筋	上腕背側（後上腕皮神経），前腕背側（後前腕皮神経），手背橈側（浅枝）
正中神経	外側神経束内側と内側神経束外側	C6～8, Th1	円回内筋，長掌筋，橈側手根屈筋，深指屈筋（橈側），浅指屈筋，長・短母指屈筋，方形回内筋，母指対立筋，虫様筋（第1, 2），短母指外転筋	母指の手掌側，第2, 3指，4指橈側
尺骨神経	内側神経束内側	C8, Th1	尺側手根屈筋，深指屈筋の尺側，母指内転筋，短母指屈筋，小指外転筋，小指対立筋，小指屈筋，背側骨間筋，掌側骨間筋，虫様筋（第3, 4）	手の尺側半分，第4, 5指

害がある期間は筋力低下がみられるが，伝導回復に伴い数週間内で回復する（図2）．

2）軸索損傷（axonotmesis）

軸索の連続性が途絶えているため，障害部位より末梢にWaller変性が生じる．しかし，Schwann細胞，神経内膜の連続性は維持され，軸索の再生経路が保たれている．そのため，障害部位から軸索再生が期待でき，損傷部位から効果器（運動神経では筋線維）までの距離により3～6か月で回復する[2]．神経線維の再生速度は平均すると1mm/日といわれている[4]（図3）．

3）神経断裂（neurotmesis）

軸索だけでなく神経内膜，Schwann細胞も連続性が途絶え，完全に断裂している状態である．軸

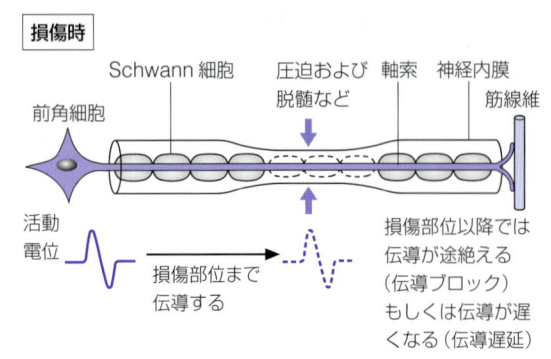

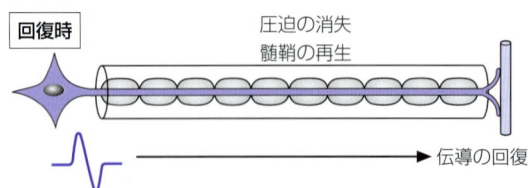

図2 一過性伝導障害（neurapraxia）
Sunderland（Mackinnon, Dellon 改変）分類第Ⅰ度損傷

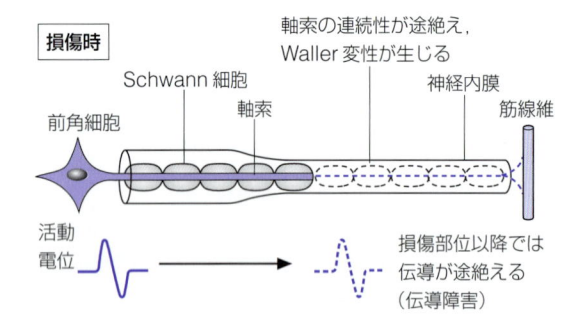

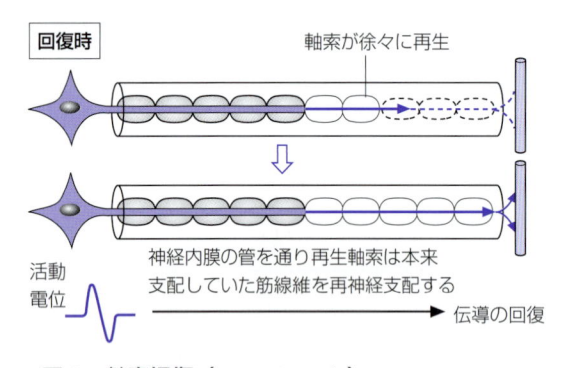

図3 軸索損傷（axonotmesis）
Sunderland（Mackinnon, Dellon 改変）分類第Ⅱ度損傷

索の再生経路が保たれていないため神経回復は望めない．回復には神経縫合術や神経移植術が必要となる．

b. Sunderland（Mackinnon, Dellon 改変）分類

1）第Ⅰ度損傷
Seddon 分類の一過性伝導障害に相当する（図2）．

2）第Ⅱ度損傷
Seddon 分類の軸索損傷に相当する（図3）．

3）第Ⅲ度損傷
第Ⅲ～Ⅴ度は Seddon 分類の神経断裂に相当する．第Ⅲ度損傷では軸索，神経内膜の連続性は途絶えるが，神経周膜，神経上膜の連続性は保たれている（図4）．神経内膜の破壊による瘢痕組織が軸索の回復を阻害するため第Ⅱ度損傷に比べ回復は遅延し，完全な回復は期待できない．また，過誤支配を生じることがある．

過誤支配とは，損傷した軸索が再生する際，損傷前に支配していた効果器（運動神経であれば筋線維）ではなく，異なる効果器に到達し支配するようになることである．機能の異なる効果器を神経支配できても再生した神経は十分に機能を発揮することができない[4]．

4）第Ⅳ度損傷
軸索，神経内膜，神経周膜の連続性は途絶えているが，神経上膜の連続性は保たれている（図4）．回復は神経縫合術や神経移植術を行わない限り不良である[4]．

5）第Ⅴ度損傷
軸索，神経内膜，神経周膜，神経上膜すべての連続性が途絶えているもので，神経が完全断裂している（図4）．回復には神経縫合術や神経移植術が必要となる[4]．

6）第Ⅵ度損傷
神経が部分的に切断され，第Ⅰ～Ⅴ度の神経損傷が混合されているものである．回復はそれぞれの神経損傷の程度により異なる．神経縫合術や神経移植術により，損傷が軽度な神経の機能損傷をおこす危険がある[4]．

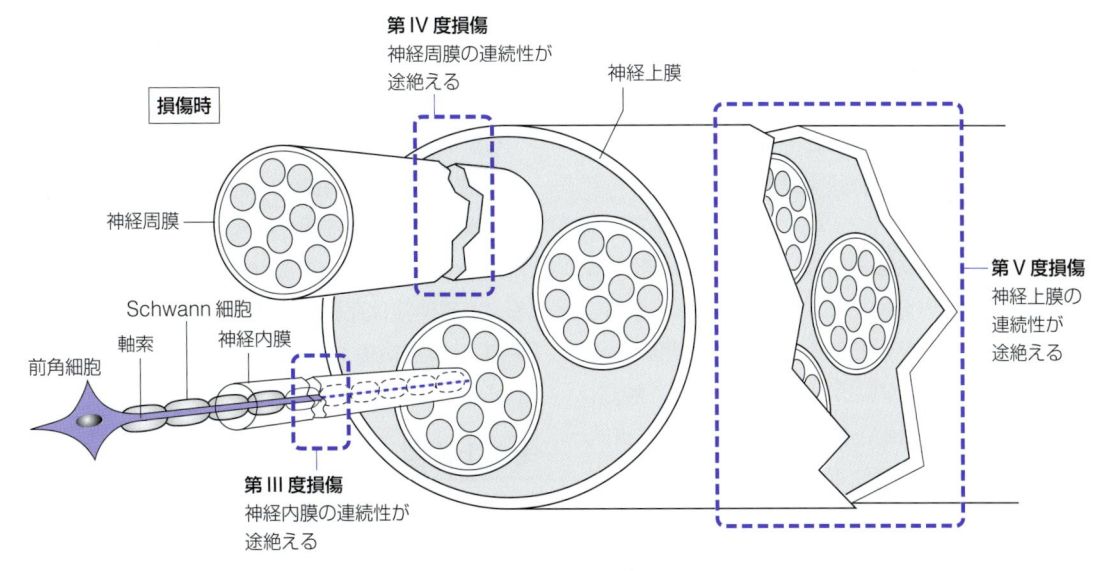

図4　神経断裂（neurotmesis）
    は Sunderland（Mackinnon, Dellon 改変）分類

3 損傷レベル

a. Nagano らの Zone 分類[5]

　損傷レベルは，神経根から神経幹，神経策，神経束，神経のどこの部分で神経損傷が生じているかを示している．損傷レベルは，Nagano らの **Zone 分類**[5] が用いられる（**図1B**）．Zone I は，脊椎管内の前根，後根の障害で，**節前損傷**と呼ばれる．節前損傷とは脊髄神経節より中枢側で障害されることをいう．脊髄神経節より末梢で障害される場合を，**節後損傷**という．節後損傷は，神経根部（Zone II），神経幹-神経策部（Zone III），神経束部（Zone IV），神経部（Zone V）のどこで障害されているかを分類する[2]．

　運動ニューロンは細胞体が脊髄前角細胞であるため，節前・節後損傷ともに末梢の神経すべてが Waller 変性をおこす．知覚ニューロンの節前損傷では，損傷部位から末梢の知覚ニューロンは細胞体である脊髄神経節とつながっているため，Waller 変性は生じない．節後損傷では，運動ニューロンと同様に損傷部位から末梢に Waller 変性が生じる．どちらも臨床所見としては知覚障害が生じる．

b. 引き抜き損傷

　腕神経叢麻痺では，引き抜き損傷という言葉がよく使用される．引き抜き損傷は損傷レベルでは Zone I（節前損傷）にあたる．引き抜き損傷は，脊髄から神経根が引き抜けた状態であり，前角細胞も抜け落ちるため，末梢神経レベルの損傷ではなく，脊髄レベルの損傷とも考えられている．そのため自然回復は期待できない．また，引き抜けた神経を外科的に縫合することもできない．

B 運動障害の分析

1 腕神経叢麻痺に伴う運動麻痺，感覚障害，自律神経障害

　腕神経叢麻痺の障害は，神経損傷に伴う運動麻痺，感覚障害，自律神経障害である．

1）運動麻痺

　運動麻痺は，神経損傷部位以下の神経に支配されている筋に生じる．1つの筋を支配しているす

べての神経の連続性が途絶えれば随意的な筋収縮はみられなくなる．徒手筋力テストなどで筋力低下が生じている筋を把握し，各筋の髄節，末梢神経支配と照らし合わせることで，損傷している髄節・損傷レベル・末梢神経を把握する．

2）感覚障害

感覚障害も運動麻痺と同様，その障害はその神経の知覚終末枝の分布している領域にみられる．ある皮膚領域を支配しているすべての神経の連続性が途絶えれば感覚が脱出することになる．触覚，温度覚，痛覚，振動覚，運動覚，位置覚，二点識別覚などの感覚障害の分布を評価し，各髄節，末梢神経の支配する感覚領域と照らし合わせることで，損傷している髄節・損傷レベル・末梢神経を把握する．

3）自律神経障害

腕神経叢麻痺に伴う自律神経障害としては，Horner（ホルネル）症候群がある．Horner症候群は，腕神経損傷時に交感神経障害を生じた場合にみられ，症状として眼瞼下垂，縮瞳，眼裂狭小，病側顔面の発汗低下がみられる．交感神経は自然回復することが多く，受傷後の期間が長くなれば症状がみられなくなることがある．Horner症候群は，C8，Th1の節前損傷で生じる．

2　腕神経叢麻痺の型

腕神経叢麻痺は，損傷レベルと障害されている神経根，神経の範囲により一定の運動麻痺，感覚障害を示し，それにより分類がなされている[1]．

Zone I，IIは**全型，上位型，下位型**の3の型に分けられる．全型が最も頻度が高く，次いで上位型の頻度が高い．分娩麻痺では上位型が8割を占める．Zone III，IVでの損傷は鎖骨下型ともいわれる[1]．Zone I，IIの損傷では，損傷された神経根に支配されている筋の運動麻痺と感覚の障害を呈する．Zone III，IVでの損傷でも同様に，損傷した神経幹，神経束に支配している筋の運動麻痺と感覚の障害がみられる．以下は代表的な型の運動麻痺，感覚障害である．

a．全型

C5からTh1がすべて損傷する型で，肩から手まで上肢全体の運動麻痺と感覚障害が生じる．腕全体が動かず，完全弛緩性麻痺を呈し，上肢機能はほぼ失われる．上肢の関節は動揺関節（flail joint）となり，肩関節は亜脱臼している場合が多い[2]．C8，Th1で節前損傷があると，Horner症候群がみられる．

b．上位型

腕神経叢の上位神経根が損傷する型で，手関節より末梢の機能は維持されるが，肩や肘関節の機能が障害されるものである．一般的にC5，6神経根型，C5～7神経根型，C5～8神経根型がある．

1）C5，6神経根障害

運動麻痺は，菱形筋，肩甲挙筋，前鋸筋，棘上筋，棘下筋，三角筋，上腕二頭筋，腕橈骨筋，回外筋に生じる．手関節の背屈の障害が加わる場合もある．運動としては肩関節の機能がほぼ失われ，肘関節屈曲が障害される．手指，手関節の機能はおおむね残される．感覚障害は，上肢の外側，第1，2指に生じる．

上肢の特有な姿勢として，肩関節を内転・内旋し，肘関節を伸展，前腕は回内し，手関節は掌屈している．ウエイターがチップをもらうときの姿勢に似ているためwaiter's tip positionといわれている．

2）C5～C7神経根障害

C5，6神経根障害の症状に加え，運動麻痺が上腕三頭筋，手関節背屈筋群に生じ，肘関節伸展，手関節背屈が障害される．また，橈側手根屈筋の運動障害も加わる．感覚障害は，上肢の外側，母指，第2，3指に生じる．

3）C5～C8神経根障害

C5～C7神経根障害の症状に加え，運動麻痺が手指の運動に関与する筋にも生じる．小指の運動機能は保たれる[2]．感覚障害は，小指に生じるよ

うになる．

c. 下位型

C7〜Th1 の下位神経根が損傷する型である．肩や肘関節の機能が維持されるが，前腕より末梢の機能は障害される．全型の不完全回復型とも考えられている[1]．運動麻痺は，手関節掌屈筋群，手指屈曲・伸展筋群，手内筋に生じる．鷲手変形が生じることがある．感覚障害は，第3，4，5指，手と前腕尺側に生じる．

C 治療への示唆

腕神経叢治療は，外科手術とリハビリテーションが主体となる．**外科手術としては，神経交叉移行術，筋肉移植術，筋腱移行術**などがある．Zone I の損傷では，神経根から末梢神経が引き抜かれているため神経縫合術や神経移植術などの損傷神経自体の再建は不可能である．このような場合に神経交叉移行術が適応となる．代表的な手術に**肋間神経交叉移行術**があり，第3，4，5肋間神経を筋皮神経に交叉縫合することで，肘関節屈曲の筋力回復が得られる[6]．筋肉移植術は，筋肉を神経，血管と同時に移行し，機能再建をはかる手術である．代表的な手術に **double free muscle 法**がある[7]．

腕神経叢麻痺は，上肢機能が全廃し，重度な後遺症を残す疾患である．喪失した上肢機能は，治療により部分的に再獲得の可能性があるが，多くの機能の再獲得を目指す場合，多数回の手術と長期間のリハビリテーション，理学療法が必要となる．そのため，患者の生活は，将来にわたり大きな影響を受けることになる．受傷時に就労している患者は退職，学生である場合には留年もしくは退学する者も多く，就学・就労に対するサポート，心理的なサポートは非常に重要である．

腕神経叢麻痺では，外傷により組織の損傷を合併することが多いこと，麻痺による不動期間が長いことから拘縮が生じやすく，その予防は重要である．関節可動域練習は，感覚障害，筋緊張の低下により over-stretch による組織損傷が生じやすくなっているため，愛護的に行うことが重要である．

神経交叉移行術後の筋力増強練習は，筋電図上，筋放電が観察されれば，筋電図を用いたバイオフィードバック練習を行う．筋力が徐々に回復し随意的な関節運動が可能となれば自動運動，さらに，徒手・重錘などによる抵抗運動を開始する．肋間神経交叉移行術後の上腕二頭筋を例にとると，術後4〜6か月で呼吸運動に同期して筋放電がみられ始める．この時点から筋電図を用いたバイオフィードバック練習を開始する．それまでは，低周波による筋萎縮の予防を行う．回復の良好な例では筋力増強練習開始5か月以内に徒手筋力テストで3以上まで回復する．筋力回復初期では，筋収縮を得られやすい呼吸運動と同期させて，次いで，息ごらえをしながら上腕二頭筋の収縮方法を学習させる．その後は，呼吸運動に関係なく上腕二頭筋を収縮させる方法を学習させる．患者には，その経過を十分に説明したうえで筋力増強練習を行わせる．また，筋力回復初期は過度負荷による筋力低下が生じやすいため，毎日の筋力の推移，筋痛の出現などに十分注意して行う．

●引用文献

1) 土井一輝：腕神経叢麻痺の診断と治療. 医事新報, 4491:54–61, 2010.
2) 土井一輝：腕神経叢麻痺の損傷（外傷）. 神経内科, 70:529–538, 2009.
3) 柳澤 健（編）：理学療法学ゴールド・マスター・テキスト 4—整形外科系理学療法学. pp.224–281, メジカルビュー社, 2009.
4) 三浦 元：末梢神経性運動麻痺に対する運動療法. 市橋則明（編）：運動療法学—障害別アプローチの理論と実際, pp.231–247, 文光堂, 2008.
5) Nagano, A., et al.: Usefulness of myelography in brachial plexus injuries, J. Hand Surg. Br., 14:59–64, 1989.
6) 間瀬教史ほか：腕神経叢麻痺の理学療法. 理学療法, 11:421–426, 1994.
7) Doi, K.: Management of total paralysis of the brachial plexus by the double free-muscle transfer technique, J. Hand Surg. Eur., 33:240–251, 2008.

III 糖尿病多発神経障害

■学習目標
- 糖尿病多発神経障害，神経障害以外の足病変危険因子の主な症状・徴候を理解できる．
- 糖尿病多発神経障害，主要な足病変危険因子の機能障害を理解できる．
- 糖尿病多発神経障害，主要な足病変危険因子の機能的制限を理解できる．
- 糖尿病多発神経障害，主要な足病変危険因子の機能障害と機能的制限の関係を理解できる．

　糖尿病患者を担当する際には，必ず神経障害の有無あるいはその重症度を診断しなければならないほど，**神経障害は糖尿病患者に最も多い合併症の1つである**[1]．糖尿病神経障害の発症率は血糖コントロールが不良な患者ほど高く，その罹病率は糖尿病罹病期間の経過とともに増加する．糖尿病神経障害のなかで，臨床で最も多く認められるのが多発神経障害（感覚・運動・自律神経障害）であり，感覚・運動神経障害の臨床症状は下肢に多く認められるのが特徴である[2]．

A 運動を制限する症状・徴候

　多発神経障害を合併する**糖尿病患者の運動を制限する症状・徴候**として，① 感覚障害，② 筋力低下，③ 神経障害および血流障害以外の糖尿病足病変への危険因子（関節可動域制限，足変形など）があげられる．慢性的に血糖コントロールが不良状態にあることで神経が障害される（図1）．糖尿病足病変は国際的に「神経障害や末梢血流障害を有する糖尿病患者の下肢に生じる感染，潰瘍，深部組織の破壊性病変」と定義される[3]（図2）．

1 感覚・運動神経障害

　末梢神経は脊髄の神経節から末梢に長く分布し，小さい細胞体からのエネルギーを用いた軸索輸送や神経伝播が行われている．その過程に，エネルギー代謝に影響を与えるポリオール代謝亢進（図3）や，酸化ストレス発生，蛋白変性をもたらすグリケーション機構が大きな影響を与えることになる[4]．末梢神経の血管支配は自律調節不可能で脆弱であり，細小血管障害から神経内は虚血に陥りやすく（図4），周辺組織からの圧迫・絞扼も受けやすい．これらが障害・メカニズムの破綻によって，糖尿病神経障害の発症に関与する．

　国際的にコンセンサスの得られた糖尿病神経障害の診断基準や特異的検査は確立されていないが，日本では両側の内果振動覚，アキレス腱反射，自覚症状をもって判断する多発神経障害の簡易診断基準がある[5]．感覚神経障害の主な臨床症状としては，末梢優位の四肢の異常感覚（しびれ感，ジンジン感，冷感など），自発痛，感覚鈍麻などとされており[1]，臨床的には非常に疼痛の強い症例もある一方で無感覚の症例も存在する．**運動神経障害**については最近の研究によって，**病型（1型，2型）を問わず軽度から中等度の筋力低下を感覚神経障害と同様に末梢優位に認めることが明らかとなった**[6,7]．

III. 糖尿病多発神経障害　333

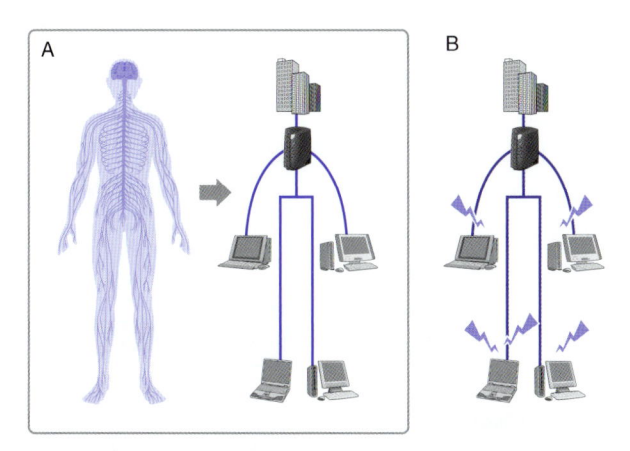

図1　糖尿病多発神経障害を理解するための概略図
A：脳をプロバイダ，脊髄をモデム，末梢神経をモデムからコンピュータをつなぐ LAN ケーブルに置き換えて想像する．
B：LAN ケーブルが障害されるのが糖尿病多発神経障害である．この LAN ケーブルはコンピュータに近づくにつれ細く脆弱となり，障害されやすい．

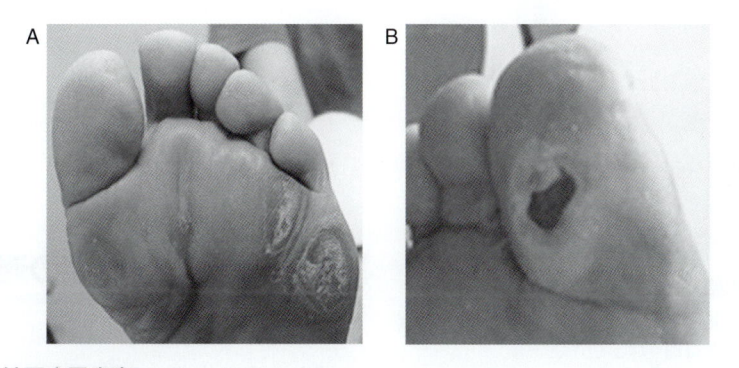

図2　糖尿病足病変
A：胼胝（タコ），B：潰瘍
〔B：奈良 勲（監）：標準理学療法学 専門分野 内部障害理学療法学. p.317, 図 10, 医学書院, 2013 より〕

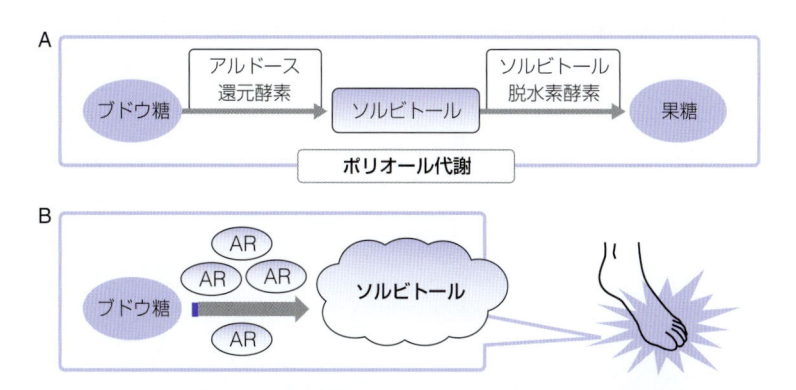

図3　A：ポリオール代謝，B：ポリオール代謝亢進による神経内ソルビトール蓄積
A：アルドース還元酵素はブドウ糖をソルビトールに変換し，ソルビトールはソルビトール脱水素酵素によって果糖へ変換される．
B：糖尿病に伴う高血糖状態では，細胞内のグルコース濃度が上昇し，アルドース還元酵素によるソルビトール産生がソルビトール脱水素酵素による果糖への変換を上回る．この結果，ポリオールのもつ高い極性が細胞膜に働き，細胞外へのソルビトール拡散を阻害して細胞内浸透圧の上昇，水分貯留，浮腫状態を引き起こす．AR：アルドース還元酵素．

2 足病変と神経障害以外の危険因子

神経障害は，末梢動脈閉塞症による末梢血流障害と並び足潰瘍の2大成因の1つとなる[3]．神経障害と血流障害以外の危険因子として，腎障害，視力障害，関節可動域制限，足変形などがあげられ，特に関節可動域制限，足変形は直接的に運動を制限する要因となる．糖尿病患者における関節可動域制限は，おそらく関節・軟部組織・皮膚の蛋白糖化が関連する[8]．糖尿病患者によく認められる足変形[3]は，ハンマートゥ（槌趾），クロウトゥ（鷲爪趾），外反母趾，凹足変形，Charcot（シャルコー）足変形（神経障害性骨関節症といわれる糖尿病患者における最も重篤な足変形）[9]である（図5）．

B 運動障害の分析

末梢優位（大腿よりも下腿，下腿よりも足部）の感覚障害と筋力低下，関節可動域制限や足変形（足趾に多い）による機能的変化が下肢関節だけではなく全身に及ぶ可能性がある．糖尿病患者では，神経障害を合併していなくても健常者と比較すると，単脚支持時間は減少，ストライド長は短縮し，歩行速度は低下する[10]．歩行速度の低下には，感覚神経障害（知覚の制限）による心理的要因も関与する．疼痛の強い患者では有痛性跛行を認める場合もある．

1 足関節と股関節の運動連鎖

多発神経障害を有する糖尿病患者では，立脚中期から立脚終期にかけて足趾へ十分に荷重することができず，足関節底屈モーメントが減少し，歩行の推進力が低下する．足関節底屈モーメントが減少している患者では，これを代償するために，し

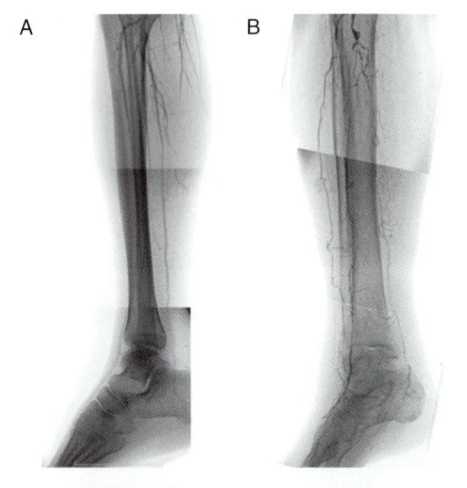

図4　下肢動脈造影像
A：正常：40歳，男性．前脛骨動脈，後脛骨動脈，腓骨動脈が確認され，末梢にかけて血管は細くなっていく．
B：重症虚血肢：82歳，女性，糖尿病罹病歴30年，HbA1c 5.5%，透析中．前脛骨動脈，後脛骨動脈，腓骨動脈の閉塞が確認される．前脛骨動脈の外側の血管は側副血行路である．
〔野村卓生ほか：糖尿病患者さんの運動器障害 (1) 糖尿病×筋肉＝筋力が落ちる．糖尿病ケア，7:1024-1034, 2010 より一部改変〕

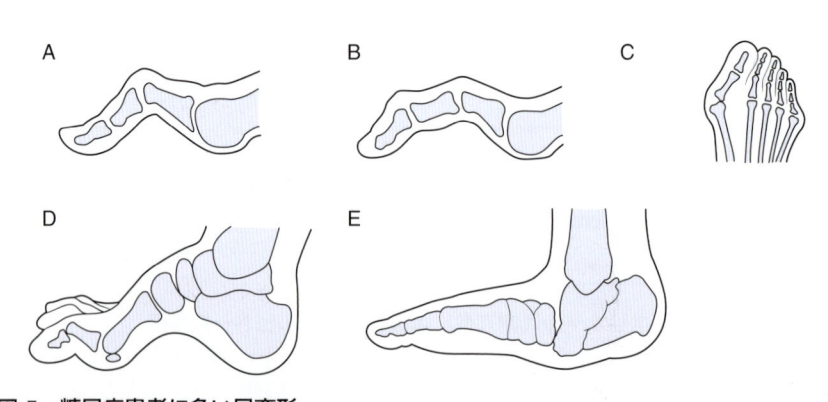

図5　糖尿病患者に多い足変形
A：ハンマートゥ（槌趾），B：クロウトゥ（鷲爪趾），C：外反母趾，D：凹足変形，E：Charcot関節

ばしば前遊脚期から股関節屈曲の増大が観察される．臨床的には，歩行時の安定性を向上させようとするため，股関節を軽度外転・内旋させ歩隔を広げる患者を確認する．

2 歩行時の足底圧

　歩行時の足底圧は初期接地から荷重応答期にかけて踵部に最大圧がかかる．踵部中心まで身体重量が移動すると足底圧は最大圧の33％まで減少する[11]．中足部の外側では平均で最大圧の10％，中足骨頭にかかる圧は60〜100％の間で変動し，足趾においては第1足趾で最大圧の30〜55％，第5足趾にかかる圧は前足部のなかでは最も小さい[11]．高齢者ではこの限りではないが，足底圧中心の軌跡は踵中心部より始まり，外側に弧を描き第1足趾に向かう．

　多発神経障害を有する糖尿病患者では，関節可動域制限，さまざまな足変形，歩容の異常の要因が複合してバイオメカニカルな荷重の変化をもたらし，足底圧の異常を惹起する．足底圧は高くなり，足趾に十分な荷重ができず前足部の圧分布は異常となる（図6）．足底圧中心の軌跡も第1足趾に向かっていかず，軌跡の形状や長さも変化する．

3 足底圧の異常と足潰瘍

　足の高底圧と足底の潰瘍発生との間には強い相関が認められる[12]．自律神経障害は発汗の減少と欠如をもたらし，皮膚を乾燥させ，潰瘍の発生を助長する要因となる．また，感覚神経障害による知覚の破綻によって，破壊的刺激や外傷を十分に自覚されないか，あるいはまったく自覚されず，潰瘍発生と増悪の要因となる．

　潰瘍が発生した患者において歩行が許されるには，なんらかの免荷アプローチが必要となる．潰瘍のある足にわずか数歩の荷重をかけるだけで治癒を妨げる可能性があり，重症の場合は座位や臥位での安静が必要となる．また，免荷用の治療靴

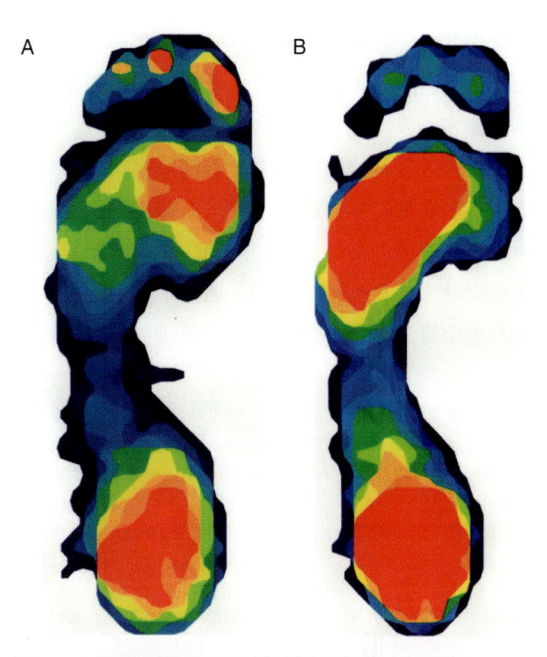

図6　2型糖尿病患者における歩行時の足底圧
A：多発神経障害を有していない患者．Semmes-Weinstein モノフィラメントを用いた判定によって足底感覚は鈍麻．
B：多発神経障害を有する患者．Semmes-Weinstein モノフィラメントを用いた判定によって足底感覚は無感覚．青い色から赤い色になるに従って高い圧力がかかっていることを表している．多発神経障害を有する患者では，高足底圧，また前足部の足底圧が上昇している．
〔奈良 勲（監）：標準理学療法学 専門分野 内部障害理学療法学．p.318, 図 11, 医学書院, 2013 より〕

が処方された場合でも，安定性の問題から短距離の歩行しか許可されない場合があり，潰瘍の発生によって日常生活動作が制限される．

C 治療への示唆

　糖尿病多発神経障害，足趾・足部の関節可動域制限と足変形は歩容の異常，足底圧の異常（高足底圧）の要因となり，足病変（潰瘍形成）の主要な原因となる．運動療法は糖尿病治療の基本であるが，運動療法の適応の前に足病変につながるリスク要因を把握することが重要である．足のずり応力を軽減させることで，最初の潰瘍予防および再発予防が期待できる．潰瘍は一度できると，血液供給が十分であっても潰瘍への機械的荷重が取

り除かれない限り治癒しない[12]．潰瘍のある患者だけに注目するのではなく，**予防的介入の重要性も認識すべきである**．

また，多発神経障害を有する糖尿病患者における歩容の異常は転倒の発生に強く関連する[10]．糖尿病運動療法においては，運動生化学・生理学の観点だけではなく，解剖学，運動学の視点をふまえた理学療法介入を行うことが望ましい．

● 引用文献

1) 日本糖尿病学会（編）：糖尿病神経障害の治療. 科学的根拠に基づく糖尿病診療ガイドライン 2013, pp.115–128, 南江堂, 2013.
2) 日本糖尿病療養指導士認定機構（編）：運動療法. 糖尿病療養指導ガイドブック 2012—糖尿病療養指導士の学習目標と課題. pp.38–44, メディカルレビュー社, 2012.
3) 日本糖尿病学会（編）：糖尿病足病変. 科学的根拠に基づく糖尿病診療ガイドライン 2013, pp.129–140, 南江堂, 2013.
4) 八木橋操六：糖尿病神経障害の病因と病態 Up-to-date. 糖尿病, 53:76–78, 2010.
5) 佐々木秀行：糖尿病多発神経障害の臨床診断・診療の実際 Up-to-date. 糖尿病, 53:79–81, 2010.
6) Andersen, H., et al.: Isokinetic muscle strength in long-term IDDM patients in relation to diabetic complications. *Diabetes*, 45:440–445, 1996.
7) Andersen, H., et al.: Muscle strength in type 2 diabetes. *Diabetes*, 53:1543–1548, 2004.
8) 渥美義仁ほか（訳）：足潰瘍の病態生理学. 糖尿病足病変に関する国際ワーキンググループ（編）：インターナショナル・コンセンサス 糖尿病足病変, pp.29–31, 医歯薬出版, 2001.
9) 松井瑞子（訳）：神経障害性変形性関節症. 糖尿病足病変に関する国際ワーキンググループ（編）：インターナショナル・コンセンサス 糖尿病足病変, pp.63–64, 医歯薬出版, 2001.
10) Allet, L., et al.: Gait characteristics of diabetic patients: A systematic review. *Diabetes Metab. Res. Rev.*, 24:173–191, 2008.
11) Perry, J.（著），武田 功（監訳）：第 4 章 足関節・足部複合体. 歩行分析 正常歩行と異常歩行. pp.30–50, 医歯薬出版, 2007.
12) 新城孝道（訳）：バイオメカニクスと靴. 糖尿病足病変に関する国際ワーキンググループ（編）：インターナショナル・コンセンサス 糖尿病足病変, pp.44–49, 医歯薬出版, 2001.

● 参考文献

1) 河辺信秀ほか：糖尿病性足部潰瘍の危険因子に対する装具療法の効果. 理学療法学, 31:296–303, 2004.
2) 野村卓生ほか：2 型糖尿病患者における片脚立位バランスと膝伸展筋力の関係. 糖尿病, 49:227–231, 2006.
3) 河辺信秀ほか：健常者における足関節背屈制限が歩行時足底圧へ与える影響. 糖尿病, 51:879–886, 2008.

IV 感染症後の末梢神経障害（Guillain-Barré syndrome）

■学習目標
- Guillain-Barré 症候群の主な症状・徴候を理解できる．
- Guillain-Barré 症候群の機能障害を理解できる．
- Guillain-Barré 症候群の機能的制限を理解できる．
- Guillain-Barré 症候群の機能障害と機能的制限の関係を理解できる．

末梢神経の異常による運動・感覚・自律神経の障害を末梢神経障害（ニューロパシー）という．Guillain-Barré（ギラン-バレー）syndrome（GBS）は，急性発症のニューロパシーをきたす疾患である．神経障害としては，①末梢神経の髄鞘が障害される脱髄，②軸索が障害される軸索損傷，が生じる．運動麻痺の予後は多くが良好であるが一部は重篤な後遺症を残す．

A 運動を制限する症状・徴候

1 GBSの病態

中枢神経（脳，脊髄）と筋や感覚器をつなぐ神経を末梢神経という．脊髄内の前角細胞と筋をつなぐ下位運動ニューロンと感覚受容器から中枢神経に至る一次感覚ニューロンは，末梢神経もあるが中枢神経に属す部分をもつ．また，有髄神経の特徴である髄鞘は，末梢神経ではSchwann（シュワン）細胞，中枢神経ではオリゴデンドグリアにより形成されている．そのため，下位運動ニューロンの脊髄内の髄鞘はオリゴデンドグリア，脊髄を出てからはSchwann細胞により構成されている（図1）．GBSは，このSchwann細胞で構成されている髄鞘障害である脱髄，あるいは軸索の障害により運動麻痺を中心とした障害がみられる疾患である．

GBSは，発症前に病原体による感染症状（上気道感染，下痢など）を示し，その後に神経障害がみられるようになる．そのため，GBSは病原体の感染により，免疫系が活性化し抗体産生が生じ，この抗体が末梢神経に結合し，神経が自己の抗体により攻撃され炎症性のニューロパシーをきたす（図1），自己免疫性ニューロパシーと考えられている．先行感染の主要な病原体は *Campylobacter jejuni*，サイトメガロウイルスなどが考えられている[1]．

2 GBSの臨床症状と病型

a. 臨床症状

GBSの臨床症状は，多くの場合，発症から数週間進行し症状の極期を迎える．それ以後は数か月〜半年程度で比較的良好に回復していく．重症度はHughes（ヒューズ）の機能尺度が用いられる（表1）[2]．特徴的な臨床症状には以下のようなものがある．

①既往歴：神経症状の出現1〜3週間前に先行感染がみられる．

②筋力低下：多くが両下肢の筋力低下より始まり，歩行障害が出現する．筋力低下は上行性，対称性に上肢，体幹へと進行する．重症例では呼吸

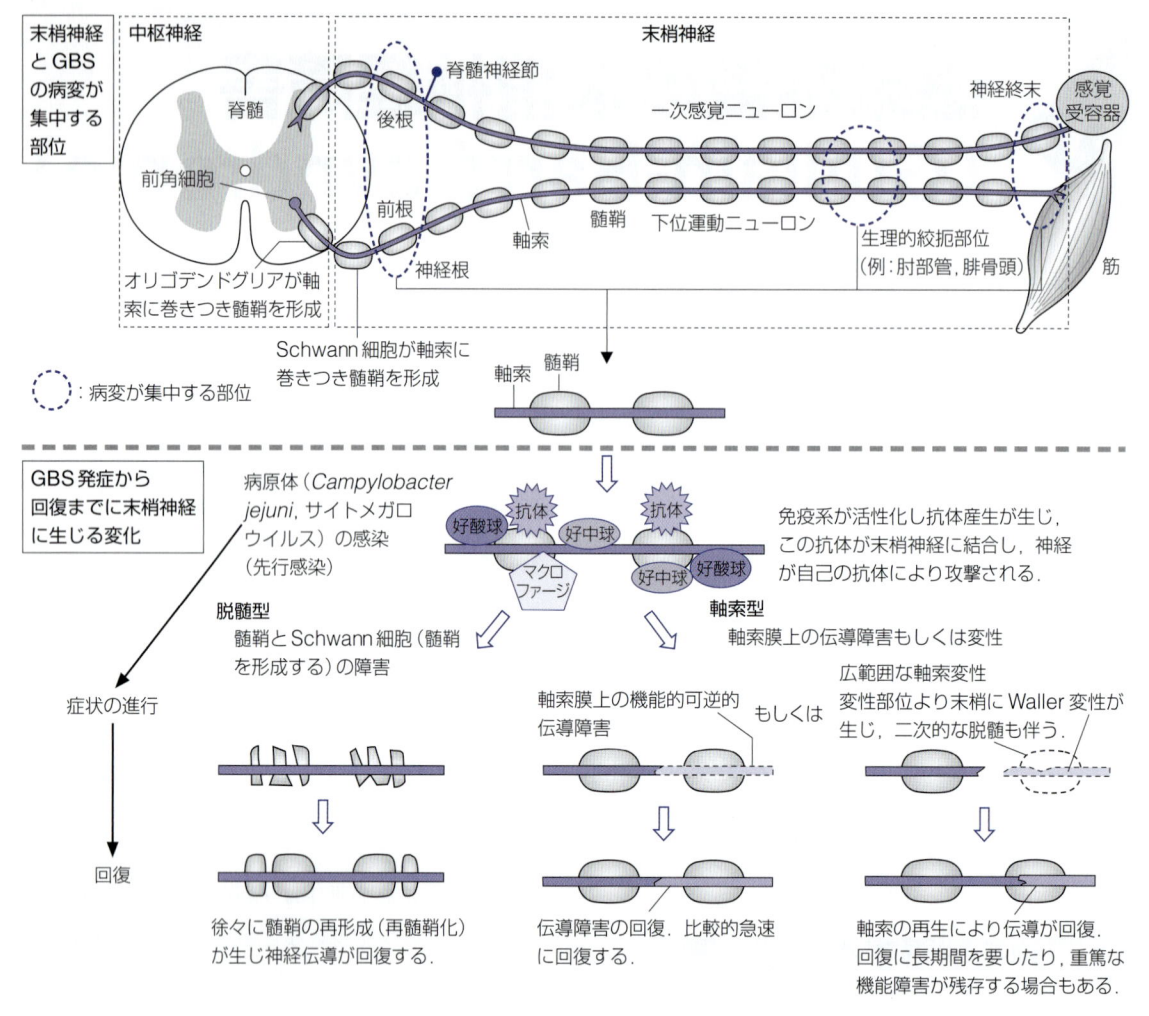

図1 Guillain-Barré syndrome（GBS）発症からの回復までに末梢神経に生じる変化

表1 Hughesの機能尺度

0. 健康
1. 軽微な神経症状で，走ることは可能
2. 歩行器，杖などの支えなしで5mの歩行可能であるが走ることはできない．
3. 歩行器，杖を用いて，あるいは支えられて5mの歩行可能．
4. ベッド上あるいは椅子上に限定．
5. 補助呼吸を必要とする．
6. 死亡

〔Hughes, R.A.C., et al.: Control Trial of prednisolone in acute polyneuropathy. Lancet, ii:750–753, 1978 より〕

筋筋力も低下し呼吸不全がみられる．

③感覚障害：運動麻痺に比べると軽度であるが，四肢末梢に手袋・靴下型の感覚障害がみられることがある．また，四肢のしびれ感，痛みなどを伴う．

④脳神経障害：**顔面神経麻痺**による表情筋の麻痺，動眼・滑車・外転神経麻痺による眼球運動障害，舌咽・迷走・舌下神経麻痺による構音障害，嚥下障害がみられる．

⑤腱反射：減弱もしくは消失する．

⑥自律神経障害：起立性低血圧，血圧異常，頻脈，不整脈などがみられる．

b. GBSの病型

GBSは，脱髄型（acute inflammatory demyelinating polyradiculoneuropathy; AIDP）と軸索型（acute motor axonal neuropathy; AMAN）の二大病型に分類される．この病型は，病態，臨床症状とその経過，予後，治療法など多くの面で異なっている[3-5]．脱髄型の病態は，髄鞘と髄鞘を形成するSchwann細胞の障害である．軸索型では，軸索の障害（軸索膜上の機能的可逆的伝導障害，もしくは変性）である（図1）．

先行感染は，脱髄型では上気道感染，軸索型では胃腸炎の頻度が高い[6]．臨床症状としては，脱髄型は軸索型に比べ感覚障害，脳神経障害，自律神経障害，腱反射の消失の頻度が高い．軸索型で感覚障害を伴うことは稀であり[6]，腱反射は正常，もしくは亢進することがある[7]．また，軸索型では自律神経症状を伴うことも少ない[8]．発症から症状極期までの症状進行速度は，軸索型のほうが速い．

軸索型で運動機能の予後不良例が報告されるが，全体として2つの型で予後に差はない[7]．軸索型は，数日間で急速に回復する例と予後不良な例が存在する．前者は軸索膜上の機能的可逆的伝導障害による要素が多く回復が早い．後者は，広範囲に軸索変性が生じた場合で，特に細胞体との連続性が絶たれ，障害部位から末梢にWaller（ワーラー）変性が生じると，軸索の再生が生じない限り症状の回復は望めなくなる（図1）．そのため，回復に長期間を要し，重篤な機能障害が残存する場合がある[9]．脱髄型は，髄鞘の再形成（再髄鞘化）により神経伝導が回復する（図1）．そのため，数日間で急速に回復する例は少ない[9]．生命予後は良好であるが，稀に死亡する例もある．

両型ともに病変は，肘部管などの生理的絞扼部位，神経根，神経終末に集中する．これらの部位は，神経を保護する役目をもつ血液神経関門（blood-nerve barrier; BNB）が解剖学的に欠如，もしくは圧迫・摩耗により脆弱化しているため，抗体の攻撃を受けやすいと考えられている[9]．

B 運動障害の分析

1 機能障害に関する分析

a. 筋力低下

1）脱髄型の場合

脱髄が生じた神経線維では，絶縁体である髄鞘が破壊される．その結果，隣接するRanvier（ランビエ）絞輪部を興奮させる駆動電流が脱髄部から散逸し，次のRanvier絞輪を脱分極するのに時間がかかるようになる（伝導遅延）．下位運動ニューロンを例にとると，伝導遅延が生じても筋は収縮するが，正常に比べ筋収縮の開始が遅延する．発揮される筋力は，仮に各運動単位の筋力が正常であったとしても，筋力が時間的に分散してしまうならば，筋力低下の原因となる（図2）．

さらに脱髄が重度になると，駆動電流の散逸が著しくなり，ついには次の絞輪部が興奮しなくなる（伝導ブロック）（図2）．伝導ブロックが生じた運動単位では，筋収縮は生じないため，その数が増えれば増えるほど筋力は低下する（図2）．

2）軸索型の場合

軸索型では，軸索が障害を受け，その部位より末梢の駆動電流が流れなくなるため筋収縮が生じなくなり筋力は低下する（図2）．

3）脱髄，軸索障害という環境での運動単位活動の変化

運動単位は，放電頻度，動員，活動の同期化を調節することにより筋出力を変化させている．GBSでは，上述したように軸索障害，伝導ブロックなどにより運動単位活動に異常がみられる．さらに臥床や炎症に伴う筋萎縮が生じる．このような病的な環境のなかで，運動単位は残されている機能で効率的に筋力を発揮するために，活動を変化させる．

軸索障害や伝導ブロックにより筋力を発揮でき

神経伝導障害のモデル

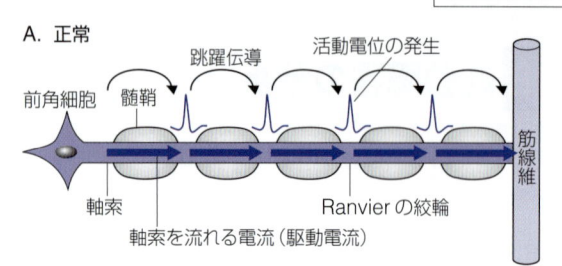

A. 正常

正常の有髄神経では髄鞘が絶縁体として働く．そのため軸索を流れる電流は，神経外に漏れ出ることはない．そのため髄鞘のないRanvierの絞輪でのみ活動電位が発生し（跳躍伝導），伝導速度は速い．

B. 脱髄型　伝導遅延の場合

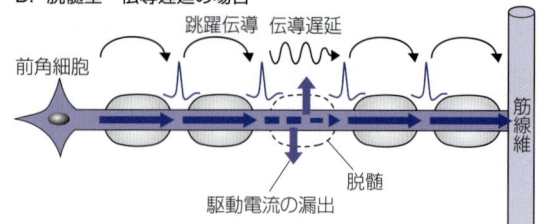

絶縁体である髄鞘が破壊されるため電気抵抗が減少する．その結果隣接するRanvier絞輪部を興奮させる駆動電流が脱髄部から散逸し，次のRanvier絞輪を脱分極するのに時間がかかるようになる（伝導遅延）．この場合，筋収縮は生じるが，正常に比べ筋収縮の開始が遅延する．

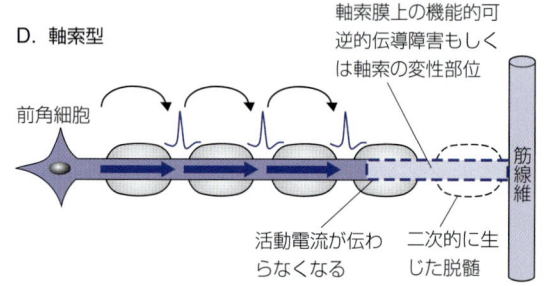

C. 脱髄型　伝導ブロックの場合

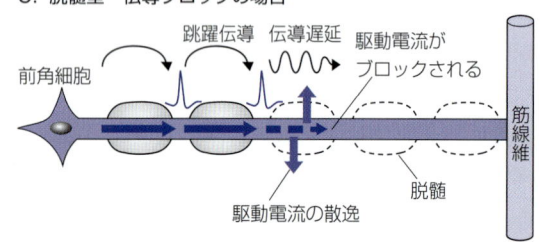

脱髄が重度になると，駆動電流の散逸が著しくなり，ついには次の絞輪部が興奮しなくなり，伝導ブロックがおこる．この場合，筋収縮は生じない．

D. 軸索型

軸索膜上の機能的可逆的伝導障害部位もしくは軸索の変性部位より末梢には駆動電流は流れなくなる．そのため，筋収縮も生じない．

図2　Guillain-Barré syndromeにみられる神経伝導障害

る運動単位が減少すると運動単位の動員に制限が生じる．そのため，筋力の増加は，動員ではなく放電頻度の増加に依存するようになり，高い放電頻度がみられる[10]．また，正常では高い筋力を発揮する場合に動員される大きな運動単位が，弱い筋力で早期に動員したり，動員されたときの放電頻度が高くなるなどの変化がみられる[11]．

b. 過用性筋力低下（overwork weakness）

GBSでは，特にその運動療法を考える場合，高い疲労性や**過用性筋力低下**が問題となる．筋でみられる生理学的疲労とは運動の持続によりおこる筋機能の一時的な機能不全であり[11]，休息により急速に回復する．そのため，休息により急速な回復がみられず機能不全が持続する過用性筋力低下[12]と生理学的疲労は異なる概念である．しかし，GBSなどの神経筋疾患で，高い疲労性を示す時期と過用性筋力低下が生じやすい時期が重なるためか，関連の高いものとして述べられることが多い．

図3は，GBSを含めた神経原性疾患患者に膝関節最大等尺性伸展を1分間行わせたときの筋力および外側広筋より導出した筋電図積分値（integrated EMG; IEMG）の変化を示したものである．神経原性疾患患者では，1分間の収縮中，筋力，IEMGの減少率が健常者に比べ高く，著しく減少する例では40〜50秒程度で筋力が発揮できないぐらいに疲労してしまう[13]．GBSでは，炎症症状が強い急性期や筋力回復初期において高い筋疲労性が認められる[14]．

軸索障害や伝導ブロックにより動員される運動単位が減少し，その代償として放電頻度が増加することは，高い筋力を発揮するという面では利点

A. 筋力

B. IEMG

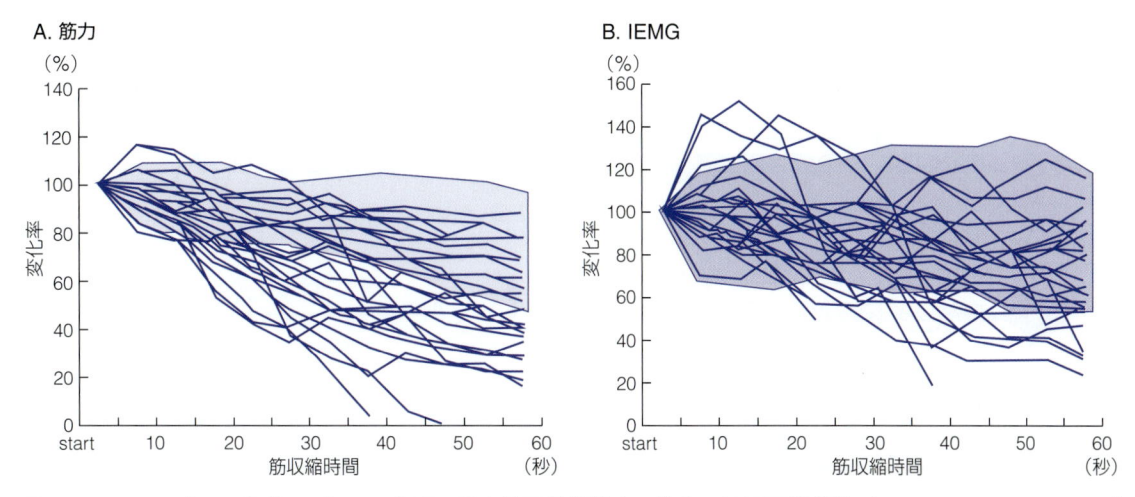

図3 ニューロパシー患者32名の1分間の最大等尺性収縮中の筋力，筋電図積分値（integrated EMG; IEMG）の変化率

アミフセ部分は，健常者36名（男性21名，女性15名，21〜50歳）より求めた正常範囲である．実線は，ニューロパシー患者（GBS 15名，筋萎縮性側索硬化症13名，慢性脱髄性多発根神経炎2名，多発神経炎1名，糖尿病性末梢神経障害1名）．**A**：筋力変化率は，32名中18名が正常範囲を超えて減少．**B**：IEMG変化率は，32名中9名が正常範囲を超えて減少し，高い筋疲労性がみられる．
〔間瀬教史：神経筋疾患に対する環境と適応．内山 靖（編）：環境と理学療法，pp.201-214，医歯薬出版，2004より〕

となる．その反面，活動が過度になりやすく疲労しやすいという欠点をもつ．

c. 電気生理学的所見の理解

電気生理学的検査は，脱髄型と軸索型の分類，病態の理解に非常に重要となる．脱髄や軸索障害に伴う電気生理学的検査として**複合筋活動電位（compound muscle action potential; CMAP＝M波）**や感覚神経活動電位を用いた神経伝導速度検査が行われる．M波とは，下位運動ニューロンの神経束を電気刺激して興奮が刺激部位から末梢側に伝達され，筋が興奮して生じる活動電位のことである．M波の振幅は，基線と陰性頂点間の電位差である（陰性頂点と陽性頂点の電位差を振幅とする場合もある）．持続時間は，波形の起始から陰性波の下降相が基線を横切るまで，あるいは波形が最終的に基線に戻る時点までの時間である．潜時は，刺激波より初期陰性相の起始までの時間である（図4）．

図5は，脱髄，軸索障害に伴うM波の変化を示している．モデルとして神経束に3つの運動単

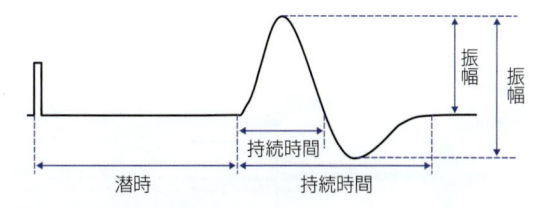

図4 複合筋活動電位（M波）
〔村上忠洋ほか：神経伝導検査を理解するために．愛知県理学療法士会誌，12:23-30, 2000より〕

位があり，脱髄もしくは，軸索障害に至ったときの各運動単位電位とその電位の集合であるM波を示している．**図5A**では2つの運動単位が脱髄で伝導遅延が生じ運動単位電位の潜時が延長し，もう1つの運動単位は重度な脱髄により伝導ブロックが生じているというモデルである．この場合，3つの運動単位電位の集合波形であるM波の潜時は延長する．さらに運動単位の活動が時間的にばらつき（時間的分散：temporal dispersion），かつ伝導ブロックが生じている運動単位では波形が消失するため，M波の持続時間延長と振幅の低下がみられる．

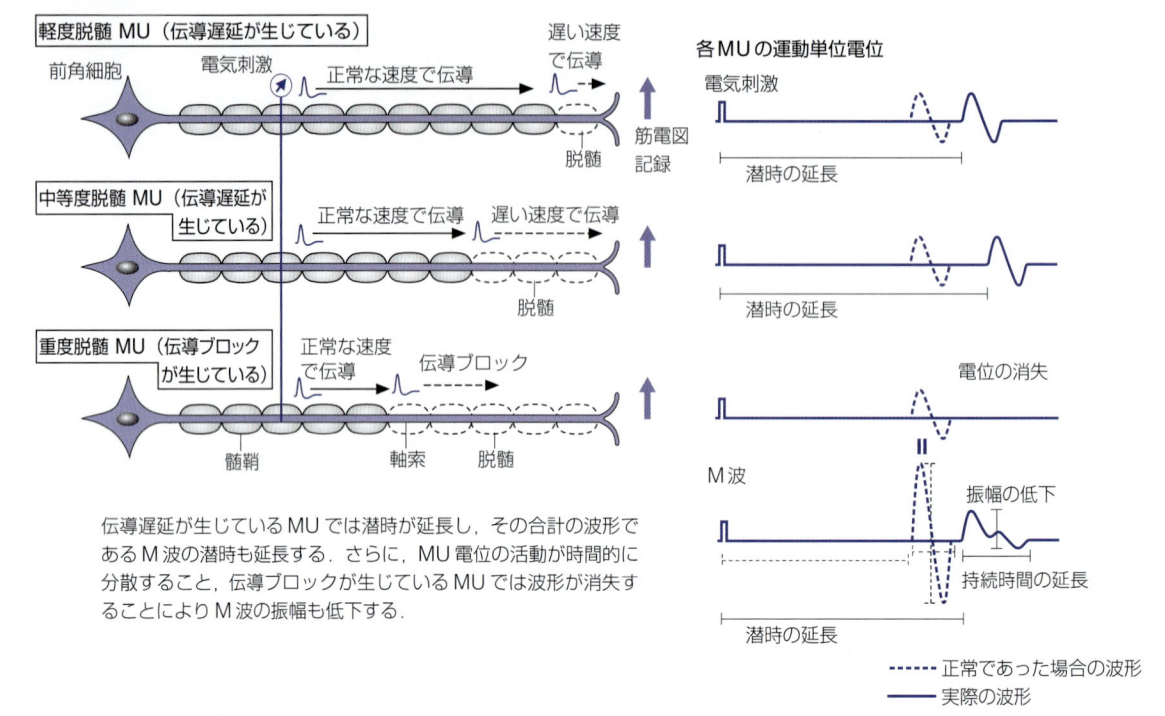

A. 脱髄の場合

軽度脱髄 MU（伝導遅延が生じている）

中等度脱髄 MU（伝導遅延が生じている）

重度脱髄 MU（伝導ブロックが生じている）

伝導遅延が生じている MU では潜時が延長し，その合計の波形である M 波の潜時も延長する．さらに，MU 電位の活動が時間的に分散すること，伝導ブロックが生じている MU では波形が消失することにより M 波の振幅も低下する．

B. 軸索障害の場合

軸索障害 MU 1

軸索障害 MU 2

正常 MU

軸索障害により電流が流れなくなった MU の活動電位は消失するため，その合計の波形である M 波の振幅は低下する．すべての MU の電流が消失すれば M 波は消失する．

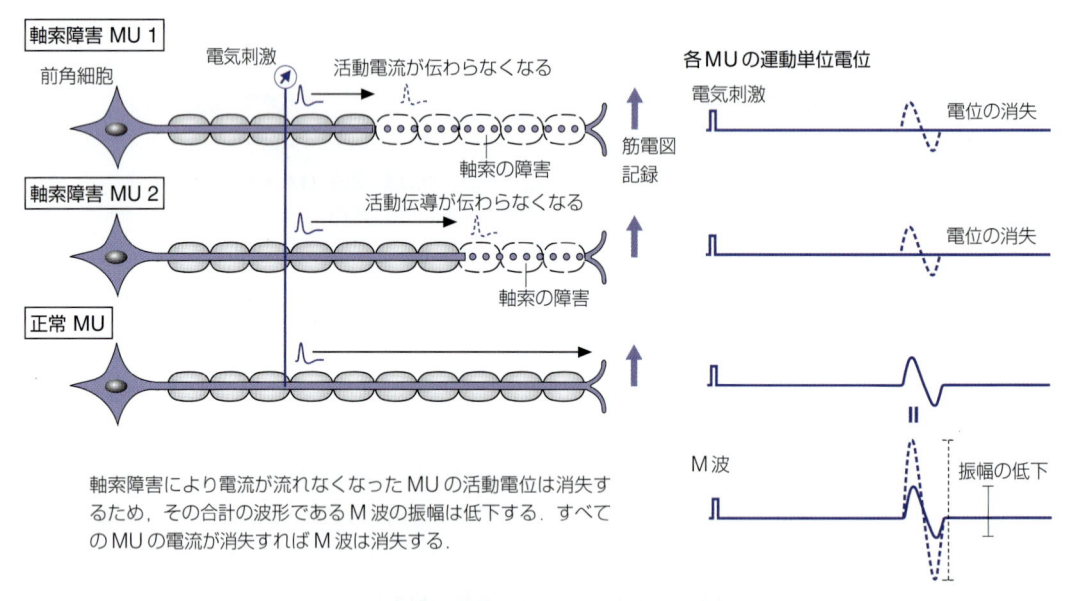

図 5　脱髄，軸索障害に伴う複合筋活動電位の変化
MU：運動単位（motor unit），M 波：複合筋活動電位

　図 5B では 2 つの運動単位が軸索障害により障害部位から末梢に駆動電流が流れなくなり，もう 1 つの運動単位は正常な伝導を維持しているというモデルである．軸索障害が生じた運動単位の活動電位は消失するため，その合計の波形である M 波の振幅は低下する．その他，GBS では，伝導遅

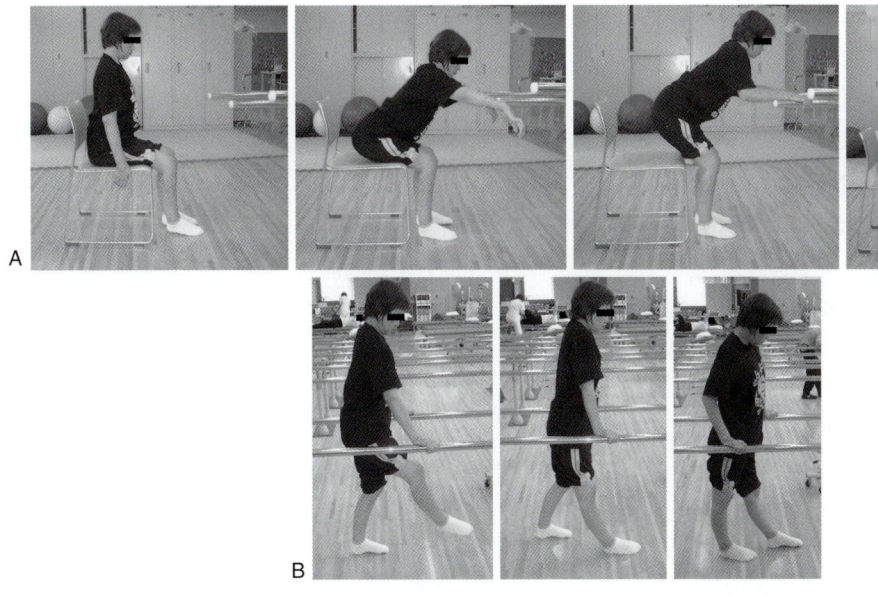

図6 軸索型症例の立位，立ち上がり，歩行の例
A：立ち上がりおよび立位姿勢，B：歩行

延により運動神経伝導速度および感覚神経伝導速度の低下，F波潜時の延長などがみられる．

2 機能的制限に関する分析

四肢末梢優位に重篤な機能障害が残存した軸索型を例に，筋力と機能的制限を中心に概説する．筋力低下が残存しやすい筋としては，手内筋，足関節底・背屈筋群，ハムストリングス，股関節屈筋群，体幹屈曲などがあげられる．

a. 立位

足関節の安定が得られにくいため，膝関節を伸展位でロックさせ下肢の安定性を獲得しようとする．しかし，膝関節を強くロックさせようとすると，膝関節が重心線よりやや後方になるため，骨盤を前傾させ体幹をやや前方に移動させ前後のバランスをとるようになる（図6A）[13]．

b. 立ち上がり

正常の場合，立ち上がり時に重心を前上方に移動させるため，重心の前方移動に合わせて，足関節が背屈位となり膝関節が足関節より前方に位置するようになる．しかし，足関節が不安定なため，立ち上がり時に足関節を背屈位で安定させることができず，膝関節を足関節より前方に位置させることができない（図6A）．その代償として，足関節がほぼ底背屈中間位のままで重心の上方移動を行うために，骨盤を前傾，体幹を伸展位で，股関節屈曲を行う．さらに上肢を前方に位置させることで前後方向のバランスをとり，その状態で膝・股関節，体幹を伸展させ立ち上がる（図6A）[13]．

c. 移動

足関節，膝関節の不安定性を代償するため歩行時にも膝関節のロック，骨盤前傾，腰椎前弯の姿勢がみられ，それに加え下垂足，ずり足歩行がみられる（図6B）．

C 治療への示唆

発症から症状極期までは炎症反応が高く，自律

神経障害や呼吸不全などにより全身状態が不安定な場合も多い．さらに，この期間は，内科的治療である血漿交換療法，免疫グロブリン療法が積極的に行われるため，機能改善に向けた積極的な運動療法は行えない．そのため，その時期の目的は，良肢位の保持と関節拘縮予防，呼吸不全がある場合は，換気機能の維持・改善となる．

　回復期初期では，炎症反応が減少し始め，神経伝導が回復し始める時期である．再髄鞘化に伴う伝導遅延の改善や伝導ブロックの解除，軸索再生が生じ始める．この時期では特に過用性筋力低下が生じやすいとされる[15]．さらに，部分的な脱神経状態や神経再生過程における運動の悪影響として，主に動物実験において，筋形質や筋原線維蛋白の減少[16]，神経の側索発芽が阻害される可能性が報告[17]されており，負荷量設定にあたっては十分な注意が必要である．特に筋力トレーニングでは，低負荷が原則となり，徐々に頻度を上げ，その後，負荷強度の増加も考慮するようにする[15]．早期離床も重要なプログラムであるが，その際には，自律神経障害による起立性低血圧に十分な注意を払う．

　回復中期から後期にかけては，筋力回復に合わせ積極的な筋力トレーニング，自転車エルゴメータなどを用いた持久力トレーニング，日常生活動作（ADL）練習を行う．筋力回復が遅延している筋に関しては，回復初期と同様に過用性筋力低下に十分な注意を払う．足関節中心に重篤な筋力低下が残存する症例では，装具療法を用いて，いかに適切な足部の安定をはかるかが動作獲得のポイントとなる．

●引用文献

1) 西本幸弘ほか：ギラン・バレー症候群とCampylobacter jejuni感染. 臨床と微生物, 38:15-20, 2011.
2) Hughes, R.A.C., et al.: Control Trial of prednisolone in acute polyneuropathy. Lancet, ii:750-753, 1978.
3) Ogawara, K., et al.: Axonal Guillain-Barré syndrome: Relation to anti-ganglioside antibodies and Campylobacter jejuni infection in Japan. Ann. Neurol., 48:624-631, 2000.
4) Ho, T.W., et al.: Patterns of recovery in the Guillain-Barre syndromes. Neurology, 48:695-700, 1997.
5) Griffin, J.W., et al.: Guillain-Barré syndrome in northern China. The spectrum of neuropathological changes in clinically defined cases. Brain, 118:577-595, 1995.
6) 桑原 聡：Guillain-Barré症候群の脱髄型と軸索型. Clinical Neuroscience, 30:572-573, 2012.
7) Yuki, N., et al.: Guillain-Barré syndrome associated with normal or exaggerated tendon reflexes. J. Neurol., 259:1181-1190, 2012.
8) 桑原 聡：ギラン・バレー症候群の病型. 医学のあゆみ, 226:157-160, 2008.
9) 東原真奈ほか：ギラン・バレー症候群の電気生理学. 医学のあゆみ, 226:129-133, 2008.
10) Petajan, J.H.: Clinical electromyographic studies of diseases of the motor unit. Electroencephalogr. Clin. Neurophysiol., 36:395-401, 1974.
11) Bromberg, M.B.: Electromyographic (EMG) findings in denervation. Critical Reviews in Physical and Rehabilitation Medicine, 5:83-127, 1993.
12) Fowler, W.M.Jr.: Importance of overwork weakness. Muscle Nerve, 7:496-499, 1984.
13) 間瀬教史：神経筋疾患に対する環境と適応. 内山 靖（編）：環境と理学療法, pp.201-214, 医歯薬出版, 2004.
14) 間瀬教史ほか：ギラン-バレー症候群の筋力回復期における筋疲労性の変化. 理療科, 13:33-38, 1998.
15) 間瀬教史ほか：神経筋疾患に対する筋力増強. PTジャーナル, 44:297-304, 2010.
16) Herbison, C.J.: Overwork of denervated muscle. Arch. Phys. Med. Rehabil., 55:202-205, 1984.
17) Tam, S.L., et al.: Increased Neuromuscular Activity Reduces Sprouting in Partially Denervated Muscles. J. Neurosci., 21:654-667, 2001.

●参考文献

1) 田中久貴ほか：脱髄性疾患における疲労現象と伝導ブロック. 臨床脳波, 43:53-57, 2001.

第11章 心肺・代謝機能障害

■学習目標
- 疾病に基づく病態として心肺・代謝機能障害を理解する．
- 心肺・代謝機能障害を運動耐性に関する機能障害と機能的制限のレベルで理解する．
- 心肺・代謝機能障害による運動耐性の問題について生理学的背景を理解する．

肺呼吸における酸素の取り込みから細胞に酸素を届けるまでの過程を**酸素搬送系**（oxygen transport system）という．心臓機能（酸素輸送系）や肺機能（酸素交換系）が障害されるとシステムとしての酸素搬送系が機能しなくなり，結果的に運動耐性が低下する．

運動耐性の低下は，生活範囲を減少させる．その結果，末梢骨格筋機能は徐々に低下し，さらに身体活動による症状が発現しやすくなり，ますます生活範囲が減少する，という悪循環を形成する．運動耐性の低下には，不活動以外に疾患特異的な筋の変性も認められ，その病態をますます複雑にしている．

A 運動を制限する症状・徴候

心肺・代謝機能障害による運動を制限する代表的な症状・徴候には，息切れや呼吸困難感，易疲労（運動耐容能低下）がある．たとえば，呼吸器疾患者では，動的肺過膨張（dynamic hyperinflation）や最大換気量の制限，呼吸パターンやガス交換能の低下など疾患特異的な運動制限因子があげられるが，本項では心肺・代謝機能障害共通の運動制限因子を取り上げることとする．

1 息切れ，呼吸困難感

通常，呼吸は無意識のうちに脳幹部の呼吸中枢から呼吸筋へ命令が送られ，吸気と呼気が交互に繰り返されて行われている．これらは，代謝のため身体に酸素を取り入れたり，代謝産物である二酸化炭素を体外に排出する役割を担っているため，**代謝性呼吸**と呼ばれる．一方，随意的に呼吸の大小を調節したり，緊張や感情によって変化する呼吸は**情動性呼吸**で，代謝性呼吸と情動性呼吸を合わせて**行動性呼吸**という．

呼吸困難感はこれらの呼吸運動の際に生じる呼吸の不快感である．呼吸困難感の発生のメカニズムは，① 呼吸仕事量の増加，② 低酸素血症・高炭酸ガス血症，③ 各種感覚受容器の刺激，④ 中枢−末梢ミスマッチ，などにより説明される（図1）．

a. 呼吸仕事量の増加

喘息やCOPD（慢性閉塞性肺疾患）のように気道狭窄が原因で気道抵抗が増加したり，神経筋疾患や心不全，呼吸不全などによって呼吸筋力が低下することによって，呼吸筋の仕事量が増加すると呼吸困難が生じる．

ヒトは肺の弾性と抵抗による呼吸筋仕事量の総和が最小になるように，自然と1回換気量と呼吸数を変化させる．たとえば，心不全では肺うっ血による間質の変化や中心血液量の増加により肺の弾性（コンプライアンス）が低下するため，**速く浅い呼吸様式**（rapid and shallow breathing）をとり，呼吸筋は仕事量を節約しようとする．しかし，肺うっ血が重篤になり肺のコンプライアンスがさらに低下すると，後述の十分に吸気できないという感覚に加えて，呼吸筋が徐々に疲労し呼吸困難が生じるようになる．

COPDでは肺が過膨張し，横隔膜が平坦化する．平坦化した横隔膜で一定以上の吸気圧（ΔP_{di}）を求めようとすると横隔膜により一層の収縮（呼吸仕事量 T_{di}）が必要となり（Laplaceの法則，図2），呼吸筋は疲労し呼吸困難が生じるようになる．

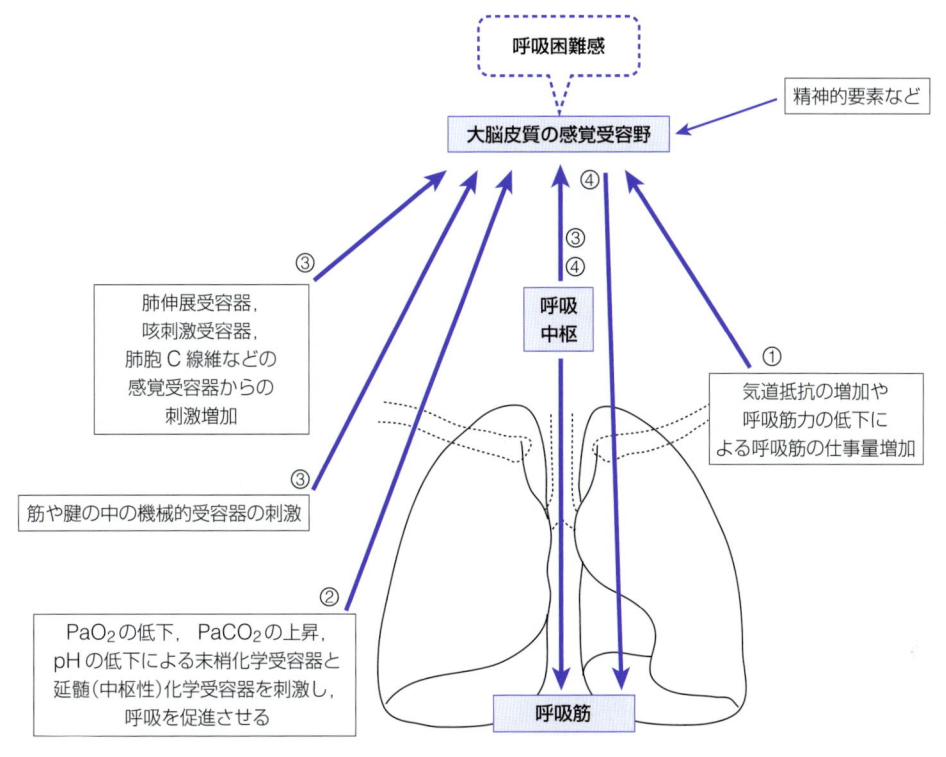

図1 呼吸困難感発生のメカニズム

b. 低酸素血症，高炭酸ガス血症

　動脈血中の O_2 分圧（PaO_2）の低下，CO_2 分圧（$PaCO_2$）の上昇，pH の低下は呼吸困難感の原因となる．PaO_2，$PaCO_2$，pH の変化は末梢化学受容器（peripheral chemoreceptors）と延髄（中枢性）化学受容器〔medullary (central) chemoreceptors〕で感知され，その後，求心性神経によって呼吸中枢に入力される．

　末梢化学受容器には頸動脈小体（carotic body），大動脈小体（aortic body）があり，末梢化学受容器では主に O_2 の低下と H^+ の上昇を感知する．一方，呼吸中枢の近くの延髄腹側表面に存在する延髄（中枢性）化学受容器では，主に CO_2 の上昇や脳脊髄液の H^+ の増加を感知する．

　呼吸調節は特に $PaCO_2$ の上昇に敏感で，$PaCO_2$ が上昇すると肺胞換気量を増大させ，$PaCO_2$ や pH を一定に保とうとする．一方，PaO_2 は変化に

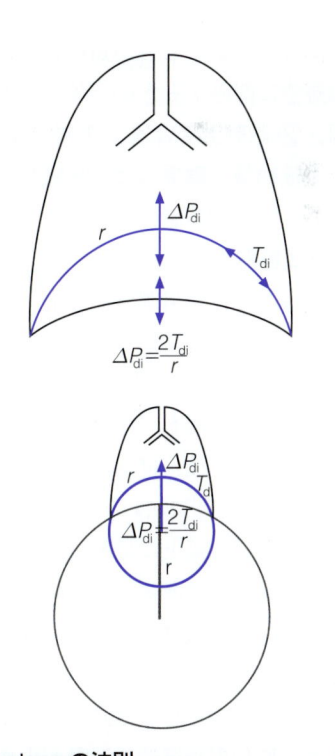

図2 Laplace の法則
ΔP_{di} ＝横隔膜圧差，T_{di} ＝横隔膜張力，r＝横隔膜弯曲半径

$$\Delta P_{di} = \frac{2T_{di}}{r}$$

対しては，60 mmHg 以下に低下するころまで換気量は変わらない．

慢性心不全では，肺うっ血による間質の変化や中心血液量の増加により肺のコンプライアンスの低下以外にも，心拍出量の減少による肺血流量の減少が生理学的死腔量を増加させ，CO_2 に対する換気当量（$\dot{V}_E/\dot{V}CO_2$）の増大にみられるような換気効率の低下や中枢性の CO_2 化学反射感受性の亢進（動脈血 CO_2 分圧のセットポイントを下げ，過換気の原因となる）が加わり，息切れや呼吸困難感の原因となっていることが知られている．

PaO_2 の低下，$PaCO_2$ の上昇，pH の低下が呼吸困難感の原因となる機序は，化学受容器への刺激が直接呼吸困難感となるのでなく，化学受容器への刺激が呼吸中枢へ伝わり呼吸を促進させるために生じる間接的な影響である．

c. 各種感覚受容器の刺激による呼吸困難

呼吸仕事量の増加による呼吸困難感の発生のメカニズムは呼吸筋の疲労だけでなく，複数の感覚神経系が関与していることが知られている[1]．

呼吸困難感に関連する感覚受容器には，① **肺伸展受容器**，② **咳刺激受容器**，③ **肺胞 C 線維**がある．また，**筋紡錘・腱受容体が呼吸筋の機械的刺激を感知し，呼吸困難感のもととなる**[3]．

1）肺伸展受容器

肺伸展受容器は，機械刺激に反応する**機械的受容器**としてよく知られている．吸気により肺がある閾値を超えて伸展されると，肺伸展受容器の興奮は第 X 脳神経（迷走神経）を求心性神経経路とし延髄に到達する．その後，横隔神経を遠心性神経経路として，横隔膜などに伝わり吸息が抑制される．すなわち，肺が必要以上に拡張しないように吸気を抑制する防御反射である．この防御反射はヘーリング−ブロイエル吸息抑制反射（Hering-Breuer reflex）と呼ばれるが，なんらかの原因（たとえば心不全患者の速く浅い呼吸様式など）で十分に吸息ができず，肺伸展受容器の活動が小さくなると呼吸困難感が増加する．

2）咳刺激受容器（イリタント受容器）

触刺激や吸入される化学的刺激などの刺激に反応する機械的受容器の 1 つが**咳刺激受容器（イリタント受容器）**である．通常は，気道に異物などが混入すると即座に反応し，それらを排出，除去するために咳反射が誘発される．咳発作時には肺伸展が抑制され，肺伸展受容器の活動は低下する．その結果，前述のように，肺伸展受容器の活動の低下は呼吸困難感の増悪につながる．

3）肺胞 C 線維

肺間質や肺毛細管にみられる C 線維は，肺間質や毛細血管の圧の増加を感知する．心不全による肺うっ血や肺水腫の際の呼吸促進と呼吸困難感にも関与する．

このほかにも，硬い胸郭や高い気道抵抗による呼吸筋の呼吸努力は，筋や腱の中に存在する**機械的受容器**（peripheral mechanoreceptors）を刺激し，呼吸困難感の原因となる．

また近年，呼吸中枢から呼吸筋に送られる運動出力（motor command）のコピー（呼吸の努力をしなさいという呼吸中枢から呼吸筋への命令のコピー）がある受容器（corollary discharge receptor）を介して大脳皮質の感覚受容野に伝えられて呼吸困難が発生することも明らかとなってきている[4]．

d. 中枢−末梢ミスマッチ

このように，呼吸困難の発生メカニズムには各種要因があるが，どのメカニズムも単独で働くわけではなく，**相互に関連し合って機能している**．特に，最近では，感覚受容器から中枢への求心性入力と，中枢からの運動器への遠心性運動出力（脳からの要求）との間に解離がある場合，呼吸困難感が生じることが知られ，呼吸困難の発生メカニズムとして重要とされる[4]．

2　易疲労（運動耐容能低下）

易疲労（運動耐容能低下）は心肺・代謝機能障

表1 デコンディショニング，加齢，低栄養，心肺・代謝機能障害でみられる骨格筋変化

	形態的異常	組織学的異常	生化学異常
デコンディショニング	筋線維径（I≧II）↓	タイプI線維 ↓→ タイプII線維 ↑→	好気代謝酵素↓→ 解糖系酵素↓→
加齢	筋線維径（I<II）↓	タイプI線維 ↑→ タイプII線維 ↓→	酸化系酵素↓→ 解糖系酵素↓→
低栄養	筋線維径（I≦II）↓	タイプI線維 → タイプII線維 ↓	酸化系酵素↓ 解糖系酵素↓
慢性心不全	筋線維径（I, II）↓	タイプI線維 ↓→ タイプII線維 ↑	酸化系酵素↓ 解糖系酵素↑→
慢性呼吸不全	筋線維径（I, II）↓	タイプI線維 ↓→ タイプII線維 ↑	酸化系酵素↓→ 解糖系酵素↑→

〔Piña, I.L., et al.: Exercise and heart failure: A statement from the American Heart Association Committee on exercise, rehabilitation, and prevention. *Circulation*, 107:1210–1225, 2003；Franssen, F.M., et al.: The contribution of starvation, deconditioning and ageing to the observed alterations in peripheral skeletal muscle in chronic organ diseases. *Clin. Nutr.*, 21:1–14, 2002 より一部改変〕

害患者の典型的な症状・徴候として，多くの患者の運動を制限している．易疲労（運動耐容能低下）の背景は，廃用症候群による筋萎縮によるもの，心不全や呼吸不全による酸素の末梢循環不全に加えて，最近では骨格筋の器質的・機能的異常が指摘されている．

a. デコンディショニング

心肺・代謝機能障害患者は，身体活動により息切れや呼吸困難感を自覚するために，それらを避けようとして，運動を控えるようになる．その結果，骨格筋は次第に萎縮してしまう．一般に，低活動が原因のデコンディショニングによる筋萎縮は可逆的で，タイプI線維とタイプII線維の双方に認められ，タイプI線維のほうが萎縮しやすいといわれている（速筋化）（**表1**）．

心肺・代謝機能障害患者の運動耐容能低下が単なる身体不活動によるものであれば，運動療法によって改善が期待できるが，必ずしも健常者と同様の筋萎縮改善効果を示さない症例も少なくない．

b. 心肺・代謝機能障害患者の骨格筋異常

1）異化亢進，同化抑制

慢性心不全患者も慢性呼吸不全患者も，蛋白質の異化が亢進し，同化が抑制され，筋の萎縮や筋機能の異常，体重の減少に関与している．

COPD患者は，呼吸による安静時エネルギー消費量が15～25％増大するといわれている．また，食事による胃の膨張によってすでに平坦化した横隔膜の下降が妨げられ，さらに呼吸仕事量が増すばかりか，胃の膨張を防ぐために食事が進まず慢性的な低栄養状態となる．すなわち，安静時ですら代謝が亢進し，そこに低栄養が加わることによって，筋萎縮や体重減少が進んでしまう．

慢性心不全患者では，カテコールアミンやアンジオテンシンII，コルチゾール（ヒドロコルチゾン）などの蛋白質異化作用や脂肪分解促進作用などがあるホルモンが増加している一方，デヒドロエピアンドロステロン・サルフェート（DHEA-S）やテストステロンなどの蛋白質同化ホルモンが減少し（**図3**）[5]，異化作用のある炎症性サイトカイン（TNF-αやIL-1βなど）が増加している．この

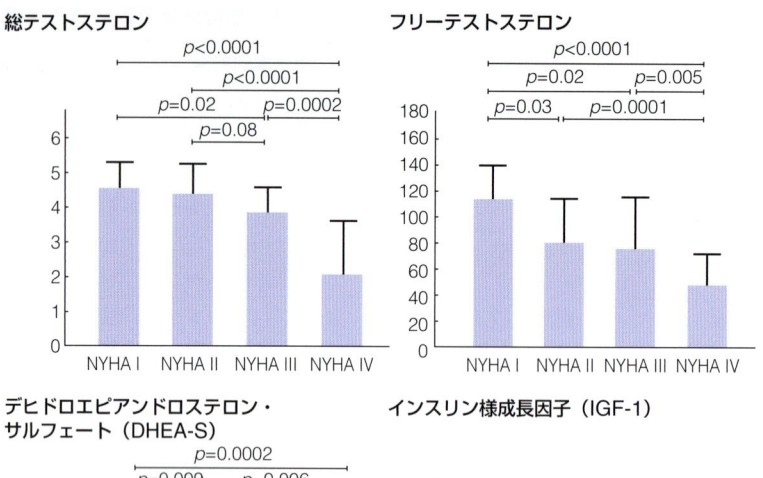

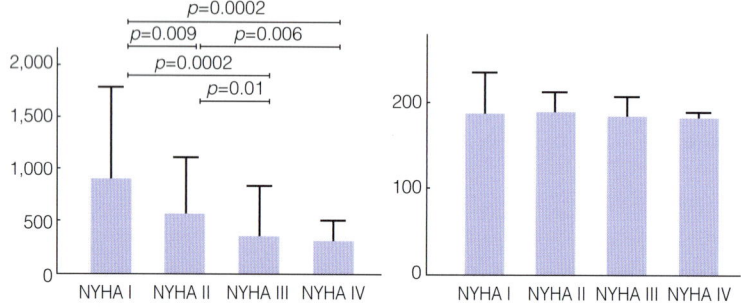

図3 心不全患者は蛋白同化ホルモンが減少する
〔Jankowska, E.A.: Anabolic Deficiency in Men with Chronic Heart Failure: Prevalence and Detrimental Impact on Survival. *Circulation*, 114:1829–1837, 2006 より〕

炎症性サイトカインの増加は骨格筋量や筋力に重要なインスリン様成長因子1（insulin-like growth factor 1; IGF-1）の低下に関与している．蛋白質同化ホルモンは心不全の重症度（NYHA心機能分類）（表2）が増すにつれ減少し，筋萎縮だけでなく予後にも影響している．

2）末梢循環不全（低酸素）

慢性的な低酸素血症は骨格筋に悪影響を及ぼす．人間が長期間高地で生活したり，低酸素血症に長期間さらされると，骨格筋では抗酸化活動の増加が認められ，嫌気性（解糖系）代謝へシフトすることによって骨格筋の有酸素能力が減少する．骨格筋の低酸素血症への順応は，ATP産生の障害を導き，筋組織を酸化ストレスに影響を受けやすい組織に変化させてしまうといわれている．

表2 NYHA（New York Heart Association）心機能分類

NYHA I 度	心疾患があるが症状はなく，通常の日常生活は制限されないもの．
NYHA II 度	心疾患患者で日常生活が軽度から中等度に制限されるもの．安静時には無症状だが，普通の行動で疲労・動悸・呼吸困難・狭心痛を生じる．
NYHA III 度	心疾患患者で日常生活が高度に制限されるもの．安静時は無症状だが，平地の歩行や日常生活以下の労作によっても症状が生じる．
NYHA IV 度	心疾患患者で非常に軽度の活動でもなんらかの症状を生じる．安静時においても心不全・狭心症症状を生じることもある．

3）その他[6-8]

心肺・代謝機能障害患者の骨格筋異常の最近の

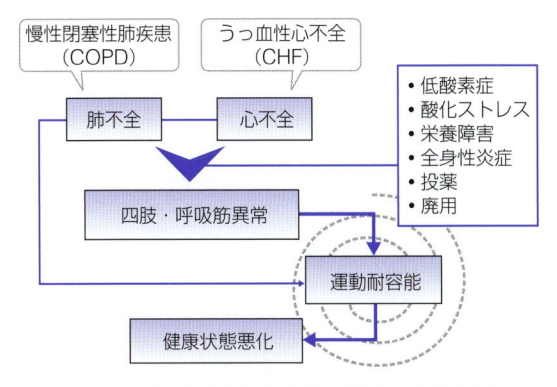

図4 心肺・代謝機能障害患者の運動耐容能低下への骨格筋異常の影響
〔Gosker, H.R., et al.: Skeletal muscle dysfunction in chronic obstructive pulmonary disease and chronic heart failure: Underlying mechanisms and therapy perspectives. *Am. J. Clin. Nutr.*, 71:1033–1047, 2000 より〕

研究では，異化亢進・同化抑制，末梢循環不全（低酸素）以外にも，アポトーシス，酸化ストレス，神経体液性因子，低栄養，ステロイドによる副作用（主に呼吸器疾患）など**各種要因が指摘されており**（**図4**），単なるデコンディショニングによる廃用症候群による筋萎縮だけで，心肺・代謝機能障害患者の易疲労（運動耐容能低下）を説明できないことを理解する必要がある．

B 運動障害の分析

1 酸素搬送能からみた機能障害

運動筋の酸素需要の増大に対して，酸素を身体に取り入れる呼吸系（ガス交換系）と酸素が溶けた血液を末梢筋へ送る循環系（ガス輸送系）が十分に機能しないと，運動耐性は低下する．

運動を長く続けられる高い運動耐性を得るためには，絶えず活動筋へエネルギー源として**ATP**（アデノシン三リン酸）を供給し続けなければならない．ATPは筋肉内にはわずかしか蓄えることができない．そのため，必要なエネルギー源であるATPを体内で再合成し続けなければならない．ATPの再合成過程には酸素（O_2）は不可欠である．肺呼吸における酸素の取り込みから細胞に酸素を届けるまでの過程を**酸素搬送系**（oxygen transport system）と呼び，酸素搬送系はWassermanらの作製した歯車のシェーマ（ワッサーマンの歯車と呼ばれる）により単純化されている〔第2章V **図1**（☞ 66ページ）参照〕．

このシェーマを右側からみると，① 肺呼吸での酸素の取り込み，② 肺毛細血管の拡張および動員による肺血流の増加，③ 心拍出量の増大，④ 循環系による酸素の輸送と活動筋の末梢血管の拡張，⑤ 血液から組織への酸素の拡散，⑥ 末梢組織でのO_2抽出の増加などによって説明される（**表3**）．

2 酸素搬送能からみた機能的制限

心肺・代謝機能障害に動作の観察・分析を基軸とした機能的制限のモデルを当てはめるのは難しい．なぜならば，心肺・代謝機能障害による障害特有の動作が少ないからである．心肺・代謝機能障害分野では，運動負荷試験が機能的制限（functional limitation）の客観的な評価を提供する．

a. 最大酸素摂取量

最大酸素摂取量は，「単位時間あたり個人が体内に摂取できる酸素の最大量」と定義される．一般的に最大酸素摂取量が大きいほど「全身持久力が優れている」といえる．

最大酸素摂取量はFickの理論式で求める．

Fickの理論式
最大酸素摂取量　＝　　最大心拍出量　　×　最大動静脈酸素含量較差
$\dot{V}O_2max$　＝　CO　×　$C(a-v)O_2$

最大心拍出量（cardiac output; CO）は心予備能力を反映し，心臓から酸素を含んだ血液をどれだけ拍出できたかを示し，最大動静脈酸素含量較差（content of artero-venous oxygen difference; $C(a-v)O_2$）は末梢で酸素がどれだけ利用された

表3　酸素搬送系の各器官の働きと機能障害

機能	働き	機能障害
①肺呼吸での酸素の取り込み	・肺呼吸（外呼吸）では，大気を吸い込んで O_2 を肺内に取り込み，血液を酸素化する．	・吸入する酸素濃度は十分か（標高，O_2 吸入装置の問題） ・この時，大気を大きく吸い込めるか（換気能低下）
②肺毛細血管の拡張および動員による肺血流の増加	・肺に取り込まれた O_2 は，拡散によって肺毛細血管中の血液に移動する． ・血液中で O_2 は赤血球の中にあるヘモグロビンと結びつき，酸素化された血液が心臓から全身に送られる準備が整う． ・この肺呼吸に影響する因子は，大気中の O_2 濃度（吸入気酸素分圧 F_IO_2）や肺胞換気量（$\dot{V}_A$），肺拡散能，換気血流比（$\dot{V}_A/\dot{Q}$）などがある．	・取り込んだ酸素を肺で拡散できるか（拡散障害） ・肺血流を増やすことができるか，肺に十分な血流が流れているのか（肺血流量低下，心不全，肺血管拡張不全） ・ヘモグロビンの数は十分か（貧血）
③心拍出量の増大	・酸素化された血液が心臓から全身に拍出される． ・運動を開始するとすぐ1回拍出量（SV）が増加し，運動強度と比例して心拍数（HR）も増加するので，それらの積，心拍出量（CO）が増加する． ・COの増加は，心機能や心拍数上昇にかかわる交感神経活性の亢進などに影響される．	・心拍数が増加するか（交感神経機能異常） ・1回心拍出量が増加するか（心筋収縮力低下，静脈還流量減少，交感神経機能異常，電解質異常など）
④循環系による酸素の輸送	・赤血球内のヘモグロビンと結合した酸素（一部は血漿に溶解）は，動脈血として全身の臓器に運ばれる．	・血管に狭窄はないか，活動筋の血管は十分に拡張するか（動脈硬化，血管拡張能低下）
⑤血液から組織への酸素の拡散	・運動によって骨格筋で酸素が消費されると，筋組織の酸素分圧は低下する． ・赤血球中のヘモグロビンには酸素分圧に応じて酸素と結合する性質（O_2 親和性）があるため，酸素分圧が低い末梢組織では酸素を遊離する． ・毛細血管から組織への酸素の拡散は，毛細血管と組織までの距離が関連するため，毛細血管網の構造や血管症の密度などが影響する．	・血管密度（毛細血管床）は十分か（毛細血管数の減少） ・ミトコンドリアの数と大きさなどのような作業骨格筋における酸素拡散能と酸素抽出能
⑥末梢組織での O_2 抽出	・骨格筋で酸素を利用する． ・ミトコンドリア内の電子伝達系による酸化的リン酸化により ATP を産生する．	・ミトコンドリアの数と大きさは十分か ・酸化的リン酸化酵素は十分に存在するか（好気的酸化酵素の減少） ・ミオグロビンは十分に存在するか
⑦CO_2 の肺への輸送と CO_2 の呼出	・ATP 産生過程で生じる代謝産物である CO_2 は，血漿から赤血球内に入り，重炭酸イオン（HCO_3^-）として静脈系で搬送され心臓に戻る．さらに肺循環を介して肺に運ばれて CO_2 として呼出される．	・血中 CO_2 上昇に伴い，換気量を増やせるか（中枢性化学受容器の感受性の低下）

か（利用できるか）を示している．

すなわち，**最大酸素摂取量は，中枢（心予備力）と末梢（末梢骨格筋での酸素抽出能力）の双方の最大機能を反映している．**

最大酸素摂取量は $\dot{V}O_2max$ と表現され，運動負荷量が増加しているにもかかわらず $\dot{V}O_2$ が上昇しなくなった時点〔$\dot{V}O_2$ の leveling off（頭打ち現象）〕の酸素摂取量を意味している．実際には，心肺・代謝機能障害患者を対象にした運動負荷試験で $\dot{V}O_2$ の leveling off が確認できるまで運動負荷をするのは困難なため，**運動終了時の $\dot{V}O_2$ の**

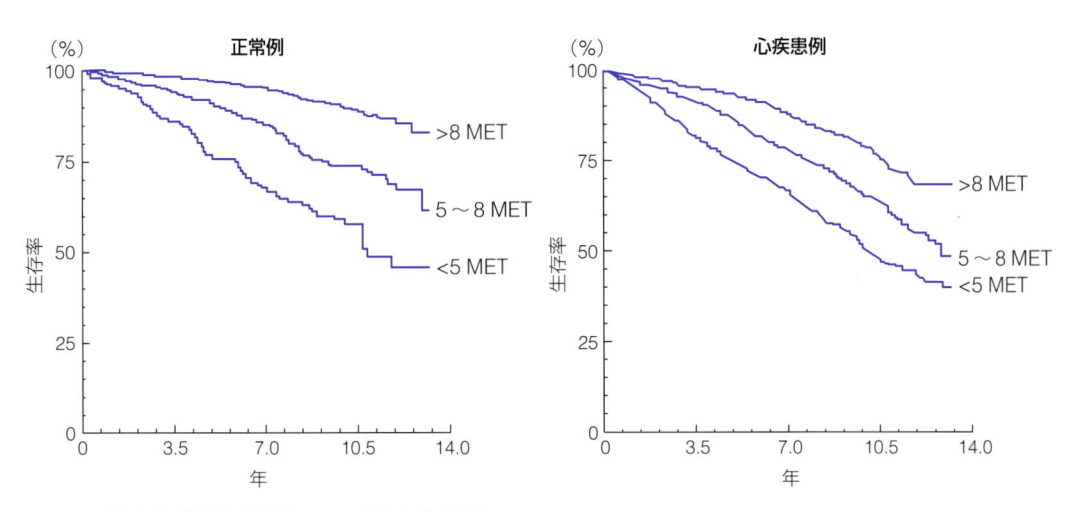

図 5 最大酸素摂取量が高いほど死亡率が低い
〔Myers, J., et al.: Exercise Capacity and Mortality among Men Referred for Exercise Testing. *N. Engl. J. Med.*, 346:793–801, 2002 より〕

最高値を最高酸素摂取量（peak $\dot{V}O_2$）と表現して $\dot{V}O_2$max と区別している．

機能的制限（functional limitation）の客観的な評価として最大の価値は，**最大酸素摂取量は生命予後の強い予測因子**であり，心血管病有病者でも peak $\dot{V}O_2$ が高いほど死亡率が低いことが報告されている（**図5**）[9]．

また，心疾患患者では機能的運動能力を客観的に表す指標として利用され，最大酸素摂取量はNYHA心機能分類と高い相関関係が認められている[10]．

b. NYHA と MRC

動作の観察・分析を基軸とした機能的制限のモデルではないが，心肺・代謝機能障害には，日常生活動作や歩行動作時の疲労，動悸，呼吸困難，狭心痛などの症状の出現の有無によって機能的制限や疾患の重症度を評価するものがある．心疾患では，NYHA（New York Heart Association）心機能分類で，呼吸器疾患では，MRC（British Medical Research Council）息切れスケール（**表4**）で世界的に広く使われている．双方とも，理学療法士による歩行動作や日常生活動作評価により判定でき

表4 MRC（British Medical Research Council）息切れスケール

Grade 0	息切れを感じない
Grade 1	強い労作で息切れを感じる
Grade 2	平地を急ぎ足で移動する，またはゆるやかな坂を歩いて登るときに息切れを感じる
Grade 3	平地歩行でも同年齢の人より歩くのが遅い，または自分のペースで平地歩行していても息継ぎのために休む
Grade 4	約100ヤード（91.4 m）歩行したあと息継ぎのため休む，または数分間平地歩行したあと息継ぎのため休む
Grade 5	息切れがひどくて外出ができない，または衣服の着脱でも息切れがする

るユニークな評価法で有用である．

C 治療への示唆

心肺・代謝機能障害の治療は，その疾患の特徴からどうしても各臓器に関心が偏ってしまうことが多い．しかし，心肺・代謝機能障害は息切れや易疲労という症状が特定の動作や運動を制限するのでなく，全身持久力に代表される生活全体を制

限していく．

　臓器の障害自体は非可逆的で，理学療法士の手ではどうすることもできないため，心肺・代謝機能障害の治療は，臓器の障害の程度を評価しながらも，**臓器の障害を補う代償機能をいかに改善させるか**がポイントとなる．つまり，Wassermanらの作製した歯車のシェーマの肺や心臓の部分が障害されても，酸素搬送系の効果器である**末梢骨格筋**や酸素搬送ルートである**血管機能**をいかに良好な状態で維持し改善するかが，歯車を回し続けるかが重要な視点となる．その意味でも，理学療法士による運動療法は，良好な栄養状態の維持と合わせて，心肺・代謝機能障害の重要な治療の1つとなる．

●引用文献

1) 本間生夫：運動と呼吸困難感．臨床スポーツ医学, 21:321–326, 2004.
2) American Thoracic Society: Dyspnea. Mechanisms, assessment, and management: A consensus statement. *Am. J. Respir. Crit. Care Med.*, 159:321–340, 1999.
3) Thomas, J.R., et al.: Clinical management of dyspnoea. *Lancet Oncol.*, 3:223–228, 2002.
4) 西野 卓：呼吸困難の生理．日臨麻会誌, 29:341–350, 2009.
5) Jankowska, E.A.: Anabolic Deficiency in Men with Chronic Heart Failure: Prevalence and Detrimental Impact on Survival. *Circulation*, 114:1829–1837, 2006.
6) Gosker, H.R., et al.: Skeletal muscle dysfunction in chronic obstructive pulmonary disease and chronic heart failure: Underlying mechanisms and therapy perspectives. *Am. J. Clin. Nutr.*, 71:1033–1047, 2000.
7) 高橋哲也：呼吸器疾患の筋力低下の評価と治療．奈良 勲ほか（編）：筋力, pp.260–274, 医歯薬出版, 2004.
8) 沖田孝一ほか：心不全における骨格筋異常と筋仮説．循環器内科, 69:275–285, 2011.
9) Myers, J., et al.: Exercise Capacity and Mortality among Men Referred for Exercise Testing. *N. Engl. J. Med.*, 346:793–801, 2002.
10) 伊東春樹：運動耐容能から心機能の何がわかるか．吉川純一ほか（編）：心臓病診療プラクティス―心機能を知る, pp.198–208, 文光堂, 1994.

第12章 膠原病（関節リウマチ）

> ■学習目標
> ●関節リウマチの病態，特に疼痛，関節変形を理解する．
> ●関節リウマチの病態が姿勢，運動・動作へ与える影響を理解する．
> ●関節リウマチの病態の日内変動，心理的変化と運動・動作への影響度合を理解する．
> ●寝返り，起き上がり，立ち上がりなどにおける動作の特徴と，代償運動を理解する．

　関節リウマチ（rheumatoid arthritis; RA）とは，多発する関節炎と進行性の関節破壊が特徴の全身性炎症疾患である．病変は関節滑膜にあり，滑膜の増殖・炎症から次第に周辺の軟骨・骨を侵食，関節の破壊・変形に至る．このため関節の疼痛や可動域制限などにより，重篤な運動機能障害をもたらす疾患である．現在，種々の自己抗原が見出され，慢性炎症性自己免疫疾患であることは明らかにされているが，いまだに病因・病態は明らかではない．世界中で人口の約1％が罹患していると考えられており，わが国でも約70万人の患者がRAで苦しんでいるといわれている．年齢は全年齢層で発症するが，40～50歳代の女性に発症のピークがあり，身体的な問題だけでなく，精神的ストレスによる問題も引き起こす．

A 運動を制限する症状・徴候

　RAにより運動を制限する症状・徴候として，疼痛，関節変形（可動域制限），および心理的影響があげられる．RAの関節炎は，多発性・対称性の関節症状であり，発赤，熱感，腫脹，疼痛，機能喪失といった炎症の5主徴を呈する[1]．症状は，寛解と増悪を繰り返しながら全身的に進行する．このためRAの病態である①疼痛，②関節変形，③運動・動作障害，④心理的要因などの影響を理解する必要がある．

1 疼痛

　関節痛には主に滑膜炎による**炎症性疼痛**と二次的な関節破壊や変形による**機械的疼痛**がある．初期では，炎症性疼痛により持続性の痛みが強く，慢性期は機械的疼痛が多くみられる．しかし**両者が混在している場合もある**．

　炎症性疼痛は，滑膜炎によるサイトカイン産生から，発痛物質であるプロスタグランジンE_2を介して生じるものと考えられる[2]．症状として安静時痛・運動時痛・圧痛が滑膜関節や腱鞘滑膜にみられる．

　一方，機械的疼痛は，以下の機序でおこる．蛋白分解酵素により，骨・軟骨の境界部は炎症性肉芽組織（パンヌス）により侵食され破壊される[2]．このため骨・軟骨の破壊による関節整合性の破綻や変形の結果，関節包や靱帯が弛緩し，筋・腱が相対的に長くなることにより，症状として運動時や荷重時に痛みが出現する．

　さらに腫脹や疼痛によっておこる"朝のこわばり"は，RA診断基準にあるように初期症状として特徴的である．これは睡眠時の身体の不動が誘因と考えられるが，機序は不明である．臨床症状として「朝起きたとき手が動かしにくい，握りにくい」などの訴えがあり，この症状が1時間以上持続することがある．このことより「午前中は調子が悪いが，午後は比較的調子がよい」など症状の日内変動がみられる．また薬物・天候の影響で日内変動がおこることもある．

　関節外での症状として，機能障害に伴う二次的な末梢骨格筋の筋力・筋量低下が末梢血管の密度低下をもたらし，阻血状態となる[3]．その結果手足の冷感やこわばりが出現する．また，神経障害も疼痛を引き起こす場合がある．これは関節周辺組織の炎症と腫脹により，神経が圧迫を受けることが原因であるため，そこを走行する神経が圧迫

され神経症状を呈する．好発する麻痺は，手根管症候群での正中神経麻痺，肘関節炎による尺骨神経麻痺，膝関節炎による深腓骨神経麻痺，足関節炎による脛骨神経麻痺がみられる．症状として痛みを伴うしびれとして自覚する．**頸椎では多くの滑膜が存在するため，高頻度で頸椎病変がみられる**．そのため頸髄圧迫症状として，後頭部痛，四肢のしびれや脱力，知覚障害や麻痺を引き起こす．

2 関節変形

有痛性疾患であるRAにおいて，初期に患者が疼痛を自覚する関節は手指関節であり，次いで手関節，膝関節と続く．その経過は，約60%が寛解と増悪の周期を繰り返し病期が進行する．病態の進行とともに**関節軟部組織の腫脹や辺縁部の侵食像（erosion）**がみられる．このため骨の萎縮がおこり，関節裂隙の狭小化，関節包の弛緩，靱帯の弛緩や断裂が生じるため関節は不安定となり，特定の変形や脱臼，強直をおこす．各関節によりおこりやすい肢位の異常や変形を**表1**に示す．またRAの骨変形の判定でLarsen（ラーセン）のgrade分類が広く用いられている（**図1**）．

a. 頸椎

頸椎病変は発生頻度が高く，時として重篤な四肢麻痺や急死をまねくことがある．代表的病変に環軸椎前方脱臼があり，これは正中および外側環軸関節の滑膜性炎症により，横靱帯が弛緩し頸椎屈曲時に環軸関節が前方に亜脱臼する（**図2**）．ほかにも骨破壊が椎体関節および環軸椎とも高さが減少し，結果的に軸椎歯突起が上方へ移動することによりおこる垂直性亜脱臼や，下位頸椎の椎間関節の破壊に加えて，後方靱帯の機能不全，椎間板や椎体への炎症の波及によって生じる軸椎下亜脱臼なども発症する．

表1 RA患者に多くみられる姿勢の異常と変形

罹患関節	異常肢位・変形
頸椎	頸椎前屈・側屈 軸環椎前方亜脱臼 下位頸椎亜脱臼
胸椎	後弯増大・側屈
肩甲骨	挙上・外転
肩関節	屈曲・内転・内旋
肘関節・前腕	屈曲・回内
手関節	掌側脱臼・尺側偏位
手指	MP関節尺側偏位 スワンネック変形 ボタンホール変形 母指Z字変形
股関節	屈曲・内転・内旋
膝関節	屈曲・外反
足関節	尖足・外反足・扁平足
足趾	槌趾・外反母趾・重複趾

A

grade 0	骨の構造が保たれていて，関節が正常
grade I	径1mm以下の骨のびらんがあるか，あるいは関節裂隙が狭くなっている
grade II	径1mm以上の1〜数個のびらんがある
grade III	著しい骨のびらんが認められる
grade IV	激しい骨のびらんがある．関節裂隙はなくなっているが，もとの骨の輪郭は部分的に残っている
grade V	骨の破壊が進んで，もとの骨の輪郭がみられず，関節の安定性が失われた状態（ムチランス型変形）

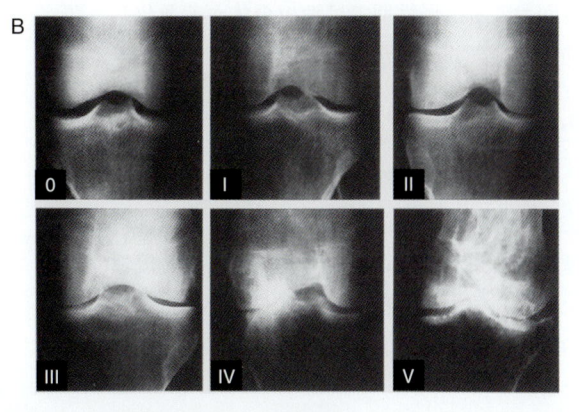

図1 A：Larsenのgrade分類，B：膝関節の典型X線写真像

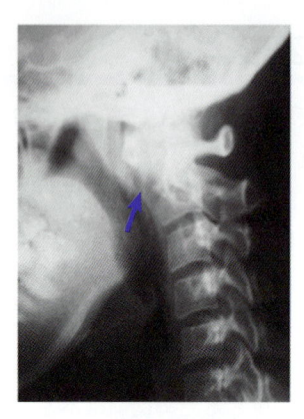

図2　環軸椎前方脱臼

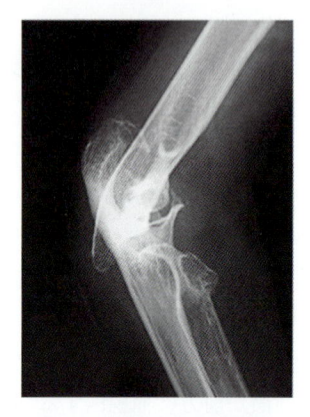

図3　尺骨の後上方脱臼

b. 肩

初期では滑膜増殖と関節液の貯留，腱板の菲薄化より始まり，棘上筋の萎縮がおこる．中期では関節裂隙の狭小化や骨頭の上方移動や三角筋の萎縮がおこる．慢性期では腱板全体が菲薄化し，関節破壊により骨頭が内側に偏位する．

c. 肘

初期では橈尺関節の滑膜炎より始まり中期では上腕尺骨関節の関節裂隙の狭小化，上腕骨滑車の摩耗・消失がみられる．慢性期になると尺骨は後上方に脱臼する（図3）．また，滑膜の肥厚・関節の変形や不安定により絞扼性神経障害が生じることもある．

d. 手関節

手指の関節は最も関節炎の頻度が高い部位であり，変形や機能障害が好発する．初期では滑膜の増殖や骨の侵食がおこる．中期では手根骨の尺側偏位と尺骨頭の吸収がみられる．慢性期になると橈尺関節で尺骨の背側脱臼と手関節掌側脱臼が生じる．

e. 手指

指関節も手関節同様多く罹患する関節である．初期では滑膜の増殖，関節の腫脹がおこり，中期・慢性期には関節支持機構にゆるみがおこり，亜脱臼が発生する．

1) 尺側偏位（図4A）

第II～Vの中手指節（MCP）関節の尺側および掌側に屈曲位に偏位する．

2) スワンネック変形（図4B）

MCP関節の滑膜炎によりMCP関節屈曲，近位指節間（PIP）関節が過伸展し，遠位指節間（DIP）関節が屈曲する．

3) ボタンホール変形（図4C）

PIP関節の病変によりPIP関節屈曲，DIP関節過伸展する．

4) 母指Z変形（図4D）

MCP関節の滑膜炎により手根中手（CM）関節の外転を伴ったMCP関節の屈曲とIP関節過伸展となる．

5) ムチランス型変形（図4E）

著しい骨吸収により指節間関節が融解・消失し，不安定性を示す．

f. 股関節

初期では関節裂隙の狭小化より始まり，中・慢性期になると関節破壊がおこる．症状は他の関節よりも急速に悪化がみられ，特有の大腿骨が臼蓋側に偏移する臼底突出や骨盤内に陥入する中心性脱臼がみられる場合もある．

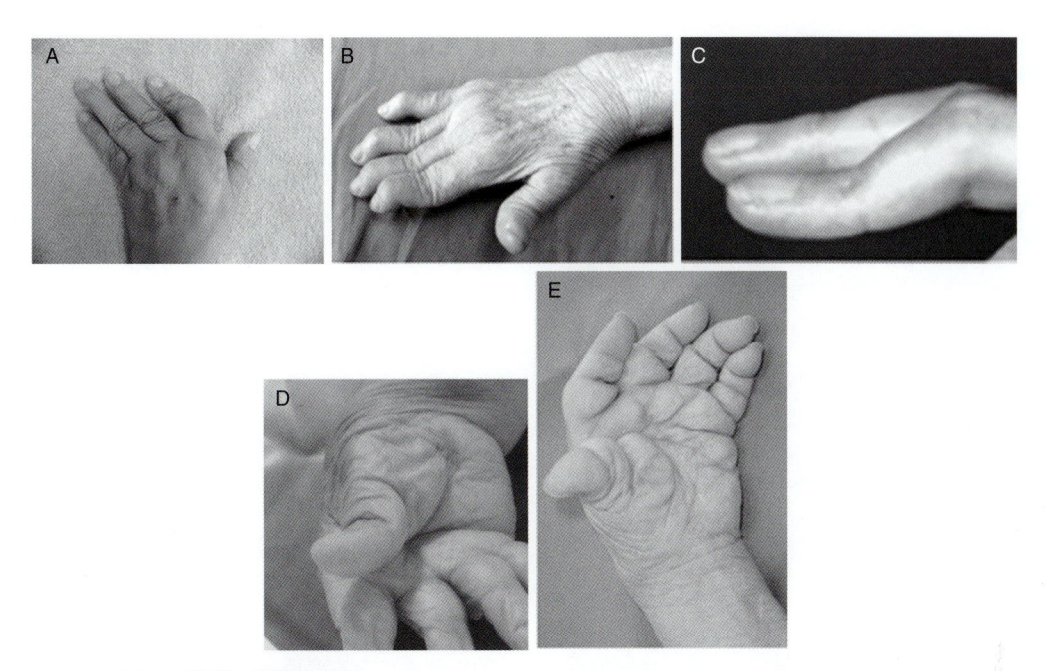

図4 手指の特徴的変形
A：尺側偏位，B：スワンネック変形，C：ボタンホール変形，D：母指Z変形，E：ムチランス型変形

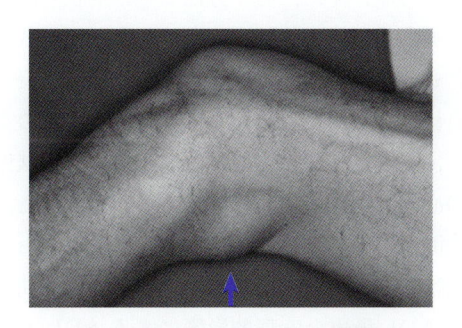

図5 Baker（ベーカー）嚢腫

g. 膝関節

初期では，腫脹や水腫がみられ，特に関節後方に著しい水腫をきたすといわゆるBaker（ベーカー）嚢腫となる(図5)．中・慢性期では，Larsenのgrade分類で示した骨破壊に屈曲拘縮を伴う（図1B）．また内・外反変形を合併することもある．

h. 足関節，足趾

初期では水腫がみられ，中・慢性期では，踵骨が外転し足全体が外反変形を呈し，扁平足になる（図6A）．足趾では，中足趾節間（MTP）関節の病変により外反母趾や槌趾，重複趾変形がみられ，特有の扁平三角変形や足底部に有痛性の胼胝形成を生じる（図6B）．

3 運動・動作障害

上肢関節の機能障害は，リーチの障害，握力・ピンチ力の低下，把持障害を引き起こし，日常生活動作（ADL）に影響を与える．肩・肘関節はリーチの役割が大きく，手・手指関節では，握力・ピンチ力の低下により把持障害がおこる．なかでもタオルを絞る，ボタン掛け，洗顔，整髪，背中を洗う，丸首シャツの着脱などの動作が困難になる．たとえば，ボタン掛け動作では，ボタンまでのリーチと実際のボタンをはめる巧緻動作が必要である．関節運動として肩関節の屈曲・外転，肘関節の屈曲・回内，手関節背屈および母指とほかの指のつまみ動作を連動して行うこととなり，特に手指の

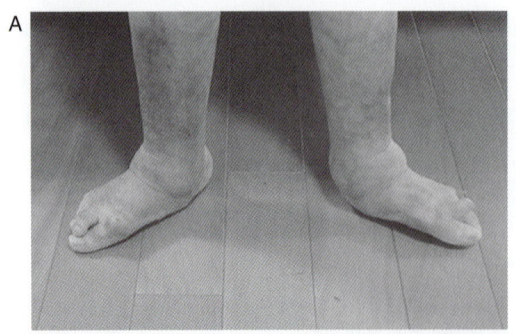

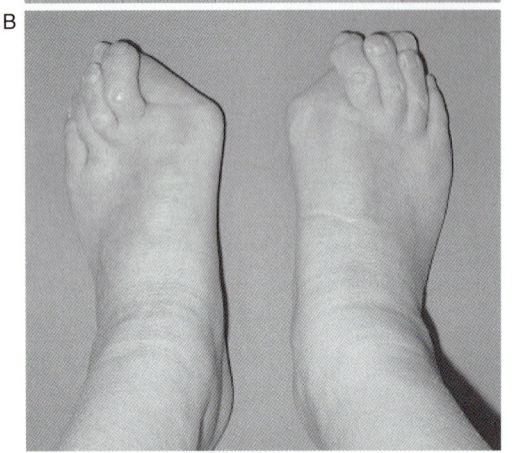

図6 足関節・足趾の特徴的変形
A：外反変形を伴う扁平足，B：外反母趾と槌趾変形

変形により動作不能となることが多い．

　下肢関節の機能障害は，立ち上がりや歩行，ズボンまたはパンツの着脱，物を運ぶなどの動作が困難となる．股関節は体重支持に不可欠な安定性を優先させるため，関節可動域制限がおこりやすく，膝関節は特に屈曲拘縮が問題となる場合が多い．足関節・足趾は変形による疼痛が運動の阻害となる．

　脊柱の機能障害は，主に姿勢に影響を与えるが，特に好発する環軸椎前方脱臼に注意が必要である．動作としては，頸椎の過度な頸部の前屈により引き起こされる．起き上がり動作時の首の前屈を反動として起き上がる動作や食事の際，リーチ機能の代償での前屈動作がよくみられる．また本を読む，料理をつくる，字を書くなど日常のさまざまな場面で頸椎前屈動作を必要とするため，首の反動を利用しないこと，急な前屈運動や長時間の前屈を防止するなどに注意する．具体的には起き上がり動作では，腹筋の代償やベッド柵を利用して行う．食事動作では自助具などを検討する．ほかにも作業台の高さ調節や頸椎カラーの使用など，個々の生活パターンに沿った方法への動作転換が必要である．

4　心理的影響

　RAは女性に好発し，寛解と増悪を繰り返す．主婦として，母として，あるいは社会人として人生において社交的な場面を経験する機会が多い時期に闘病生活を余儀なくされるため，個人差はあるが精神的なストレスをかかえ込む．精神的・心理的な障害になる要因として，まず疼痛があげられる．痛みは，患者の知的・感情的精神活動を抑制し，うつ状態に傾けるなど深刻な影響をもたらす場合がある．また，易疲労性という病状も，疲労感・無力感を呈し，闘病に向けた患者の意欲を低下させる原因ともなる．また，身体機能の喪失感も自己尊厳を損なう原因にもなる．これらのことより，**不安感や怒り，場合によってはうつ状態などの心理的問題をかかえることとなる．また，心理的問題は，病状の変化とともに繰り返しおこる可能性がある．**このためRA患者の機能的問題によるADL障害と心理的影響によるADLの低下を区別する必要がある．

B 観察による動作分析

　RA患者の動作で共通した特徴は，関節に疼痛や関節可動域制限があれば，関節を注意深く，動かすことのできる最大可動域まで動かしたり，または他の関節の動きや動作で代償を行うことである[4]．また筋力の低下があれば，慣性の利用などを用いて有効に起居動作を行う．

膠原病（関節リウマチ） 361

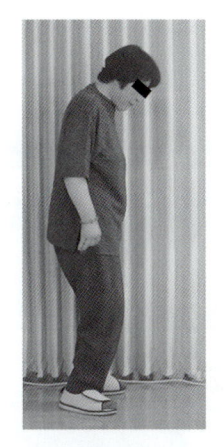

図7 RA患者に多い立位姿勢
頸椎前屈，肩甲骨挙上，腰椎前弯増強，股関節屈曲，膝関節屈曲がみられる．

1 立位姿勢

　RA患者は，自然に疼痛を回避した保護的肢位をとり，骨・関節破壊などアライメント（関節の位置関係）異常のため，患者自身の最も安定した姿勢を構築する（図7）．四肢と体幹の運動連鎖で考えると，下肢アライメント異常で罹患頻度が高いのは膝関節の伸展制限である．膝関節屈曲拘縮へと進行すると，股関節の屈曲をまねき，骨盤前傾，腰椎前弯・胸椎の後弯増強，頸椎の前屈と特徴的肢位ができあがる．上肢アライメント異常では，手指・手関節の保護的肢位として肘関節の回内・屈曲位をとることが多い．このため代償的に，肩関節は屈曲・内転・内旋位となり，肩甲骨の挙上・外転，頸椎の前屈がおこる（表1）．

2 寝返り動作（図8）

　1～2は頸部の回旋と左肩関節屈曲・水平屈曲および右膝関節屈曲，股関節外旋をさせる．頸部の回旋，肩関節の可能なかぎりの動きはみられるが，上部体幹の回旋をサポートすることは困難である．このため右膝を立て，寝返り方向に回旋することで体幹下部を回旋させる準備を行っている．

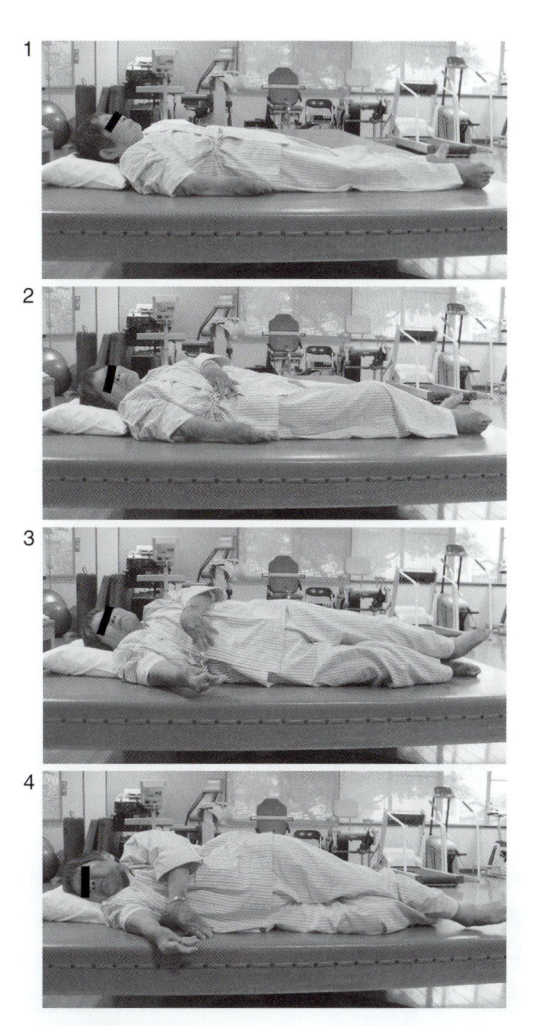

図8 寝返り
頸部・上肢の動きが不十分なため，下肢の動きを利用して寝返りを促す．

　2～3では右足部で床を押しながら右股関節屈曲，外旋することで下部体幹と内旋した左下肢を空間に保持する．この動作に連動して上部体幹も持ち上がる．空間に保持した左半身の重力を利用して，寝返り側に向く動作を行う．

　3～4では右下肢を屈曲して支持基底面を広げ，側臥位を安定させる．このように上肢の疼痛や可動域制限および筋力低下のある場合は，上肢・肩甲帯の動きが不十分であり，下肢の動きを利用する場合が多い．

3 起き上がり動作

起き上がり動作は，両下肢を挙上したあと，振り下げる方法と，ベッドより両下肢を下ろし，下肢の重量を利用しての起き上がり方法を使用するケースが多い．

a. 下肢を振り下げる方法（図9）

2～3で両手を大腿部に固定し勢いよく両下肢を振り下げる．2～6は主に体の前面の筋を等尺性収縮して，頸部・体幹を固定し，下肢の振り下げと対称的に，頸部・体幹が一体となって起き上がる．これは慣性を利用し，殿部を中心に回転運動を行っている．全動作において，上肢の使用を避け，股関節以外の関節運動を極力利用しないため痛みが発生せず，時間の短縮ができる利点がある．しかし頸椎に亜脱臼などの変形がある場合は禁忌となる．

b. 下肢の重量を利用する方法（図10）

1～4は，寝返りの要領で側臥位となる．5～6で両股関節屈曲し，ベッドの端より下肢を床方向に垂らす．7は下肢の振り下げを利用し右殿部を軸として上部体幹を起こす．このとき右上腕より肘関節での支持となる．7～8では，右股関節屈曲，外旋が生じ，体幹下部に右回旋および体幹の左側屈を増加させ起き上がる．上肢において右肘での支持より伸展し端座位となるが，主に下肢の重量利用や腹筋の活用が重要な要素となる．

c. 立ち上がり動作

立ち上がり方法としては，上肢の振り上げ，膝の後面を台に押しつける，両手で座面を押すなどの方法がある．いずれの場合も台の高さの影響を受けるため，低いと重心移動が困難となる．

1）上肢の振り上げ（図11）

1では上記の手関節での支持より，上肢を振り出す準備として体幹の前屈を行っている．2～4では上肢を振り上げることで，体幹の前屈，殿部の離床を促している．このとき股・膝関節は屈曲位

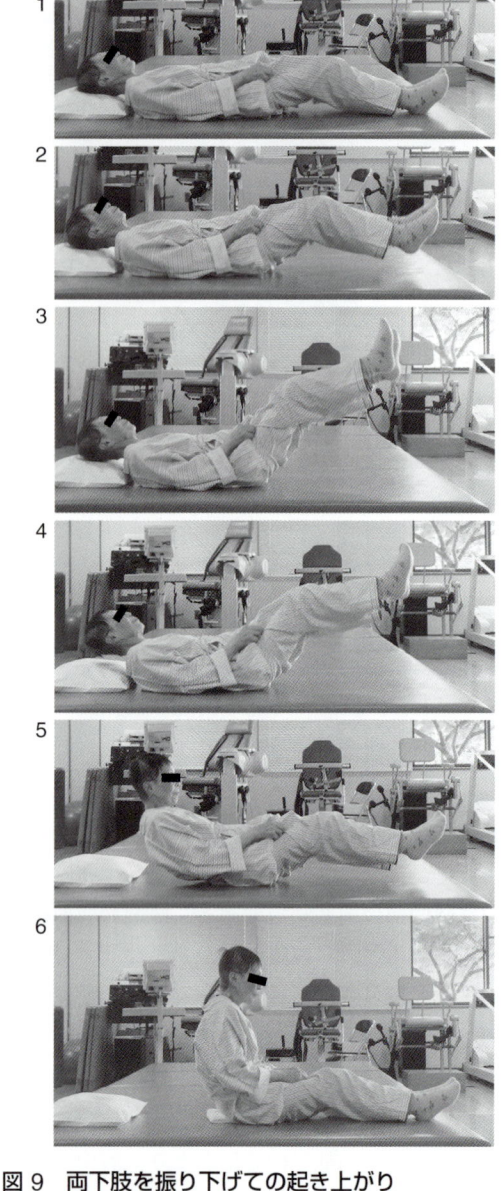

図9　両下肢を振り下げての起き上がり
股関節以外の関節運動を伴わず，効率的である．頸椎に変形がある場合は禁忌となる．

で固定し，慣性を利用し重心を前方に移動させる．足部は最初から足底全面接地であり，足底を軸としている．5では上肢を上げたことで生じた上方への慣性と前方へ移動した重心に対して，体幹を垂直方向へ戻すことで立位を安定させている．

膠原病（関節リウマチ）　363

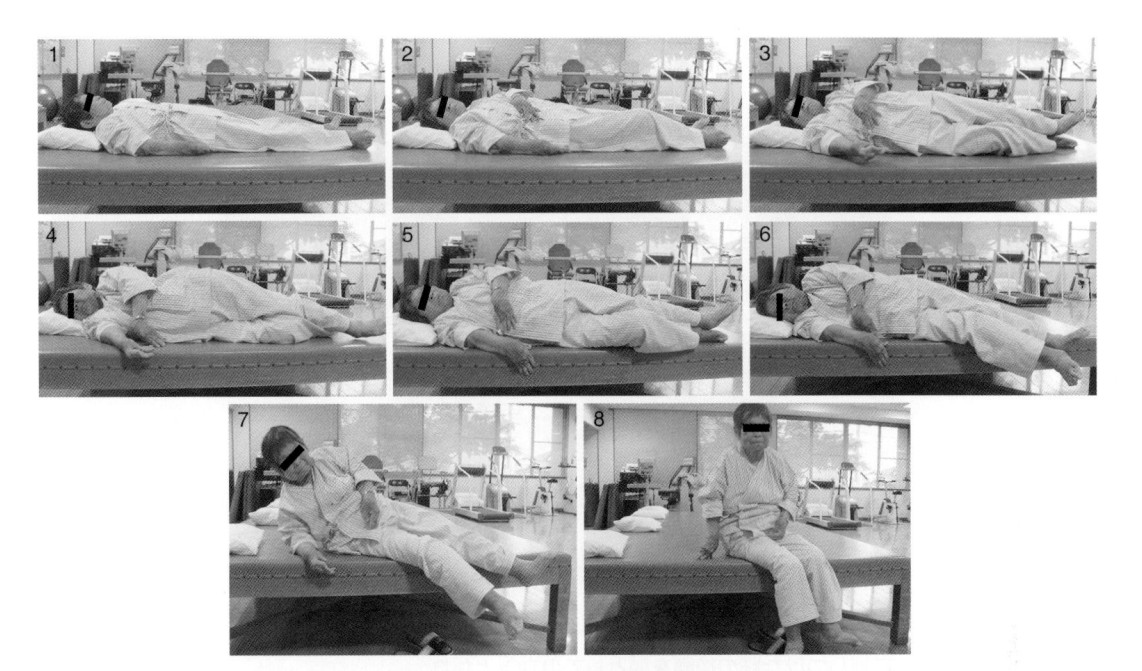

図 10　ベッドより下肢を垂らし，下肢の重量を利用し起き上がり
両下肢をベッドより垂らしてから，下肢の重量利用や腹筋を活用して体幹の起き上がりを促す．

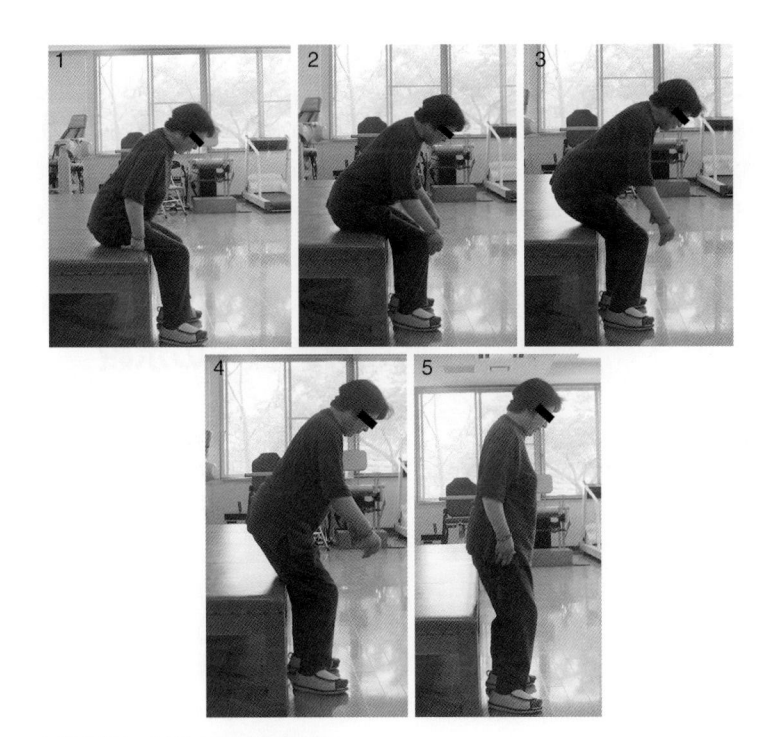

図 11　上肢を振り上げての立ち上がり
上肢の振り上げにより生じた前上方への慣性を利用する．立位でのバランスを保つ下肢筋力が必要である．

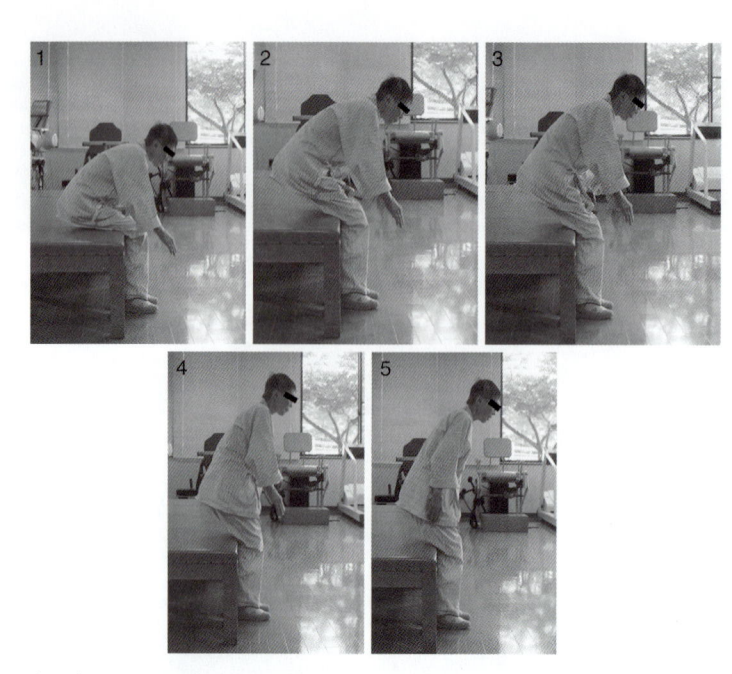

図12 台に押しつけた膝の後面を軸としての立ち上がり
押しつけた膝後面部を回転の軸としたてこの原理および膝周囲筋のリバースアクションを利用している．下肢筋力が低下している場合使用される．

2）膝の後面を台に押しつける（図12）

1～2で体幹の前屈，上肢の前方移動と膝の後面を台に押しつけ，殿部を持ち上げる．また押しつけた膝後面部を回転の軸としたてこの原理および膝周囲筋のリバースアクションを利用して下肢筋力の低下を補い，3～4で体幹を垂直方向へ起こしながら股・膝関節を伸展させ立ち上がる．

4 歩行（図13）

RA歩行の特徴は，立位姿勢で述べた患者自身の最も安定した姿勢を維持するため，歩行周期を通して立脚・遊脚期の非対称性がみられる．これは，疼痛のある下肢の立脚期を短くし，疼痛の少ない下肢での接地を長くする有痛性歩行や，筋力低下があり振り出し困難な下肢を体幹側屈や反対側の上肢振り出しでサポートする代償歩行がみられるためである．また，頸部・体幹は前屈位で股・膝は屈曲位をとる．このため，二重膝作用の欠如，十分な踏み切りや踵接地の欠如などがみられる．これらの不安定性を補うため，ワイドベースとなり，歩行速度も低下する．本症例では，右下肢の振り出しを左上肢の振りを大きくすることでサポートしている．

C 治療への示唆

RAの治療においては，薬物療法，手術療法，リハビリテーション，基礎療法が4本の柱とされている．現代の医学でも原因不明であり，完治はなかなか難しいものであるが，手術技術の進歩や治療効果の高い新薬（DMARDsの早期投与，TNF阻害薬）の登場により，単に進行を遅らせるだけではなく，寛解をも視野に入れた治療目標に移り変わってきている．

理学療法では，RAの病態を理解し，疼痛や関節変形および動作に与える影響を具体的に把握することが重要である．そして，**生活場面で関節の**

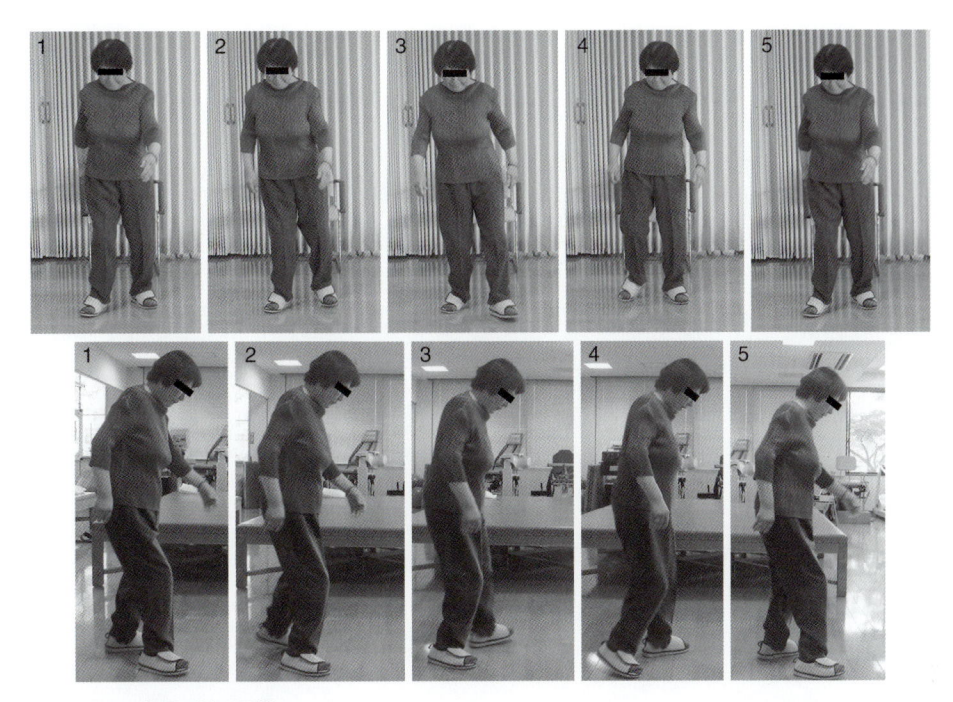

図 13 歩行（右下肢）
上段：前額面，下段：矢状面．1：踵接地，2：立脚中期，3：立脚後期，4：遊脚期，5：踵接地
頸部・体幹は前屈位で股・膝は屈曲位をとる．このため，二重膝作用の欠如，ワイドベースがみられる．
右下肢の振り出しを左上肢の振りを大きくすることでサポートしている．

炎症や変形を助長する動作を避け，関節に負担をかけない方法に変更したり，装具，自助具，スプリント，歩行補助具を利用し，関節保護を行う必要がある．また，筋力や関節の可動性を維持し，より強力な大関節を代償として利用することが望ましい．

心理的影響には，痛み，筋力低下，易疲労，運動能力の低下など，さまざまな要因でおこる．われわれは患者の訴えを傾聴し，苦痛に正面から向かい合う姿勢を示す必要がある．そして，運動・動作において成功体験を経験させることが重要である．ほかにも，患者・家族へ介助法の指導や生活福祉機器・制度の利用で主体的な生活を行っていく援助の必要性がある．このため，医師，理学療法士，作業療法士，看護師，保健師などのチームでの情報の共有と治療目標を統一しリハビリテーションを行うことが重要である．

● **引用文献**
1) 佐浦隆一ほか：上肢障害のメカニズムと ADL 障害．臨床リハ，15:406–412, 2006．
2) 宮坂信之（編）：関節リウマチ．pp.22–46, 最新医学社，2002．
3) 佐々木賢太郎ほか：関節リウマチ．理学療法，23:293–297, 2006．
4) 高橋正明（編）：臨床動作分析．医学書院，2001．

● **参考文献**
1) 吉尾雅春（編）：標準理学療法学 専門分野 運動療法学 各論．第3版，医学書院，2010．
2) 石原義恕ほか（編）：リウマチテキスト．南江堂，1992．
3) 松井宣夫（編）：リウマチのリハビリテーション医学．医薬ジャーナル社，1999．

第13章
運動発達障害

■学習目標

- ●中枢神経系の成熟障害による病態として運動発達障害を理解する．
- ●運動発達障害をもたらす代表疾患である脳性麻痺による痙直型とアテトーゼ型の運動障害を理解する．
- ●運動発達障害を機能障害および機能的制限から理解する．

正常な運動発達は，中枢神経系の成熟過程で獲得される知覚と運動の相互作用により修正される行動（**知覚運動学習**）と深く関連している．この一連の学習行動が身体に定着するためには，正常な筋力と関節可動性のもと，適切なバランス調節能力と固有感覚調整などのさまざまな要素が向上することが必要条件となる．この正しい学習行動が経験されない場合，誤った知覚運動学習が積み重なり，結果的に異常な姿勢や運動が定着する．脳性麻痺（cerebral palsy；以下 CP）のように発生段階から生後まもない時期に脳障害が発生する場合，当然のことながら誤った知覚運動学習の経験を蓄積し，さまざまな姿勢と運動の異常を呈することになる．

A 運動発達を阻害する因子

胎生初期に形成される未熟な中枢神経系は，点在していた神経組織が個体の成長とともに増加し，次第にネットワークを形成していく．神経組織は髄鞘化を伴い，複雑にネットワーク化する過程で混沌と分化の段階を経由する．特に混沌の時期に出現する**原始反射**はいったん増強するが，その後，次第に減弱し，消失，潜在化する．一方，姿勢制御に関連する立ち直り反応や平衡反応は原始反射の減弱期に増強し始め，顕在化して以降は随意運動を補強し，円滑な運動へと導いていく（**図 1**）．正常な運動発達の過程であっても，多くの原始反射が陽性を示す生後 6 か月以前においては，一見無駄にみえる運動が多くあるが，この 1 つひとつは全可動域に近い関節運動を経験させたり，同時に筋を伸張するなど固有感覚に強く働きかけ，のちに獲得するべき均衡のとれた屈伸運動や四肢の分離運動へとつながり，姿勢制御に関連したさまざまな運動の定着に結びつくと考えられている．

	神経系の発達過程	原始反射	姿勢制御反応
生後	点在	出現	
↓ 生後 3 か月ころ	混沌	増強	出現
↓ 生後 6 か月ころ	分化	全般的な減弱	増強
↓ 生後 12 か月ころ	ネットワーク	消失・潜在化	顕在化以降，生涯出現

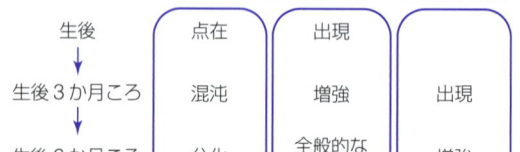

図 1　神経系の発達過程に伴う原始反射と姿勢制御反応
生後 1 年の間に，中枢神経系が未熟（immature）から成熟（mature）に向かう過程では，点在，混沌，分化，ネットワーク化へと進む．

CP は運動発達障害を示す疾患であり，主症状は成長とともに変化する姿勢と運動の異常である．この異常性は中枢神経障害に由来する陰性徴候と陽性徴候により成立している．陰性徴候は姿勢制御反応の減弱や未出現であり，陽性徴候は本来ならば正常発達のなかで出現後，消失していくべき原始反射や姿勢反射の残存である．また，錐体路症状を呈する**痙直型**と錐体外路症状を呈する**アテトーゼ型**に大別した場合，それぞれ筋緊張に関連した特徴的な陽性徴候が出現する（**図 2**）．この問題点は，① 新生児期から乳児期の神経学的問題としてとらえることができるが，② 学齢期以降になると異常姿勢や異常運動パターンが定型化（**ステレオタイプ**）する筋骨格系問題へと発展する．

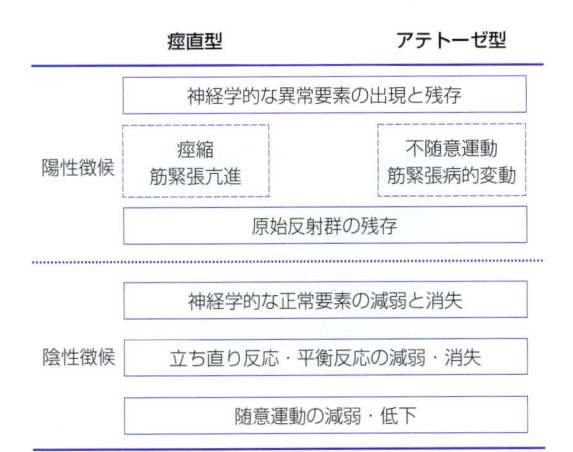

図2 痙直型とアテトーゼ型の示す神経学的徴候

1 神経学的問題

　原始反射，姿勢反射の残存による姿勢および運動の異常は共通する．麻痺が全身に分布する場合，姿勢反射のなかでも特にMoro（モロー）反射，Galant（ガラント）反射，緊張性迷路反射（tonic labyrinthine reflex; TLR），非対称性緊張性頸反射（asymmetrical tonic neck reflex; ATNR），対称性緊張性頸反射（symmetrical tonic neck reflex; STNR）の影響を強く受け，それらがさまざまな姿勢と運動に影響を与える．

a. 痙直型

　痙直型は錐体路障害に起因する**痙縮**を示す．四肢関節では他動運動時に，折りたたみナイフ現象，深部腱反射の亢進，クローヌスとBabinski（バビンスキー）反射陽性が観察される．四肢関節の動筋と拮抗筋では筋活動相互の抑制障害（**相反抑制障害**）がおこり，円滑な分離運動や交互運動が欠如するため，両側上肢を同時に用い，あるいは両側下肢を同時に用いる両側性運動（バニーホッピング）を多用する．ごく限られた範囲の関節運動を繰り返す運動制限に陥るため，関節可動域制限に発展する可能性がある．

b. アテトーゼ型

　アテトーゼ型は錐体外路障害に基づく筋緊張の病的変動と頸部，口腔周囲，四肢末梢に出現する特徴的な**不随意運動**を示す．この不随意運動は随意運動に混在して出現するため，正常な運動学習を阻害する．四肢関節の動筋と拮抗筋では相反運動が**共同収縮障害**とともにおこり，十分な支持性を得ない抗重力運動を学習し，過剰な関節運動を繰り返す．

2 筋骨格系問題

　乳幼児期に顕在する異常筋緊張，異常姿勢，異常運動は，時間とともに四肢関節や脊柱の変形・拘縮，筋力不均衡を引き起こし，さらに運動制限を増強する．

a. 痙直型

　痙直型は，関節の変形や拘縮と不良姿勢が幼児期より出現する．四肢麻痺の場合，上肢では肩関節伸展制限，肘関節伸展制限，前腕回外制限，手関節背屈制限を生じ，下肢では股関節伸展制限，外転外旋制限，膝関節伸展制限，足部足関節の内反尖足あるいは外反扁平足を生じる．体幹では回旋運動の制限や円背傾向となる．このような筋骨格系の変化は，痙直型の定型的運動と不良姿勢をさらに固定化し，時間とともに増悪する．学齢期においては成長による体格の変化も増悪の一因となり，さまざまな運動制限は関節拘縮，変形などの不可逆的な変化につながる．早期から股関節の屈曲－伸展力，内転－外転力の不均衡と関節の構造不良がある場合は，幼児期より**股関節脱臼**へ進展する場合がある．乳幼児期から学齢期にかけて，最も活発に運動学習を行う時期には，屈伸方向，内外転方向，内外旋方向への均衡のとれた関節運動を獲得できないまま，姿勢保持，姿勢変換，移動運動を学習する．特に下肢の抗重力筋は十分に活動しないまま運動学習するため，股関節を伸展で

きず，異常な膝立ち，立位を学習する．

b． アテトーゼ型

アテトーゼ型は，関節の過可動性と非対称の不良姿勢が幼児期より出現する．筋緊張が亢進した状態で変動する場合は，関節拘縮をおこす場合もあり，幼児期より出現する．低緊張の場合，動筋と拮抗筋との間の過剰な相反運動と共同収縮障害により，近位関節は不安定な関節構造となる．また肘関節，膝関節では伸展位での支持が続き，過伸展関節となる．乳幼児期から学齢期にかけて，最も活発に運動学習を行う時期には，残存するSTNR，TLRが影響するが，特に運動のなかではATNRの影響を強く受けるため，非対称姿勢が定着した運動と不良姿勢を固定化し，不随意運動の影響もあり，運動の支点を正しく学習しないまま姿勢保持，姿勢変換，移動運動を学習する．

B CPの姿勢と運動の分析

1 機能障害に関する分析

筋緊張の異常，関節可動域制限を基盤とする誤った運動学習の蓄積はさまざまな機能障害を招来する．特に座位，立位でのアライメントの異常は，脊柱から下肢関節への運動連鎖に影響を与え，CP特有の異常姿勢を示す．この異常姿勢は，筋の短縮，関節拘縮によりおこる形態学的要素，痙縮，不随意運動，筋力不均衡によりおこる力学的要素，これらの要素に連鎖しておこる運動制御障害などが相互に関連した結果であることを理解する必要がある．

a． 円背（図3）

立位が困難なCP児では股関節周囲筋の活動性が低く，体幹の立ち直り反応は弱く，特に後方パラシュート反応が欠如するため，重心の移動を伴うような骨盤の前後傾運動を経験しない．ハムストリングスの筋緊張が亢進する場合は，時間とと

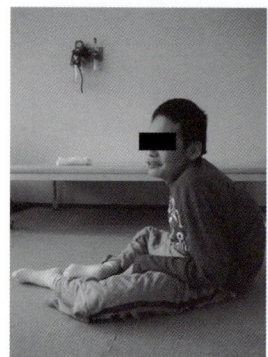

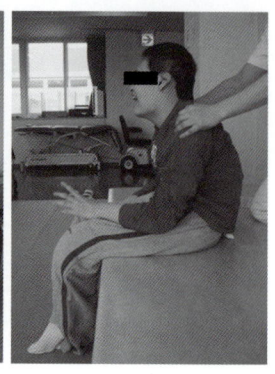

図3　円背
習慣性の骨盤後傾位から円背姿勢に陥る．

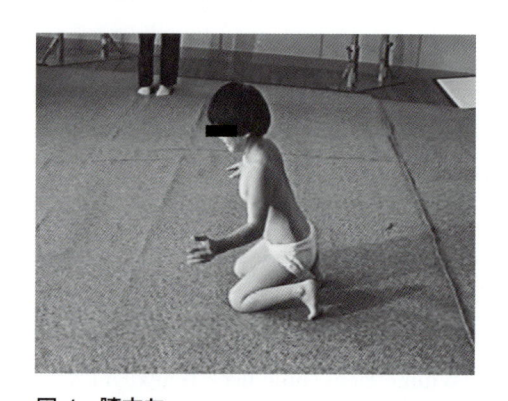

図4　膝立ち
四つ這い運動のなかで股関節の伸展を経験しないため，股関節屈曲優位となる．

もに習慣性の骨盤後傾位となり，円背姿勢に陥る．

b． 膝立ち（図4）

STNRの影響下であれば，十分な交互運動のある四つ這い運動を経験できずに両側性の四つ這い運動（図5）を学習する．特に痙直型の場合，股関節の伸展運動を多く経験せず可動域制限をきたす．この場合はThomas（トーマス）テスト（図6）を実施して，股関節屈曲拘縮の程度を評価する必要がある．

c． 屈み姿勢（図7，8）

股関節の伸展可動域を獲得しない状況で立位の活動性が高まる場合，股関節屈曲位を契機とする

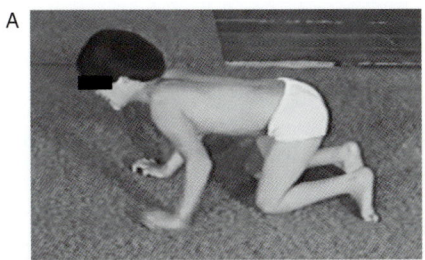

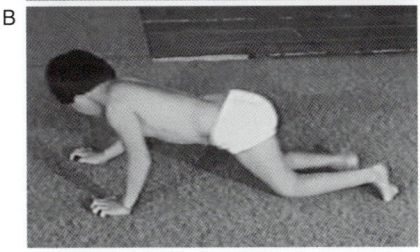

図5 交互運動の不十分な両側性の四つ這い運動
A：両側上肢で支持したあとに，両側下肢を同時に屈曲する．B：両側下肢を同時に伸展し，前方へ推進する．

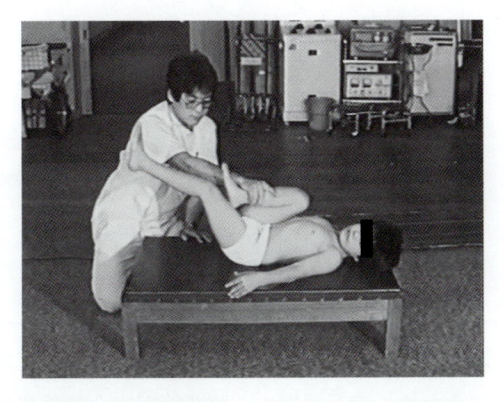

図6 Thomasテスト
右膝を屈曲させ，胸に近づけるようにする．左側の股関節が屈曲し，膝が持ち上がる（陽性）．右側の股関節屈曲拘縮を示す．

矢状面の立位アライメントは過剰な腰椎前弯と膝屈曲位により，垂直位に近づけようとする代償姿勢をとる．この異常姿勢を学習したあとは，この姿勢を機転とした歩行へ進み，機能的制限を拡大させる．

d. 鋏状肢位（図7，9）

屈み姿勢で経過しながら，体重の増加などで結果的に下肢抗重力筋の支持性が低下する場合，股

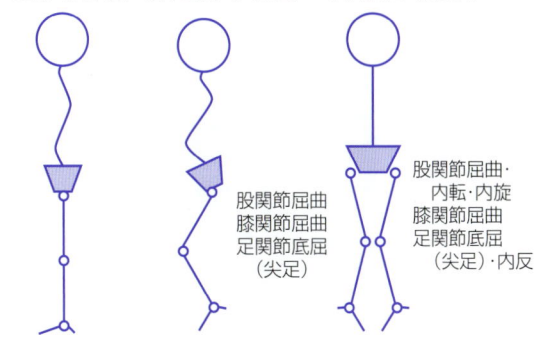

図7 立位のアライメント
痙直型の立位では，股関節周囲筋群の力学的優位性の影響で，股関節屈曲内転位となる．その後，連鎖的に屈み姿勢，鋏状肢位へと変化する．

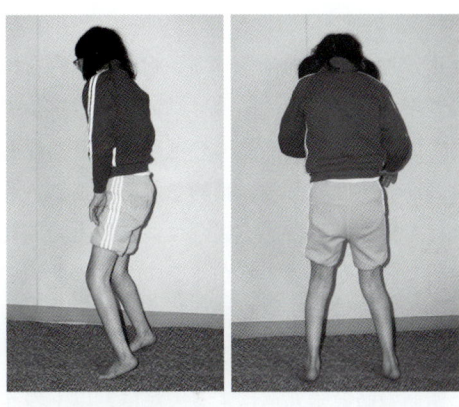

図8 屈み姿勢
股関節屈曲，膝関節屈曲，足関節底屈（尖足）を示す．

関節を屈曲内転し両膝を接近させることで支持性を補う結果，股関節の内転内旋が強まり，下肢が鋏状肢位をとる．

2 機能的制限に関する分析

前述したように，多くのCP児は腰椎の運動，骨盤の運動，股関節の運動などに制限があり，歩行時に骨盤の回旋や後傾に非対称性が観察されるが，このような非対称性あるいは不動性を代償するため，上肢，上部体幹，頸部，頭部を過剰に動かし，バランスを修正したり，体重を移動したりする．このような代償運動は，一般的に歩行の制

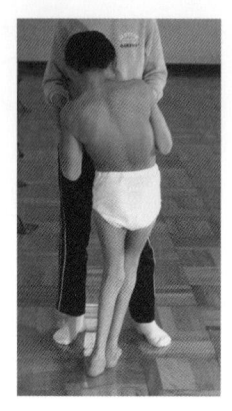

図9 鋏状下肢
股関節屈曲・内転・内旋，膝関節屈曲，
足関節底屈（尖足）・内反を示す．

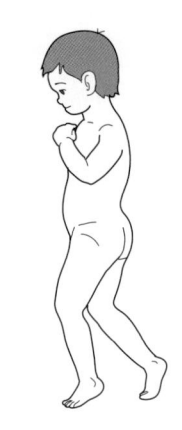

図10 jump knee 歩行

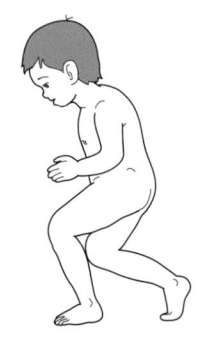

図11 crouch knee 歩行，屈み歩行

限要素が加わるほど増強する．CPの歩行を機能的に制限する因子は，関節可動域制限，抗重力筋の筋力低下，姿勢調節能力の低下であり，総合的な股関節自由度の減少に集約される．これらの因子を持ちながら歩行する場合は，構造上の問題と力学的な問題が関連するが，この2つの問題の割合によって以下に示す異常歩行となる．

CPが示す異常歩行では**尖足**が出現するが，下腿三頭筋の筋緊張亢進による尖足は，以下の4つの異常歩行パターンのなかでも共通して強く影響する．

a．jump knee 歩行（図10）

立脚初期と遊脚終期で膝関節が過剰に屈曲する．立脚終期で伸展するが，最大伸展位に至らない歩行である．この運動に連鎖して，矢状面での骨盤位は正常範囲か前傾となり，股関節は屈曲位，足関節は尖足位を示す．力学的には股関節屈筋群と内転筋群の筋緊張亢進により伸展外転力に比べ優勢となるため，屈曲内転位を示す．ハムストリングスの筋緊張亢進により，伸展力に比べ優勢となるため膝屈曲位となる．大腿四頭筋の筋力は低下している．下腿三頭筋の筋緊張は亢進するが，筋力低下はない．

b．crouch knee 歩行，屈み歩行（図11）

股関節，膝関節の屈曲増加が足関節の背屈に連動するため，歩行周期中，膝関節が完全に伸展をしない歩行である．立脚期と遊脚終期において，膝関節の屈曲は増大する特徴をもつ．この運動に連鎖して矢状面での骨盤位は正常範囲か後傾となり，股関節は屈曲位となる．足関節は立脚期を通して過度に背屈する．力学的には，股関節屈筋群とハムストリングスの筋緊張亢進による短縮と筋力低下，大腿四頭筋の筋力低下が観察される．下腿三頭筋では筋力低下と短縮が観察される．結果的に重心の上下運動が大きくなり，推進時に円滑な加速が行われない．移動のエネルギー効率は悪く，ローギアで走る車のようにきわめて非効率な異常歩行である．

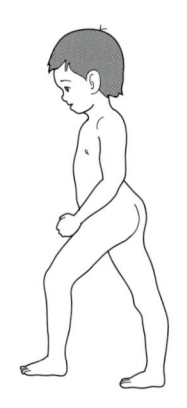

図12 recurvatum knee 歩行，反張膝歩行

c. recurvatum knee 歩行，反張膝歩行（図12）

　歩行周期中，立脚期での膝関節の伸展が増加する歩行である．特に単脚支持期から両脚支持期中の膝関節が過伸展し，足関節は尖足を示す．この運動に連鎖して矢状面での骨盤位は正常範囲もしくは前傾し，立脚期の膝関節ベクトルはさらに伸展方向へ向かう．

d. stiff knee 歩行

　歩行周期中において，膝関節の屈伸運動が観察されない歩行である．膝関節の過伸展を伴う場合もある．力学的には大腿四頭筋が筋緊張亢進により短縮するため，常時伸展力が優位である．

C 治療への示唆

　Rosenbaum らにより示された CP 児の経時的な運動能力の推移（運動発達曲線）は，運動介入を中心とした治療に関する臨床意思決定にさまざまなヒントを与えてくれた．

　曲線の傾きが大きい6歳までの時期に実施される正しい知覚運動学習の蓄積は，ステレオタイプの運動様式に陥らせない運動刺激という点から意味があり，歩行の前段階の運動課題では，抗重力下での四肢関節の円滑で十分な交互運動と重心の移動を多く経験させることを目標とする．特に痙直型においては均衡のとれた関節運動，アテトーゼ型では運動の支点が明確な関節運動を基盤とした移動運動の重要性を強調するべきである．

　最大運動能力を達成したと判断された6～12歳以降にあっては，異常運動が関節変形や慢性疼痛へ悪影響を与えるか否かに十分配慮しながら，日常生活動作が狭小化しない治療を計画する必要がある．

●参考文献

1) 吉尾雅春（編）：標準理学療法学 専門分野 運動療法学 各論．第3版, pp.180–200, 医学書院, 2006.
2) 小塚直樹ほか：脳性麻痺による異常歩行．関節外科, 30:213–221, 2011.
3) 小塚直樹ほか：脳性麻痺児の基本動作能力改善—実践理学療法のエビデンス．理学療法ジャーナル, 41:379–384, 2007.

第14章
脊髄損傷

> ■学習目標
> ● 脊髄損傷について中枢神経と末梢神経の観点から理解する．
> ● 脊髄損傷の病態について脊髄の解剖学および神経症候学の観点から理解する．
> ● 脊髄損傷の病態運動学について損傷レベルと機能障害および機能的制限の関係を理解する．

A 病態と運動障害

脊髄損傷は，主に外傷による場合が多いが，血管障害や腫瘍などにおいても生じ，その損傷の程度や部位の違いにより完全麻痺と不全麻痺，および末梢神経麻痺を呈し，運動麻痺，知覚麻痺，自律神経麻痺などを呈する．脊髄の損傷高位（損傷レベル）により，四肢麻痺を呈する頸髄損傷，対麻痺を呈する胸髄・腰髄・仙髄損傷，および末梢神経麻痺を呈する馬尾神経損傷に大別され，それぞれ上肢・下肢・体幹の随意運動や姿勢制御機能に直接的な障害をもたらす．その結果，特に完全麻痺（完全損傷）の場合，起居移動動作における機能的制限は病態依存性がきわめて高くなる．

なお，本章では病態と運動障害の関連性を重視する観点と誌面の関係から，損傷レベルによる病態運動学に言及し記述を進めることとする．

1 脊髄損傷レベルと病態

脊髄損傷の髄節は反射や運動麻痺，知覚麻痺の症状により決定される．損傷レベルの違いは，特に頸髄損傷においては運動機能に重大な影響をもたらす．損傷レベルと運動機能の関係を記述するときに，脊椎損傷部位と脊髄損傷部位に違いがあり，損傷レベル表記について共通認識が必要となる．一般的に，損傷レベルは，「C6完全損傷」「C6レベル損傷」と表記されるが，これは第6頸髄節までは機能が残存し，第7頸髄節以下は麻痺などの損傷があることを示している．たとえば，第5頸椎骨折による第6頸髄損傷の場合は，第6頸髄節までの機能は残存し，第7頸髄以下は麻痺を呈しているという理解である．

a. 脊髄ショック（spinal shock）

外傷性に脊髄が損傷されると，突然脳からの連絡が絶たれ，筋弛緩と反射消失がおこる．損傷部位以下のすべての反射が消失し，筋は完全弛緩状態となり完全閉尿状態となる．この脊髄ショックは数日〜数か月みられ，のちに反射が出現し始める．

b. 皮膚髄節分布（dermatome）

皮膚感覚は，脳神経領域である頭部と顔面以外は脊髄後根レベルでの支配領域として分布している．

c. 筋髄節分布（myotome）

頸部体幹および四肢の筋は，脊髄前根レベルでの支配領域として分布している．筋の支配領域は，1つの筋に対していくつかの脊髄レベルが多重分布しており，皮膚髄節分布に比べ明確ではないが，皮膚髄節分布とともに脊髄損傷高位診断の重要な指標である．脊髄損傷における感覚検査と筋力検査は病態と運動障害を結びつける重要な理学療法評価である．

体幹および四肢の筋髄節支配を表1，2に示す．上肢筋群および下肢筋群の髄節分布の特徴として，上肢筋群は肩甲帯から上腕・前腕・手と近位から遠位へと上位髄節から下位髄節に沿って支配されているのに対して，下肢筋群は，大腿・下腿・足は，上肢同様近位から遠位へと上位髄節から下位髄節に沿って支配されているが，腰部筋群は腸腰筋を除き下腿筋群と同じ高位レベルの支配分布となっていることに注意をすべきであろう．

d. 病態分類

損傷による病態分類の代表的なものに，Zancolli

表1 体幹筋の髄節支配

	頸髄（C）	胸髄（Th）	腰髄（L）	仙髄（S）	尾髄（Co）
	1 2 3 4 5 6 7 8	1 2 3 4 5 6 7 8 9 10 11 12	1 2 3 4 5	1 2 3 4 5	

脊柱全体にわたる深層の背筋

- 後頭下筋（深項筋）
- 板状筋
- 上後鋸筋
- 下後鋸筋
- 肛門挙筋／肛門括約筋／会陰筋／尾骨筋
- 僧帽筋／広背筋
- 肩甲挙筋
- 菱形筋
- 頭長筋頸長筋
- 斜角筋
- 大胸筋
- 小胸筋
- 鎖骨下筋
- 前鋸筋
- 横隔膜
- 腹直筋
- 外腹斜筋
- 腹横筋
- 内腹斜筋
- 腰方形筋
- 肋間筋

〔Bing, R.（著），塩崎正勝（訳）：脳・脊髄の局所診断学—神経中枢の疾患と損傷との臨床局在学の手引き．文光堂，1977 より〕

（ザンコリ）分類と Frankel（フランケル）分類，ASIA（American Spinal Injury Association）評価がある．Zancolli 分類（**表3**）は，第5頸髄から第8頸髄の各髄節における基本的機能筋の対応から4型に分類したもので，肘・手関節および手指の機能障害をまとめたものであり，寝返りや起き上がりなどの機能的制限の推察が可能で，病態と運動障害の視点から有用な分類である．Frankel 分類（**表4**）は，運動麻痺と知覚麻痺の程度と組み合わせから5つに分類したもので，病態の重症度と機能予測の視点から有用な分類である．ASIA 評価（**図1，表5**）は，運動と感覚の麻痺の程度と高位を評価し，完全麻痺と不全麻痺（3分類），正常の5群に機能障害を分類するもので，機能的制限の推定に結びつく有用な分類であり，世界基準といえる．

2 不全損傷の特異的障害

脊髄の損傷部位により特徴的な神経症状を呈する場合があり，代表的な4つの特異的障害を示す．

1）前部脊髄障害（anterior spinal cord injury）

脊髄前部が圧迫あるいは直接破壊され生じる．損傷部位以下の運動麻痺（弛緩性麻痺）と温度覚と痛覚の障害，膀胱直腸障害を呈する．しかし，後索が伝導路である深部覚（振動覚・位置覚など）と表在知覚（触覚）は保たれる．

2）中心性脊髄障害（central cervical spinal cord injury）

頸椎の過剰伸展などによる脊髄中心部への衝撃と循環障害などによる脊髄白質の破壊により生じる．損傷部位以下の四肢麻痺や膀胱直腸障害を呈するが，運動麻痺は下肢よりも上肢に強く，運動覚や位置覚は比較的保たれる．痙性麻痺を呈する場合が多い．

表2 上肢筋，下肢筋の髄節支配

上肢筋の髄節支配

部位	筋	C4	C5	C6	C7	C8	Th1
肩	棘上筋	■	■				
	小円筋	■	■				
	三角筋		■	■			
	棘下筋		■	■			
	肩甲下筋		■	■			
	大円筋			■	■		
上腕	上腕二頭筋		■	■			
	上腕筋		■	■			
	烏口腕筋		■	■	■		
	上腕三頭筋			■	■	■	
	肘筋				■	■	
前腕	腕橈骨筋		■	■	■		
	(短)回外筋			■	■		
	橈側手根伸筋		■	■	■		
	円回内筋			■	■		
	橈側手根屈筋			■	■		
	長母指屈筋			■	■		
	長母指外転筋			■	■		
	短母指伸筋				■	■	
	長母指伸筋			■	■	■	
	総指伸筋			■	■	■	
	示指伸筋			■	■	■	
	尺側手根伸筋			■	■	■	
	小指伸筋			■	■	■	
	浅指屈筋				■	■	
	深指屈筋				■	■	
	方形回内筋				■	■	
	尺側手根伸筋				■	■	
	長掌筋				■	■	
	短母指外転筋				■	■	
	短母指屈筋				■	■	
手	母指対立筋			■	■	■	
	小指屈筋				■	■	
	小指対立筋				■	■	
	母指内転筋				■	■	
	短掌筋				■	■	
	小指外転筋				■	■	
	虫様筋				■	■	
	骨間筋				■	■	

下肢筋の髄節支配

部位	筋	Th12	L1	L2	L3	L4	L5	S1	S2	S3
腰	腸腰筋	■	■	■	■					
	大腿筋膜張筋				■	■	■			
	中臀筋					■	■	■		
	小臀筋					■	■	■		
	大腿方形筋					■	■	■		
	下双子筋					■	■	■		
	上双子筋						■	■	■	
	大臀筋						■	■	■	
	内閉鎖筋						■	■	■	
	梨状筋						■	■	■	
大腿	縫工筋			■	■					
	恥骨筋			■	■					
	長内転筋			■	■	■				
	大腿四頭筋				■	■	■			
	薄筋				■	■				
	短内転筋				■	■				
	外閉鎖筋				■	■				
	大内転筋				■	■	■			
	小内転筋				■	■				
	膝関節筋				■	■				
	半腱様筋					■	■	■		
	半膜様筋					■	■	■		
	大腿二頭筋						■	■	■	
下腿	前脛骨筋					■	■			
	長母指伸筋					■	■	■		
	膝窩筋					■	■			
	足底筋					■	■			
	長指伸筋					■	■			
	ヒラメ筋						■	■		
	腓腹筋						■	■	■	
	長腓骨筋						■	■		
	短腓骨筋						■	■		
	後脛骨筋						■	■		
	長指屈筋						■	■	■	
	長母指屈筋						■	■	■	
足	短母指伸筋					■	■			
	短指伸筋						■	■		
	短指屈筋						■	■		
	母指内転筋						■	■		
	短母指屈筋						■	■		
	虫様筋						■	■		
	母指外転筋							■	■	
	小指外転筋							■	■	
	短小指屈筋							■	■	
	小指対立筋							■	■	
	足底方形筋							■	■	
	骨間筋							■	■	

〔Bing, R.（著），塩崎正勝（訳）：脳・脊髄の局所診断学—神経中枢の疾患と損傷との臨床局在学の手引き．文光堂，1977より〕

表3 Zancolli 分類

型	最低機能髄節	基本的機能筋	亜型	
I 肘屈筋	C5	上腕二頭筋 上腕筋	A. 腕橈骨筋（−）	
			B. 腕橈骨筋（＋）	
II 手関節伸筋	C6	長短橈側手根伸筋	A. 弱い手関節背屈	
			B. 強い手関節背屈	1. 円回内筋（−） 橈側手根屈筋（−）
				2. 円回内筋（＋） 橈側手根屈筋（−）
				3. 円回内筋（＋） 橈側手根屈筋（＋） 上腕三頭筋（＋）
III 指の前腕伸筋	C7	総指伸筋 小指伸筋 尺側手根伸筋	A. 尺側の手指の伸展は完全であるが，橈側の手指と母指の伸展は麻痺	
			B. すべての手指の伸展が完全であるが，母指の伸展は弱い	
IV 指の前腕屈筋 母指伸筋	C8	深指屈筋 示指伸筋 長母指伸筋 尺側手根屈筋	A. 尺側の手指の屈曲は完全であるが，橈側の手指と母指の屈曲は麻痺．母指の伸展は完全	
			B. すべての手指の屈曲が完全であるが，母指の屈曲は弱い．母指球筋は弱い．手内筋は麻痺 浅指屈筋は（−）または（＋）	

〔Zancolli, E.: Surgery for the quadriplegic hand with active strong wrist extension preserved. *Clin. Orthop.*, 112:101–113, 1975 より〕

3）後部脊髄障害（posterior spinal cord injury）

脊髄後部の損傷に生じるが，側索障害を伴うことが多い．触覚と深部覚の障害が主体であり，温度覚と痛覚が残存する知覚解離が生じる．

4）Brown-Séquard（ブラウン−セカール）症候群（Brown-Séquard syndrome）

脊髄を正中線で二分した半側の障害で，髄外側腫瘍や椎間板ヘルニアの初期像として認められる．脊髄の障害側で損傷髄節支配筋の運動麻痺（前角障害による弛緩性麻痺）とすべての知覚脱失，それ以下の錐体路障害による痙性麻痺，深部反射亢進，病的反射出現，深部覚障害，反対側の温度覚・痛覚障害を呈する．

表4 Frankel 分類

A. **運動・知覚喪失**
　損傷部以下の運動・知覚機能が失われているもの

B. **運動喪失・知覚残存**
　損傷部以下の運動機能は完全に失われているが，仙髄域などに知覚が残存するもの

C. **運動残存（非実用的）**
　損傷部以下に，わずかな随意運動機能が残存しているが，実用的運動は不能なもの

D. **運動残存（実用的）**
　損傷部以下に，かなりの随意運動機能が残されており，下肢を動かしたり，あるいは歩行などもできるもの

E. **回復**
　神経学的症状，すなわち運動・知覚麻痺や膀胱・直腸障害を認めないもの．ただし，深部反射の亢進のみが残存しているものはこれに含める

〔Frankel, H.L., et al.: The value of postural reduction in the initial management of closed injuries of the spine with paraplegia and tetraplegia, part 1. *Paraplegia*, 7:179–192, 1969 より〕

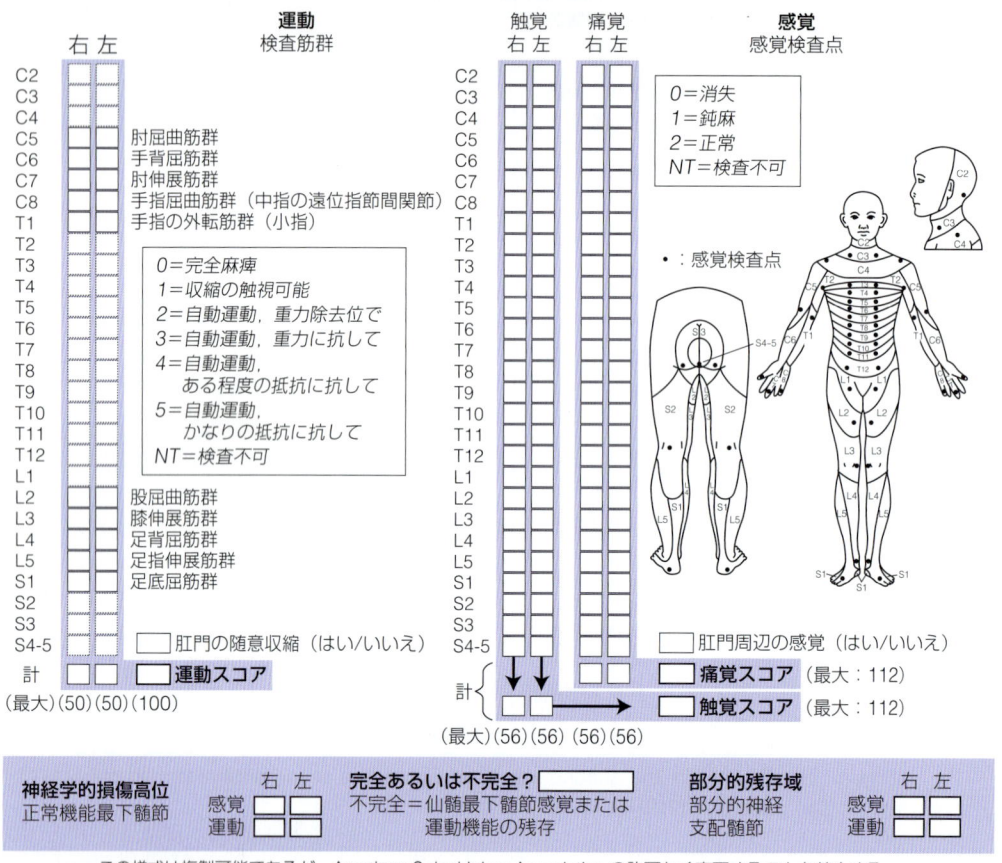

脊髄損傷の神経学的分類基準

図1 ASIA 評価
〔Marino, R.J., et al.: Reference manual for the international standards for neurological classification of spinal cord injury. American Spinal Cord Injury Association, 2003 より〕

B 損傷レベルと機能的制限

脊髄損傷レベルの病態と運動障害，病態運動学について，特に機能障害と機能的制限の観点から，脊髄損傷の典型例として四肢麻痺と両下肢麻痺を対象に記述する．主要な脊髄髄節と運動機能を表6に示す．

1 四肢麻痺の機能的制限

頸髄損傷では，損傷レベルにより機能障害が大きく違うため，その結果，呼吸機能および起居移動動作における機能的制限に特徴を見出せる．

a. 頸髄1・2レベル

胸鎖乳突筋，広頸筋，僧帽筋などの頸部筋の一部の収縮は可能であるが，頸部の運動を出力できない．自発呼吸は機能せず人工呼吸器の呼吸管理となり，重篤な機能的制限をもたらす．

b. 頸髄3レベル

胸鎖乳突筋，広頸筋，僧帽筋などの頸部筋の収縮により頸部の運動と肩甲帯の一部挙上運動が可能であるが，上肢の運動は不可能である．そのた

表5 ASIA機能障害尺度（1992）

- □ A＝完全：S4–S5仙髄節の運動・感覚機能の欠如
- □ B＝不全：運動機能の欠如．感覚は神経学的レベルからS4–S5仙髄節にかけ残存している
- □ C＝不全：運動機能は神経学的レベル以下で残存．標的筋群の大多数は3以下である
- □ D＝不全：運動機能は神経学的レベル以下で機能残存．標的筋群の大多数は3かそれ以上である
- □ E＝正常：運動・感覚機能障害は完全に回復．反射の異常はあってもよい

臨床症候群	□脊髄中心 □Brown-Séquard □前脊髄 □脊髄円錐 □馬尾

〔Ditunno, J.F. Jr, et al.: The international standards booklet for neurological and functional classification of spinal cord injury. American Spinal Injury Association. *Paraplegia*, 32:70–80, 1994 より〕

め頭部や顎関節の運動による意思表示が機能する．呼吸機能については，自発呼吸が十分機能せず人工呼吸器管理となる．

c. 頸髄4レベル

頸髄3レベルに加え，肩甲帯の挙上機能はより効果的であり頸部の運動による意思表示はより機能的となる．また**横隔膜呼吸が可能となり，自発呼吸による呼吸が機能する**．

d. 頸髄5レベル

三角筋や上腕二頭筋の収縮による肩関節運動が可能であり，**肩関節が機能する**．そのため，頸部・肩関節・肘関節を用いた寝返りが機能する可能性がある．なお，上腕二頭筋を利用した上肢の引きつけ運動によりベッド柵やループなどの補助具の環境設定で寝返りが可能となる．

e. 頸髄6レベル

肩甲帯の筋群および大胸筋の収縮により，頸部・肩甲帯・肩関節を利用した上肢全体の回転方向への慣性運動により頭部・肩甲帯・体幹という運動パターンで寝返りが機能し，腹臥位への移行が可能である（図2）．橈側手根伸筋の収縮と手指屈筋の短縮を利用した手関節背屈運動伴う手指屈曲運動が生じ，手指の握り運動が可能となる，いわゆるテノデーシスアクション（tenodesis action）によるものである（図3）．

f. 頸髄7レベル

上肢帯の筋群に加え上腕三頭筋の収縮が可能となり，肩関節と肘関節の伸展運動が機能的になる．頸髄6レベルの寝返り運動から両肘関節の伸展運動により長座位へ移行し，起き上がりが機能的になる（図4）．

g. 頸髄8レベル

上肢帯および肘関節筋群に加え，手関節の屈伸運動が機能的となる．起き上がり運動は，背臥位で両上肢は肘関節伸展，前腕回外位で殿部の下に両手掌を位置し，その姿勢から頭部と頸部および体幹上部を急速に屈曲し両肘を立て，長座位となる．次に頭部体幹を一側へ慣性力を利用し回旋し，回旋方向の片肘立て位と反対側の肘伸展位（手立て）となる．さらに頭部体幹を逆方向へ回旋しながら両上肢で支持した長座位へ移行し，背臥位から対称的な起き上がり運動が機能的となる（図5）．

2 両下肢麻痺の機能的制限

胸髄以下の損傷では，上肢が完全に機能するため，麻痺は体幹および両下肢に限定され，いわゆる両下肢麻痺の病態による機能障害をもたらす．頭部と頸部，および上肢が機能することから，寝返りや起き上がりは実用的に機能する．損傷レベルに従い，座位や四つ這い位，膝立ち位，立位の姿勢の獲得といざりや四つ這い，歩行などの移動が機能する．

表 6 主要髄節と運動機能

髄節	作用筋と機能
C4	・横隔膜（C3〜5）は，C4 が重要で，C4 が残存すれば自発呼吸可能 ・胸鎖乳突筋，僧帽筋が働き肩甲骨挙上可能 ・三角筋以下の上・下肢筋すべて機能せず．
C5	・三角筋，上腕二頭筋が有効となる． ・C5 上位では上腕二頭筋も機能するが，腕橈骨筋，回外筋は C5 下位でなければ機能せず． ・肩の屈曲，外転，伸展と肘屈曲可能
C6	・前鋸筋，大胸筋（C5〜T1），長・短橈側手根伸筋〔C(5)6〜7〕が機能 ・尺側手根伸筋〔C(6)7〜8〕は機能せず，広背筋が不全ながら作用 ・短橈側手根伸筋，円回内筋は C6 下位で作用 ・手関節背屈が有効にできることは機能的予後に重要 ・手指機能まったく不能
C7	・上腕三頭筋（C6〜8），橈・尺側手根屈筋（C6〜8），総指伸筋〔C(6)7〜8〕が機能 ・手関節機能は完全可能 ・手指屈曲は tenodesis action で弱く，母指機能も不完全 ・胸腰椎，骨盤を結ぶ広背筋（C6〜8）が機能することは重要
C8	・手指屈曲は完全で実用的握力となる． ・母指機能は完全となるが手固有筋の機能は弱い． ・指の内外転，つまみ動作は不完全
T1	・短母指外転筋（C7〜T1）の機能が加わり，上肢機能は完全となる． ・Guttman は短母指外転筋は T1 の単独支配という．
T2〜12	・肋間筋，腹筋，傍脊柱筋が下位ほど多く加わってくる．
L1	・腸腰筋（T12〜L3）がわずかに機能するのみで弱い股屈曲可能 ・腰方形筋が強力となる．
L2	・腸腰筋は十分に機能．内転筋群（L2〜4）は弱い． ・大腿四頭筋（L2〜4）はほとんど機能せず．
L3	・腸腰筋，内転筋群は完全に機能．大腿四頭筋は弱いが機能する．
L4	・大腿四頭筋完全に機能．前脛骨筋〔L4〜(5)〕の機能が加わり，膝伸展，足関節背屈，内反可能となる．
L5	・大殿筋〔L(4)5〜S1(2)〕は機能せず． ・中，小殿筋〔L(4)5〜S1〕が機能してくる． ・膝屈筋群の内側膝屈筋群（L4〜S1）は機能するが，外側膝屈筋群〔L(4)〜S2〕は機能しない． ・足関節底屈筋，外反筋は機能せず．
S1	・大殿筋はやや弱いが，股周囲筋と膝屈曲筋は正常となる． ・ヒラメ筋および腓腹筋は弱いが機能してくる． ・足指伸筋も機能するが屈筋は弱い．

〔細田多穂ほか（編）：理学療法ハンドブック，第 3 巻 疾患別・理学療法基本プログラム，66 脊髄損傷．改訂第 4 版，pp.383-454，協同医書出版社，2010 より〕

a. 胸髄 1 レベル

上肢が完全に機能するため，寝返りや起き上がりが成立し，座位での移動が可能となる．

b. 胸髄 2〜12 レベル

上部肋間筋と背筋，腹壁筋と胸背筋，肋間筋の活動が可能となり，体幹が機能し座位の安定化が増す．寝返り・起き上がり・座位から四つ這い位

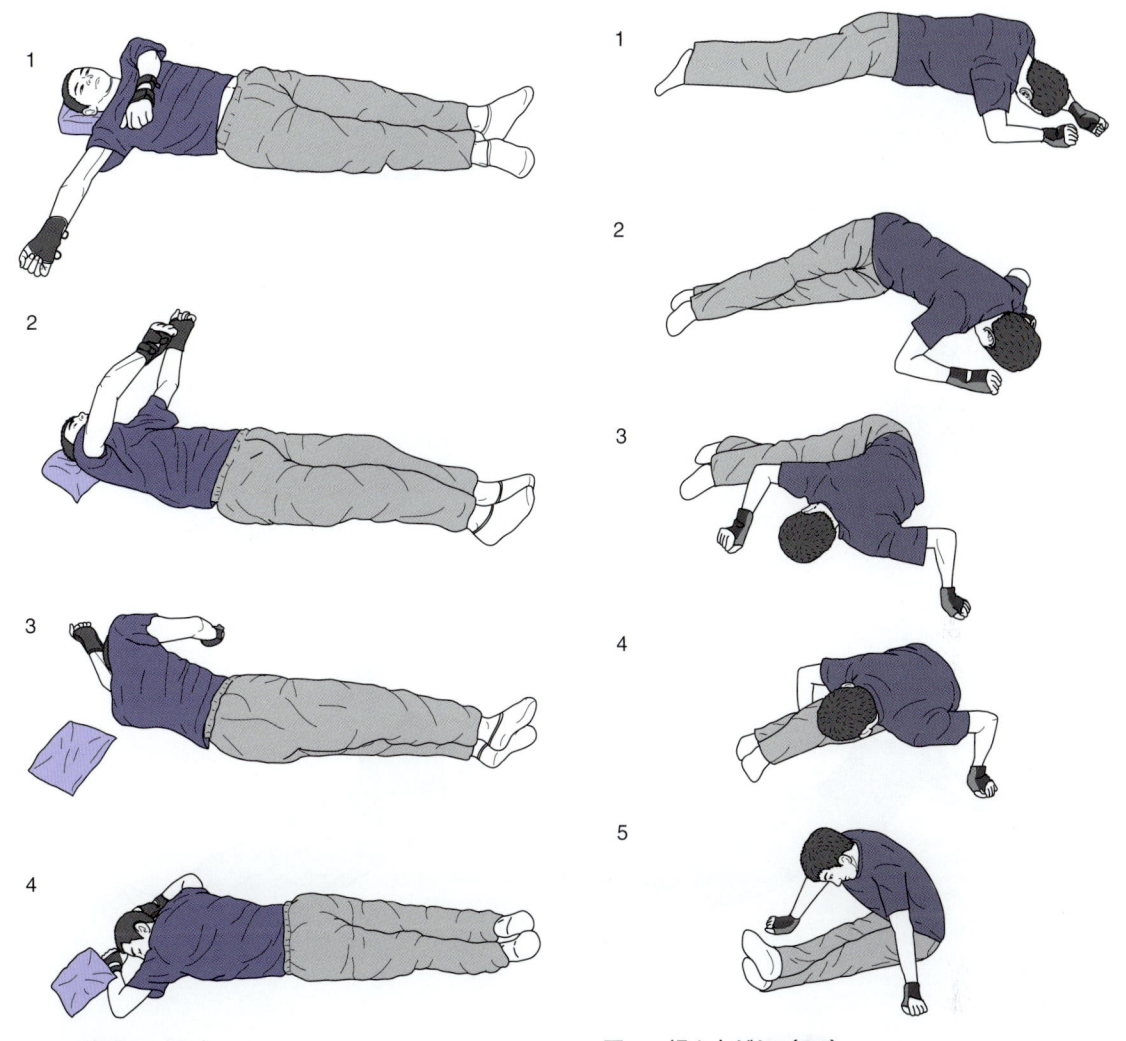

図2 寝返り（C6）
〔戸渡富民宏：脊髄損傷の運動療法．奈良 勲（監）：標準理学療法学 専門分野 運動療法学 各論，第2版，p.221，医学書院，2006より〕

図4 起き上がり（C7）
〔戸渡富民宏：脊髄損傷の運動療法．奈良 勲（監）：標準理学療法学 専門分野 運動療法学 各論，第2版，p.221，医学書院，2006より〕

手関節軽度背屈位　　　手関節背屈位　　　コップを持つ

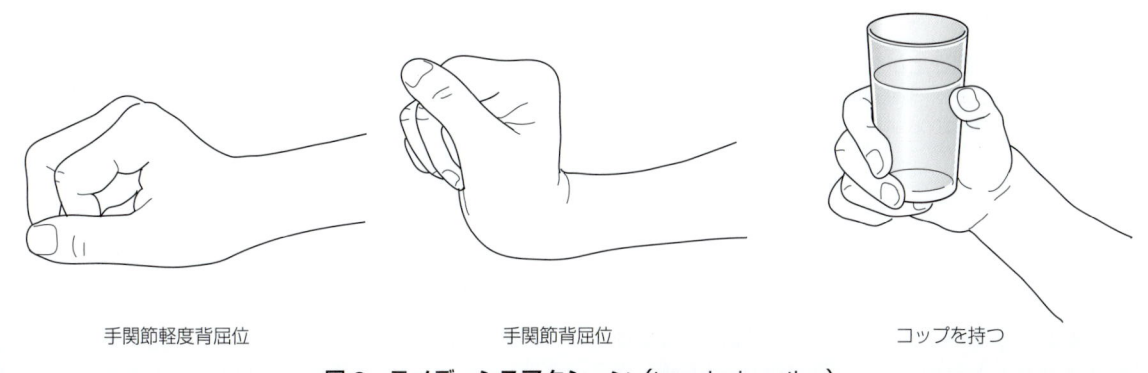

図3　テノデーシスアクション（tenodesis action）

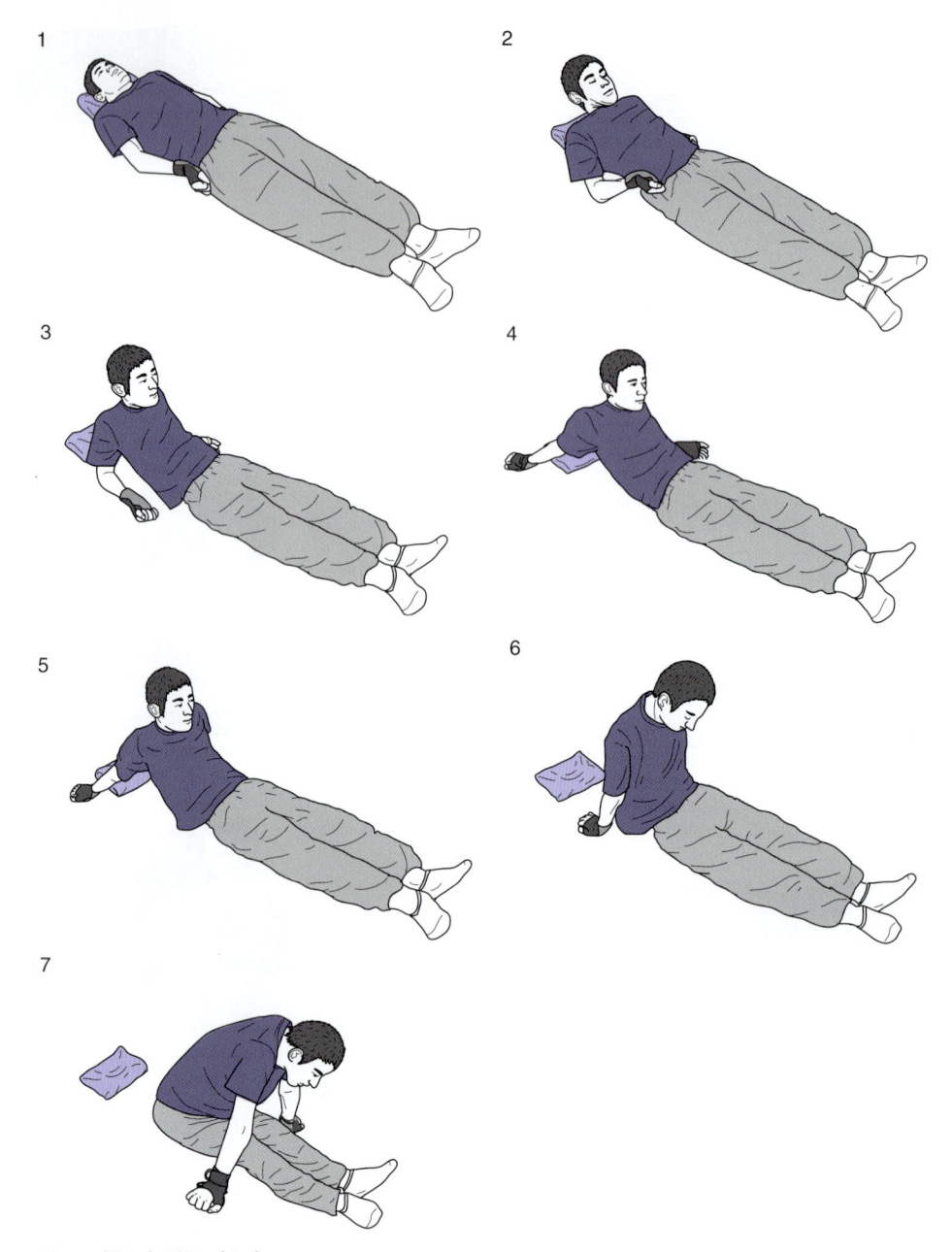

図5 起き上がり（C8）
〔戸渡富民宏：脊髄損傷の運動療法．奈良 勲（監）：標準理学療法学 専門分野 運動療法学 各論，第2版，p.222，医学書院，2006 より〕

への起居動作が可能となる．また，上肢の支持と体幹の回旋運動を用いた四つ這い移動が可能となる（図6）．したがって，股関節を伸展に維持し膝関節を装具などで固定することにより，上肢支持にて立位保持が可能となり，両松葉杖を用いることで4点支持姿勢による歩行運動（四つ足歩行）は可能であるが，実用的歩行は不可能である．両下肢麻痺患者の立位姿勢の特徴は，大殿筋やハム

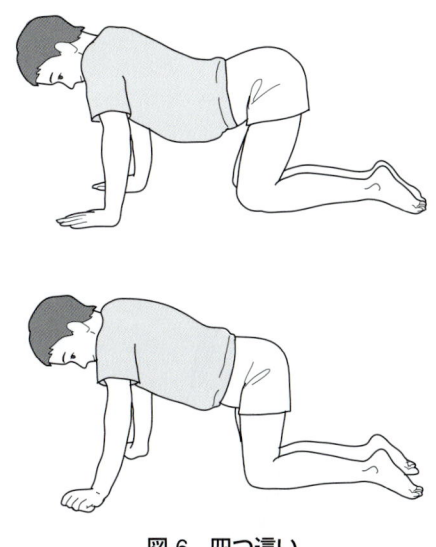

図6　四つ這い

ストリングスなどの股関節伸展運動の機能的役割を果たしている筋群は第5腰髄以下で機能するため，大腿筋膜張筋や大腿四頭筋などの大腿前面の筋の張力を利用し股関節を過伸展位に保持することで股関節伸筋群の機能を代償する．耳孔を通る垂線が股関節と膝関節の後方を通り足関節の前方に投射する立位姿勢が特徴的である（図7）．

c. 腰髄1〜2レベル

腰方形筋および腸腰筋，縫工筋，長内転筋，恥骨筋が機能する．骨盤引き上げ運動と股関節屈曲運動が可能となるため，股関節を伸展位に維持し膝関節を装具などで固定することにより上肢支持にて立位保持が安定する．さらに両松葉杖を用いることで4点支持姿勢による歩行運動（四つ足歩行）が日常で可能となる（図8）．

d. 腰髄3〜4レベル

大腿四頭筋，内外閉鎖筋が機能する．股関節を伸展位に維持し足関節を装具などで固定することにより上肢支持にて立位保持が安定する．さらにロフストランドクラッチなどの杖を用いることで4点支持姿勢による歩行運動が実用レベルで可能となる．

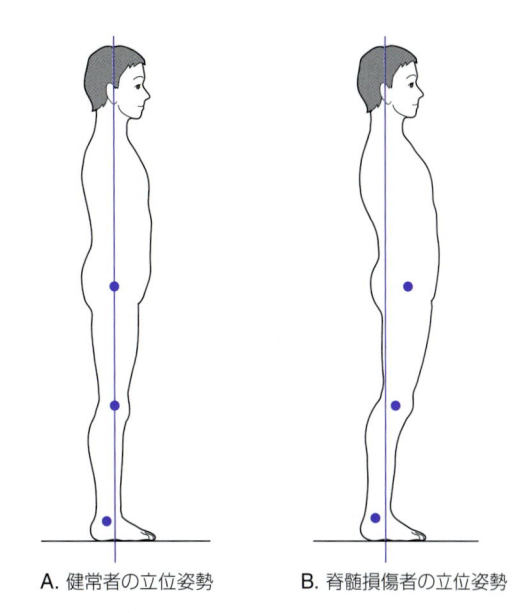

A. 健常者の立位姿勢　　B. 脊髄損傷者の立位姿勢

図7　対麻痺者の立位姿勢
〔武田 功（編著）：PTマニュアル脊髄損傷の理学療法．第2版，pp.7-151, 医歯薬出版，2006より一部改変〕

e. 腰髄5レベル

中殿筋，ハムストリングス，前脛骨筋，後脛骨筋，足指伸筋が機能する．足関節の伸展機能は不十分ではあるが，股関節・膝関節・足関節の運動が可能となり足関節を固定し下垂足を防止することにより実用性歩行が可能となる．

f. 仙髄1〜2レベル

大殿筋，下腿ヒラメ筋，足指屈筋，足内筋が機能する．下肢の各関節運動が可能となり，明確な機能的制限を示さない．

C まとめ

脊髄損傷の病態運動学という視点から，脊髄損傷および損傷レベルの病態の特徴を記述し，その損傷レベルによる機能障害と起居移動動作を中心とした機能的制限との関連性について要約した．本章では，病態と機能障害および機能的制限の関係を明確にする観点から完全損傷を前提として記

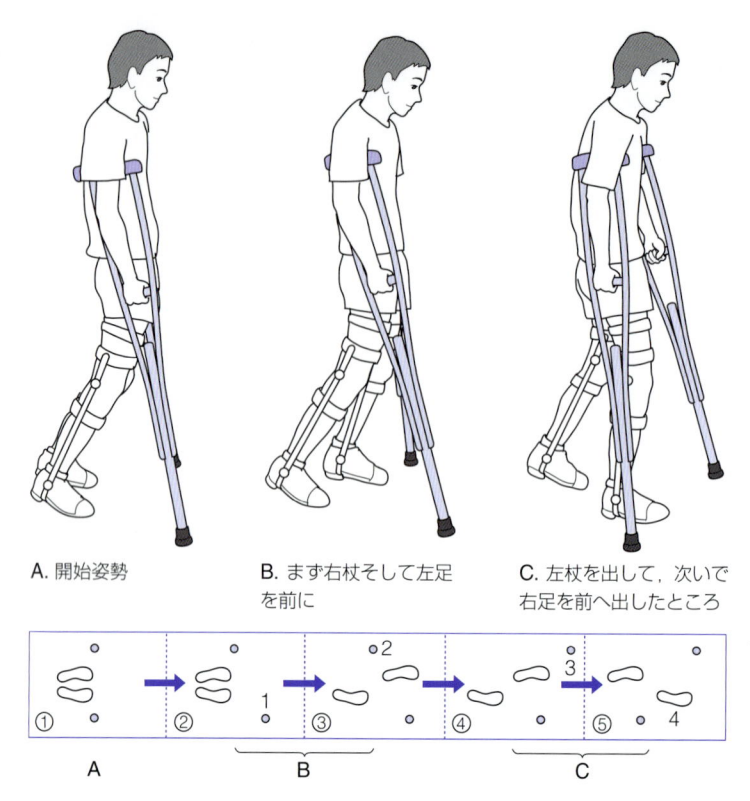

A. 開始姿勢　　B. まず右杖そして左足を前に　　C. 左杖を出して、次いで右足を前へ出したところ

図8　対麻痺者の歩行
〔武田 功（編著）：PTマニュアル脊髄損傷の理学療法. 第2版, pp.7-151, 医歯薬出版, 2006 より一部改変〕

述した．脊髄損傷は，頸髄・胸髄・腰髄の各損傷レベルにより頸部・上肢・体幹・下肢の機能障害および機能的制限が階層化されている．機能的制限は，損傷レベルにより決定される筋力と運動を出力するときの運動パターンによって生ずる力，および慣性力を記述する運動力学的要素と重力環境下における関節と重力との位置関係や姿勢の変化を記述する運動学的要素により推察される．

D 治療への示唆

脊髄損傷に対する理学療法は，不全麻痺と完全麻痺でまったくアプローチが変わる．不全麻痺においては，損傷に伴う廃用性障害を予防するとともに運動麻痺や感覚障害，自律神経障害などの機能障害を直接改善するためのアプローチが行われる．麻痺筋と多関節運動による協働筋収縮（シナジー，synergy）の活性化，寝返りや起き上がり，移動などの具体的課題動作を用いた従来の姿勢および運動制御の再構築を目指し理学療法が行われる．

一方，完全麻痺においては，損傷に伴う廃用性障害を予防することがより重要であるが，個々の残存機能を有効に機能するための運動パターンの選択と新たな姿勢および運動制御の再構築を目指し理学療法が行われる．そのために，残存機能のハイパーアビリティーの獲得と残存機能を使った新たな運動パターンの学習が必要であり，またその新たな運動パターンを機能化するための環境整備も必須のもとなる．したがって，損傷レベルの正確な診断と機能評価に基づき，残存機能をより高度化することと生体力学的視点からの残存機能による具体的起居移動動作獲得への可能性を開発し，機能的制限を軽減させることが理学療法士に求められるといえる．

●参考文献

1) 戸渡富民宏：脊髄損傷の運動療法．奈良 勲（監）：標準理学療法学 専門分野 運動療法学 各論，第2版，pp.202–225，医学書院，2006．
2) 細田多穂ほか（編）：理学療法ハンドブック，第3巻 疾患別・理学療法基本プログラム，66 脊髄損傷．改訂第4版，pp.383–454，協同医書出版社，2010．
3) 武田 功（編著）：PT マニュアル脊髄損傷の理学療法．第2版，pp.7–151，医歯薬出版，2006．
4) 田口順子ほか（訳）：四肢麻痺と対麻痺のリハビリテーション．原著第2版，pp.74–153，医学書院，1982．
5) 田中宏太佳ほか（編）：動画で学ぶ脊髄損傷のリハビリテーション．pp.24–66，医学書院，2010．
6) Bing, R.（著），塩崎正勝（訳）：脳・脊髄の局所診断学——神経中枢の疾患と損傷との臨床局在学の手引き．文光堂，1977．
7) Zancolli, E.: Surgery for the quadriplegic hand with active strong wrist extension preserved. *Clin. Orthop.*, 112:101–113, 1975.
8) Frankel, H.L., et al.: The value of postural reduction in the initial management of closed injuries of the spine with paraplegia and tetraplegia, part 1. *Paraplegia*, 7:179–192, 1969.
9) Marino, R.J., et al.: Reference manual for the international standards for neurological classification of spinal cord injury. American Spinal Cord Injury Association, 2003.
10) Ditunno, J.F. Jr, et al.: The international standards booklet for neurological and functional classification of spinal cord injury. American Spinal Injury Association. *Paraplegia*, 32:70–80, 1994.

第15章
筋疾患による障害（筋ジストロフィー）

■学習目標
- Duchenne 型筋ジストロフィーの主な症状・徴候を理解できる．
- Duchenne 型筋ジストロフィーの機能障害を理解できる．
- Duchenne 型筋ジストロフィーの活動制限を理解できる．
- Duchenne 型筋ジストロフィーの機能障害と活動制限を理解できる．

筋ジストロフィーは，「筋線維の変性，壊死を主病変とし，臨床的には進行性の筋力低下をみる遺伝性疾患」と定義され，遺伝形式，臨床的特徴から種々の病型に分類されている．筋ジストロフィーの約6割を占める Duchenne（デュシェンヌ）型筋ジストロフィー（Duchenne muscular dystrophy；DMD）は，遺伝学的には性染色体劣性遺伝型式で，発生率は出生男子約 3,500〜5,000 人に1人とされている．遺伝子レベルでの解明により，X 染色体の短腕 Xp21.2 にジストロフィー遺伝子が発見された．この遺伝子がつくるジストロフィンという蛋白質は，筋形質膜の保持・強化などに重要な役割を担っており，これが欠損した場合，筋形質膜の脆弱性や透過性の亢進をきたし，筋線維の崩壊をまねく．ジストロフィンの欠損または機能障害が重度であれば Duchenne 型となり，軽度であれば Becker（ベッカー）型となる．Duchenne 型は重症型であり，10 歳前後で歩行不可能となる[1,2]．

表1　DMD の機能障害

一次性機能障害	● 筋萎縮 ● 筋力低下 ● 関節可動域異常 ● 呼吸障害 ● 循環障害
二次性機能障害	● 関節可動域異常 ● 筋力低下 ● 筋萎縮 ● 持久力低下 ● 痛み，知覚異常 ● 呼吸障害

〔植田能茂：筋ジストロフィーの運動療法（Duchenne 型について）．吉尾雅春（編）：標準理学療法学 専門分野 運動療法学 各論，第 2 版，pp.259-271, 医学書院，2006 より〕

A DMD の機能障害について

DMD は筋の病変により筋力低下が生じる．また筋の伸張性の低下により関節可動域制限が生じ，身体のアライメントを変化させる．それらが複雑に組み合わさって，動作能力に影響を与える．DMD の機能障害を表1[3]に示した．

1　DMD の筋力低下の特徴[2]

①四肢近位筋の筋力低下が著明で，遠位筋は比較的温存される．
②上肢の筋力低下は下肢より遅れて出現する．
③頸部伸筋群，上腕二頭筋，手指の屈筋群，ハムストリングス，下腿三頭筋，後傾骨筋，足趾の屈筋群などは比較的長く温存される．
④③に示した筋の拮抗筋および筋群は，早期より著明な筋力低下を示す．
⑤左右差が存在する．
⑥一般に伸筋群が屈筋群に比べ筋力低下の程度が強い．
⑦同一筋においても部位により差異がある．
などがあげられる．また病勢の進展に伴い筋力の不均衡が生じ，結果として関節拘縮や変形をきたす．

2　DMD の拘縮の特徴[4]

下肢の拘縮は，下腿三頭筋，ハムストリングス，大腿筋膜張筋に好発し，早期の歩行不可能の原因となる（図1）．上肢の拘縮は車椅子期に発生する

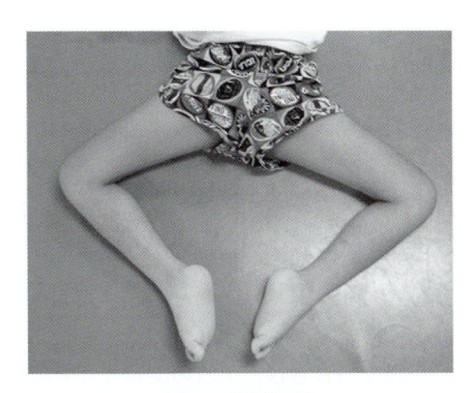

図1　下肢拘縮

が，最もおこりやすい筋は回内筋で，次いで肘関節屈筋，手関節屈筋，指の屈筋の順にみられる．

B DMDの動作に生じる変化[5]

　病勢の進展に伴って，すべての動作に1）遂行時間の延長，2）動作方法の変化，3）努力の増大，が認められる．DMDは筋力低下と関節可動域制限が徐々に進行するために，日ごろ実施している動作は，無意識のうちに自分に見合った方法でさまざまな代償運動を利用している．

　2）の動作方法の変化の特徴には，下記のようなものがある．
①手数・足数の増加：筋力低下により肢節の1回の運動範囲が減少し，動作を開始肢位から最終肢位まで一度に行うことが難しくなるために，動作を分割して遂行する．
②重力の利用：他の部位の重さを利用して遂行する．
③反動の利用
④運動面の拡大：筋力低下により1回の運動範囲は減少するが，それを繰り返して支持基底面内に重心を落とすことで現存する筋力を活用しやすくする．
⑤重心移動の範囲の広がり
⑥他の部位の現存している筋力を利用
⑦補助運動の力源として補助筋・共同筋を使用
⑧骨・靱帯での体重支持：筋力低下により筋で体重を支持できずに，骨や靱帯で支持する．
⑨物的介助の使用：支持基底面を広げたり，体重を支持したりする．
などである．

　ここでは，寝返り，起き上がり，四つ這い移動，立ち上がり，歩行を取り上げ，上記の特徴を当てはめてみる．

1　寝返り（背臥位〜腹臥位）（図2）[2,6]

　障害が軽度のときは健常者と同じように寝返り可能である．しかし頸屈筋の筋力低下が早期からみられるため，頭部を床から持ち上げることが難しい．肩甲帯から回旋するパターンでは，後頭部は床につけたままで，まず頸部を回旋させ，続いて肩甲帯が回旋し，肩が床につくことで後頭部が床から離れる．そのまま頸部を前方に倒す（②重力の利用）ことで腹臥位になる．上肢は体の前から挙上して，腹臥位では頭上にある．

　病勢の進展により上肢に筋力低下のみられる患者では，腹臥位では上肢が体幹の下敷きになって引き抜くことが難しくなる．また下肢のROM制限の有無により寝返り動作の可否が左右される．大腿筋膜張筋，腸腰筋，ハムストリングスの短縮が進み，股関節が屈曲・外転し，膝関節も屈曲位（開排位）をとるようになると寝返りは難しくなる．寝返りするためには寝返ろうとする側に反対側下肢を持ってこなくてはならず，下肢が外転・外旋しているため移動距離が長くなり，筋力もその程度に応じて発揮しなければならない．すなわち筋力が低下しているうえにさらに余分な筋力が必要となる．そして上半身の寝返ろうとする力（⑥他の部位の現存している筋力を利用）を用いて，あるいは両手を胸の前で組み，胸より浮かせて，両上肢を寝返る方向に倒す（②重力の利用）ことで骨盤を回旋させて反対側下肢を内転内旋位にしようとする．重力を利用した動作が困難になると，まず反対側に両上肢を振ってから勢いをつけて寝返る方向に倒すことで骨盤を回旋（③反動の利用）さ

図2 寝返り

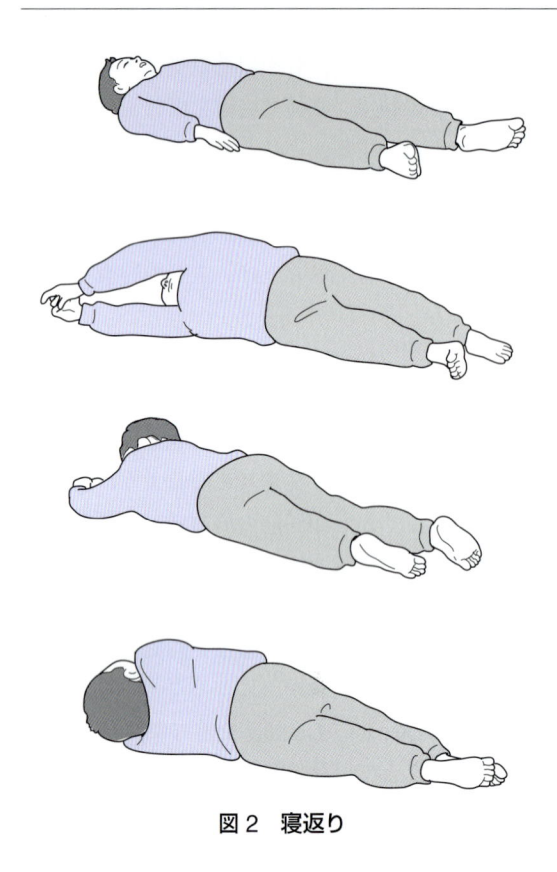

せるようになる．また，四肢を正中に近づけるために手指と足趾の尺とり様運動を用いたり（① 手数・足数の増加），寝返る方向と反対側の手指を口にくわえて頸を寝返る側に回旋させることで，正中位から寝返る方向に反対側上肢を導いたり，ズボンを手で持って引っ張ることで，膝を立てたりする（⑥ 他の部位の現存している筋力を利用）．体幹に側弯変形がある場合は，凹側より凸側のほうがやりやすい．

さらに股関節屈曲拘縮が増悪した場合や肩関節の屈曲制限が生じた場合も，側臥位にはなれたとしても腹臥位にはなれず，側臥位や半腹臥位で止まってしまう．

2 起き上がり[2, 7-10]

健常児では，発達とともに一度腹臥位になってから股関節を屈曲して殿部を持ち上げて起き上がる方法（完全回旋型）から，背臥位で片肘をつき体幹を回旋して起き上がる方法（部分回旋型）へ，そして5歳以降は背臥位からまっすぐ起き上がる体幹の回旋がない左右対称的な方法（非回旋型）となる．この変化に伴って支持基底面の減少，垂直方向への重心位置移動の増加，上肢支持の減少がみられる．しかし，DMDでは，この方向を逆にたどる．

障害が軽度のときは，上肢の支持なく背臥位からまっすぐ起き上がれていたものが，上肢を床について（⑥ 他の部位の現存している筋力を利用）起き上がる，側臥位から両上肢を一側床について起き上がる，あるいは腹臥位となり両上肢で床を押して起き上がるようになる（④ 運動面の拡大）．そして病勢の進展に伴って上肢をつく回数が増える（① 手数・足数の増加）．また側臥位から頸を屈曲することで頭部の重さを利用して体幹を回旋させている（② 重力の利用）．

a. 起き上がり方法

DMD患者の起き上がり動作には，A. 背臥位から起き上がる，B. 背臥位から側臥位になり起き上がる，C. 背臥位から腹臥位になり側臥位に戻って起き上がる，D. 背臥位から腹臥位になり股関節を屈曲して殿部を持ち上げ両上肢で床を押して起き上がる，の4つの方法がある．

b. 非回旋型：背臥位群

背臥位から上向きのまま起き上がる方法である．これには頸部屈曲，体幹前屈，股関節屈曲と膝関節伸展の筋力が必要である．この方法にはさらに次の2つの方法，a. 上肢の使用なしで，体幹の回旋なしにまっすぐ起き上がる方法と，b. 体幹を回旋しながら上肢を使用して両側で肘立て位となり，そこから肘を伸ばして起き上がる方法がある．DMD患者は，重心の垂直移動に使用されていた頸部屈筋群，体幹屈筋群，股屈筋群，膝伸筋群の筋力が比較的早期から低下するため，現存する上肢の筋力を用いた起き上がり方法へと変化する．

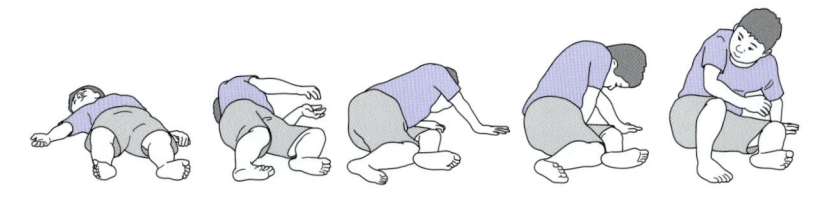

図3　側臥位からの起き上がり

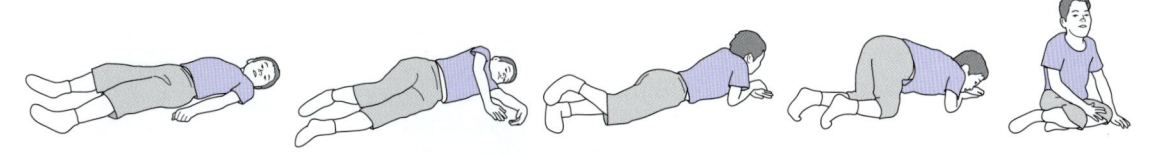

図4　四つ這いからの起き上がり

c. 部分回旋型：側臥位群

　背臥位から肩甲帯を回旋させて上半身のみが側臥位あるいは半腹臥位となり，一側に両上肢をついて床を押して起き上がる方法である（**図3**）．

　弱い筋力で起き上がるために側臥位となり，頭を両上肢の上に持ってきて，重心を移動させやすい姿勢をとり，上記筋群の筋力低下を肘伸筋と脊柱起立筋で補おうとするもので，現存筋群と重力を最大限効果的に使おうとするために体幹を回旋させていると考えられる．この方法は，a. 両側から起き上がれる者（両側群）と，b. 一側のみからしか起き上がれない者（一側群）に分かれる．

d. 部分回旋型：腹臥位群

　背臥位から一度腹臥位または半腹臥位になり，側臥位に戻り起き上がる方法である．骨盤が90°以上回旋し，上側下肢が下側下肢を越えて床につく．

e. 完全回旋型：四つ這い群

　背臥位から腹臥位になり股関節を屈曲しつつ両上肢で床を押して起き上がる方法である（**図4**）．

　背臥位から一度腹臥位になる．股関節を屈曲して殿部を持ち上げて肘這い位となり，両手で床を押して徐々に上半身を下肢の方に移動させながら殿部を落とし，両肘を伸展して上体を起こし座位になる．

f. 各群間の比較

　遂行時間に関しては，四つ這い群と側臥位両側群は，一側群と腹臥位群より，腹臥位群は側臥位一側群より短かった．側臥位群と腹臥位群は全員一側に両上肢をつき，上肢を少しずつ体幹のほうへ引いて起き上がっており，遂行時間が長いほど上肢をつき替える頻度が増えている．腹臥位群は側臥位両側群に比べ，側臥位から腹臥位までの往復に余分な時間がかかっていると考えられる．また側臥位両側群は，上肢のつく位置や頻度などを変化させて起き上がれていたが，側臥位一側群は，その患者特有の固定したパターンでしか起き上がれなかった．つまり側臥位一側群は，姿勢が崩れたときに自分のパターンに戻すのに時間を要すると考えられる．

　年齢に関しては，四つ這い群と側臥位両側群が，腹臥位群と側臥位一側群より，腹臥位群は側臥位一側群より若かった．

　そして，遂行時間と年齢の両者に共通して負の相関を示した筋力およびROMは，股屈筋，肩屈筋，肩水平内転筋と肘伸筋の筋力，および肘伸展のROMであり，年齢と遂行時間は正の相関を示

した．よって起き上がり動作に関しては，これらの筋力とROMが年齢とともに低下・減少し，それに伴って遂行時間も延長していることから，上記の筋力・ROMが起き上がり動作遂行能力のポイントになっていると考えられる．

遂行方法の変化に関しては，各方法からそのまま不可能となる者ばかりではなく，四つ這い群からは，側臥位両側群と腹臥位群へ，側臥位両側群からは，腹臥位群へ変化する者がみられた．しかし側臥位一側群と腹臥位群は他の方法への変化がみられず，起き上がりの最終方法であると考えられる．

3 四つ這い移動[2]

肩甲帯周囲筋（主に前鋸筋）の筋力低下により，床を手で押すときに肩甲骨の内側縁が浮き上がる内側翼状肩甲が著明となる．脊柱は前弯する（図5）．これは脊柱起立筋や腹直筋などの筋力低下による．また，病勢の進展に伴って，徐々に肩関節を外旋，前腕を回外することで，手指の向きを前方から外方，そして後方へ向くように変化させている．手指を前方に向けているときの上腕三頭筋の筋活動は活発である．しかし上腕三頭筋の筋力低下が進むと，肘関節の不安定性を補うために手指を外方ないし後方に向けるようになる．手指を後方に向けることで手関節の背屈が強まり，上腕二頭筋・手関節屈筋群が伸張され，筋活動が活発になり，ベクトルが肘関節伸展方向に働く（⑥他の部位の現存している筋力を利用）．完全伸展位では，肘関節がロッキングされ骨・靱帯性の支持となり，肘折れがおきにくくなる（⑧骨・靱帯での体重支持）．四つ這い時の肘関節の伸展制限は骨・靱帯での体重支持の妨げとなるので，その予防は動作能力維持のために重要である．

4 床からの立ち上がり（図6）[2]

障害が軽度のときは手を使わずに立ち上がれて

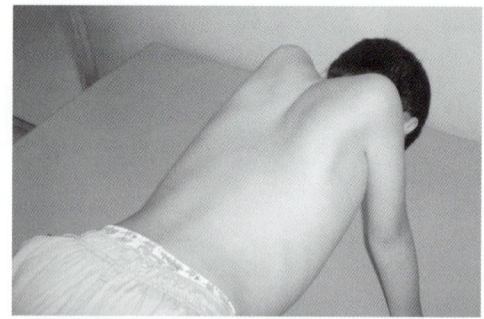

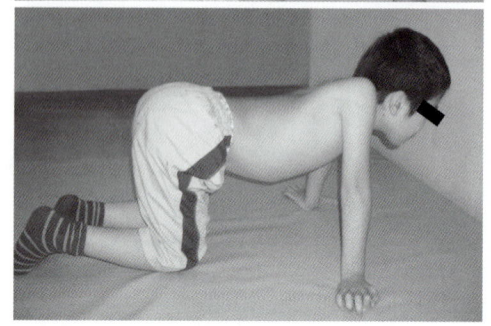

図5　四つ這い位

いたものが，四つ這い位から膝関節を伸展して高這い位となり，左右の手を交互に膝に置き，膝を手で押して左右どちらか一方から体幹をねじるようにして立ち上がる登はん性起立〔Gowers（ガワーズ）徴候〕となる．病勢の進展に伴い手を床から足首，膝，大腿へと押す場所と回数が増える（①手数・足数の増加）．また片手ずつ下肢を押す位置を上方に移動するのが困難になると，上肢を反対側に振って手で押す位置を徐々に上方へ持ち上げる（③反動の利用）．そして両手を大腿についた状態から背部を伸展することが困難になると，壁に手を当てあるいは台などで体重を支えそれを押して上体を起こして立ち上がるようになる（⑨物的介助の使用）．

5 歩行[2,11]

立位での腰椎前弯，尖足位の姿勢のもとに，支持基底面を広くとり膝関節を伸展位で安定させる．次いで筋力が比較的よく現存している体幹筋を活

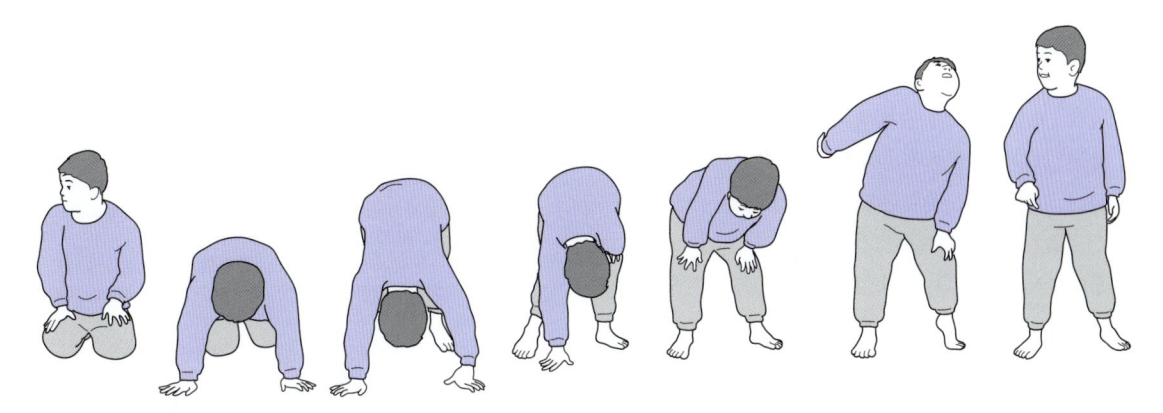

図6 立ち上がり

用し，支持脚側に上半身を傾け，その側に体重を移して，重心線を支持側股関節の外に近づけようとする（股外転筋の筋力低下：Duchenne 現象）．そして支持脚側を軸として，体幹の側屈を利用して（②重力の利用）反対側骨盤を持ち上げ，体幹を回旋させることで（⑥他の部位の現存している筋力を利用）遊脚肢を前方へ振り出して歩く．これを"動揺性歩行（waddling gait）"と呼ぶ．このとき左右へ大きく重心移動する（⑤重心移動の範囲の広がり）．この際，大殿筋の筋力低下による腹部前方突出（大殿筋歩行）がよくみられる．立脚期の延長と遊脚期の短縮，振り子様の上肢の振りなどもみられる．

また体幹伸展の反動を利用したり（③反動の利用），振り出しの複数化が生じ，一歩の歩幅が短いため振り出す回数を増やして全体としての歩幅を稼いだりする場合もある（①手数・足数の増加）．比較的よく現存する足底屈筋は，尖足の保持，膝関節の固定，さらに歩行時にバネのように用いて前方への推進力として重要な役割を果たす（⑦補助筋・共同筋による補助運動の力源）．立脚期には大腿四頭筋の筋力低下を補うために，膝は伸展位でロックして体重を支持する（⑧骨・靱帯での体重支持）．そして病勢の進展に伴い車椅子押し歩行，平行棒内歩行，長下肢装具を装着しての歩行へと移行していく（⑨物的介助の使用）．

C 動作能力低下の原因[3]

病勢の進展に伴う一次性機能障害の進行が動作能力の低下をまねくことは確実であるが，動作能力が低下したからといって一次性機能障害が進行したとは限らない．下記の一次性機能障害以外の因子②〜⑧が動作能力に与えている影響も考慮しなければならない．

一般的に動作能力に影響を与える因子には，①一次性機能障害の進行や，②二次性機能障害の発生・増悪，③肥満，④成長（体重の増加，身長の伸びによる重心の上昇），⑤知能レベル，⑥精神的要因（動機づけの不足，転倒に対する恐怖心，悲観的な考え，うつ，病気に対する不安），⑦性格（負けず嫌い，わがまま，依存性など），⑧環境（必要性，習慣，経験，家屋構造，過保護）などがある．加齢とともに病勢が進展すれば，①により動作能力はその程度に応じて低下するが，②〜⑧の因子が存在すれば，病勢の進展とはかかわりなく動作能力は影響を受ける．そして上記の因子は単独ではなく，複雑に絡み合って動作に影響を与えていることを常に考慮しなければならない．

特に歩行の実用性がなくなったあとの運動量の低下は，廃用性の筋力低下だけでなく体重増加をきたし，さらなる動作能力の低下をまねきやすい．

D 治療への示唆[3]

現在 DMD に対する根本的な治療法はない．そこで進行性疾患である DMD に対する理学療法の目的は，現存する最高の機能を維持し，自然経過にできるだけ近づけることである．

そのためには，① 二次性機能障害の発生を予防し，発生していればそれを治療することで動作能力の維持・改善をはかる，② ①が難しい場合は，適切な代償手段として，補装具，車椅子などを処方し，成長が止まれば代償運動などを利用することで，動作能力の維持・改善をはかることが大切である．

注意すべきことは，① 筋力低下を引き起こす過用・過伸張を避ける，② 成長期の左右非対称な体位・動作は関節可動域制限の発生と増悪を引き起こし，動作能力と将来の QOL の低下をまねくため，左右非対称な体位・動作を早期発見し，それを予防する，③ 歩行が不安定になり転倒の危険性が増してくれば，適切な介助量の設定だけでなく，頭部保護帽やサポーターの装着，装具の作製なども考慮することである．

そして，運動機能・動作能力だけでなく，病院・学校と家庭生活，心理的側面なども考慮し，現在ならびに将来の QOL 維持のためには今何をすべきかを考え，優先順位をつけたうえで理学療法を実施しなければならない．

● 引用文献

1) 石原傳幸：X 染色体性筋ジストロフィー．杉田秀夫ほか（編）：新筋肉病学，pp.502–515，南江堂，1995．
2) 大竹 進（監）：筋ジストロフィーのリハビリテーション．医歯薬出版，2002．
3) 植田能茂：筋ジストロフィーの運動療法（Duchenne 型について）．吉尾雅春（編）：標準理学療法学 専門分野 運動療法学各論，第 2 版，pp.259–271，医学書院，2006．
4) 博田節夫：筋ジストロフィー．大井淑雄ほか（編）：リハビリテーション医学全書 7 運動療法，第 3 版，pp.312–319，医歯薬出版，1999．
5) 植田能茂：筋ジストロフィーの動作障害に対する理学療法アプローチ．理学療法，27:105–111，2010．
6) 螺良英郎，植田能茂ほか：DMD 患者の寝返り動作について．昭和 62 年度厚生省神経疾患研究委託費—筋ジストロフィー症の療養と看護に関する臨床的，心理学的研究—研究成果報告書，pp.340–343，1988．
7) 螺良英郎，植田能茂ほか：DMD 患者の起き上がり動作について．平成元年度厚生省神経疾患研究委託費—筋ジストロフィー症の療養と看護に関する臨床的，心理学的研究—研究成果報告書，pp.319–321，1990．
8) 螺良英郎，植田能茂ほか：DMD 患者の起き上がり動作について（第二報）．平成二年度厚生省神経疾患研究委託費—筋ジストロフィーの療養と看護に関する総合的研究—研究成果報告書，pp.319–323，1991．
9) 姜 進，植田能茂ほか：DMD 患者の起き上がり動作について（第三報）．平成三年度厚生省神経疾患研究委託費—筋ジストロフィー症の療養と看護に関する総合的研究—研究成果報告書，pp.392–395，1992．
10) 里宇明元ほか：ベッド上動作．総合リハビリテーション，20:771–778，1992．
11) 植田能茂：筋ジストロフィー．奈良 勲（監）：歩行を診る，pp.262–277，文光堂，2011．

第16章
下肢切断

■学習目標
- 切断による四肢および関節の機能障害を解剖学に基づく構造と機能から理解する.
- 切断による関節変形や四肢の姿勢異常の要因を生体力学的分析から理解する.
- 断端の成熟について, 解剖学および生理学的背景から理解する.

義足は下肢の形態と機能を補足して, 歩行のみならずスポーツや趣味などの社会参加と活動を実現するために, 切断者にとって欠かせない存在理由がある. しかし, 義足 (道具) のメリットを最大限に生かすには, 常に身体と義足の両条件のよりよい関係性を保つように調整する必要がある. このためには切断術後の断端管理と, 義足歩行練習初期段階に異常姿勢・歩行を身につけないために痛みのないソケット適合を得ることと, そのうえで義足使用による新たな立位・歩行バランス戦略を再構築して歩行を獲得するといったリハビリテーション過程が必要となる.

A 運動を制限する症状・徴候

義足歩行には残余する四肢, 体幹の筋力, 可動性, バランスなどの身体運動制御機能によって移動予後が左右される. また**断端に生じる義足制御の制限因子**として, 疼痛, 浮腫, 合併症, 関節拘縮, 軟部組織の血行不良, 筋力低下などがあげられる. 断端荷重は単位あたりの荷重圧を各ソケット壁へ圧分散して体重を支持することと, ソケット壁圧を介した義足制御のための力学的作用を義足足部へ伝えることになる. この運動を制限する症状や徴候には, その結果として異常歩行などの力学的現象が生じることになる.

1 成熟断端と断端管理

術後の断端管理は義足制御のための制限因子を最小にして, 断端とソケットとの適合状態を得ることを目的とする. 成熟した断端は, 創治癒して, 無痛で拘縮のない適度な皮膚や筋の緊張をもち, 浮

表1 ソケット適応断端の条件

①痛みのない (無痛)
②創の治癒 (再発のない, 感染のない, 壊死のない)
③良好な皮膚
④適度な緊張 (瘢痕が荷重面にこない, 適度の可動性と緊張性があること)
⑤形状, 周径の変化がない

腫や断端運動に関与しない残余筋を萎縮化 (stump shrinking) して, 周径変化が安定した状態を示す.

断端管理法には soft dressing, rigid dressing, semi-rigid dressing 法があるが, 詳細は他書[1]を参考にされたい. 弾性包帯法による管理法 (soft dressing) が一般的である. これは浮腫による循環不良や断端痛を防ぎ, 創部治癒と断端成熟を促進する. 成熟の目安は, メジャー計測にて, 周径の縮小化を観察記録する. 朝夕の周径差が大腿切断で10 mm, 下腿切断で5 mm以内になる頃合いをみて成熟とみなす. いずれも断端浮腫予防と装着の容易な断端末部の小さい円錐形の断端形成を促進して[2], ソケット適応断端 (表1) を目指した介入を行う管理法である.

2 断端の浮腫と治癒過程

断端の浮腫 (図1) は, 術創部の治癒機序としての術創部の発熱, 疼痛を伴う局所的炎症であり, 静脈還流異常, リンパ還流異常による血管外液増加に起因する. 断端全体への適度な圧迫は, 浮腫を軽減して, 創の治癒を促進することになる. しかし, **術後の断端浮腫を放置した場合, 軟部組織痛を生じやすく義足への荷重や義足制御を困難にする**要因となる.

この弾性包帯法と並行して行われる早期義肢装

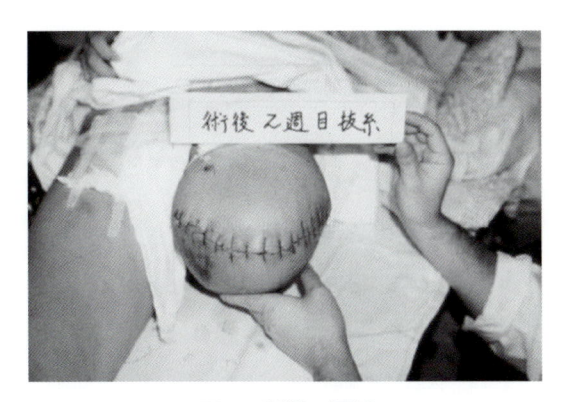

図1 断端の浮腫

着法では通常，術後2週間で抜糸を終えてからソケット採型を行い，術後3週目から仮義肢ソケット装着と義足への荷重指導が開始される．断端痛は，創部の軟部組織の第1次治癒[3]が得られる術後2週以降に急速に減少して[4]，第2次治癒が得られる術後4週間後には浮腫による断端痛はほぼ消失する．

創の治癒条件に問題のない例では，軟部組織の治癒が終わる術後4週以降には十分なソケット荷重歩行を獲得することが可能となる．術後1か月で外来通院へと移行後，退院後約2か月で本義肢への移行が可能となる．

しかし，循環障害による切断例では抜糸までの創治癒や，断端成熟の遅延によるソケット採型までの期間延長を余儀なくされることが多く，上記の一般的スケジュールから数週遅延するために，その間は，立位歩行のための全身的な身体機能低下予防を重点に置く．また腫瘍による切断例では，抗がん剤治療期間中に，断端浮腫などによる周径変動要因を生じて，義肢装着が遅れることに留意する必要がある．

B 運動障害の分析

1 運動連鎖からみた機能障害

荷重痛は義足制御を困難にして，立脚相の時間短縮や体幹側屈，遊脚相での外転歩行，分回し歩行などの異常歩行をきたす原因となる．これらの異常姿勢や歩行の習慣化は，その後の運動指導によっても改善することが困難となることが多い．このため**義肢歩行指導の早期の段階から痛みとソケット適合の因果関係を分析して，適合修正と正しい歩容獲得のための運動学習指導を並行して行う必要がある．**

大腿切断者の義足立脚相では，身体前額面上での股関節の安定性に作用する中殿筋や，膝安定性に作用する股伸展の姿勢制御が行われる．また遊脚相では義足回旋などのブレのない振り出し動作によって歩容改善をはかる．この義足制御にかかわる運動学習を行うには，**断端拘縮や筋力低下，義足のアライメント異常や義足との適合性の関連を分析してアプローチを行う．**

a. 膝の制御能力

切断高位による断端の残存筋活動 (表2) は，義足制御能力に影響を与える．義足立脚相の姿勢制御のための断端側の力限として，股関節の伸展は，膝継手の安定確保のための重要な随意的制御運動[5]となる．

立脚相初期の床反力は膝後方を通過して体重心に向かう．このときに生じる膝関節屈曲モーメントはこれに釣り合う膝の制御能力 (図2) が必要となる．

この義足足部を床につけた状態での閉鎖運動連鎖（closed kinetic chain; CKC）による膝制御能力は膝伸展，股伸展，足関節底屈モーメントの合力が膝の支持性として評価できる．

臨床面では運動指導を行っても機能的限界のある股伸展活動の乏しい高齢切断者や，短断端例では膝制御機能の不足を補うために，膝継手を後方に移動するなどのTKA線変更による膝安定性の確保や，足部を底屈気味に変更する，あるいは安全膝やリンク膝などの機械的制御機構を有した膝継手選択などの対応が行われる．

また，歩容からは非対称性の少ない下腿義足歩

表2　切断高位による断端の残存筋活動

切断高位	運動方向		主な残存筋活動	補助的作用
股離断	骨盤	前傾	腰背部伸筋群	
		後傾	腹直筋	
大腿切断	股関節	伸展	大殿筋	内外ハムストリングス
		屈曲	腸腰筋	恥骨筋，長短内転筋，縫工筋，大腿直筋，大腿筋膜張筋
		外転	中殿筋，小殿筋	大殿筋，大腿筋膜張筋
		内転	恥骨筋，長短内転筋	大内転筋，薄筋
		外旋	外旋6筋，大殿筋（後部）	
		内旋	小殿筋，中殿筋	大腿筋膜張筋
下腿切断 Syme切断	膝関節	伸展	大腿四頭筋	
		屈曲	内外ハムストリングス	

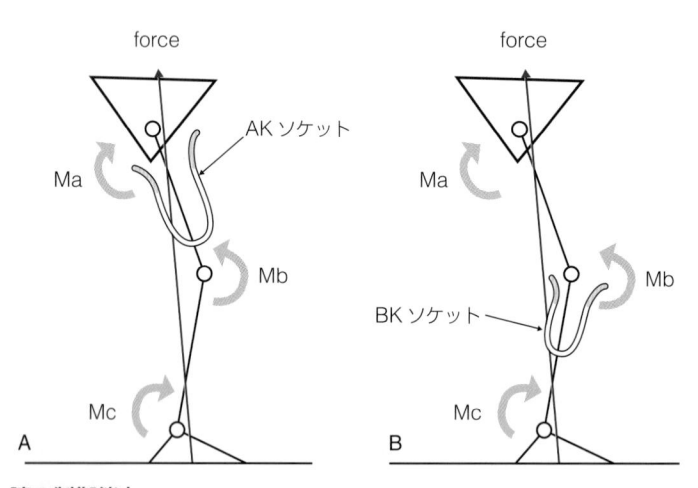

図2　膝の制御能力
A：AK（大腿切断）義足の場合．B：BK（下腿切断）義足の場合．膝の制御能力（支持性）=M．M=Ma+Mb+Mc．Ma：股伸展モーメント，Mb：膝伸展モーメント，Mc：足底屈モーメント

行において，義足側の膝伸展モーメントは健側に比べて小さい（図3）．この膝伸展制御能が十分でない場合は，股関節伸展による膝伸展代償を伴うが，義足側では踵バンパーを柔らかくする，ソケットを後方に移動するなどの踵接地時の足背屈モーメントを少なくして，膝伸展制御を行うといった対応をとることがある．

b. 断端の関節拘縮

断端の関節拘縮は，断端疼痛による不良肢位や，筋の安静肢位（resting position）の固定化により生じる．断端の関節可動域練習は，歩行や日常生活に必要な可動性維持を目的とした断端運動と，術後生じやすい拘縮肢位（表3）を避けた良肢位保持が術直後の断端ケア・管理として強調される事項となる．

特に大腿切断の股屈曲拘縮例は，立位での骨盤前傾増大と連動した腰椎前弯増大に伴う膝継手の不安定性[6]が増大する（図4）．また健側の踏みだし歩幅が短くなるなどの歩行の非対称性を生じやすい．また外転拘縮はソケット荷重時のソケット内壁部の荷重圧が大きくなり，断端痛を引き起こしやすい．

表3 術後おこりやすい拘縮肢位

切断部位	おこりやすい拘縮肢位
大腿切断	股関節屈曲，外転，外旋位
下腿切断	膝屈曲
Chopart, Lisfranc 切断	内反尖足

により機能代償を行い，立つ，歩くなどの日常生活動作を行う．

a. 立位姿勢，片脚立位，歩行

大腿切断の義足立脚相では義足の外転モーメント（M × b）と断端股関節を中心とした健側骨盤下制方向へのモーメント（G × a）が釣り合う第1のてこ理論の姿勢制御が健常者と同様に適応される（図5）．またソケット初期内転角は断端外転モーメントの作用効率を高めた姿勢保持を促す．

ソケット内壁部の荷重痛や断端外転の筋力弱化を伴う場合，股外転モーメントによる骨盤の平衡を保持できないため，**義足側体幹側屈により体重心から股関節までのレバーアーム（a）を短縮する**（a > a′）ことで，少ない外転モーメントで**骨盤平衡を維持する**といった体幹側屈（lateral bending）をきたすことが多い．これらの異常姿勢を防ぐためのソケット適合修正や，運動指導と中殿筋の筋力維持強化が必要となる．

b. 立ち上がり動作，しゃがみ動作

立ち上がり動作やしゃがみ動作は，異なる支持基底に重心を移動しながら，身体の位置エネルギーを変化させる運動である．義肢装着者の立ち上がり動作では，義足膝伸展の動力をもたないので，健側下肢での代償動作が用いられる．床からの立ち上がり動作では，健側を前にした片膝立ちから両手をつきながら健側下肢を中心とした立ち上がり動作が一般的である．しゃがみ動作においても義足を後方に引いて健側下肢に重心を移して，膝を曲げるといった代償動作を伴う[7]．

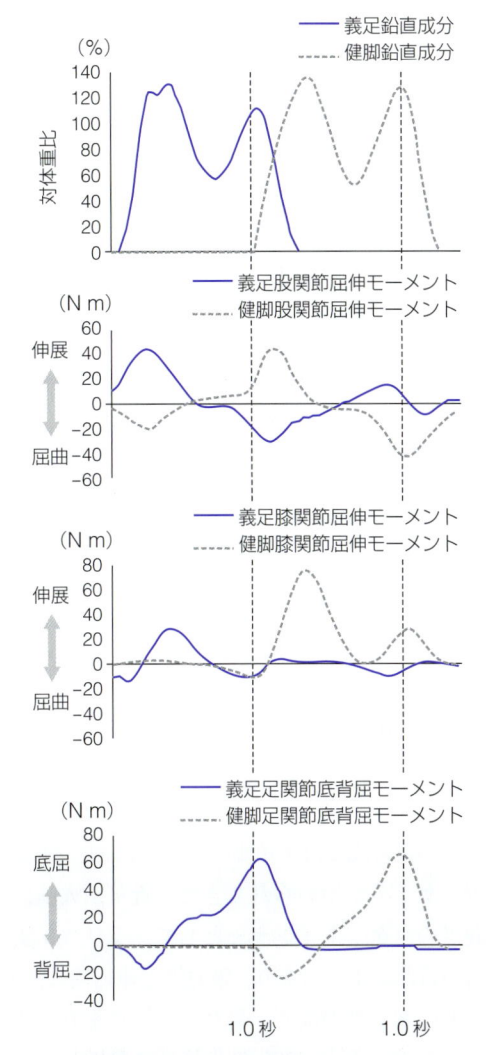

図3 下腿義足歩行時の代表的な関節モーメント
対象は44歳女性，身長156 cm，体重48 kg．使用義足はTSB下腿義足，使用足部はトライアスロン22 cmである．義足使用歴は22年，歩容からは非対称性の少ない下腿義足歩行において，義足立脚相の義足側の膝伸展モーメント，足背屈モーメントは健側に比べて低い．

2 運動連鎖からみた機能的制限

義足装着歩行練習では，左右の歩幅と立脚時間が均等で，かつ上体を正中線上に保持した歩容に近づくように運動学習が行われる．随意的な継手の動力をもたない義足では，その失った関節運動の機能代償をほかの残存する関節運動と義足性能

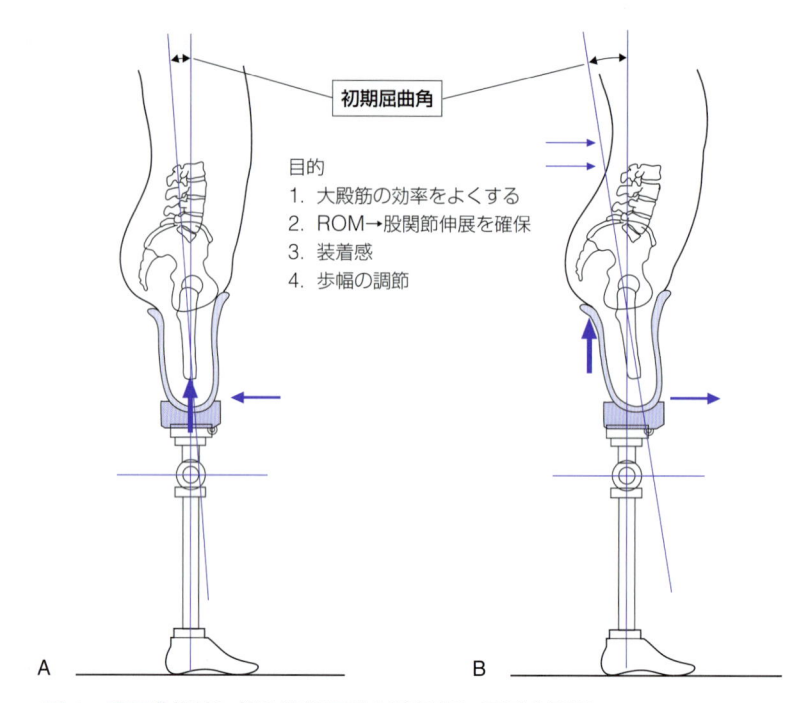

図4 股屈曲拘縮に伴う姿勢異常と膝制御に及ぼす影響
A：股伸展制限がない場合，断端末荷重時の膝不安定性の減少．B：股伸展制限がある場合，腰椎前弯の増強と膝不安定性の増大

c. 転倒回避能力

　下肢機能を必要とした移動動作や日常動作では，健側下肢を軸足とした動作が主体となることが多い．しかし，過度な健側依存は歩容の非対称性を身につけることになりやすい．

　このため義足側に体重移動する際に，義足の膝折れを防ぎながら，踵部やつま先部でピボット・ターン（pivot turn）して，健側を一歩踏み出すといった転倒回避の運動学習を行う[8,9]．この転倒回避能力の獲得は，歩行時の体重移動の非対称性の改善に寄与することが多い．

C 治療への示唆

1 義肢適合支援の最近の動向

　断端と身体との接合部であるソケットには，これまで下腿義足ソケットにはPEライトや，大腿義足での吸着式ではアイオノマー（サーリン）素材の内ソケットが用いられてきた．近年，大腿，下腿義足のソケットインナーとして，シリコン素材が用いられるようになり，弾力性と伸縮性に富み，断端との密着性が高く，優れた牽引性を有するシリコンソケットが1980年代後半に登場した．このソケットはほかの素材に比べて，断端皮膚にかかる剪断力を減少して，皮膚の摩擦性皮膚炎や皮膚疹などのトラブルを回避する性能を有し，断端の痛み軽減や合併症予防への寄与が大きく，断端形成を促進するための治療用仮義肢ソケットとして処方されることがある．

　ギプスソケットによる術直後義肢装着法（rigid dressing）による断端管理は，近年増加している断端の循環障害のある糖尿病性壊死による切断例では，創治癒遅延による感染のリスクが高く，適応とならない場合が多い．しかし術直後に義肢装着した切断者の心理的メリット（足があるという安心感）は大きい．この切断者心理に配慮したシ

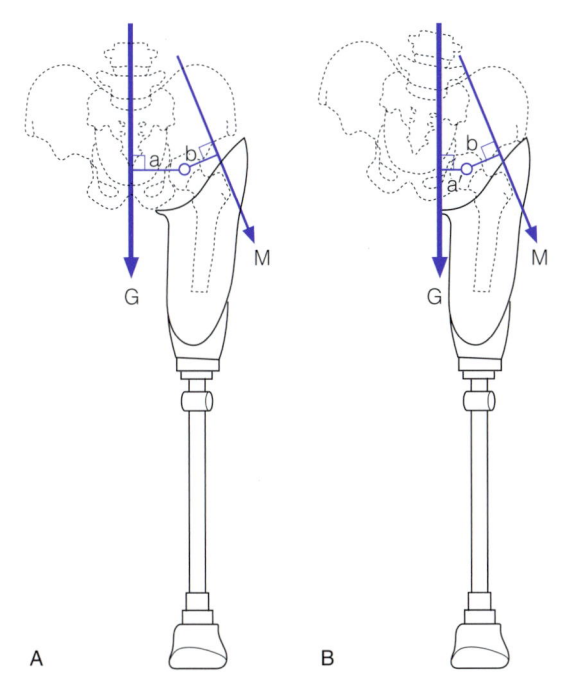

図5　義足立脚時の股関節外転作用
A：体幹正中位での体重支持，B：体幹側屈を伴う体重支持．G：体重線，M：殿筋作用，a，a'：股関節中心から重心線に直交する長さ（a>a'），b：股関節中心から中殿筋作用線に直交する長さ
＊義足片脚起立ではG×a＝M×bの第1のてこの法則が適応される．

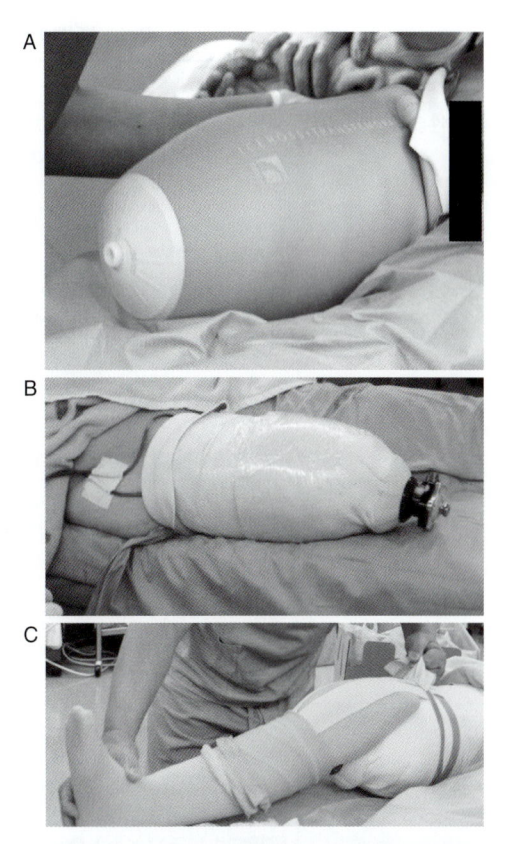

図6　シリコンライナーを利用した術直後義肢装着法
A：術中のシリコンライナー装着，B：ライナーと外ソケット装着時，C：ソケットと義足部品の装着
〔(有) 石倉義肢製作所提供〕

リコンライナーによる術直後義肢装着（**図6**）は，キャッチピンで外ソケットとライナーの取り外しが可能で，皮膚のチェックが行いにくいなどのrigid dressingの断端管理上の欠点を補う利点がある．創部チェックの際にはライナーを取り外して，容易に創部の管理を行うことができる[10]．ライナー自体にもソケット圧があり，外ソケット装着時には，ソケット内体積を一定にしたrigid dressing法の利点を生かした断端管理が可能となり，傷や腫瘍などの循環障害のない事例での適応が考えられる[11,12]．このように断端管理や義足パーツ開発改良によって切断の断端管理上の治療介入の進歩が見込まれる．断端の形を整える断端管理は術後早期から必要である．弾性包帯法は圧迫による傷や皮膚の色など変化をみて，断端変化に速やかに対応して巻き直しができる利点がある．しかし均等な圧をかけた巻き方が難しいなどの問題もあるため，包帯の代わりにコンプレッションソックス（スタンプシュリンカー）を用いた圧迫や，シリコンライナーのサイズを少し小さくしたライナー圧での圧迫を行うなど治療法[13]の報告がある．

2　義肢適合支援の連携実践

早期義肢装着法の歩行獲得までの期間で，特に歩行指導早期から正しい姿勢での義足荷重と姿勢保持の運動指導を徹底することと，並行してソケット適合支援を医師，義肢装具士，理学療法士などの専門職連携支援体制があることが望ましい．

切断の理学療法は術前術後からその人の生涯に

表4 断端の合併症とその対処について

合併症	概要，断端管理，対処について
①接触性皮膚炎	外界物質の一時的刺激（ソケット材質の不適合）によって引き起こされる湿疹の一種で，紅斑，腫脹，水疱形成など，急性滲出性炎症を呈する．予防として，ソケット材質にはパッチテスト陰性のものを使用する．
②摩擦性皮膚炎	汗の貯留，うっ血，摩擦などにより比較的境界明瞭な発赤と浸軟，落屑などを示し，容易に湿疹化し，二次的感染を引き起こしやすい．大腿切断者の断端上縁および会陰部に好発する．アライメントおよびソケット適合のチェックを十分に行うとともに，ソケット内部および断端皮膚を常に清潔に保つ工夫が必要である．
③毛嚢炎	毛嚢に一致して浅在性膿疱を生じるもので，表皮ブドウ球菌によっておこる．予防としてソケット内部および断端皮膚の清潔に十分注意する．
④白癬	皮膚に紅斑を生じ，辺縁に小水疱，丘疹が配列，鱗屑をみるもので，白癬菌と表皮菌，小胞子菌などの皮膚糸状菌によっておこる．予防法は毛嚢炎，摩擦性皮膚炎と同様，清潔に心がける．
⑤胼胝，鶏眼	慢性に持続する機械的刺激によって角質層その他の上皮細胞層が強く肥厚したものでしばしば圧痛を訴えることがある．特にChopart, Lisfranc離断などにおいては歩行時に大きな問題ともなるため，十分な管理・指導が必要である． ソケットの適合を十分に行い，局所的に圧迫，荷重が加わらないように配慮し予防するとともに，局所温浴，スピール®膏，などの軟膏の塗布，または胼胝切除により治療するが再発しやすい．足部の変形が原因となる場合には，腱移行術など観血的に変形を矯正し，局所的な圧迫を除去するような方法も行われている．
⑥断端浮腫症候群	断端周径は午前より午後に，低温時より高温時に増大する傾向がある．断端部においては循環効率が低下しており，さらに浮腫を引き起こしやすい状態におかれている．一般的にはソケット装着により浮腫は改善されていくが，誤ったバンデージングおよびソケットの不適合は逆にこれを助長し，疼痛を生じることもある．特に吸着式ソケット末に死腔が存在しているような場合は遊脚相に生じるソケット陰圧が浮腫を強め，結合組織の肥厚や血管の異常増殖を引き起こす．これを断端浮腫症候群と呼び，断端の腫脹，色素沈着，乾燥した皮膚がその3主徴である．適切なバンデージングおよび適合したソケットの装着により，これを防止・改善する．
⑦断端末梢部の充血，浮腫，色素沈着	ソケットの中間部すなわち末梢部の上で緊張度が高い，また末梢部でソケットとの間に陰圧空間部を認め，全面接触となっていないといったことが多い．その状態はX線像で検査すると明らかであるが，放置すれば感染，潰瘍などをおこすことがある．
⑧すり傷，小水疱	処方された消毒，抗菌薬を含む軟膏など塗布などの処置をする．同時に，その原因となったソケットの不適合を改善する．
⑨嚢胞	特に大腿切断者内転筋部と下腿切断の膝窩部にできやすい．いずれもソケットの不適合による慢性的な刺激によりおこることが多く，再発を繰り返す場合には手術的に除去することがある．
⑩アレルギー性皮膚炎	合成樹脂，皮革または接着剤によりおこすことが多く，まず，原因をパッチテストにより確かめることが必要である．材料を変えない限り，治癒させることは困難な場合が多い．合成樹脂を使用する場合，エポキシレジンがアレルギー性皮膚炎を比較的おこしにくい．
⑪成長に伴う合併症	小児の骨成長の主な場所は四肢長管骨の骨端部で行われる．骨端線閉鎖以前の外傷性切断では，切断部以下の骨端核がなくなるので健常な場合に比べると，切断側の肢の長径成長の度合が少なくなる．外傷性切断の場合の合併症として断端部の骨の過成長が問題になる．これは断端の骨膜からの骨形成（periosteal bone formation）によるもので下腿骨（脛骨・腓骨）および上腕骨の切断の場合しばしばみられる．症状としては突出した管が軟部組織を突き抜けて皮下にじかに触れ，ときには皮膚を突き破って嚢胞炎（bursitis），潰瘍を形成することもある．

わたって切断者の義肢適合支援にかかわることである．その第1歩として，断端に痛みのないソケット適応を目指した断端管理や，術後の断端合併症（表4）を予防することが術後早期から必要となる．また断端成熟が得られるまでの期間，断端の形状，朝夕の周径の変化，痛みの部位と状況を詳しく記

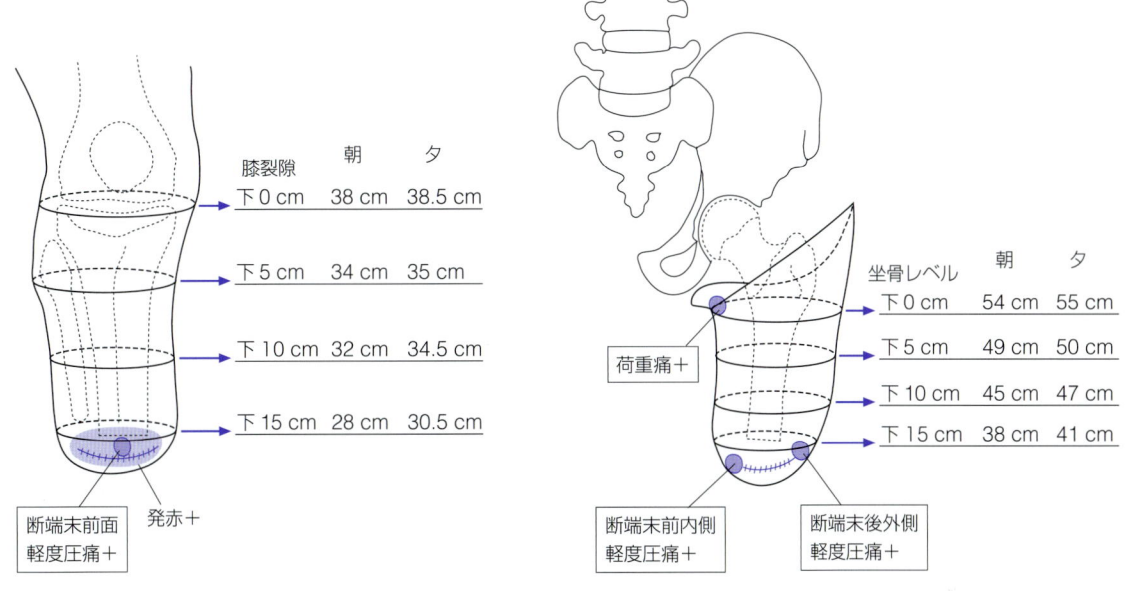

図7 カルテ記載例

左図（下腿）：
- 膝裂隙　　　朝　　夕
- 下 0 cm　38 cm　38.5 cm
- 下 5 cm　34 cm　35 cm
- 下 10 cm　32 cm　34.5 cm
- 下 15 cm　28 cm　30.5 cm
- 断端末前面 軽度圧痛＋
- 発赤＋

右図（大腿）：
- 坐骨レベル　　朝　　夕
- 下 0 cm　54 cm　55 cm
- 下 5 cm　49 cm　50 cm
- 下 10 cm　45 cm　47 cm
- 下 15 cm　38 cm　41 cm
- 荷重痛＋
- 断端末前内側 軽度圧痛＋
- 断端末後外側 軽度圧痛＋

表5 義足制御の制限因子とその対応

制限因子	想定される評価	対応
①断端の疼痛	断端疼痛の部位，性状，程度 神経腫の有無	Tinel サイン，幻肢，幻肢痛の確認
②断端浮腫	周径計測	朝夕の周径変動把握，断端痛との関連把握，弾性包帯法，ソケット装着による断端管理
③ソケット形状適合の不良	痛みの部位の確認	断端長とソケット長，周径，前後径，左右径の断端とソケットの比較による痛みとの関係把握
④皮膚の合併症	接触性皮膚炎 摩擦性皮膚炎	皮膚科処置依頼，上記ソケット形状適合の評価，ソケット材料変更の検討
⑤断端軟部組織の血行不良	皮膚の色，状態，断端循環動態の評価	視診，触診，脈疹，ASO 患者では ABI 比を確認．ABI 比は下肢と上肢の血圧の比であり，通常，下肢は 10 mmHg 程度上肢より収縮期血圧は高く，1>ABI，ASO では比が 1 以下に減少する．経皮的酸素分圧（transcutaneous partial oxygen pressure measurement; TcPO$_2$)* が 35 mmHg 未満の場合，創傷治癒遅延に留意する
⑥断端の筋力低下	筋力評価	義足制御に必要な筋力弱化の予防目的に術直後からの断端の自動運動指導を行う** 義肢装着歩行指導
⑦関節拘縮	関節可動域測定	義足制御に必要な断端の関節可動性の維持，ベンチアライメントによるソケット初期屈曲角，内転角の確認 スタティック・ダイナミックアライメントの確認

*TcPO$_2$（transcutaneous partial oxygen pressure measurement）の正常値は健常者では前胸部で 40〜70 mmHg，足部で 30〜70 mmHg であり，閉塞性動脈硬化症症例では前胸部で 30〜80 mmHg，足部では 0〜70 mmHg と幅がある．
**ただし，循環障害例で創部治癒遅延をきたす場合は安静を余儀なくすることがある．

録・観察する（図7）．断端の皮膚炎などを放置すると瘢痕を残すこともあり，また潰瘍や壊疽を伴う Fontaine（フォンタイン）IV 度の患者の術後患者は創部治癒経過が一般的ではない[14,15]．このため義足制御の制限因子とその対応（表5）において，断端管理の困難事例では皮膚科医，血管外科医などの専門医との連携が望まれる．

●引用文献

1) 澤村誠志：リハビリテーション医学全書 18 切断と義肢. 第 4 版, pp.422-433, 医歯薬出版, 2001.
2) Van Velzen, A.D., et al.: Early treatment of trans-tibial amputees: Retrospective analysis of early fitting and elastic bandaging. *Prosthet. Orthot. Int.*, 29:3-12, 2005.
3) Deutsch, A., et al.: Removable rigid dressings versus soft dressings: A randomized, controlled study with dysvascular, trans-tibial amputees. *Prosthet. Orthot. Int.*, 29:193-200, 2005.
4) 細田多穂ほか（編）：理学療法ハンドブック・ケーススタディ. pp.89-150, 協同医書出版社, 1994.
5) 関川伸哉：第 5 章 大腿義足歩行時の関節モーメント. 臨床歩行分析研究会（編）：関節モーメントによる歩行分析, pp.113-125, 医歯薬出版, 1997.
6) 日本義肢装具学会（監）, 澤村誠志（編）：義肢学. 第 2 版, pp.155-193, 医歯薬出版, 2010.
7) 原 和彦ほか：切断と義肢. 細田多穂ほか（編）：理学療法ハンドブック, 第 3 巻 疾患別・理学療法基本プログラム, 改訂第 4 版, pp.55-90, 協同医書出版社, 2010.
8) 細田多穂：下肢切断の理学療法. 第 3 版, pp.124-143, 医歯薬出版, 2009.
9) 畠中泰司ほか：義足装着訓練. PT ジャーナル, 29:873-879, 1995.
10) Taylor, L., et al.: Removable rigid dressings: A retrospective case-note audit to determine the validity of post-amputation application. *Prosthet. Orthot. Int.*, 32:223-230, 2008.
11) Vigier, S., et al.: Healing of open stump wounds after vascular below-knee amputation: Plaster cast socket with silicone sleeve versus elastic compression. *Arch. Phys. Med. Rehabil.*, 80:1327-1330, 1999.
12) Nawijn, S.E., et al.: Stump management after transtibial amputation: A systematic review. *Prosthet. Orthot. Int.*, 29:13-26, 2005.
13) Johannesson, A., et al.: Comparison of vacuum-formed removable rigid dressing with conventional rigid dressing after transtibial amputation: Similar outcome in a randomized controlled trial involving 27 patients. *Acta. Orthop.*, 79:361-369, 2008.
14) 井上芳徳ほか：経皮的酸素分圧. 脈管学, 45:299-304, 2005.
15) 山口朋子ほか：下肢動脈血行再建術に対するクリニカルパスの作成. 脈管学, 47:567-575, 2007.

第17章
老化と廃用症候群

■学習目標
- 老化と廃用症候群の病態として運動障害を理解する．
- 老化と廃用症候群による解剖学的生理学的変化と運動障害の関連性を理解する．
- 運動障害を機能障害と機能的制限のレベルで理解する．

老化は病気ではない．廃用は身体の不活動（inactivity）が引き起こす二次的障害である[1]．高齢者の運動機能障害は老化と廃用の両方の影響を受けている．老化と廃用は病因論的には別であるが，運動障害についてはどちらがどの程度影響しているのかは区別できない．両者が一体となった"老化と廃用による運動障害"という病態として理解する必要がある．

A 運動を制限する症状・徴候

老化に伴う一群の症状は**老年症候群**，廃用に伴う一群の症状は廃用症候群と呼ばれる．老年学のエンサイクロペディアである『新老年学』[2]のなかでは**廃用症候群**は老年症候群のなかに含まれている．高齢者の生物学的状態像としては虚弱という概念も使われている[3]．

1 老年症候群

『新老年学』[2]において老年症候群に括られているものを**表1**に示した．

臨床において最もよく接するのは転倒であろう．転倒がもたらす症状，徴候は身体面だけでなく心理面にも及び，それらは**転倒後症候群**と呼ばれている（**図1**）[4, 5]．

健忘症候群（記憶力障害）や視聴覚障害が運動機能に影響することを示唆する研究もある．認知機能と運動障害との関連については stops walking when talking のみられる患者は半年以内に80%が転倒することが報告されている[6]．以後，認知機能課題と運動機能課題を並行処理する dual task（二重課題）と呼ばれる作業の処理能力が運動パフォーマンスと関連することがよく知られるようになった．日本理学療法士協会は在宅認知症高齢者の生活活動実態把握の調査研究事業において timed up and go test のデータも収集しているが，運動障害の進行と認知症の重症化との時間的先後関係はまだ明らかになっていない[7]．

視覚・聴覚と運動機能との関係については，視覚による運動制御の解明が進んでいる[8]．歩行中

表1 老年症候群

- 健忘症候群（記憶力障害）
- 尿路障害
- 視聴覚障害
- 低栄養
- 骨折
- 転倒
- 寝たきり
- 褥瘡
- 誤嚥

〔大内尉義ほか（編集代表）：新老年学．第3版，目次 xvii–xviii，東京大学出版会，2010 より〕

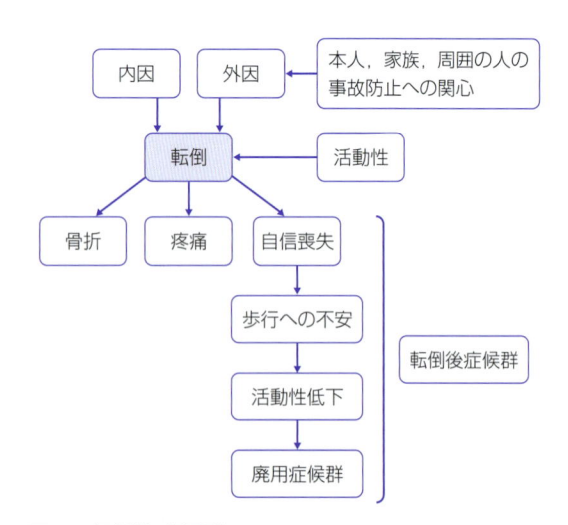

図1 転倒後症候群
〔眞野行生ほか：転倒しやすい患者のリハビリテーション 高齢者の歩行障害と転倒の要因．臨床リハ，7:243–247, 1998 より〕

表2 廃用症候群の諸症候

① **運動器系**：筋萎縮，筋力低下，関節拘縮，骨粗鬆症
② **循環器系**：起立性低血圧，静脈血栓症，浮腫
③ **呼吸器系**：肺炎
④ **代謝系**：骨粗鬆症
⑤ **泌尿器系**：排尿障害，尿路結石
⑥ **消化器系**：食欲低下，便秘
⑦ **精神・神経系**：不安症状，うつ症状，認知低下，睡眠障害
⑧ **皮膚・付属器系**：褥瘡
⑨ **口腔系**：嚥下機能低下
⑩ **その他**

〔多々良一郎：廃用症候群の現状と対策 廃用症候群はなぜ生じるのか. 地域リハ, 5:10-14, 2010 より〕

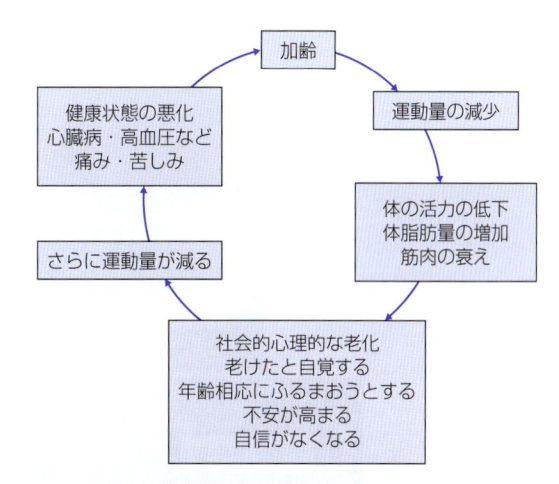

図2　加齢と運動量の減少という悪循環
〔霍 明ほか：高齢者の体力とは. 地域リハ, 4:24-27, 2009 より〕

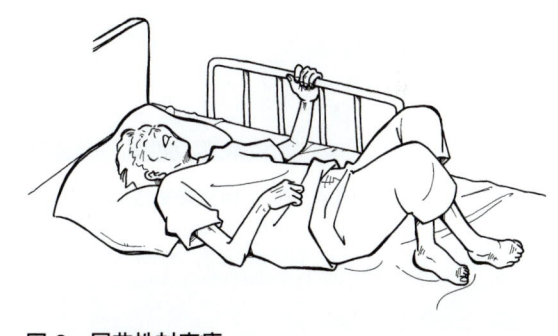

図3　屈曲性対麻痺
〔高橋龍太郎：寝たきり. 大内尉義ほか（編集代表）：新老年学, 第3版, pp.599-607, 東京大学出版会, 2010, 図8よりイラストを作成〕

の運動制御は予測機構，予期機構，反応機構の3つのシステムに基づくと仮定すると，視覚は予期機構の担い手に当たる．加齢に伴う視力，色覚，調整力などの低下は視覚情報の減少をもたらし，結果的に予期機能に悪い影響を及ぼすと考えられる．

2　廃用症候群

廃用症候群にみられる症候は多岐にわたる（**表2**）[9]．廃用症候群は身体の不動，無動により引き起こされる二次的な障害として定義された概念である[1]．これとは別に，高齢者に関しては加齢と身体活動量との間には悪循環が指摘されている（**図2**）[10]．悪循環は廃用症候群に比べて相対的に長期間を念頭においた考え方であり，身体活動量への影響要因も疾病だけでなく，身体的要因，心理的要因，環境的要因と幅広く含めている．臨床では身体の不動・無動という概念を身体活動量の減少や生活不活発まで拡張することが多い．

"寝たきり"は原疾患による機能障害に廃用症候群が加わってつくり出される臨床像の1つである．長期臥床が放置されると下肢の屈曲を伴う屈曲性対麻痺と呼ばれる病態を生じることがある（**図3**）[11]．ADLが自立した患者であっても廃用症候群がみられることもある．**図4**は退院後6か月を過ぎた大腿骨頸部骨折患者の大腿四頭筋である[12]．骨折側には非骨折側と比べて明らかな筋厚の減少がみられる．この症例は，日常よく使用されている側（非骨折側）とあまり使わない側（骨折側）には筋厚に大きな差が生じることを示している．

3　身体的虚弱

虚弱には身体的虚弱と精神・心理的虚弱の側面がある．このうち身体的虚弱（physically frailty）は理学療法診療ガイドラインの一分野として取り上げられており，その本質は自然老化を背景とした運動機能の低下とそれに由来する生活機能障害と考

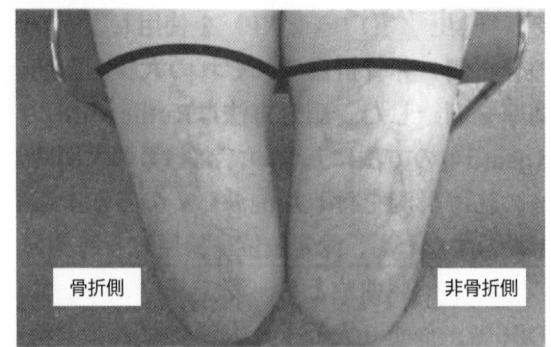

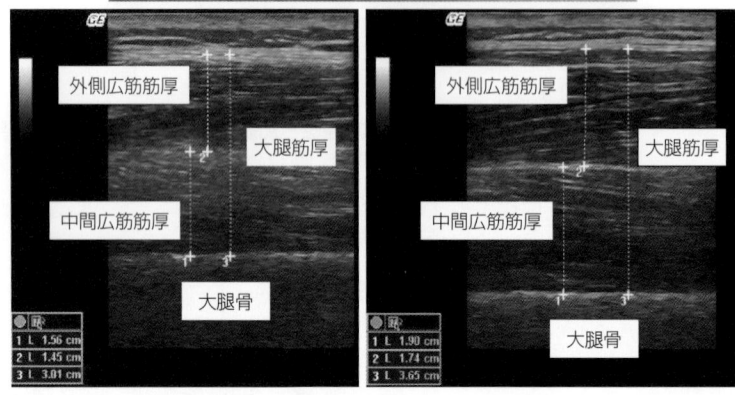

図4 ADL自立後も残存している筋萎縮
〔関口 学ほか：大腿骨頸部骨折患者における骨折側と非骨折側の大腿四頭筋超音波画像の比較. 理学療法群馬, 20:54-57, 2009 より改変〕

表3 サルコペニアと廃用症候群の相違点

	廃用性筋萎縮	サルコペニア
時間経過	急性	慢性
程度	激しい	ゆるやか
回復	可逆的	不可逆的
萎縮しやすい筋肉	遅筋	速筋

〔河野尚平ほか：サルコペニアのいま サルコペニアの発症の特徴的なメカニズム 廃用性筋萎縮との相違点. 運動療物理療, 22:284-289, 2011 より〕

表4 真田らによる骨格筋量（skeletal muscle mass index; SMI）の推定式

男性 SMI=0.326（BMI）−0.047（握力）
　　　　−0.011（年齢）+5.135
女性 SMI=0.156（BMI）−0.044（握力）
　　　　−0.010（年齢）+2.747

BMI=体重/身長（m)^2，握力（kg），年齢（歳）
日本人高齢者におけるサルコペニアの基準値は，SMIが男性では 6.87 kg/m^2，女性では 5.46 kg/m^2
〔真田樹義ほか：日本人成人男女を対象としたサルコペニア簡易評価法の開発. 体力科学, 59:291-301, 2010 より〕

えられている[13]．中核症状は加齢に伴って生じる骨格筋量の減少と筋力の低下で，**サルコペニア**（加齢性筋肉減少症）と呼ばれている．サルコペニアと廃用性筋萎縮との間には相違点がある（**表3**）[14]．高齢者の筋力低下には廃用とサルコペニアの両方が影響していると考えられる．サルコペニアにはいくつかの操作的定義があるが，判別の基本となるのは骨格筋量である．島田[15]は臨床で活用しやすい骨格筋量の推定式として，握力と腹囲の測定値を用いる真田らの推定式（**表4**）[16]をあげている．

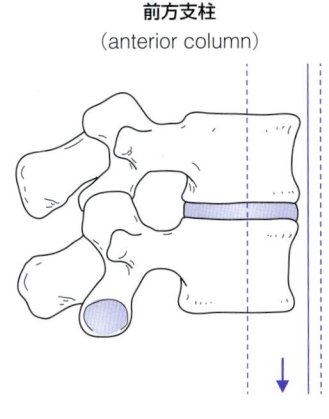

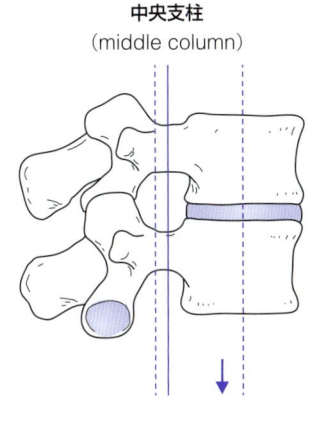

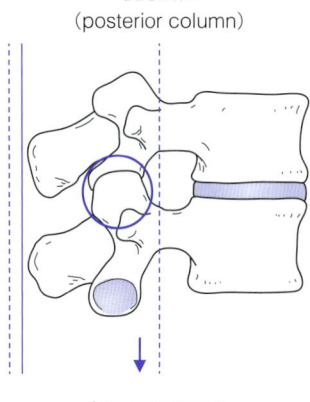

図5 three-column theory
〔Denis, F.: The three column spine and its significance in the classification of acute thoracolumbar spinal injuries. *Spine*, 8:817–831, 1983；清水克時：脊椎・脊髄損傷．寺山和雄ほか（監）：標準整形外科学，第11版，pp.794，医学書院，2011 より〕

B 運動障害の分析

1 運動・動作分析からみた機能障害

　老化も廃用もその影響は全身に及ぶ．病態の中心となる組織・器官，たとえば，骨折における骨，脳血管障害における脳に相当するような組織・器官を特定することはできない．むしろ，さまざまな組織・器官における機能障害が同時期に身体各部位に生じる点が特徴といえる．

a. 骨構造の変化

　変形性関節症や骨粗鬆症，あるいは骨折といった診断名をもたなくても，骨構造の変化がみられる高齢者は多い．外観上の変化が顕著なのは脊柱である．three-column theory[17, 18] は胸椎以下の損傷を診断するためのものであるが，脊柱の変形と支持性とを関連づける視点の1つとして参考になる（図5）．脊柱が円背を呈するようになると回旋や伸展は難しくなる．その初期では相対的に頸椎の可動性が胸腰椎部の可動性に比べ大きいため，特徴的な振り返り動作を示す（図6）．

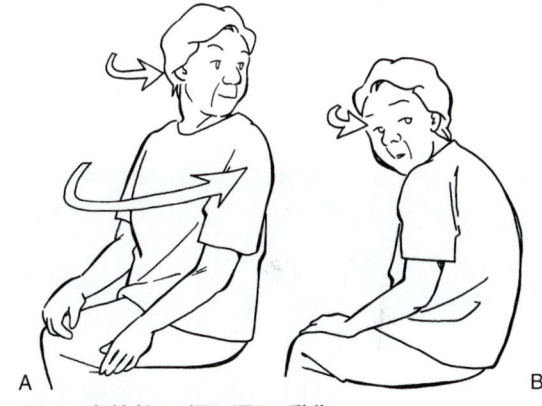

図6　高齢者の"振り返り"動作
A：正常な動作．胸腰椎部の回旋と頸部の回旋が一連の動きとして合成された動作．B：円背を生じた高齢者の動作．胸腰椎部の回旋が制限され，頸部の回旋が主となった動作．

b. 筋力低下

　加齢に伴い筋力は低下する．等尺性膝伸展筋力ではその割合は年1～2％と報告されている[19]．大腿四頭筋の筋量と筋力について若年女性と高齢女性とを比較した研究[20] からは，筋量よりも筋力のほうが相対的に加齢による低下の程度が大きいことが示唆されている．筋断面積あたりの発揮筋力

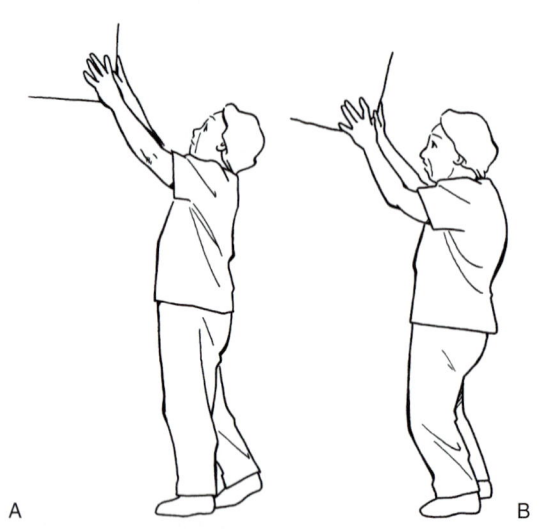

図7　"高いところの物をとる"動作
A：正常な動作．手を十分な高さまで上げ，かつ，前上方に伸ばすことができる．B：上肢挙上が困難な高齢者の動作．膝を屈曲させることにより，手の位置をより高くできるが，膝を曲げた分，その位置は後方に移動してしまう．

である固有筋力は加齢の影響を受けにくいと思われていたが，この研究では固有筋力指数も高齢者は若年者より低い値を示したことが報告されており，加齢による筋力低下は筋量以外に神経性因子の変化が関与していることが推察された．Bohannon[21]が提示した等尺性筋力の年代別参考値からは，加齢に伴う筋力低下は股関節屈曲筋力に比べて大腿四頭筋や足背筋筋力のほうが大きいことが読み取れる．抗重力筋は非抗重力筋に比べて，老化と廃用の影響が大きいと考えられる．

c. 関節可動域の減少

関節可動域の減少はまず自動可動域でみられる．自動可動域の減少は他の関節により代償される．たとえば，高いところの物をとるために手を伸ばす動作の場合，肩関節挙上の自動運動が困難になった分を膝関節で代償する動作がみられる（図7）．この代償によって生活上の不便は生じないため，肩

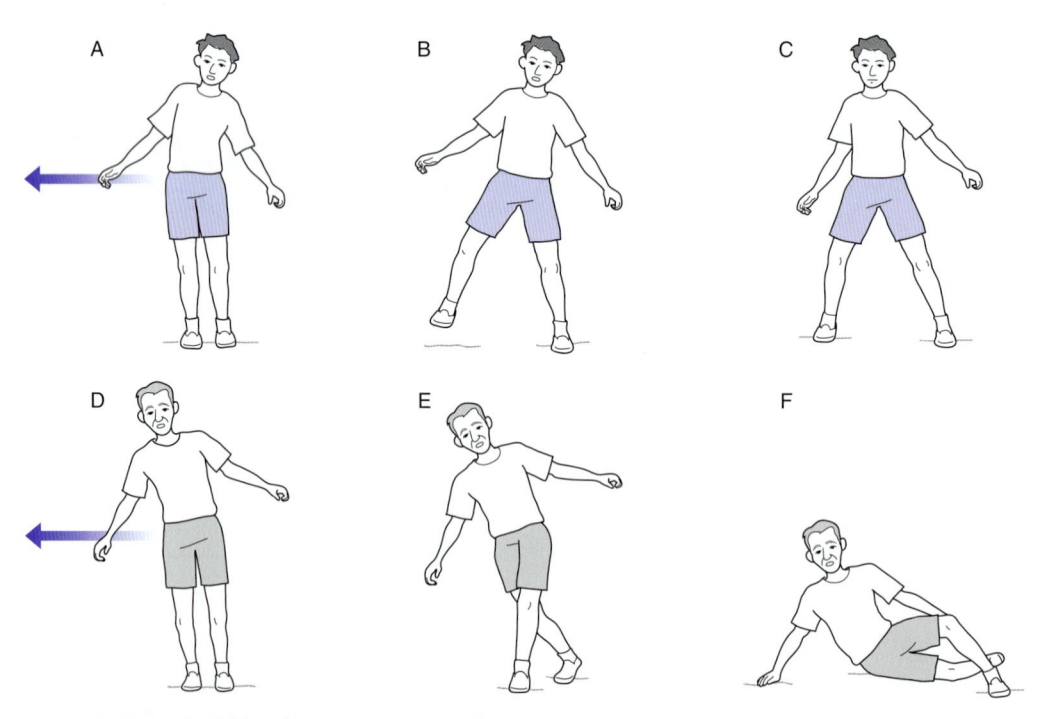

図8　水平方向の外乱に対するステッピング戦略
上段（A → B → C）はサイドステッピング戦略，下段（D → E → F）はクロスオーバーステッピング戦略
〔Rogers, M.W., et al.: Lateral stability and falls in older people. *Exerc. Sport Sci. Rev.*, 31:182–187, 2003 より〕

関節の自動可動域は減少したままとなる．

関節可動域測定法によって関節可動域制限が明らかになるのは，こうした時期を過ぎ，他動可動域の減少，さらには関節拘縮の状態に陥ってからである．

d. 姿勢制御の困難（バランス機能の低下）

図8は右方向への不意の外乱を受けたときの若年者と高齢者のバランス反応の違いを示したものである[22]．若年者にみられる現象はサイドステッピング戦略（上段），高齢者のそれはクロスオーバーステッピング戦略（下段）と呼ばれる．若年者では外乱に対していったん抵抗しつつ新たな基底面をつくろうとする先行性随伴性姿勢調節（anticipatory postural adjustment; APA）がみられ，サイドステッピング戦略が可能になる．しかし，高齢者ではこの調節は不十分でありクロスオーバーステッピング戦略をとらざるをえない．前方向のステッピング戦略にも違いがある．図9に示すように若年者のバランス反応は1歩で完了するが，高齢者では2歩以上を要することが多い[23]．開眼片脚立位や functional reach はバランス能力のテストとしてよく用いられている．これらのテスト

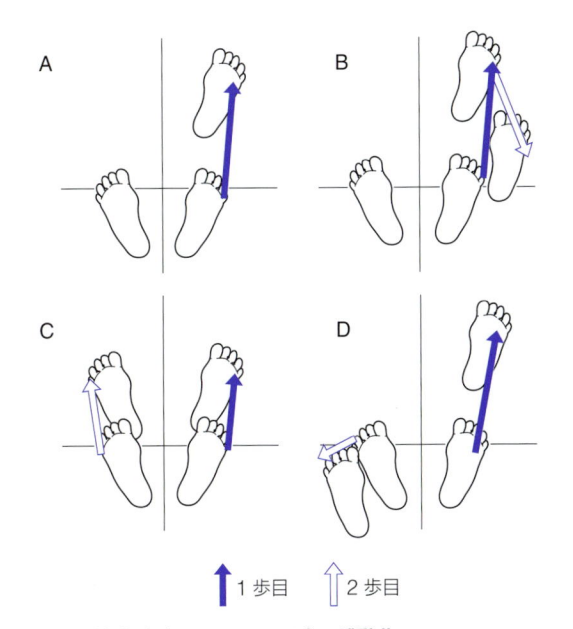

図9 前方方向へのステッピング動作
前方方向へのステッピング動作における4種類のパターンを示した．A は single-step response（1歩のみ），B，C，D は multiple-step response（2歩以上）のパターン．B は一側下肢のみを使うパターンで C と D は対側下肢を使うパターン．対側下肢の使い方は C は同方向，D は反対方向である．高齢者は若年者に比べて multiple-step response の出現頻度が高い．
〔McIlroy, W.E., et al.: Age-related changes in compensatory stepping in response to unpredictable perturbations. J. Gerontol. A. Biol. Sci. Med. Sci., 51:M289–296, 1996 より改変〕

↑1歩目　⇧2歩目

表5　正常加齢歩行と病的歩行

正常加齢歩行	病的歩行
自由歩行および速歩における歩行速度の低下．ただし，自由歩行から速歩へと歩行速度を増加する能力は残存している．	自由歩行から速歩へと速度を増加する能力の消失を伴う自由歩行速度の大幅な減少（毎秒 0.85 m 以下あるいは 1 m 以下）
ステップとストライド長の減少．しかし，対称性がある．	ステップとストライドの大幅な減少および（あるいは）非対称的なステップ
プッシュオフの中等度の減少（足底が水平となって踵接地する）あるいは足関節の動きの減少	プッシュオフの大幅な減少あるいは踵接地時のフットスラップ
歩隔は1〜4インチ 骨盤回旋は8°〜12° 小さいトゥクリアランス	歩隔は4インチより大きい 骨盤回旋は8°〜12°より小さい 大きいトゥクリアランスあるいは"つまずき"またはその両方

〔Hageman, O.: Gait training. In: Kauffman, T.L. (ed): Geriatric rehabilitation manual, pp.367–374, Churchill Livingstone, 1999 より〕

表6 脳卒中患者における高次歩行障害（high level gait disorder; HLGD）の分類

失行のタイプ	臨床的特徴	視覚的合図による歩行の修正	聴覚的合図によるケイデンス*の修正	損傷部位
開始失行	歩行開始の障害，ひきずり歩行，すくみ足	あり	あり	補足運動野，大脳基底核（あるいは皮質結合）
平衡失行	バランスの低下と転倒	なし	なし	前運動野あるいは皮質結合
矛盾歩行	歩行開始の障害，ひきずり歩行，すくみ足，バランスの低下と転倒	あり	あり	補足運動野，大脳基底核（あるいは皮質結合）および前運動野（あるいは皮質結合）

*cadence 歩行率（ケーデンス）：単位時間あたりの歩数のことで，通常は step/分で表される．
〔Liston, R., et al.: A new classification of higher level gait disorders in patients with cerebral multi-infarct states. *Age Ageing*, 32:252–258, 2003 より〕

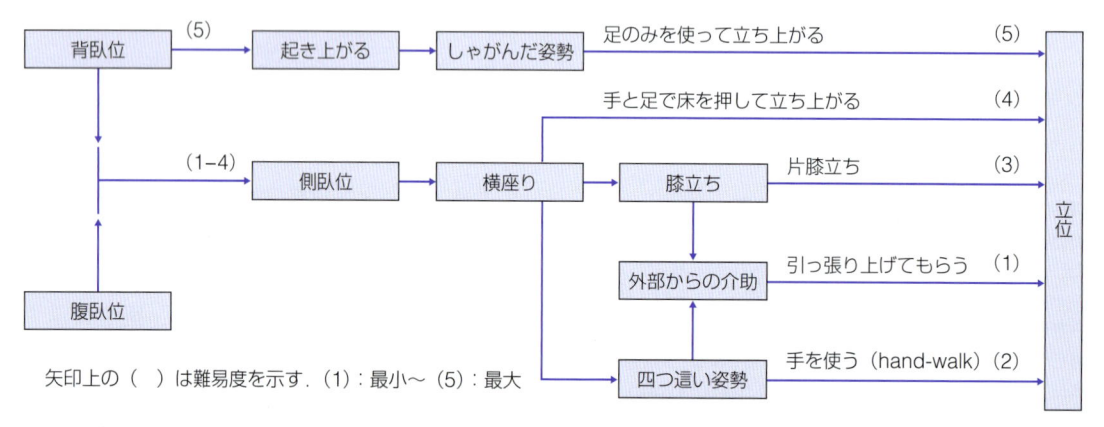

図10 臥位から立位へのプロセス
〔Whipple, R.: Improving balance in older adults: Denting the significant training stimuli. In: Masden, J.C., et al. (eds): Gait Disorders of Aging: Falls and Therapeutic Strategies, p.358, Lippincott-Raven Publishers, 1997 より〕

の際に姿勢の安定を崩す高齢者はこれらの機能が低下しているのかもしれない．

2 運動・動作分析からみた機能的制限

動作を遂行するためには多関節運動を制御する必要があるが，その難易度は時間あたりの加速度の変化が少ない定常状態に比べ加速度の変化が大きい動作開始時のほうが高い．高齢者の機能的制限は定常状態にある動作よりも，動作の開始や姿勢の変換の際に出現しやすい．

a．歩行

高齢者の歩行能力は個人差が大きく，正常と異常を区別することは難しい．Hageman[24]が示した正常歩行と病的歩行の相違（表5）は1つの目安になる．これとは別に歩行の観察においては senile gait[25]や gait ignition failure[26]も念頭におく必要がある．senile gait は当初，神経系の加齢に関連して現れる歩行障害の一種と考えられていた．しかし，その後の研究において，循環器疾患による死亡者において senile gait がみられた者は正常歩行の者よりもおよそ2倍死亡率が高いことが示され，subclinical disease との指摘がなされている[27]．ignition failure は"歩き出す"ことの障害である．Parkinson（パーキンソン）病患者の歩行障害と類似しているが，いったん歩き始めてしまえば正常歩行と変わらない点で異なる．脳血管障

害の患者を対象にした研究では，この現象を gait ignition disorder として high level gait disorder (HLGD) のなかに位置づけた研究がある（表6）[28]．高齢者のなかには sit to walk（座った状態から立ち上がって歩き出すこと）や stand to walk（立った状態から歩き出すこと）が困難な高齢者をみかける．ignition failure の病態は未解明であるが，"動き始め"の障害という視点からみればこうした患者も ignition failure といえるかもしれない．

b. 起居動作（臥位から立位へのプロセス）

臥位から立位に至るまでの動作パターンを図10に示した[29]．"どのように立ち上がるか"は生活場面に応じて選択できるが，機能障害はその選択を制限する．たとえば，十分なバランス機能があれば，スクワットを経由して立ち上がることも，四つ這い姿勢を挟んで立ち上がることも選択できる．しかし，バランス機能が低下した場合，前者は不可能であり，後者を選択せざるをえない．老化と廃用は動作パターンの選択を制限する要因となる．しかし，見方を変えれば，選択された動作パターンは動作の自立度を保つために身体機能の低下に適応したパターンともいえる．すなわち，四つ這い姿勢を経る立ち上がり動作パターンを"バランス機能の低下に適応した立ち上がり動作の方法"とみなす視点である．この視点に立てば，手すりなしでも立ち上がれる能力があるにもかかわらず"なんとなく"手すりを使うようになったりすることは，より安定した動作，より安楽な動作の獲得に向けた積極的な適応とみなすこともできる．

c. 転倒

転倒リスクのスクリーニング項目には歩行能力やバランス機能といった運動機能だけでなく，functional ability の自覚や転倒恐怖といった心理面の項目もあげられている（表7）[30]．十分な運動機能を有しているにもかかわらず転倒恐怖が強い状態は，心理面に起因する機能的制限といえる．その逆に，運動機能面からみると転倒リスクが高いに

表7 転倒リスクのスクリーニング項目（身体所見）

理学的所見
(i) 歩行，バランス，移動レベル，下肢関節機能の詳細な評価
(ii) 神経機能：認知，下肢末梢神経，固有受容感覚，反射，皮質，錐体外路および小脳の評価
(iii) 筋力（下肢）
(iv) 心血管系の状態，心拍数とリズム，姿勢による脈拍・血圧の変動，頸動脈洞刺激に対する心拍数と血圧の適切な反応があるかどうか
(v) 視力の評価
(vi) 足と履物の評価

機能評価
(i) 適切な道具，設備，および移動支援機器の使用を含めた日常生活動作スキルの評価
(ii) 個人の主観的機能能力と転倒に関連した恐怖感転倒にどの程度の注意を払っているのかに留意して現在行っている活動レベルを評価したのでは，保護的な評価（できてあたり前の能力の評価）にとどまってしまったり，デコンディショニングを引き起こしたり，あるいは QOL を低下させたりする〔彼（または彼女）は安全に実行できる活動であっても転倒恐怖感によってそれを抑制してしまう〕

〔Panel on Prevention of Falls in Older Persons, American Geriatrics Society and British Geriatrics Society: Summary of the Updated American Geriatrics Society/British Geriatrics Society clinical practice guideline for prevention of falls in older persons. *J. Am. Geriatr. Soc.*, 59:148–157, 2011 より〕

もかかわらず，functional ability の能力が高いと自覚している状態では，運動機能を反映して生じるべき適切な機能的制限が欠け，転倒リスクの高い状態が出現する．

C 治療への示唆

加齢に伴う身体機能の低下は避けられないが，筋力やバランス機能などについては高齢期であってもトレーナビリティ（トレーニング効果を得る能力）が存在しており治療が可能である．治療内容の検討は日本理学療法士協会による身体的虚弱診療ガイドライン[13]や地域理学療法診療ガイドライン[31]のエビデンスレベルを参照するとよい．

治療にあたっては，障害された部位の間には運動連鎖にみられるような原因と結果という因果関係（時間的にみれば先後関係）がないことに留意する．また，ある機能障害の治療が奏効しても，それに影響されて全体がよくなるとは限らない．機能障害や機能的制限は同時並列的に存在しており，そのなかのどれか1つを"根本の原因"とすることはできない．その意味では，いわゆる要素還元論的な考え方に立って評価，治療を進めることは難しい．

廃用症候群は治療の対象である．治療は時期によって異なる．急性期や回復期はそれ以前の日常生活に比べれば身体活動量が大きく低下している時期である．原疾患の治療ばかりに目を奪われず，早期離床や身体活動量増加など廃用予防の取り組みを積極的に行う必要がある．維持期や慢性期では不活発な生活の継続によっていつのまにか廃用症候群に陥っていることがある．この時期は活動や参加のレベルでの働きかけが必要である．従来，加齢による身体機能の低下とみられていた現象は見かけの老化にすぎず，そこには廃用の影響が含まれていると考えられる．

老化と廃用による運動障害の治療には，トレーナビリティを引き出すと同時に，廃用の影響を最小限にとどめることが求められる．

●引用文献

1) Hirschberg, G.G., et al.: Rehabilitation. pp.12–23, Lippincott Publ., 1964.
2) 大内尉義ほか（編集代表）：新老年学．第3版，目次 xvii–xviii, 東京大学出版会, 2010.
3) Hamerman, D.: Toward an understanding of frailty. Ann. Intern. Med., 130:945–950, 1999.
4) Murphy, J., et al.: The post-fall syndrome. A study of 36 elderly patients. Gerontology, 28:265–270, 1982.
5) 眞野行生ほか：転倒しやすい患者のリハビリテーション 高齢者の歩行障害と転倒の要因．臨床リハ, 7:243–247, 1998.
6) Lundin-Olsson, L., et al.: "Stops walking when talking" as a predictor of falls in elderly people. Lancet, 349:617, 1997.
7) 日本理学療法士協会：「在宅における認知症高齢者の生活活動実態把握のための調査研究事業（平成21年度厚生労働省老人保健事業推進費等助成金事業）」に対する平成22年度追跡調査報告書—1年後の転帰とその要因を探る追跡調査研究報告書. pp.1–166, 2011.
8) 樋口貴広：視覚と歩行：リハビリテーションへの応用可能性. 理学療法京都, 40:19–22, 2011.
9) 多々良一郎：廃用症候群の現状と対策 廃用症候群はなぜ生じるのか. 地域リハ, 5:10–14, 2010.
10) 霍 明ほか：高齢者の体力とは. 地域リハ, 4:24–27, 2009.
11) 高橋龍太郎：寝たきり. 大内尉義ほか（編集代表）：新老年学, 第3版, pp.599–607, 東京大学出版会, 2010.
12) 関口 学ほか：大腿骨頚部骨折患者における骨折側と非骨折側の大腿四頭筋超音波画像の比較. 理学療法群馬, 20:54–57, 2009.
13) 日本理学療法士協会：身体的虚弱（高齢者）理学療法診療ガイドライン（会員専用ホームページ）. 2011. http://www.japanpt.or.jp/gl/pdf/physical_vulnerability.pdf
14) 河野尚平ほか：サルコペニアのいま サルコペニアの発症の特徴的なメカニズム 廃用性筋萎縮との相違点. 運動療物理療, 22:284–289, 2011.
15) 島田裕之：高齢期の虚弱予防を考える. 理学療法探求, 13:1–6, 2010.
16) 真田樹義ほか：日本人成人男女を対象としたサルコペニア簡易評価法の開発. 体力科学, 59:291–301, 2010.
17) Denis, F.: The three column spine and its significance in the classification of acute thoracolumbar spinal injuries. Spine, 8:817–831, 1983.
18) 清水克時：脊椎・脊髄損傷. 寺山和雄ほか（監）：標準整形外科学, 第11版, p.794, 医学書院, 2011.
19) Skelton, D.A., et al.: Strength, power and related functional ability of healthy people aged 65–89 years. Age Ageing, 23:371–377, 1994.
20) 池添冬芽ほか：加齢による大腿四頭筋の形態的特徴および筋力の変化について—高齢女性と若年女性との比較. 理学療法学, 34:232–238, 2007.
21) Bohannon, R.W.: Reference values for extremity muscle strength obtained by hand-held dynamometry from adults aged 20 to 79 years. Arch. Phys. Med. Rehabil., 78:26–32, 1997.
22) Rogers, M.W., et al.: Lateral stability and falls in older people. Exerc. Sport Sci. Rev., 31:182–187, 2003.
23) McIlroy, W.E., et al.: Age-related changes in compensatory stepping in response to unpredictable perturbations. J. Gerontol. A. Biol. Sci. Med. Sci., 51:M289–296, 1996.
24) Hageman, O.: Gait training. In: Kauffman, T.L. (ed): Geriatric rehabilitation manual, pp.367–374, Churchill Livingstone, 1999.
25) Koller, W.C., et al.: Senile gait. A distinct neurologic entity. Clin. Geriatr. Med., 1:661–669, 1985.
26) Atchison, P.R., et al.: The syndrome of gait ignition failure: A report of six cases. Mov. Disord., 8:285–292, 1993.
27) Bloem, B.R., et al.: Idiopathic senile gait disorders are signs of subclinical disease. J. Am. Geriatr. Soc., 48:1098–1101, 2000.
28) Liston, R., et al.: A new classification of higher level gait disorders in patients with cerebral multi-infarct states. Age Ageing, 32:252–258, 2003.

29) Whipple, R.: Improving balance in older adults: Denting the significant training stimuli. In: Masden, J.C., et al. (eds): Gait Disorders of Aging: Falls and Therapeutic Strategies, p.358, Lippincott-Raven Publishers, 1997.
30) Panel on Prevention of Falls in Older Persons, American Geriatrics Society and British Geriatrics Society: Summary of the Updated American Geriatrics Society/British Geriatrics Society clinical practice guideline for prevention of falls in older persons. *J. Am. Geriatr. Soc.*, 59:148–157, 2011.
31) 日本理学療法士協会：地域理学療法診療ガイドライン（会員専用ホームページ）. 2011. http://www.japanpt.or.jp/gl/pdf/local_physiotherapy.pdf

● 参考文献
1) 池添冬芽ほか：高齢者の運動機能評価. 市橋則明（編）：高齢者の機能障害に対する運動療法, pp.30–58, 文光堂, 2010.
2) 伊東太郎：高齢者の転倒と先行性随伴性姿勢調節との関連. 山下謙智（編）：多関節運動学入門, pp.151–171, ナップ, 2007.

第18章 高次脳機能障害

■学習目標
- 運動行動の異常をもたらす高次脳機能障害を理解する．
- 高次脳機能障害による運動行動の異常を記録分析する手法を理解する．
- 高次脳機能障害による運動行動の異常を機能障害と機能的制限から理解する．

A 運動を制限する症状・徴候

1 高次脳機能障害とは

　高次脳機能障害が原因となって運動学的な問題が生じる疾患として，脳血管障害，Parkinson（パーキンソン）病，小脳系疾患などがあげられる．これらの症状として，運動のぎこちなさ，関節運動のタイミングの問題，筋の協調運動障害などが観察され，失行症あるいは失行様症状と呼ばれることも少なくない．これらの症状は，機能解離（diaschisis）という脳ネットワークの障害として考えられる．

2 脳のネットワーク障害としての高次脳機能障害

　機能解離は，神経系において突然生じる機能障害であり，脳損傷によって神経線維が破壊されると神経興奮の流れが中断され，遠隔部の健常神経構造の機能が抑制されるというものである．機能解離は，機能低下をもたらすと同時に健常部を保護する機能抑制過程として作用を有すると考えられている[1]．機能解離で注目すべきは，本来の損傷部位から離れているが，解剖学的に神経線維につながっている脳領域が障害をおこすということである．このことから病態の理解や機能の回復には，損傷した局在だけに注目するのではなく，機能的に結びつきのある領域を考慮に入れた指導が必要である．

B 運動障害の分析

1 失行症患者の3次元動作解析

　Liepmannによると，失行は「運動可能であるにもかかわらず合目的的な運動が不可能な状態」と定義される．失行症の分類は，肢節運動失行，観念運動失行，観念失行という分類が従来から代表的に用いられているが，近年では触覚失行（tactile apraxia）やunimodal apraxiaのように概念的に多くの分類も行われるようになった．

　失行症患者にみられる「ぎこちなさ」「動作の拙劣さ」について3次元動作解析装置を用いて健常者と比較分析すると，関節角度が大きくなったり，関節運動のタイミングが一定でなかったりする様子が観察される（図1）．たとえば，鍵穴に差し込んだ鍵を回す動作では，健常者は，前腕の回内外運動を主に使用して動作を行うが，患者では前腕の動きよりも肩関節や肘関節の動きのほうが大きい様子が観察される（図2）[2]．

　これらの動作は，失行症患者に実際に動作を行ってもらうよりも口頭でジェスチャーにより動作を実施するように指示した場合により顕著に認められている．このように，失行症状を示す患者には，空間表象の障害があり，これは頭頂葉の機能と関連があるとされる．

　道具の使用が困難になる症状を前頭葉損傷と頭頂葉損傷の障害部位の違いによって比較してみると，頭頂葉損傷患者では，素早い運動を発現したり，繰り返したりすることはできるが，一定の速度で運動を行うことが難しく，このため立体の物体を知覚できない立体感覚失認（astereognosia）のような状態が生じているとしている．一方，前頭

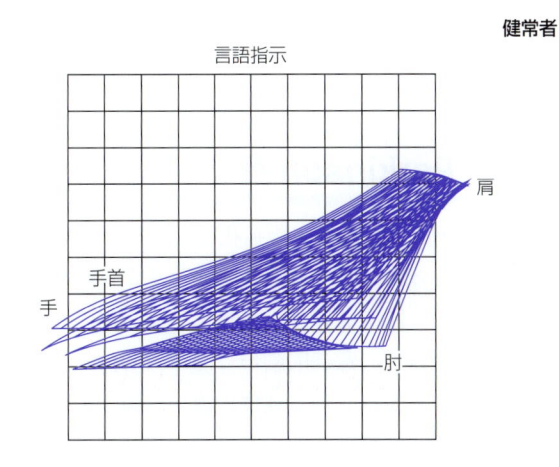

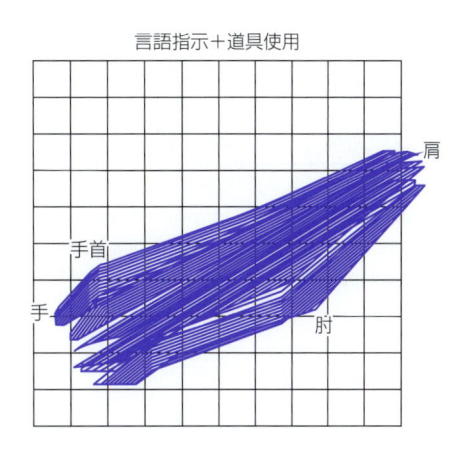

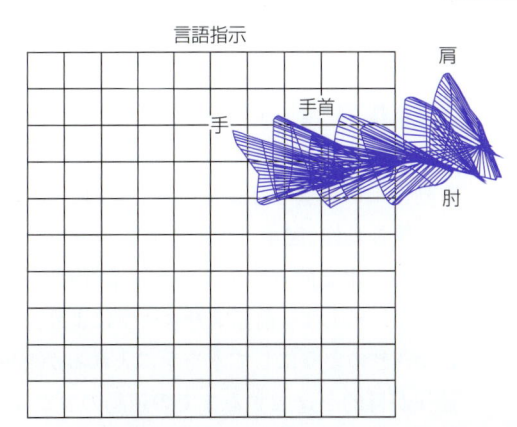

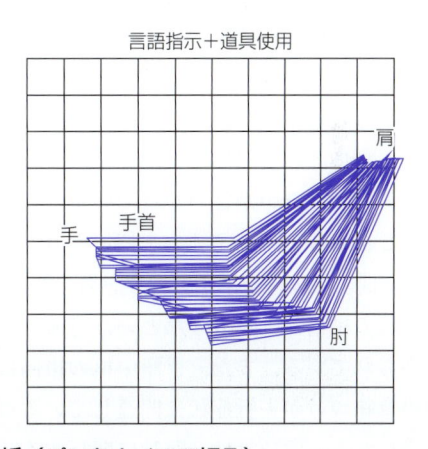

図1 3次元動作解析装置を用いた失行症患者の動作分析（パンをナイフで切る）
上段：健常者，下段：失行症患者，左：言語指示による模倣，右：実際にナイフを使ってパンを切る動作（20 ms 間隔のサンプリング，左下のみ10 ms）．失行症患者では，手関節の動きの変動が大きい．
〔Poizner, H., et al.: Kinematic approaches to the study of apraxic disorders. Rothi, L.J.G., et al. (eds): Apraxia: The neuropsychology of action. pp.93-100, Psychology Press, 1997 より〕

葉損傷では素早い変換運動の発現は障害されるが，物体知覚には問題がなかったとしている（**表1**）[3]．このような結果は，頭頂葉が物体を知覚する手の探索運動のプログラムに関連していることを示している．

また，失行症状を示す患者では失語症を伴う場合が多い．右脳損傷患者と左脳損傷患者で，頭部と手の位置，手の母指と他の指との位置，左右の足のさまざまな位置について模倣動作をさせると，言語機能と関連のある左脳損傷患者は，手と頭部の位置，左右の足の位置に関する模倣動作でのエ

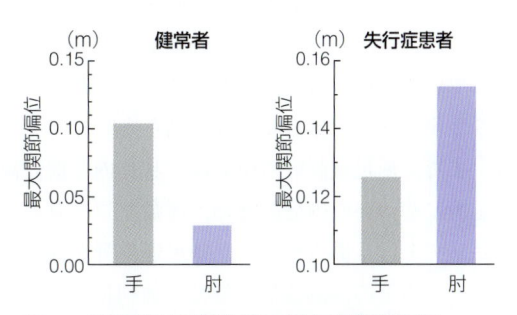

図2 鍵を開ける動作時の最大関節偏位値
失行症患者では，鍵を回す動作時に手関節よりも肘関節の偏位が大きい．

表1 物品知覚における損傷部位による機能の特徴

	前頭葉損傷	頭頂葉損傷
素早い変換運動	○	×
物体や素材の知覚	×	○

○：残存する機能，×：障害される機能
〔Binkofski, F., et al.: Tactile apraxia: Unimodal apractic disorder of tactile object exploration associated with parietal lobe lesions. *Brain*, 124:132-144, 2001 をもとに作成〕

ラーが多い[4]．その理由として，手と身体部位の空間的な位置関係は無限に存在し，その意味づけをするのに言語機能が必要であり，特に日常生活において意味のない馴染みのない課題では，これらの関連づけが難しくなるため，左脳損傷患者では，手足と身体との空間位置に関連した失行症状がみられるのではないかといわれている．

以上のことから，「ぎこちなさ」「動作の拙劣さ」といった空間表象障害を示す失行症患者の病態は，頭頂葉領域の損傷によるものだという可能性が高いと考えられている．また，言語中枢の損傷による行為の意味づけが失行症状に関連している可能性も考えられる．頭頂葉は，運動に関与する一次運動野，運動前野，補足運動野，あるいは言語に関与する上縁回，角回との関連が深いとされている．その役割は，体性感覚，視覚，聴覚などの感覚野からの情報を統合して評価し，正しい行為・行動に移していくというのが一般的である．運動前野の機能は身体外空間認識や感覚刺激を行動に結びつける働きがあり，運動前野が破壊されると，熟練していた動作の障害，運動リズムの乱れ，筋活動の発現に遅れを生じることが明らかになっている．また，補足運動野の機能は，身体内空間認識や記憶に基づいた内発的運動，運動プログラムの順序立てを行う働きがあり，補足運動野が破壊されると，両手の協調運動の障害，強制把握などが生じる．頭頂葉，運動前野，補足運動野いずれの領野の損傷によっても失行症状が認められるケースがあることから，失行症は，頭頂葉から運動前野，一次運動野に至る経路のいずれかの損傷が失行の病態の1つではないかと考えられている．

2 Parkinson病

Parkinson病の主な症状は，すくみ足，振戦，固縮といった運動学的な特徴が古くから認められているが，臨床的には，視覚情報の活用の有無，動作の複雑性，意識的動作と無意識的動作，切り替え動作に要求される速度の違い，両手動作か片手動作か，情動の状態などによって動作の実施に影響を与えることが観察される[5]（表2）．

近年では，大脳基底核が，視床を介して大脳皮質とループを形成しており，主な4つのループが提唱されている[5]（図3）．これらのループはそれぞれが並列に関与しており，これらの障害はいずれも動作には影響を与える．たとえば，コップから水を飲む動作（図4）では，まず辺縁系ループは，喉が渇いて水を飲みたいという欲求行動の初期決定をする．そして，前頭前野ループにより，いつ，どこで，どのようにして水を手に入れるかといった，動作が目的を達成するまでの運動のプランを計画するのに作用する．骨格筋運動ループと眼球運動ループは，手を伸ばして口に運ぶなど，目的を達成できるように特定の運動プログラムを企画，遂行できるように作用する．これは，目と上肢の運動を協調して適切にコップをつかむ，操作するといった動作を支援すると考えられている．臨床場面では，不安があると身体が動きにくいといった訴えが少なくないが，このような運動遂行の問題は，これらのループのうち辺縁系ループにかかわる問題としてとらえられるだろう．また，Parkinson病患者の高次脳機能障害は，ウィスコンシンカードソーティングテスト（Wisconsin Card Sorting Test; WCST）やトレイルメイキングテスト（Trail Making Test; TMT）といった，特に前頭前野の機能を要するワーキングメモリーや注意力に問題がみられることが多いとされる[6]．これらは，前頭前野ループの影響と考えられる．

表2 Parkinson病患者の日常生活機能障害の特徴

観察カテゴリー	動作の特徴	具体的例
視覚情報の影響	視覚情報のない状況では動作が困難，しかし視覚情報があれば動作が改善	更衣時に手が見えない範囲では動かしにくい，しかし，大きな鏡を見ると行いやすい
動作の複雑性	複雑な動作，並列な動作は困難，しかし，単純動作，直列動作は可能	調理時に煮物をしながら魚を焼くなど2つのことを並行して行えない
動作の意識化	無意識的動作は困難，しかし，意識的動作は可能	尿意を感じて急にトイレに行こうとすると動けない，しかし，事前に順序や段取りを考えておくとできる
反復動作の速度	動作の速い切り替えは困難，しかしゆっくりとした切り替えのない動作は可能	歯ブラシをリズミカルに往復させることは難しい，ゆっくり一方向のみの動作を意識するとできる
両手動作と片手動作	両手動作は困難，片手動作は可能	両手で顔や頭を洗うと手が止まる，しかし片手で行うとできる
情動の影響	不快なときは動作が困難，しかし快のときは動作が可能	暗い，狭い，危ない場所では動けない，しかし，明るく，広く，安心できる場所では動ける

〔高畑進一：パーキンソン病の生活機能障害とその特徴. 高畑進一，宮口英樹：パーキンソン病はこうすれば変わる！—日常生活の工夫とパーキンソンダンスで生活機能を改善, pp.38–42, 三輪書店, 2012をもとに作成〕

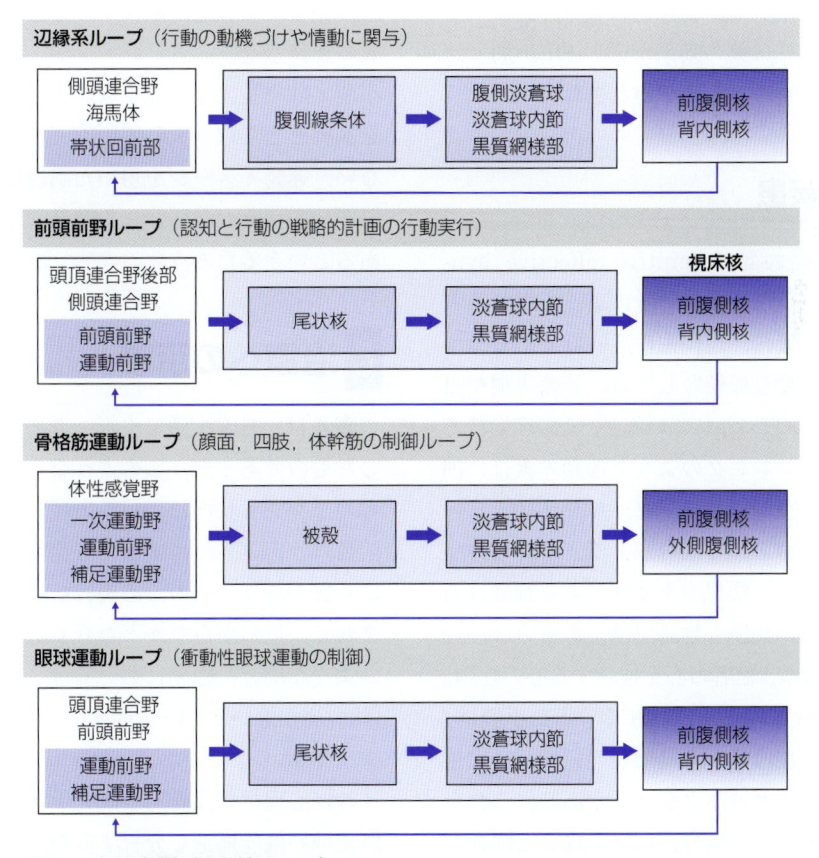

図3 大脳皮質—基底核ループ
〔ジョン・H・マーティン（著），野村 嶬ほか（監訳）：マーティン 神経解剖学—テキストとアトラス. p.275, 西村書店, 2007を一部改変〕

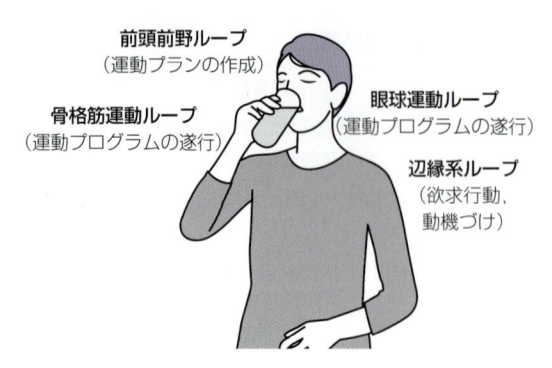

図4 大脳皮質−基底核ループの役割

表3 小脳系疾患で低下すると報告されている神経心理学的評価

注意機能	digit span，刺激反応時間，TMT，PASAT
記憶機能	論理的（物語）記憶（WMS-R），物品想起課題（即時，遅延），語想起課題
概念理解，推論，遂行機能	絵画配列，絵画完成（WAIS-R），カテゴリー完成（MCST），前頭葉機能テスト
視空間認知	表情認知（FRT），構成ブロック課題（WAIS-R）
社会認知	心の理論課題
情緒面	うつ尺度

最近では，すくみ足についても前頭葉機能の影響があるのではないかと指摘されている．すくみ足は，幅の狭いドアを通過する場合に著明に現れるが，薬の効果が持続しているON期では平地歩行での歩行速度や歩幅は改善されるが，狭いドアを通過する場合には薬の効果が弱いOFF期と比較しても改善されることはないとされる．

3 小脳系疾患

認知情緒性症候群（cognitive affective syndrome）とは，小脳の機能解離によって生じる大脳皮質および基底核，辺縁系の症候群である．小脳損傷による主要な徴候としては，運動失調や眼振，振戦が従来からいわれているが，この症候群では，行動のプランニングのような運動の実行，抽象的な推論，視空間的推論，ワーキングメモリーなどの障害が認められる場合がある．これらの症候を表3に示した．疾患やタイプによる特徴はあるものの，数字の記憶や物語記憶，あるいは注意力が低下するほか，他者の心を推論する心の理論，うつ的傾向がみられるといわれている．小脳は，視床を介して，前頭葉の運動発現の領域（一次運動野，運動前野）とコネクションがあり，これらの領域は，さらに前頭前野，辺縁系皮質と関連がある．認知情緒性症候群は，小脳損傷による反対側の大脳皮質への機能解離現象であるが，損傷を負った大脳皮質と反対側におこる小脳半球の機能低下（crossed cerebellar diaschisis）もよく知られている．大脳皮質とつながりがある橋を介して小脳半球に影響を及ぼすといわれている．

このような機能解離現象を考慮すると，大脳皮質の運動感覚野に病変が生じているような場合は，小脳半球や視床の機能を適時要求するような要素を訓練として取り入れていくことが有効かもしれない．運動イメージを用いた訓練などは，複数の脳領域の活動が必要となる効果的な介入の1つであるといえるだろう．

C 治療への示唆

表4は，日常生活で失行と考えられる症状を示したものであるが，このような症状は，同じ対象者のなかでも状況によって出現したり，あるいは活動のカテゴリーによっても症状のおこりやすさに差異があり，そのため失行症状が状況に埋め込まれて一見わからなかったりすることがある．このような場合，臨床においては，「理解力が悪い」「物覚えが悪い」という判断がされてしまうことは少なくない[7]．

神経心理学の代表的な研究手法として，脳の損傷領域の機能構造を分析するのに有益な方法として二重解離（double-dissociation）を取り上げたい．二重解離では，ある認知情報処理過程での障

表4 日常生活の観察でみられる失行症状

- ある一定の状況で正しく運動が遂行できるが，状況が変わるとできない．
- 日常動作のなかに普通とは異なった運動性（エラー）がある．たとえば，フォークを口に運ぶ方向がおかしい，かみそりの刃がうまく当てられない，包丁がうまく使えないなど．
- 開始した動作を途中までしか行えない．たとえば，トイレに行ってズボンを上まで上げないでもたもたしている．
- 使用する道具が間違っていても気がつかない．たとえば，杖を使って庭の落ち葉をかき集めようとしていた，たばこの代わりにコインを口にくわえて火をつけようとする．
- 動作をしているつもりになることがある．眼鏡をつかんだつもりになって眼鏡をかける段になって気づく．
- 動作の途中で突然何をしていいかわからなくなる瞬間がある．

〔宮口英樹：失行症の治療は可能か．広島大学保健学ジャーナル，4:6-12, 2004 より〕

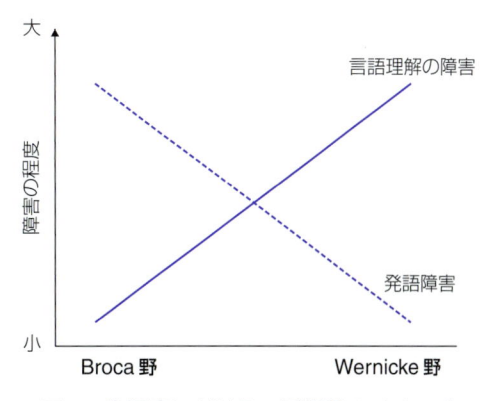

図5 失語症における二重解離のイメージ

害は出現するが，他の過程では障害が認められない場合には，それぞれの機能は別の構造によるものだと考える．たとえば，失語症の患者が，「りんご」という言葉が言えないが，「かごの中からりんごを取って」が理解できる場合には，「りんご」を発語するメカニズムと「りんご」という言葉を理解するメカニズムは異なると考える（図5）．これが，障害の構造分析につながるのである．同様の例として，右頭頂-後頭領域の損傷では，空間的認知の問題（失認）は現れるが，言語的問題は生じない．このことは，上記の領域には，知覚や運動の空間的構成に関する機能を担っていると考える．

●引用文献

1) ステッドマン医学大辞典編集委員会（編）：ステッドマン医学大辞典．改訂第5版，メジカルビュー社，2002.
2) Poizner, H., et al.: Kinematic approaches to the study of apraxic disorders. Rothi, L.J.G., et al. (eds): Apraxia: The neuropsychology of action. pp.93–100, Psychology Press, 1997.
3) Binkofski, F., et al.: Tactile apraxia: Unimodal apractic disorder of tactile object exploration associated with parietal lobe lesions. *Brain*, 124:132–144, 2001.
4) Goldenberg, G., et al.: Hemisphere asymmetries for imitation of novel gestures. *Neurology*, 59:893–897, 2002.
5) 高畑進一：パーキンソン病の生活機能障害とその特徴．高畑進一，宮口英樹（編）：パーキンソン病はこうすれば変わる！―日常生活の工夫とパーキンソンダンスで生活機能を改善，pp.38–42, 三輪書店，2012.
6) 大槻美佳：パーキンソン病の高次脳機能障害．*MB Med. Reha.*, 76:21–29, 2007.
7) 宮口英樹：失行症の治療は可能か．広島大学保健学ジャーナル，4:6–12, 2004.

索引

*用語は，片仮名，平仮名，漢字（第1文字目の読み）の順の電話帳方式で配列した．
*数字で始まる用語は「数字・欧文索引」に掲載した．
*太字は主要説明箇所を示す．

和文

あ

アキレス腱断裂　273
アクソノトメーシス　323
アシュワーススケール　62
アセチル CoA　71
アセチルコリン　50
アセチル補酵素　71
アテトーゼ　63, 64
アテトーゼ型脳性麻痺　369
アデノシン三リン酸　65, 150
アデノシン二リン酸　70
アライメント　98
　——の計測方法　98
アライメント異常　98
アリストテレス　4
握力の低下　319
足潰瘍　335
足変形　334
圧中心点　32, 131
安静時振戦　63
安全な運搬方法　210
安定筋　56
安定性限界　131, 311

い

イリタント受容器　348
インクリノメータ　106
インピンジメント　225, 232
位相面解析　40
易疲労，心肺・代謝機能障害　346, 348
異化亢進　349
異常姿勢，Parkinson 病　303
異常歩行の筋電図学的評価　59

移動，GBS　343
椅子からの立ち上がり　163
息切れ　346
一過性伝導障害　326
陰性徴候　126

う

ウィスコンシンカードソーティングテスト　422
ウインター　7
ウィンドラスの巻き上げ機構　271
ウエーバー兄弟　5
右脚，刺激伝導系　66
右房室弁　65
烏口下滑液包　225
内股歩行　248
運動　12
　——の3法則　30
　——の記録　6
　——の法則　5
運動解離　142
運動学　4
運動学解析トライアングル　7
運動学習能力　308
運動学的解析　37
運動学的パラメータ　37
運動軌道　139
運動強度　69
運動行動研究のモデル　8
運動行動の区分　13
運動効率　186
運動失調　142, 308
運動失調症　121
運動自由度　118, 137, 309
運動指令　117
運動神経系の発達　182
運動神経細胞　49

運動神経障害，糖尿病　332
運動制御　286
　——の記録　7
運動戦略　84
運動代謝　65
　——の解析　146
運動耐性の低下　346
運動耐容能　74
運動耐容能低下　346, 348
運動単位　50, 100
　——の動員　100
運動単位活動電位　50
運動ニューロン　329
運動パターン　138
運動発達　368
　——，つまむ　188
　——，放す　190
　——，リーチ，つかむ，放す　182
運動発達障害　368
運動負荷試験　74
運動プログラム　117
運動麻痺　120
　——，脳卒中　287
　——，腕神経叢麻痺　329
運動面　105
運動力学　5
運動力学的解析　42
運動力学的パラメータ　42
運動レベル　8, 83
運搬　206

え

エネルギーコスト　139
エネルギー代謝　70
エネルギー代謝率　72
エフェレンス写　118
腋窩神経麻痺　227

427

円背　232, 234, 369, 370, 411
円背-後弯姿勢　19
延髄化学受容器　347
炎症性疼痛　356
遠心性収縮　56, 100
鉛管様　63

お

オーティス　8
オズボーン靱帯　238
折りたたみナイフ現象　62, 369
起き上がり　156, 161
　――, DMD　392
　――, 関節リウマチ　362
　――, 脊髄損傷　381
　――, 脳卒中　294
凹円背姿勢　19
凹足変形　334
黄色靱帯骨化症　280
横走靱帯　237
横足根関節　270

か

カウザルギア　324
カップ指数　24
カウンターアクティビティ　292
カウンターウエイト　159, 292
カウンタームーブメント　292
ガス交換　67
ガラント反射　369
ガリレオ・ガリレイ　5
ガルバーニ　5
ガレン　4
下肢
　――のアライメント変化　19
　――の周径　23
　――の測定　23
下肢協調運動機能検査　140
下肢挙上の増加　318
下肢推進　172
下肢切断　398
下肢長　21
下垂手　317, 319
下垂足　316
下腿　267
下腿長　21
加速度　31
加齢性筋肉減少症　410
果間関節窩　268
荷重　172

荷重応答期　172
過誤支配　328
過用性筋力低下, GBS　340
寡動　298
課題動作　181
画像・動画を用いた計測　79
回外　105
回旋運動　156
回転運動　28
回内　105
階段昇降　179
階段昇降テスト　74
解糖系　70, 71
解剖学的立位姿勢　105
解剖頸軸回旋　232
外呼吸　67
外旋　105
外側運動制御系　287
外側尺側側副靱帯　237
外側側副靱帯　236, 237, 256
外転　105
外反扁平足　369
外反母趾　334
屈み姿勢　370
屈み歩行　372
踵膝試験　140
踵ロッカー　172, 173
角運動量保存の法則　160
角速度　28, 40
角度計　106
拡張期血圧　69
肩
　――の可動域制限　223
　――の筋力低下　222
　――の不安定性　223
肩関節　222
　――の運動障害　222
肩関節運動の最終域　229
肩関節不安定症　223
活動　214
　――の評価　216
活動記録　216
活動制限　13
活動張力　101
活動レベル　80, 91
滑液包　224
滑車切痕　236
完全回旋型　392
完全麻痺　377
冠動脈　65

換気　67
　――の限界　149
　――の効率　149
間接路, 大脳基底核　300
間代　62
感覚　111
　――の客観的計測法　112
　――の主観的計測法　111
感覚受容器　111
　――の体表分布密度　185, 189
感覚障害　112
　――, 腕神経叢麻痺　330
感覚神経障害, 糖尿病　332
感覚戦略　85
感覚フィードバック　119, 184
慣性の法則　30
慣性モーメント　163
関節運動　105
　――の異常　108
　――の計測方法　106
関節角度　186
関節角度変化　40
関節可動域制限　108
関節トルク, リーチ　185
関節軟骨　237
関節パワー　46
関節不安定性計測装置　107
関節包　224
関節包内運動　105
関節面間の基本的運動　106
関節モーメント　45, 102, 165
　――, 持ち上げ動作　200
関節リウマチ　356
　――, 物品操作　196
環境因子　215
環軸椎前方脱臼　357
観察　7
　――による歩行分析　78
観察記録　9
観念運動失行　420
観念失行　420

き

ギプスソケット　402
企図振戦　142, 308
危険な運搬方法　210
記述レベル　12
記録　7
起立歩行動作　176
基本的日常生活動作　80

索引　429

基本動作　156, 170
機械的受容器　348
機械的疼痛　356
機器による記録　10
機能解離　420
機能障害　13
機能障害レベル　90
機能的関節窩　229
機能的制限　14, 82
機能的制限レベル　90
機能的尖足　274
機能的バランススケール　135
機能的歩行分類尺度　81
義肢適合支援　402
義足　398
義足制御　398
　── の制限因子　406
義足歩行　398
拮抗運動反復障害　141, 142
拮抗筋　56
拮抗抑制　125
脚長差　21, 248
逆説歩行　305
臼蓋形成不全　244
求心性収縮　56, 100
距骨下関節　269
距腿関節　267
共同運動障害　308
共同運動パターン　121, 184
共同運動不能　308
共同筋　56
共同収縮障害　369
協調　137
協調運動　137
　── の異常　142
　── の計測　140
協調運動障害　122, 142, 289, 306
胸囲　23
　── の周径　23
胸椎後弯　95
強縮　119
強直　108
強力握り　195
鋏状肢位　371
曲線運動　28
局在性体位反射　131
棘果長　21
棘上筋断裂　227
筋活動　48
　── の強度　59

　── のタイミング　59
筋活動電位　49
筋緊張　61, 123
　── の異常　61, 127
　── の異常，脳卒中　288
　── の異常パターン　291
　── の計測　127
　── の亢進　61
　── の低下　61
　── の低下，協調運動障害　308
筋固縮　298, 301
筋作用，放す　190
筋持久性　73
筋ジストロフィー　390
筋収縮の種類　100
筋出力　101
筋出力障害　316
筋出力調整　119
筋伸張反射の亢進　302
筋髄節支配　376
筋髄節分布　376
筋張力　42
　──，リーチ　185
筋電図　48
　── の記録方法　50
筋電図反応時間　114
筋トーヌス　61
筋の短縮　289
筋紡錘　123
筋力　100
　── の異常　103
　── の計測　101
筋力低下　104
　──，DMD　390
　──，GBS　339
　──，協調運動障害　308
　──，老化・廃用　411
筋レベル　8
緊張性伸張反射　123
緊張性迷路反射　369

く

クエン酸回路　71
クラインフォーゲルバッハの運動学　292
クレアチン　71
クレアチンリン酸　71
クレアチンリン酸系　70, 71
クレブス回路　72
クロウトゥ　334

クロステスト　134
クローヌス　62, 369
グリケーション機構　332
グリッソン　5
屈曲　105
屈曲性対麻痺　409
屈曲相　163

け

ケルグレン-ローレンス分類　254
ケンダル　19, 95, 98
形態　18
形態計測　18
形態測定　18
計測　18
経皮的動脈血酸素飽和度　144
痙縮　61, 127, 369
痙直型脳性麻痺　369
傾斜計　106
傾斜反応　126
頸椎病変　357
頸動脈小体　347
鶏歩　316
血圧　69, 145
血液神経関門　339
血中酸素分圧　68
結合動作　83
肩甲下滑液包　225
肩甲胸郭間　225
肩甲骨　222
肩甲上神経麻痺　227
肩甲上腕関節　224
　── の拘縮　222
肩峰下滑液包　225
肩峰上滑液包　225
健忘症候群　408
嫌気性代謝閾値　150
腱板機能　234
腱板機能テスト　229
腱板断裂　226, 232
原始反射　368

こ

コアマッスル　293
ゴニオメータ　106
呼吸困難感　346
呼吸仕事量　346
呼吸商　144
呼吸数　70, 144
呼吸不全　349

固痙縮　63
固縮（強剛）　61, 63, 127
固定筋　56
股関節　244
　──の運動障害　244
　──の運動連鎖　248
　──の筋活動　57
　──の静的安定機構　246
　──の動的安定機構　247
股関節屈曲拘縮　247
股関節脱臼　369
個人因子　215
亢進，筋緊張の　61
巧緻性の低下，協調運動障害　309
巧緻把持　196
交叉性伸展反射　126
行為，分析対象　12
行動性呼吸　346
行動体力　72
行動レベル　8
拘縮　108, 390
拘縮肩　232
後斜走線維　237
後十字靱帯　256
後縦靱帯骨化症　280
後上方骨欠損　228
後部脊髄障害　379
降段動作　264
高次脳機能障害　420
高速フーリエ変換法　54
高炭酸ガス血症　347
絞扼性神経障害　358
鉤状突起　236
膠原病　356
興奮性制御動態　114
剛体　25
国際生活機能分類　80, 214
黒質緻密部　299
黒質網様部　299
骨運動　105
骨格筋量の推定式　410
骨棘形成　246
転がり　105
根拠に基づく理学療法　37

さ

サーボ機構　125
サイズの原理　100
サイトメガロウイルス　337
サルコペニア　410

ザンコリ分類　377
左脚，刺激伝導系　66
左房室弁　65
作用・反作用　32, 170
坐骨神経　316
座位バランス　312
座高　19
　──の測定　19
再髄鞘化　339
細小血管障害　332
最高酸素摂取量　147, 353
最高心拍数　148
最高分時換気量　149
最終域感　109
最終共通路　50
最大下負荷　75
最大酸素摂取量　147, 351
最大心拍数　148
最大負荷　75
最大分時換気量　149
猿手　318, 322
三角筋下滑液包　225
三尖弁　65
三平方の定理　26
参加　214
参加制約　13
酸素解離曲線　68
酸素化能　149
酸素換気当量　70, 149
酸素摂取量　70, 146
酸素の運搬　67
酸素搬送系　346, 351
酸素飽和度　68, 149
酸素脈　148
酸素輸送能　148

し

シェリントン　6
システム論　15
シナプス反射　123, 125
シャトルウォーキングテスト
　　　　　　　　75, 146
シャープ角　244
シャルコー足変形　334
シュトラウス　6
シュワン細胞　325, 337, 339
シリコンソケット　402
シリコンライナー　402
ジストニア　63, 64
ジャクソン　6

ジャンセン　5
しゃがみ込み　165, 251
　──，下肢切断　401
支持基底面　32, 131
支持モーメント　45
四肢運動失調　122, 308
四肢周径　21
四肢長　21
　──の測定　21
四肢麻痺　380
死腔換気率　149
刺激伝導系　65
肢節運動失行　420
肢長　21
姿勢　19, 95
　──の異常　97
　──の観察　19
　──の計測方法　95
姿勢計測装置　217
姿勢時振戦　63
姿勢制御　130
　──の異常　135
　──の計測　134
姿勢制御障害　289, 298
　──，Parkinson病　303
姿勢反射　122, 126, 131
趾節間関節　271
自覚的運動強度　144
自己組織化　91
自己免疫性ニューロパシー　337
自在曲線定規　20
自転車エルゴメータテスト　74
自律神経障害，腕神経叢麻痺　330
持久性　144
　──の解析　147
時間内歩行テスト　75, 146
軸回旋，関節　105
軸索型 GBS　339
軸索障害　342
軸索損傷　327, 337
軸椎下亜脱臼　357
失行症状　420, 421, 425
失語症　421
質感，物品操作　195
質量　26
質量中心　28
膝蓋大腿関節　257
　──の静的安定機構　258
　──の動的安定機構　258
膝関節　253

索引

―― の運動障害　253
―― の筋活動　59
―― の変形性関節症　254
―― のロッキング　289
実効値　54
尺側偏位　358
尺骨鉤状突起　236
尺骨神経　238, 317
尺骨神経麻痺　317
尺骨の背側脱臼　358
手関節掌側脱臼　358
手関節背屈　319
手根管症候群　318
手指屈曲　188
手指伸展　190
手掌把握　182
手段的日常生活動作　81
手内筋拘縮　321
手内在筋マイナス肢位　190
主動筋　55
受容性感覚　194
収縮期血圧　69
収縮の加重　119
収縮要素張力　101
周波数領域　54
終末期動揺　308
重心　27
重心動揺　311
重心動揺計　134
重量　26
――, 物品操作　195
重力　25, 26
瞬間中心　107
循環機能　67
初期接地　172
小脳　306
小脳系疾患　420
小脳性協調運動障害　307
症候限界性運動負荷試験　75
障害　13
障害モデル　13
上肢
―― の周径　22
―― の測定　22
上肢関節の機能障害, 関節リウマチ
　　　　　　　　　　　　　359
上肢協調運動機能検査　140
上肢長　21
上腕長　21
上腕二頭筋　237

上腕二頭筋長頭腱腱鞘　225
情動性呼吸　346
触覚失行　420
心室　65
心室中隔　65
心周期　66
心身機能　214
心臓　65
―― の機能　65
心電図　66, 145
心電図異常　149
心肺運動負荷試験　144
心肺機能　144
―― の解析　148
心肺機能障害　346
心肺反応　68
心拍出量　66, 69
心拍数　66, 68, 145
心拍の限界　148
心拍予備能　148
心不全　349
―― の重症度　350
心房　65
心房中隔　65
伸張反射　123
伸展　105
伸展相　163
身体運動分析レベル　12
身体活動量の測定　82
身体構造　214
身体的虚弱　409
身長　19
身長測定　19
神経インパルス　50
神経筋単位　50
神経系の発達過程　368
神経根障害　330
神経障害　332
神経断裂　327
神経伝導障害, GBS　340
振戦　63, 301
針電極　51
深腓骨神経　316
深部感覚　111
深部腱反射の亢進　369
靱帯　224

す

スウェイバック　95
スカラー　25

ステインドラー　5, 8
ステッピング戦略　413
ステップの方向転換　178
ステノ　5
ステレオタイプ, 脳性麻痺　368
ストローク動作, 肘関節の運動障害
　　　　　　　　　　　　　241
スピード　28
スピンの方向転換　178
スムージング, 筋電図　53
スラスト現象, 膝の　262
スワンネック変形　358
すくみ, Parkinson 病　303
水平面, 身体の基本面　105
垂直性亜脱臼　357
推尺異常　142
遂行能力の記録　9
錐体路　286
錘内筋線維　123
随意運動　55, 117, 306
―― の計測　119
―― の分析　55
随意運動障害　120, 121, 286
髄外側腫瘍　379
髄鞘の再形成　339
髄節　382
髄節性反射　123
滑り, 関節　105
滑り運動　224
座り動作　264

せ

セーチェノフ　6
セドン分類　323, 326
正規化, 筋電図　54
正中神経　318
―― 麻痺　318
生活機能　214
生活空間レベル　82
生体インピーダンス法　94
生体力学　7, 15, 37
生体力学的分析　7
生理的最終域感　110
成熟断端　398
静止張力　101
静的収縮　56
静的バランス　131
静的バランステスト　135
整流化　53
咳刺激受容器　348

索引

脊髄ショック　376
脊髄髄節　380
脊髄性協調運動障害　308
脊髄損傷　159, 376
脊髄損傷レベル　376, 380
脊髄の損傷高位　376
脊髄半側切断症候群　280
脊柱　275
　――の運動障害　275
　――の観察　19
　――の機能障害，関節リウマチ　360
脊椎分節　276
積分　30
節後損傷　329
節前損傷　329
仙腸関節　276
先行性随伴性姿勢調節　413
先天性足根骨癒合症　269
尖足　372
浅腓骨神経　316
潜時　114
線条体　299
線引き試験　140
全身持久力性　73
全張力　101
前額面　105
前骨間神経症候群　318
前斜走線維　237
前十字靱帯　256
前足部ロッカー　172, 173
前部脊髄障害　377
前遊脚期　172
前弯姿勢　19

そ

ソケット適応断端　398
ソダーバーグ　8
粗大運動　182
双極誘導法　52
相，歩行の　170
相互作用トルク　133, 138
相動性伸張反射　123
相反神経支配　125
相反性 Ia 抑制　125
相反抑制　57
相反抑制障害　369
僧帽筋　228
僧帽弁　65
総腓骨神経　316

操作　182
増幅器　51
足関節　267
　――の運動障害　267
　――の筋活動　59
足関節ロッカー　172, 173
足根中足関節　270
足底圧の異常　335
足部　267
　――の運動障害　267
足部アーチ　271
速度　28
側副靱帯　237
側腹つまみ　187
測定　18
損傷レベル　376
　――，腕神経叢　329

た

タイムスタディ法，生活時間調査法　82
立ち上がり　38, 161, 251, 263
　――, DMD　394
　――, GBS　343
　――, Parkinson 病　303
　――, 下肢切断　401
　――, 関節リウマチ　362
　――, 協調運動障害　313
　――, 脳卒中　294
立ち直り反応　122, 126, 131, 156, 157
多関節運動　57, 137
多シナプス反射　125, 302
多点電極　52
多発神経障害　332
代謝機能　144, 150
代謝機能障害　346
代謝性呼吸　346
体位反射　126, 130
体格指数　23
体幹運動失調　308
体幹失調　122
体型　94
　――の異常　94
　――の計測方法　94
体脂肪率　23
体重　21
　――の測定　21
体重心　131
体循環　67

体性感覚　111, 185, 308
体性感覚フィードバック　113
体性感覚誘発電位　112
体節性体位反射　131
体力　72
体力テスト　73
対向つまみ　187
対称性緊張性頸反射　369
対立運動検査　322
大腿脛骨関節　253, 256
　――の静的安定機構　255
　――の動的安定機構　257
大腿骨頸部骨折　409
大腿四頭筋　258
大腿四頭筋回避歩行　262
大腿長　21
大動脈弁　65
大動脈小体　347
大脳基底核　298
大脳皮質−基底核ループ　423
脱臼の道　223, 228
脱髄　326, 337
脱髄型 GBS　339
単位動作の遂行能力　83
単関節運動　55, 137
単極誘導法　52
単シナプス反射　123
単収縮　119
断端
　――の関節拘縮　400
　――の浮腫　398
断端合併症　404
断端管理　398
断端長　23
弾性体　25
弾性包帯法　398

ち

チネル徴候　323
力，動作分析　26
知覚　111
　――の客観的計測法　112
　――の主観的計測法　111
知覚運動学習　368
知覚循環　290
知覚障害　112
知覚ニューロン　329
遅発生神経麻痺　238
力のモーメント　28
中手指節関節（MP 関節）　317

索引

中心性脊髄障害　377
中枢性化学受容器　347
中枢性麻痺　286
中枢レベル　8
中潜時伸張反射　302
中足趾節関節　270
肘筋　237
肘頭　236
肘内側側副靱帯　237
肘不安定症　237
肘部管症候群　238
注意　117
肘関節　235
　── の運動障害　235
　── の運動連鎖　239
　── の静的安定機構　237
　── のてこ　239
　── の動的安定機構　237
長胸神経麻痺　228
長潜時伸張反射　302
長潜時反射　131
直接路　300
直線運動　28

つ

つかむ　182, 186, 187
つまみ　187
椎間円板の障害　278
椎間関節面の運動　281
椎間板ヘルニア　379
椎間板変性　280
椎骨間　275
槌趾　334
筒握り　187

て

テイク・バック　184
テニス肘　242
テノデーシスアクション　381, 383
デコンディショニング　349
デュシェンヌ　5
デュシェンヌ型筋ジストロフィー　390
デュシェンヌ現象　250, 395
デュボア計算式　23
低下，筋緊張の　61
低酸素　350
低酸素血症　68, 347
定常歩行　170
点打ち試験　140

転子果長　21
転倒　415
転倒後症候群　408
伝導遅延　339
伝導ブロック　339
電極　50
　── の貼付位置　51
電極間距離　52
電気力学的遅延　114

と

トーマステスト　370
トゥクリアランス　318
トルクメータ　102
トレイルメイキングテスト　422
トレッドミルテスト　74
トレーナビリティ　415
トレンデレンブルグ徴候（歩行）
　　　　　　　　　134, 250
徒手筋力検査　101
投球動作　241
凍結肩　222, 233
疼痛　281
等尺性最大随意収縮　54
等尺性収縮　56
等速性収縮　56
等張性収縮　56
糖尿病　332
糖尿病足病変　332
糖尿病多発神経障害　332
頭囲　23
　── の周径　23
頭長　21
　── の測定　21
橈骨神経　316
　── の支配筋　320
橈骨神経麻痺　316
橈骨頭　236
橈側側副靱帯　237
同化抑制　349
同時動作　83
洞房結節　65
動筋　55
動作
　──，分析対象　12
　── の連合　82
動作開始困難　301
動作緩慢　301
動作筋電図　119
動作時振戦　63

動作遂行能力の測定　78
動作分析　37
　──，関節リウマチ　360
　──，脳卒中　295
動作レベル　82
動静脈酸素較差　148
動的収縮　56
動的バランス　131
動脈弁　65
動揺性肩関節症　228, 230
動揺性歩行　395
特殊感覚　111
突進現象　303

な

内呼吸　67
内旋　105
内臓感覚　111
内側運動制御系　287
内側側副靱帯　256
内転　105
内反尖足　289, 369

に

ニュートン　5, 30
ニューラプラキシア　323
ニューロトメーシス　323
ニューロパシー　337
二酸化炭素の運搬　67
二酸化炭素排出量　146
二重解離　424
二重課題　83, 133
握る　187
日常生活動作　80
日記法　82
認知　111
認知情緒性症候群　424

ね

寝返り　156
　──，DMD　391
　──，関節リウマチ　361
　── のパターン　157
寝返り代償動作　158
寝たきり　409

の

脳血管障害　286, 420
脳性麻痺　189, 368
　──，つまみ動作　188

脳卒中
　　60, 115, 158, 162, 173, 189, **286**
　——, 放す　191
　——, リーチ動作　184

は

ハイパー直接路　300
ハンター　5
ハンドヘルドダイナモメータ　102
ハンマートゥ　334
バイオフィードバック　331
バスマジアン　6
バニーホッピング　369
バビンスキー反射　369
バランス機能　130
　——の異常　135
　——の計測　134
バランス障害　311
バランス能力　310
バリズム　63
バンカート損傷　228
バン・デン・ベルク　6
パーキンソン病　⇒ Parkinson病
パーフェクト・オー・テスト　318
パルスオキシメータ　144
把持障害　359
歯車様　63
肺
　——の機能　67
　——のコンプライアンス　346
肺循環　67
肺伸展受容器　348
肺動脈弁　65
肺胞　67
肺胞C線維　348
廃用症候群　349, 409
箸操作　196
発火頻度　100
発達　15
発達障害　182
放す　182, 190
鼻指試験　141
鼻指鼻試験　141
速さ　28
反回旋　157
反回抑制　125
反射運動　117
反射・反応
　——の異常　127
　——の計測　127

反張膝歩行　373
反応　113
反応時間　113
　——の異常　115
　——の計測　113
　——の計測方法　114
反復性肩関節前方脱臼　228
反復性後方脱臼　228
反復性前方脱臼　228
半月板　255
半月弁　65
汎在性体位反射　131

ひ

ヒューズの機能尺度　337
ビーバー　6
ビシャ　5
ピタゴラスの定理　26
ひっこめ反射　126
引き抜き損傷　329
皮下脂肪厚　23
皮脂厚　23
皮質線条体投射　299
皮膚感覚　111
皮膚髄節分布　376
肥満　94
肥満指数　23
肥満度　94
非回旋型　392
非対称性緊張性頸反射　369
腓骨神経麻痺　316
微分　29
膝打ち試験　141
膝立ち　370
膝の制御能力，下肢切断　399
表象　117
表面筋電図　48, 50
　——の測定手順　51
表面電極　50
病態運動学　4, 8
病態力学　8
病的最終域感　110
病的歩行　414

ふ

ファンクショナル・リーチ検査　134
フィック　6
フィッシャー　6
フィッツの法則　309
フィードバックコントロール　306

フィードフォワードコントロール
　　306
フィンガーエスケイプ徴候　318
フェイ　6
フランケル分類　377
フロマン徴候　318, 321
ブラウン−セカール症候群　280, 379
ブルーン　6
ブルンストローム　288
　——の回復ステージ　126
プレシェイピング　189
プレ・プログラム反応　131
不随意運動　63, 117, 369
　——の筋電図　64
　——の分析　63
不全損傷　377
不全麻痺　377
振り子試験　127
部分回旋型　392
舞踏病　63
舞踏病アテトーゼ　64
副神経麻痺　228
副靱帯　237
腹囲　23
　——の周径　23
複合筋活動電位　341
複合性局所疼痛症候群　324
複合動作　83
物体知覚　421
物品操作　194
　——の発達段階　194
分時換気量　70, 144
分析レベル　80
分離運動困難　121

へ

ヘーリング−ブロイエル吸息抑制反射
　　348
ヘミバリズム　64
ベーカー囊腫　359
ベクトル　26
ベッカー型筋ジストロフィー　390
ペダリング運動　61
ペリー　78
平滑化　53
平均整流値　54
平衡運動反応　126
平衡障害　122
平衡速動反応　131
平衡反応　131

索引

平地歩行試験　146
平背　19, 95
並進運動　28
閉鎖運動連鎖　399
扁平三角変形　359
片脚支持　172
片脚立位　249
片脚立位保持　134
片麻痺　286, **287**
変形性股関節症　172, 246, 249
変形性膝関節症　255, 261
変形性肘関節症　239
胼胝形成　359

ほ

ホーン−ヤール分類　302
ホルネル症候群　330
ボタンホール変形　358
ボディマッピング　293
ボバース　126
ボルグスケール　144
ボレッリ　5
ポリオール代謝亢進　332
歩行　170, 249, 261
　──，DMD　394
　──，下肢切断　401
　──，関節リウマチ　364
　──，協調運動障害　314
　──，脊髄損傷　385
　──，脳卒中　295
　──，老化・廃用　414
　──における筋活動　173
歩行開始　175
歩行機能レベル　81
歩行試験　146, 150
歩行周期　170
歩行終了　175
歩行障害，Parkinson 病　303
歩行停止　175
歩行テスト　75
歩行比　38
補助動筋　55
母指 Z 変形　358
母趾の機能　271
方向転換　177
報酬予測誤差　305
防衛体力　72
防御反応　126
房室結節　65
房室弁　65

ま

本態性振戦　63

ま

マルチン式人体測定器　18
マレー　5
巻き戻し反応　157
麻痺　286
末梢化学受容器　347
末梢循環不全　350
末梢神経　316, 332, 337
末梢神経炎，リーチ動作　185
末梢神経障害　316, 337
末梢優位　334
慢性心不全　348
慢性閉塞性肺疾患　346

み・む

ミオクローヌス　63

ムチランス型変形　358
向こう脛叩打試験　140
無拘束姿勢計測装置　217
無酸素性代謝機構　70, 71, 150
無動　298
無動症　301

め

メッツ　72
メッツ表　72
メモリードラム理論　114

も

モーメント　42
モトグラフィー　10, 78
モトスコピー　9, 78
モトメトリー　9, 78
モロー反射　369
持ち上げ　200
物の操作　182

や

躍度　139
躍度コスト　139
躍度最小原理　139

ゆ

有酸素性代謝機構　70, 71, 150
遊脚期　38, 170
遊脚後期　172
遊脚初期　172

遊脚中期　172
床からの立ち上がり　166
床反力　43, 131, 164

よ

予告刺激　114
予測的姿勢制御　114, 293
　──，持ち上げ動作　202
予測的姿勢調節　208
　──，運搬動作　208
四つ這い
　──，DMD　394
　──，脊髄損傷　384
容量モデル　133
陽性徴候　126
腰椎前弯　95
腰椎椎間板ヘルニア　278
腰痛　200, 248

ら

ラーセンの grade 分類　357
ラッシュ　7
ランドマーク　21
ランビエ絞輪部　339

り

リーチ　182, 183
リスフラン関節　270
リン酸　70
力学　25
立位姿勢　249, 261
　──，GBS　343
　──，下肢切断　401
　──，関節リウマチ　361
　──，脊髄損傷　385
立位バランス　313
立脚期　38, 170
立脚後期　172
立脚中期　172
立体感覚失認　420
両下肢麻痺　381
両側性運動　369
輪状靱帯　237

れ

レオナルド・ダ・ビンチ　5
レンショウ抑制　125
レンズ核　299
連合反応　288
連続動作　82

ろ

ローゼンバーム　6
ローレル指数　24
ロッカー作用　172
ロンベルグ試験　140, 309
老化　408
老年症候群　408

肋間神経交叉移行術　331

わ

ワーラー変性　325, 339
ワイヤー電極　50
ワッサーマンの歯車　65, 351
ワルテンベルグ　127
鷲爪趾　334

鷲手　317, 320, 331
腕神経叢　325
腕神経叢損傷高位レベル分類　326
腕神経叢麻痺　325
　──の型　330
腕橈骨筋　237

数字・欧文

1回換気量　70, 144
1回心拍出量　66, 148
4大徴候　298

A

α運動ニューロン　49
α–γ連関　123
adiadochokinesis　141
ADL　80
ADP（adenosine diphosphate）　70
agonist　55
AHI（acetabular head index）　244
AIDP（acute inflammatory demyelinating polyradiculoneuropathy）　339
AMAN（acute motor axonal neuropathy）　339
antagonist　56
APA（anticipatory postural adjustment）　208, 413
ARV（averaged rectified value）　54
Ashworth Scale　62
ASIA 評価　377
assistant mover　55
asynergia　142, 308
AT（anaerobic threshold）　150
athetosis　63
ATNR（asymmetrical tonic neck reflex）　369
ATP（adenosine triphosphate）　65, 150
AV（aortic valve）　65
axonotmesis　327

B

Babinski 反射　369
Baker 囊腫　359
ballism　63
Bankart's lesion　228
Becker 型筋ジストロフィー　390
belly press test　229
Berg Balance Scale　9
biomechanics　7
BMI（body mass index）　23, 94
Bobath　126
Bobath approach　126
Bobath concept　126
Bombelli 分類　246
Borg スケール　144
BOS（base of support）　131
BP（blood pressure）　145
Brown-Séquard 症候群　280, 379
Brunnstrom　288
　── approach　126
　──の回復ステージ　126

C

cardiac conduction pathway　65
CE 角　244
center-edge angle　244
Charcot 足変形　334
chorea　63
CKC（closed kinetic chain）　399
CO（cardiac output）　66
COG（center of gravity）　131
cognition　111
community ambulator　81
concentric contraction　56
Cooper 靱帯　237
coordination　137
COP（center of pressure）　131

COPD（chronic obstructive pulmonary disease）　104, 346
coronary artery　65
CP（cerebral palsy）　368
Cr（creatine）　71
cross test　134
crouch knee 歩行　372
CRPS　324

D

DBP（diastolic blood pressure）　69
decomposition of movement　142
dermatome　376
DIP 関節　320
DMD（Duchenne muscular dystrophy）　390
double free muscle 法　331
dual task　133
DuBois 計算式　23
Duchenne　5
Duchenne 型筋ジストロフィー　390
Duchenne 現象　250, 395
dynamic contraction　56
dysmetria　142
Dyspnea index　149
dyssynergia　308
dystonia　63

E

EBPT　37
eccentric contraction　56
ECG（electrocardiogram）　66, 145
efference copy　118
electromechanical delay　114
EMG-RT（electromyographic reaction time）　114

F

FAC（functional ambulation classification scale） 81
Face-Hand Neuron 198
Fay 126
FFT（fast Fourier transform） 54
Fick の理論式 351
final common path 50
Fitts の法則 309
fixator 56
floor reaction 131
Frankel 分類 377
Froment sign 318, 321
functional balance scale 135
functional reach test 79, 134

G

GABA 作動性ニューロン 300
Galant 反射 369
GBS（Guillain-Barré syndrome） 337
———— の病型 339
———— の臨床症状 337
grasp 187
grip 187
Guyon 管症候群 318

H

H 反射 127
heel shin test 140
Hering-Breuer reflex 348
His（ヒス）束 66
HLGD（high level gait disorder） 415
Hoehn-Yahr 分類 302
Hoffman reflex 127
Horner 症候群 330
household ambulator 81
HR（heart rate） 66, 145
HR max（maximal heart rate） 148
HRR（heart rate reserve） 148
Hughes の機能尺度 337
hypertonia 61
hypotonia 61, 308

I

IADL（instrumental ADL） 81
ICF（International Classification of Functioning, Disability and Health） 13, 80, 214
ICF 活動レベル 214
ICIDH 13
ignition failure 414
image 117
impingement syndrome 225
intention tremor 142
involuntary movement 63, 117
isokinetic contraction 56
isometric contraction 56
isotonic contraction 56

J

jerk cost 141
jerk model 139
joint play 257
jump knee 歩行 372

K

Kabat 127
Kaup's index 24
Kellgren-Lawrence grading scale 254
Kendall 19, 95, 98
kinematic analysis 37
kinesiology 4
K/L 分類 254

L

landmark 21
Laplace の法則 346
Larsen の grade 分類 357
limb ataxia 308
limits of stability 131
Lisfranc 関節 270
lower body model 200
LSA（life space assessment） 82

M

M 波 341
METS（metabolic rate） 72
minimum jerk principle 139
MMT（manual muscle testing） 101
Modified Ashworth Scale 62, 127
Moro 反射 369
motor command 117
motor program 117
motor unit 50

motor unit action potential 50
MP 関節 317, 320
———— の伸展拘縮 321
MRC 息切れスケール 353
MT（motor time） 114
muscle tone 61
muscle tonus 123
muscle weakness 308
MV（mitral valve） 65
MVC（maximal voluntary contraction） 54
MVV（maximal voluntary ventilation） 149
myoclonus 63
myotome 376

N

Nagi モデル 14
neurapraxia 326
neuromuscular unit 50
neurotmesis 327
Newton の運動法則 30
nonambulator 81
nonfunctional ambulator 81
NYHA 心機能分類 350

O

O_2 pulse 148
O 脚 98
OPLL 280
Osborne 靱帯 238
overwork weakness 340

P

pad opposition 187
palm opposition 187
Parkinson 病 63, 115, 121, 128, **298**, 420, 422
———— の 4 大徴候 298
———— のメカニズム 300
pathological kinesiology 4
Pauwels の理論 250
PCr（phosphocreatine） 71
peak HR（peak heart rate） 148
peak $\dot{V}O_2$（peak oxygen consumption） 147
perception 111
perfect O test 318, 322
peripheral mechanoreceptors 348
Perry 78

phasic stretch reflex　123
Pi（phosphoric acid）　70
pinch　187
PIP 関節　320
P-L notch　228
PMT（premotor time）　114
PNF（Proprioceptive Neuromuscular Facilitation）　127
Postural and Motor Reflexes　126
postural control　130
power grip　187, 195
precision grip　187
pre-shaping　189
prime mover　55
proprioception　194
Purkinje（プルキンエ）線維　66
PV（pulmonary valve）　65

Q・R

Q-angle　258

RA（rheumatoid arthritis）　356
Ranvier 絞輪部　339
reaction time　113
recurvatum knee 歩行　373
reflex　117
Renshaw 抑制　125
rigid dressing 法　398
rigidity　61, 127
RMR（relative metabolic rate）　72
RMS（root mean square）　54
Rohrer's index　24
Romberg 試験　140, 309
Rood　127
RPE（rate of perceived exertion）　144
RQ（respiratory quotient）　144
RR（respiratory rate）　70, 144

S

sagging 現象　256
SBP（systolic blood pressure）　69
Schwann 細胞　325, 337, 339
Seddon 分類　323, 326
semi-rigid dressing 法　398
senile gait　414
sensation　111

SEP（somatosensory evoked potential）　112
Sharp 角　244
shin tapping test　140
SI 単位　36
side opposition　187
SMD（spino–malleolar distance）　21
SMI（skeletal muscle mass index）　410
soft dressing 法　398
somatic sensation　111
spasticity　61, 127
special sensation　111
spinal shock　376
S_pO_2（percentage saturation of hemoglobin with oxygen using pulse oximetry）　144
Squat 法　200
ST 低下　149
stabilizer　56
static balance test　135
static contraction　56
steppage gait　316
stiff knee 歩行　373
STNR（symmetrical tonic neck reflex）　369
Stoop 法　200
stretch reflex　123
Sunderland 分類　328
SV（stroke volume）　66, 148
synergist　56

T

TCA 回路　71
teardrop outline　318, 322
Thomas テスト　370
three-column theory　411
Tinel 徴候　323
TLR（tonic labyrinthine reflex）　369
TMD（trochanter malleolar distance）　21
TMT（Trail Making Test）　422
tremor　63
Trendelenburg 徴候（歩行）　134, 250

truncal ataxia　308
TUG（timed up and go）test　79, 83, 135, 179
TV（tidal volume）　70, 144
TV（tricuspid valve）　65

U

unimodal apraxia　420
UPDRS（Unified Parkinson Disease Rating Scale）　302
upper body model　200

V

VAS（visual analogue scale）　144
$\dot{V}CO_2$（carbon dioxide production）　146
VD/VT（proportion of tidal volume ventilating dead space）　149
$\dot{V}E$（expired ventilation per minute）　70, 144
$\dot{V}Emax$　149
$\dot{V}E/\dot{V}O_2$　70, 149
Vineland-II　196
visceral sensation　111
$\dot{V}O_2$（oxygen consumption）　70, 146
$\dot{V}O_2max$（maximal oxygen consumption）　147
voluntary movement　117
Voss　127
V-slope 法　150

W

waiter's tip position　330
Waller 変性　325, 339
Wartenberg　127
WCST（Wisconsin Card Sorting Test）　422

X・Z

X 脚　98

Zancolli 分類　377
Zone 分類　329